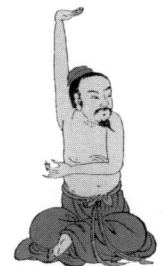

그림으로 읽기 쉽게 풀어쓴 장수와 양생의 교과서

천년 도인술

圖解 千年導引術
Illustrated Records of Qian Nian Dao Yin Shu
Copyright ⓒ 2008 By Beijing Zito Books Co., Ltd

All rights reserved. No part of this book may be used or reproduced
in any manner whatever without written permission except in the case of
brief quotations embodied in critical articles or reviews.

Original Chinese edition published by 陝西師範大學出版社
Korean Translation Copyright ⓒ 2010 by ILBIT PUBLISHING Co.

이 책의 한국어판 저작권은 漢聲文化硏究所를 통한 저작권자와의 독점 계약에 따라
도서출판 일빛에 있습니다. 신저작권법에 의해 한국 내에서
보호를 받는 저작물이므로 무단 전재와 무단 복제를 금합니다.

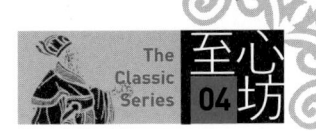

인체 경락 사용의 완전한 지침서

누구나 연공 가능한 천년 양생의 절학絶學을 통해 몸을 승화시키고,
정신의 승화를 추구하며 젊음을 영원히 간직할 수 있는 심신 조화의 길을 찾는다

지부 지음 | 신진식 옮김

그림으로 읽기 쉽게 풀어쓴 장수와 양생의 교과서

천년 도인술

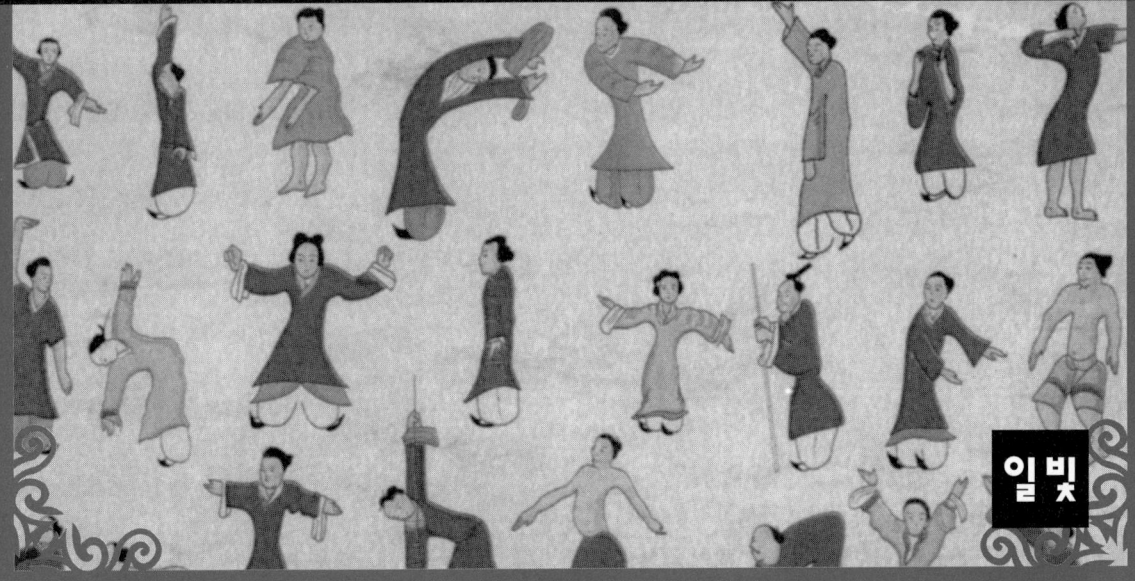

일빛

천년도인술

2010년 12월 20일 초판 1쇄 발행
2017년 10월 25일 초판 2쇄 발행

지은이 | 지부(吉布)
옮긴이 | 신진식

펴낸이 | 이성우

펴낸곳 | 도서출판 일빛
등록번호 | 제10-1424호(1990년 4월 6일)
주소 | 03993 서울시 마포구 동교로27길 12 동교씨티빌 201호
전화 | 02) 3142-1703~4
팩스 | 02) 3142-1706
전자우편 | ilbit@naver.com

값 25,000원
ISBN 978-89-5645-150-3 (03510)

※ 잘못된 책은 바꾸어 드립니다.

■ 일러두기

1. 번역은 원문에 충실한 직역을 원칙으로 하였다. 그러나 우리말로 번역했을 때 정확한 이해가 어려운 경우에 한해 일부 의역을 가하였다.
2. 생소하고 전문적인 개념에 대한 이해를 돕기 위해 괄호 안에 번역자의 보충 해설을 추가하거나 필요에 따라 별주를 달았다.
3. 이 책에 사용된 중국의 모든 인명과 지명, 시대명 등은 한자음을 그대로 사용하였다.
4. 학계에 여러 가지 다른 견해가 있는 부분은 원 텍스트인 『圖解 千年導引術』(陝西師範大學出版社, 2007年版)을 기준으로 번역하였다.
5. 이 책을 번역하고 해제할 때 다음의 자료를 참조하여 번역의 정확성과 객관성을 확보하고자 하였다.
   주세영(周世榮) 저, 『마왕퇴도인술(馬王堆導引術)』, (岳麓書社, 2005)
   홍비모(洪丕謨) 저, 『중국고대양생술(中國古代養生術)』(상해삼련서점上海三聯書店, 2008)
   양천(楊川) 저, 『중화태극권대전(中華太極拳大全)』, (악록서사岳麓書社, 2005)
   당 여동빈(唐 呂洞賓) 저, 『여동빈전집(呂洞賓全集)』(청대 건륭판 여조전서정교전본청대건륭판여조전서정교전본清代乾隆版呂祖全書精校全本), (화하출판사華夏出版社, 2009)
   호부침(胡孚琛) 편, 『중화도교대사전(中華道敎大辭典)』, (중국사회과학출판사中國社會科學出版社, 1996)
   영림사 편집부 편, 『한의학 용어대사전』, (영림사, 2007)

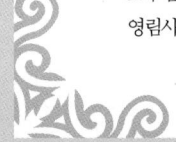

마왕퇴(馬王堆)「도인도(導引圖)」

백화(帛畵 : 비단에 그린 그림) | 서한(西漢) | 기원전 2세기

비단에 그려진 이 그림은 1973년 호남성(湖南省) 장사(長沙) 마왕퇴(馬王堆) 3호 한묘(漢墓)에서 출토된 것이다. 이것은 지금까지 보존되어 있는 것 중에서 가장 오래된 양생도(養生圖)로서 공필 채색화법(工筆 彩色畵法)으로 그려져 있다. 원본의 그림은 네 개의 층으로 나뉘어져 있는데, 각 층마다 열한 폭의 작은 그림으로 구성되어 있으며, 모두 마흔네 명의 서로 다른 인물의 모습과 도인 동작이 그려져 있다. 그림에는 남자와 여자가 각각 절반씩 그려져 있는데, 그림 옆에는 동작의 명칭이 명기되어 있다. 그런데 문자를 알아볼 수 있는 것은 서른한 종밖에 안 되며, 다른 것은 이미 파손되어 글자를 분별할 수가 없다. 그림에 묘사된 도인술은 크게 호흡운동(呼吸運動), 지체운동(肢體運動), 기계운동(器械運動), 치료공(治療功) 등 네 가지 공법으로 구분된다. 그림 속에는 남자와 여자, 체조의 내용, 복식(服飾 : 차림새) 등이 분명하게 구분되지 않고 뒤섞여 있는데, 이것은 2천 년 전 중국 고대인들이 신체를 단련하고 질병과 싸우는 모습을 사실적으로 묘사하고 있는 이 그림이 자료 편집의 성격을 띠고 있다는 것을 의미한다.

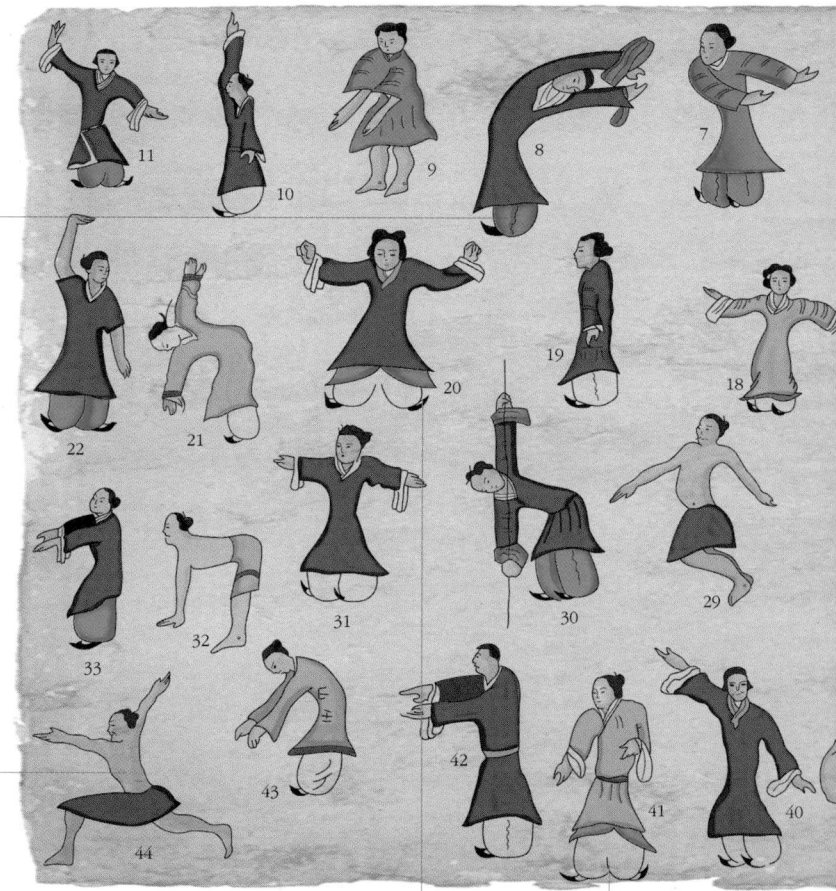

● 천의타분(穿衣打扮 : 복식, 복장, 옷차림새)
그림 속 인물들 대다수가 옛 승마바지 스타일의 군장(軍裝), 즉 일종의 솜이 안 들어간 짧은 두루마기를 착용하고 있다. 그 중 몇몇은 단층으로 된 원피스를 입고 있거나 짧은 바지나 짧은 치마를 입고 있고, 상반신은 알몸이다. 남녀가 동일하게 머리를 둥글게 틀거나 두건을 쓰고 있으며, 뿔 모양의 신발을 신은 사람도 있고, 맨발인 사람도 있다. 이러한 복식은 당시의 서민 계층이 착용하던 것인데, 그림상의 도인술 방식들이 민간에서 발원되었다는 것을 의미한다.

● 전(鸇 : 송골매 자세)
두 발을 앞뒤로 벌려 교착시키고, 두 팔은 허리를 돌리는 자세에 따라 양쪽으로 나누어 추켜든다.

● 인롱(引聾 : 귀먹음 치료)
두 손바닥으로 귀를 여러 차례 누르다가 갑자기 열어 귀에서 소리가 나게 한다.

● 웅경(熊經 : 곰 자세)
곧게 서서 허리를 축으로 하여 온몸을 흔들되 한 쪽 팔은 펴고, 한 쪽 팔은 굽힌다. 두 손은 가슴과 배 앞에서 원을 그린다.

● 인비통(引痹痛 : 저린 증상 치료)
몸을 웅크려 무릎을 그러안고 쭈그리고 앉은 후, 뒤로 넘어졌다가 운동의 관성을 이용하여 앞으로 원래대로 앉는다.

● 기계운동
그림에는 빈손으로 하는 체조 이외에 또 곤장, 공, 접시, 주머니 등의 기구들을 지체 단련에 이용하는 그림들이 그려져 있다. 예를 들어 「그림 30」 이장통음양(以杖通陰陽), 「그림 8」 당랑(螳螂), 「그림 24」 인거적(引胠積)이 그것이다.

● 호흡운동
그림 속의 호흡법은 매우 특색이 있다. 폐식(閉息), 토기(吐氣), 호규(呼叫)를 포함한다. 예를 들어 「그림 13」 통명(痛明), 「그림 15」 인퇴(引頹), 「그림 23」 인슬통(引膝痛), 「그림 26」 허(噓), 「그림 36」 인온병(引溫病), 「그림 39」 인비통(引痺痛), 「그림 40」 원호(猿呼)가 그것이다.

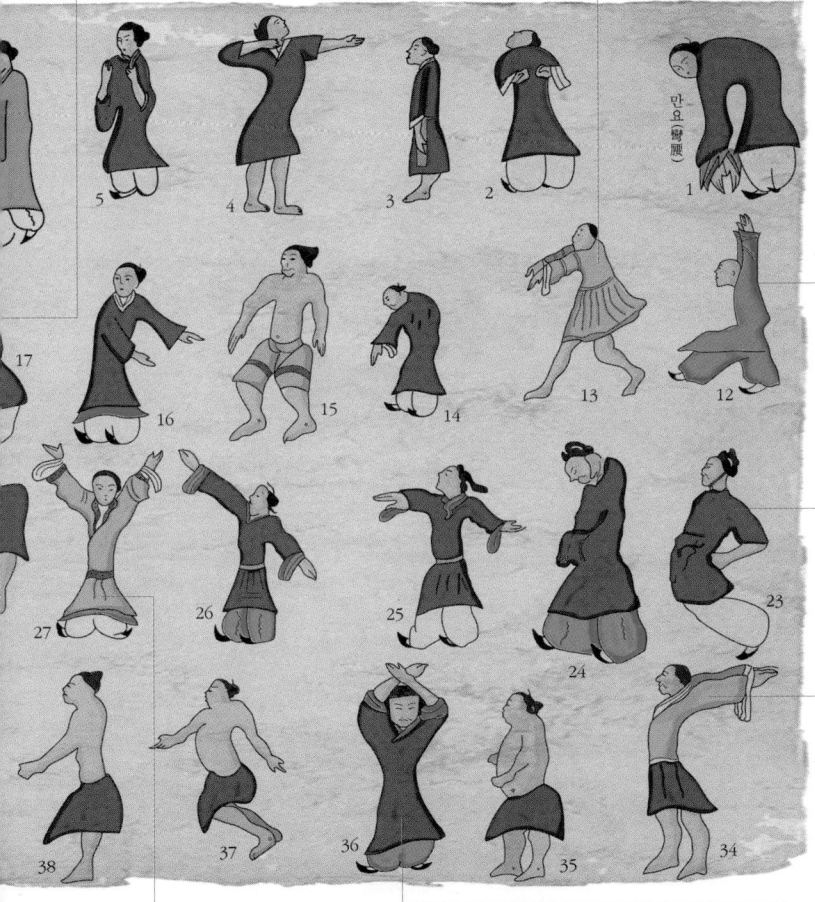

● 치료공(治療功)
그림 가운데 질병 치료와 직접 관련이 있는 항목은 열두 곳이다. 예를 들어 「그림 20」 인롱(引聾), 「그림 23」 인슬통(引膝痛), 「그림 39」 인비통(引痺痛), 「그림 36」 인온병(引溫病) 등은 도인이 안면부, 사지, 소화계통에 보건 작용을 할 뿐만 아니라 심지어는 모종의 전염성 질병의 치료와도 밀접한 관계가 있다는 것을 말해준다.

● 인슬통(引膝痛 : 무릎 통증 치료)
무릎을 굽혀서 몸을 절반 젖힌 후 두 손으로 무릎을 어루만진다. 복사뼈 관절을 축으로 두 무릎을 회전시킨다.

● 앙호(仰呼 : 몸을 뒤로 젖히면서 숨 내쉬기)
곧게 서서 두 팔을 아래로 드리웠던 곳으로부터 앞으로 어깨 높이만큼 위로 들고 가슴을 들여보내고, 배를 내밀고 숨을 들이쉰다. 다시 두 팔은 위로 들고 몸을 쭉 편 후 배를 안으로 들여보내면서 숨을 내쉰다.

● 지체운동(肢體運動)
몇몇의 쭈그리거나 무릎을 꿇거나 앉은 자세 외에 나머지는 전부 서서 운동하는 동작들이다. 현재 중국에서 방송하고 있는 제5개정판 체조 중의 8개 동작은 기본적으로 「도인도」의 동작을 포함하고 있다. 상체운동(「그림 27」), 충격운동(「그림 44」), 가슴운동(「그림 34」), 다리운동(「그림 12」), 옆구리운동(「그림 8」), 몸통 돌리기(「그림 21」), 복부운동(「그림 28」), 뜀뛰기운동(「그림 37」)이 그것이다. 그밖에 많은 동작들이 동물의 동작을 모방하고 있다.

● 인온병(引溫病 : 학질 치료)
곧게 서서 두 팔을 배 앞에 교차시켰다가 천천히 머리 위로 높이 쳐든 후 양쪽으로 내려서 다시 배 앞에서 교차시킨다.

십이경맥도

청나라 시대 오겸(吳謙) 등 | 『의종금감(醫宗金鑑)』에 수록 | 청나라 건륭(乾隆) 7년 간행본

예로부터 무수한 의학자들이 모두 인체 십이경맥도(十二經脈圖)를 그려냈다. 많은 사람들이 경락도(經絡圖)와 경혈도(經血圖)를 나누거나 뒤섞어 하나의 그림으로 그렸는데, 청나라 시대 태의원(太醫院) 의관이었던 오겸(吳謙)이 최초로 이 두 종류의 다른 성질의 그림을 나누어 한 곳에 두고 같은 점과 차이점을 대조해 보았다. 이는 실로 독창적인 혜안을 지닌 것이라 할 수 있다. 이 십이경맥도 가운데 '족육경도(足六經圖)'와 명나라 만력판(萬曆版) 『활인서(活人書)』 「족육경도」가 완전히 일치하는데, 이는 아마도 전자가 후자에게서 계몽 받았기 때문일 것이다.

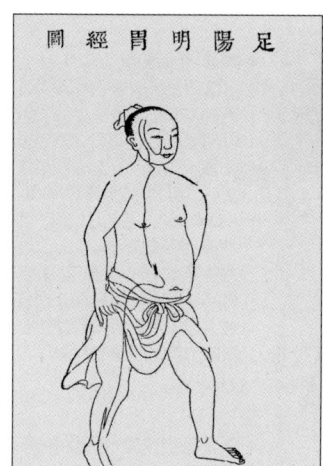

족양명위경도(足陽明胃經圖)

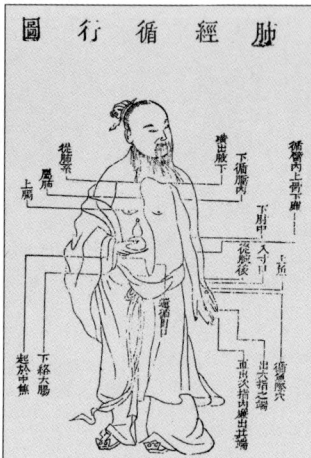

폐경순환도(肺經循環圖)

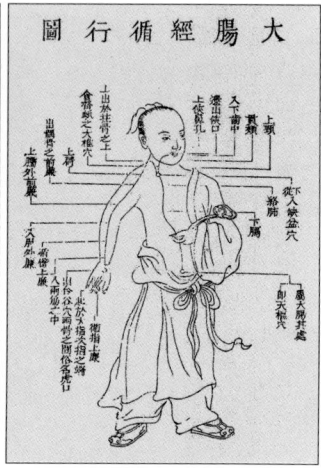

대장경순환도(大腸經循環圖)

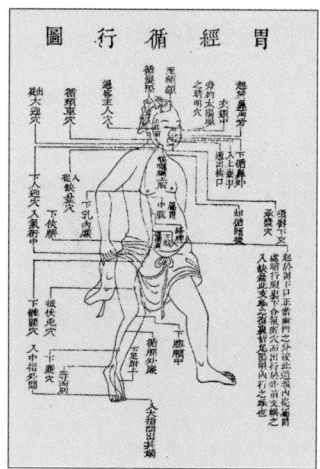

위경순환도(胃經循環圖)

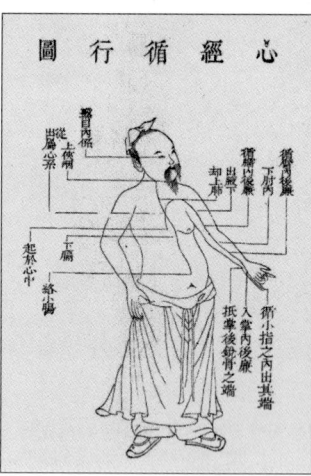

심경순환도(心經循環圖)

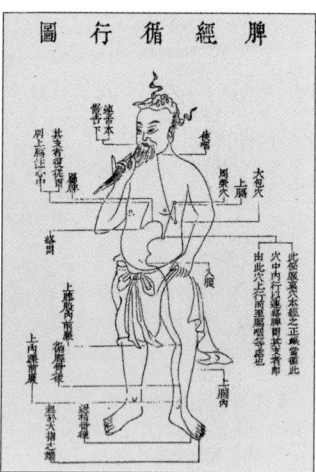

비경순환도(脾經循環圖)

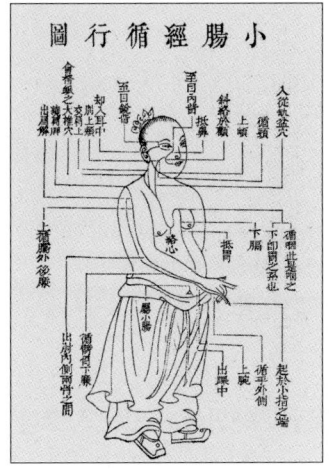
소장경순환도(小腸經循環圖)

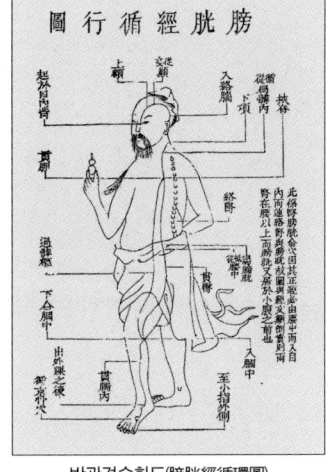
방광경순환도(膀胱經循環圖)

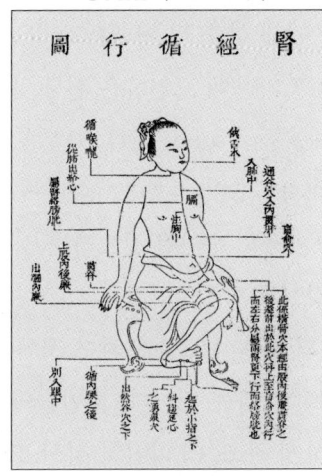
신경순환도(腎經循環圖)

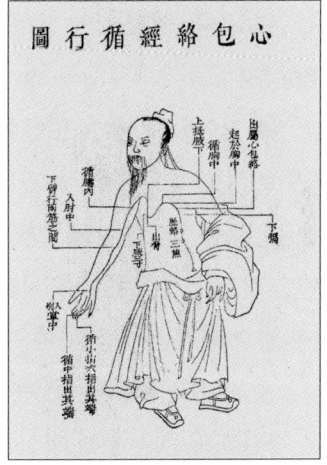
심포경순환도(心包經循環圖)

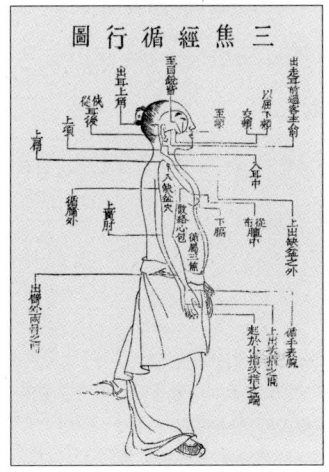
삼초경순환도(三焦經循環圖)

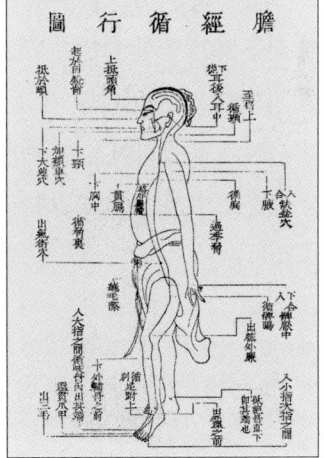
담경순환도(膽經循環圖)

글머리에

젊음을 영원히 간직할 수 있는 심신 조화의 길

건강과 보양은 현대 사회에서 모든 사람들이 당면하고 있는 중요한 과제 가운데 하나이다. 고도의 소비 사회인 현대에 전통적인 건신공법(健身功法)인 도인술(導引術), 무술(武術), 기공(氣功) 등이 다시 부활해 한층 더 확대되고 발전하면서 점점 더 많은 사람들에게 주목을 받고 있다. 그 가운데 도인술은 전통 양생법 가운데 가장 전형적인 공법이다. 도인술은 지체운동(지체肢體는 팔다리와 몸을 통틀어 이른다)을 위주로 하고, 호흡토납(呼吸吐納 : 몸 안의 탁한 공기를 토해내고 신선한 공기를 받아들이는 방법)*의 양생 방식을 보조로 하여 몸과 마음의 수양을 강조하는 것이며, 주로 기와 혈을 잘 운용하여 질병을 치료하는 것이다.

전통적 양생 원칙은 마음은 여유롭게 하되 몸은 수고롭게 하는 것이다. 이는 정신(精神)은 한가하지만 형체(形體)는 움직여야 한다는 것이다. 도인술의 연공(鍊功) 목적은 적절한 운동을 통해 정신을 편안하게 하고, 더 나아가 심신 조화의 완벽한 경지에까지 도달하는 것이다. 이러한 면에서 볼 때 중국의 도인 양생과 인도 요가의 전통적인 연공 방법은 서로 일치한다. 또한 중국의 도인술은 전통 중의학의 병 치료와 양생 원리를 가르침으로 삼으며, 그 양생 이론은 중국 고대의 각종 철학 사상과 융합되어 도인술의 심오한 내적 함의와 다양한 방법의 양생술의 이론적 특징을 형성하게 되었다.

---

* 呼는 날숨이고 吸은 들숨이다. 내쉬고 들이쉼을 호흡이라 한다. 뱃속의 나쁘고 탁한 기(氣)를 입을 통해 밖으로 내뱉도록 하며 코로 신선한 공기를 흡입하는 것을 일러 토고납신(吐故納新)이라 한다. 옛 것은 뱉어내고 새로운 것은 받아들인다는 의미이기도 하다. 토납술은 도가의 내공수련술의 하나이다.

요가와 비교하여 보더라도 도인술이 더 간단하고 실용적이며, 나이든 사람과 젊은 사람 모두에게 적합하다. 또한 더욱 경제적이고 효과적이며 동양인의 지체 상황에 알맞다. 그 중 권위가 있는 도인술의 체계적인 동작은 현대에 유행하는 건강관리 운동의 주요한 항목들을 모두 포함하고 있다. 예를 들어 심호흡, 안마, 그리고 유산소 운동 등이다.

기능면에서 도인술은 지체의 신진 대사를 촉진하고, 음양을 조절하고 기와 혈을 조화롭게 하며, 경락을 소통케 한다. 또한 근육을 강화하고 뼈를 단단하게 함으로써 전체적인 몸의 기질을 전반적으로 개선시킨다. 뿐만 아니라 성령(性靈 : 영성)이 한 단계 더 향상된 차원까지 열리고, 기분도 상쾌해지며 마음도 즐거워진다.

독특한 색채를 지닌 양생 방법인 도인술은 그 동안 발전을 거듭하면서 5,000여 년의 유구한 역사를 자랑하고 있다. 상고 시대의 무용 동작을 기원으로 하는 도인술은 춘추전국 시기에 장족의 발전을 하게 되었고, 웅경(熊經 : 곰처럼 나무에 매달리는 것), 조신(鳥伸 : 새처럼 날개를 펴는 것) 등의 자세가 생겨났다. 1974년 장사(長沙) 마왕퇴(馬王堆) 3호 한묘(漢墓)에서 출토한 서한(西漢) 시기의 「도인도(導引圖)」는 마흔네 가지의 도인 자세를 기록하고 있는데, 이는 선진(先秦) 시기의 도인술에 대한 총괄적인 기록이다. 수당(隋唐) 이후 도인술의 주요하고 대표적인 유파에는 당나라의 고승 감진(鑒眞)이 창조한 감진토납술(鑒眞吐納術), 송나라의 고승 광도(廣渡)가 창시한 광도도인술(廣渡導引術), 청나라의 조정동(曹廷棟)이 창설한 노인도인법(老人導引法) 등이 있다.

중국의 전통적인 도인(導引) 건강법은 그 발전 과정에서 형식이 간단한 선도무(宣導舞)에서 웅경, 조신, 토납 등의 도인술로 변화했고, 술식이 다양한 산식도인(散式導引)에서 체계화된 오금희(五禽戱)로 발전하였다. 또 명목(名目)이 다양하고 형식이 복잡한 체계화된 도인에서 '단순함으로 번잡함을 다스리는' 팔단금(八段錦)으로까지 발전하였다. 그리고 공리(功理)와 공법(功法)이 결합된 엄밀한 『역근경(易筋經)』과 고대 도인술 발전의 결정으로 간주되는 태극권(太極拳)을 형성하기에까지 이르렀다.

이 책은 도인술 공법 본래의 의의와 실용적 효과를 종합하여 장황함을 버리고 요점만을 취하여 5천여 년의 도인 양생 문화의 호흡, 동작, 의식 훈련의 경험과 핵심을 하나로 융합시킴으로써 도인술의 심오한 문화적 이념과 1천 년 동안의 발전 과정을 전반적으로 펼쳐 보여주고 있다. 그리고 전통적인 경전의 내용과 현대에 유행하는 건강법을 결합시켜 심신이 피로한 현대인을 위해 명확한 연공절차와 방법을 제공하고자 한다.

이 책은 선현들의 연구 성과를 대량으로 흡수한 기초 위에 더욱 더 실용적인 정보와 새로운 독서 체험을 얻게 하기 위한 현대적인 '도해(圖解)'의 방법을 적용했다. 심도 있는 해석을 하기 위해서 아래와 같은 노력을 기울였다.

- 생동감 있는 그림 해설과 도표로 40여 가지 전형적인 도인술의 완벽한 동작을 단계별로 펼쳐 보여주고 있다
- 번잡함을 버리고 단순화하였다. 도인술의 중점적인 자세를 이용한 질병 대처의 좋은 방법을 제시하였고, 더 많은 생활 속의 지혜와 실용적인 정보를 제공하고자 하였다.
- 명성이 자자한 장사 마왕퇴의 「도인도」를 정성껏 복원하여 도인 자세를 종류별로 나누어 해설하였다.

그러나 편자의 능력과 수준의 한계, 그리고 일부 자료의 완전한 수집의 어려움 때문에 이 책을 편집할 때 드러난 몇 가지 문제점은 피해 갈 수 없었다. 따라서 독자 여러분들께 고귀한 의견을 제시하여 주기를 간곡히 부탁드린다. 이를 바탕으로 우리는 내용을 한 단계 업그레이드시키고, 독자들은 더 나은 책을 읽는 즐거움을 누릴 수 있게 되기를 희망하는 바이다.

지부(吉布) 씀

차례

✤ 마왕퇴(馬王堆)「도인도(導引圖)」• 6
✤ 십이경맥도 • 8
✤ 글머리에 : 젊음을 영원히 간직할 수 있는 심신 조화의 길 • 10
✤ 이 책의 구성과 그림 해설 • 18

1장 필수 이해 사항
도인술의 핵심 이론 | 20

01 개념 해설 : 도인술 • 22
02 유구한 역사를 지닌 도인술 : 도인술의 기원과 역사 • 26
03 신체의 고효율적인 화생지도(化生之道) : 도인술의 효능 • 35
04 도인술의 원류 : 도인술과 유교, 불교, 도교, 무술 • 38
05 도인술의 독특한 점 : 도인과 기공, 체육의 구별 • 42
06 고대의 소박한 우주관 : 기일원론 • 45
07 천지만물 화생의 원리 : 태극음양오행설 • 48
08 도인술의 이론적 도구 : 『주역』과 팔괘학설 • 54
09 인체 내장 이론 : 장상학설 • 62
10 도인술 핵심 이론의 하나 : 경락학설 • 68
11 형신쌍수(形神雙修)의 기초 : 성명학설 • 71
12 생명 활동의 근본 : 정, 기, 신 학설 • 74
13 생명 활동을 유지시켜주는 기본 물질 : 기, 혈, 진액 학설 • 77
14 도인술의 조화관(調和觀) : 천인상응 학설 • 80

2장 양생 수련
도인술 연공의 비결 | 84

01 정확한 몸의 자세 : 조신 • 86
02 호흡의 조절과 단련 : 조식 • 92
03 의념의 단련 : 조심 • 95
04 정확한 연공을 위한 6대 원칙 : 연공 요령 • 98
05 자연법칙에 순응하여 몸을 튼튼하게 하고 지혜를 높이기 : 연공 시간과 방위의 선택 • 101
06 연공을 할 때 지켜야 할 규칙과 금기 : 연공을 할 때 주의사항 • 104
07 벽곡에 과학적인 근거가 있는가? : 도인술의 벽곡 현상 연구 • 107

3장 천여 년을 거쳐온 도인술
도인술의 신비한 매력 | 114

01 중국에 현존하는 가장 오래된 양생도인도보 : 마왕퇴의 「도인도」 • 116
02 동한말 화타의 도인술 : 오금희 • 123
03 육자토기법(六字吐氣法) : 육자결 • 133
04 태아의 호흡을 모방한 단련 방법 : 태식법 • 136
05 도가 내단 수련법(內丹修煉法)의 단계 1 : 소주천법 • 139
06 도가 내단 수련법의 단계 2 : 대주천법 • 144
07 민간에 널리 전해진 질병을 제거하고 장수하는 공법 : 팔단금 • 147
08 자가 안마와 사지 운동 : 십육단금 • 164
09 달마(達摩)화상이 전승한 도인건신법 : 역근경 • 172
10 명나라 시대 도사가 창안한 큰 동작의 도인술 : 대조수 • 180

11 소림 비전 내가(內家) 공법 : 위타공 • 188
12 강함과 유연함을 겸비한 건신 묘법(健身妙法) : 태극권 • 195
13 청나라 진씨 가문의 기공 : 토납도인공 • 207
14 불교의 독보적인 수련술 : 소림내경일지선 • 215
15 사지를 자발적으로 운동하게 하는 공법 : 영자술 • 223
16 젊음을 되찾아 주는 도인술 : 반환공 • 229
17 건강하고 아름답게 만들어 주는 다이어트 도인술 : 옥섬흡진공 • 233
18 오장의 질병을 전문적으로 치료하는 운동 공법 : 오장도인법 • 239
19 기의 막힘을 풀고 혈액 순환을 도우며 경락을 소통시키는 동공법 : 노자안마법 • 245
20 계절에 따라 운동을 하는 단련 공법 : 영검자도인법 • 252
21 24절기에 따라 단련하는 공법 : 진희이 이십사절기 도인좌공법 • 261
22 동공과 정공을 결합하여 정기신(精氣神)을 길러내는 공법 : 소요자도인법 • 278
23 만병을 치료하는 비법 : 왕자교 팔신도인법 • 284
24 복부를 스스로 안마하여 병을 없애고 몸을 튼튼하게 만드는 간단한 공법 : 연년구전법 • 293
25 외정내동(外靜內動)의 참립(站立) 공법 : 참장공 • 301
26 침대에 누워서 의념으로 기를 운행시키는 도인공 : 팽조 곡선와인법 • 304
27 기상 전에 하는 도인술 : 도홍경 도인안마법 • 307
28 안면 안마술 : 섭양침중도인법 • 310
29 병을 없애고 몸을 강하게 하는 가볍고 느린 공법 : 성태도인법 • 313
30 여자들의 신체적 특성에 적합한 공법 : 여자 오금희 • 316
31 복기(服氣) 공법 : 환진운기법 • 319
32 수면 공법 : 수공법 • 322
33 만성적인 질병을 치료하는 공법 : 현감도인법 • 325

4장 간단하면서도 효과적인 자가치료법
자주 발생하는 질병에 대한 도인술 치료법 | 328

01 기본지식 개관 : 질병치료 도인 • 330
02 내장의 허약함을 보양하는 도인법 : 허로 제거 도인법 • 333
03 고치로 치통을 치료 : 치통 치료 도인법 • 336
04 감기를 치료하는 도인법 : 감기 치료 도인법 • 339
05 혈기를 보양하고 눈이 침침한 증상을 치료하는 도인법 : 눈병 치료 도인법 • 343
06 간과 혈을 보양하고 근육 경련을 치료하는 도인법 : 근육 경련 치료 도인법 • 346
07 중초를 따스하게 하고 한기를 몰아내고 비장과 위를 보양하는 도인법 : 복부팽만 치료 도인법 • 349
08 신장을 보양하고 요통을 치료하는 도인법 : 요통 치료 도인법 • 352
09 경락을 소통시키고 혈을 보충하고 풍습을 치료하는 도인법 : 풍습 치료 도인법 • 355
10 어깨관절 경락을 소통시키는 도인법 : 견통 치료 도인법 • 358
11 기혈을 순화시키고 양기를 보충하는 도인법 : 병냉 제거 도인법 • 361
12 폐기를 소통시켜서 코 막힘을 치료하는 도인법 : 코 막힘 치료 도인법 • 364

부록

부록 1 100종 도인양생법 도감 • 370
부록 2 도인술의 상용 신체 부위 명칭 • 410
부록 3 도인술의 역대 주요 문헌 • 418

❋ 옮긴이의 글 • 424
❋ 찾아보기 • 428

이 책의 구성과 그림 해설

제목의 주제어:
이 절에서 주로 탐구하는 주제

18 오장도인법
오장의 질병을 전문적으로 치료하는 운동 공법

≫≫ 오장도인법은 간단한 동작들을 통하여 심장, 간, 비장, 폐, 신장의 풍사風邪와 독기를 제거하여 내장의 건강을 회복하는 공법이다.

제목 번호:
이 책의 각 장과 절마다 다른 표식으로 분별하여 독자들이 쉽게 식별할 수 있도록 하였다. 동시에 눈에 잘 띄는 일련번호를 써서 해당 본문의 내용이 본장 아래의 이 배열 순번에 속한다는 것을 알려주고 있다.

개관

오장도인법(五臟導引法)은 오장(五臟)의 질병을 전문 치료하기 위하여 만들어 낸 공법으로서 동공을 위주로 수련하며 원명은 '호견소좌공법(胡見素坐功法)'이었다. 호견소는 또 호음(胡愔)이라는 다른 이름도 가지고 있으며 당대(唐代)의 여의사이자 도사로서 도호(道號)가 소자(素子)였고 태백산(太白山: 지금의 섬서성陝西 태백현太白縣) 출신이었다. 그녀가 쓴 저서로는『황정내경도(黃庭內景圖)』,『황정내경오장육부보설도(黃庭內景五臟六腑補瀉圖)』 등이 있다. 오장도인법이 최초로 수록된 저서는 도장(道藏)『황정내경오장육부보설도(黃庭內景五臟六腑補瀉圖)』(848년)이며 후에『준생팔전(遵生八箋)』에도 수록되었다.

본문:
통속적이고 쉽게 이해되는 문장을 써서 독자들이 부담 없이 읽을 수 있도록 하였다.

구체적인 공법(본문에 나오는 달은 음력을 가리킨다.)

1. 폐장의 질병을 치료하는 도인법: 7, 8, 9월에 적용한다. 가부좌를 틀고 앉아서 두 손으로 땅을 짚고 몸을 쭈그리고 척추를 굽혔다가 두 손을 위로 쳐들고 윗몸을 곧게 편다. 이렇게 3회 진행하면 폐에 쌓인 병의 기운과 피로를 몰아 낼 수 있다. 이어 왼쪽 팔꿈치를 굽혀서 뒤로 가져다가 등을 두드린다. 그런 다음 오른손을 바꿔서 두드린다. 이렇게 좌, 우 각각 3회씩 진행한다. 이 동작을 다 마친 후 가부좌로 돌아와서 눈을 감고 이빨을 3회 맞부딪치고 침을 3번 삼킨다. 이 공

도해 제목: 본문에서 다루는 중점 내용을 도해로 분석하여 독자들이 좀 더 깊이 있게 이해하도록 돕는다.

오장도인법의 공법

오장도인법은 중의학 이론과 기공 이론에 근거하여 심장, 간, 비장, 폐, 신장 등 인체의 오장을 개선하는 것을 목적으로 진행하는 보건공법으로서 오장의 질병에 대하여 뚜렷한 치료 효과가 있다. 또 이 공법은 간단하고 배우기 쉽고 수련하기 쉽고 효과가 뛰어난 특징을 가지고 있다.

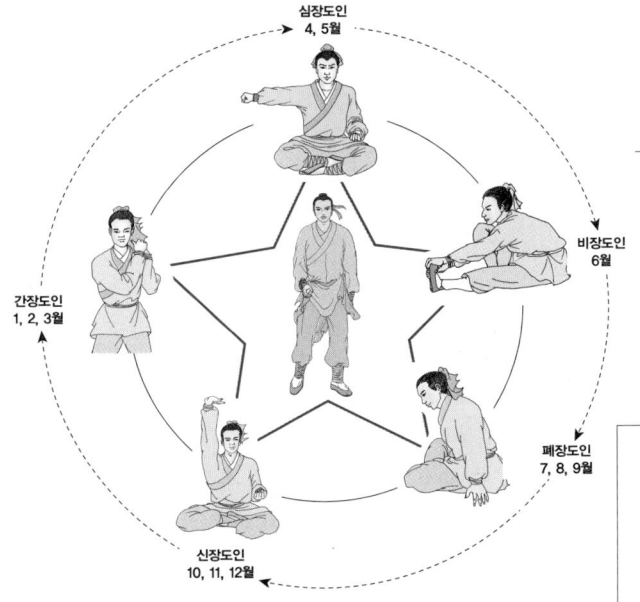

그림: 비교적 이해하기 어려운 추상적인 개념을 구체적인 그림으로 표시하여 가능한 한 독자들이 직관적으로 원래의 뜻을 이해할 수 있도록 하였다.

도표: 명확하지 않고 이해하기 힘든 서술 내용을 도표로 만들어 분명하게 드러내었다. 이 방식의 사용이 바로 본서의 큰 장점과 특징이다.

오장의 분류법

비장이 허약한 사람	간 기능이 왕성한 사람	신장이 허약한 사람	폐가 허약한 사람	심신(心神)이 약한 사람
비장(위장)의 소화흡수 기능이 나쁘고 편식한다. 체형이 마른 편이고 쉽게 피로하고 인내성이 부족하다. 위장 질병에 걸리기 쉽다.	체형이 마르고 근육이 딴딴하며 성격이 거칠고 급하며 식사량이 고르지 않다. 어지럼증과 중풍 등 질병에 쉽게 걸린다.	지구력이 부족하고 허리와 무릎이 무력하고 호흡이 급촉하고 성욕이 약하다. 불임증, 양위 등 질병에 쉽게 걸린다.	더위와 추위에 견디지 못하고 쉽게 땀이 나고 말을 많이 하면 쉽게 피로해진다. 감기, 기침, 천식 등 질병에 쉽게 걸린다.	정서가 흔들리기 쉽고 의지가 박약하며 정신적인 자극에 잘 견디지 못하고 자주 애수에 잠긴다. 쉽게 가슴이 뛰거나 불면증에 걸리고 흥분을 잘하고 치매에 걸린다.

보충 해설
의수(意守)란 의식, 의념 혹은 정신을 말하고 수(守)란 집중과 유지를 말한다. 의수란 정신을 신체의 어느 한 부위 혹은 어느 한 사물에 집중하고 유지하는 방법과 과정을 말한다. 의수를 통하여 잡념을 배제하고 '일념(一念)'으로 만념(萬念)을 대체하고 점차 입정의 상태에 도달한 후 신체 각 측면의 감각과 변화를 살피고 자아 조정을 진행하여 더욱 좋은 연공 효과를 얻을 수 있다.

보충 해설: 이 책의 해당 장절 가운데 주의해야 할 문제와 자세한 부분을 설명한다.

1장 필수 이해 사항

도인술의 핵심 이론

이미 5천여 년의 유구한 역사를 지니고 있는 도인술은 지체운동肢體運動을 위주로 하고, 호흡토납呼吸吐納을 보조로 하는 양생 방식이다. 주로 기氣와 혈血을 소통시키고 질병을 치료한다. 수천 년 동안 도인술은 건강과 번영, 그리고 문화에 있어 영구불멸의 공헌을 했다. 수당隋唐 시기 이후 기공氣功과 안마按摩는 점차 도인으로부터 분리되었는데, 도인술이 전통 중의학의 질병 치료와 양생 원리를 지도로 삼고, 양생 이론 또한 고대 중국의 각종 철학 사상과 융합된 까닭에 도인술의 내용은 매우 깊어지고, 방법 또한 다양한 양생술의 특색을 형성하게 되었다.

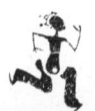

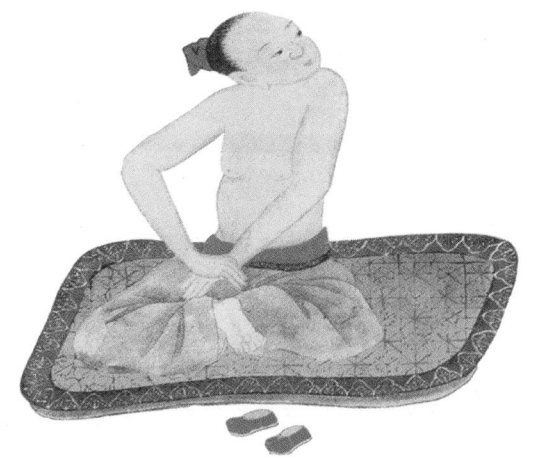

1장 그림 목록

도인술의 개념 범주 설정 23 | 도인술의 발전 과정 28 | 각각의 특색이 있는 도인술 자세 33 | 도인술의 6대 효능 37 | 유익한 것은 다 나의 스승 : 도인술의 원류 39 | 도인과 기공, 체육의 구별 43 | 기 만물생성의 동태변화도(動態變化圖) 47 | 태극도의 상징 의의에 대한 해석 49 | 음양과 오행 51 | 선천팔괘도와 후천팔괘도 55 | 팔괘도 표와 태극 발전도 57 | 팔괘물상표(八卦物象表) 59 | 인체의 오장육부 ① 63 | 인체의 오장육부 ② 65 | 경락 체계의 주요 구조도 69 | 성과 명 73 | 사람의 삼보 : 정, 기, 신 75 | 기, 혈, 진액의 운행 원리 79 | 천지와 함께 하고 일월과 상응한다 81

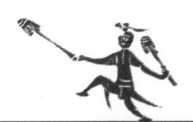

01 개념 해설
도인술

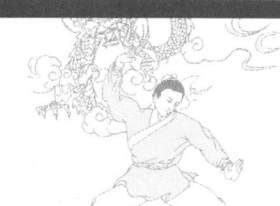

>>>> 도인술은 중의학과 보건학과 장수학을 구성하는 주요 부분이며, 유구한 역사를 지닌 문화 유산 가운데 하나이다.

『장자(莊子)』「각의(刻意)」에 도인(導引)이라는 단어가 최초로 보인다.

    찬 것을 내쉬고 더운 것을 들이마시는 호흡을 단련하고, 묵은 것을 토해내고 새 것을 받아들이며, 곰이 나무에 기어 올라가는 듯, 새가 날개와 다리를 쭉 뻗는 듯이 하는 것은 건강 장수를 위한 것일 뿐이다. 이런 도인을 하는 사람은 지체를 보양하는 자이니 팽조처럼 장수하는 사람이 좋아하는 것이다(吹呴呼吸, 吐故納新, 熊經鳥伸, 爲壽而已矣. 此導引之士, 養形之人, 彭祖壽考者之所好也 취구호흡, 토고납신, 웅경조신, 위수이이의. 차도인지사, 양형지인, 팽조수고자지소호야).

    도인에 대한 해석은 옛날의 책마다 기록된 내용이 다른데, 수나라 채원방(巢元方)의 『제병원후론(諸病源候論)』에서 도인을 호흡운동으로 해석하였고, 『황제내경(黃帝內徑)』「소문(素問)」에 대한 당나라 왕빙(王冰)의 주석에서는 "도인은 근육과 뼈를 움직이고 사지와 마디를 움직이는 것이다(導引, 謂搖筋骨, 動肢節 도인, 위요근골, 동지절)"라 하여 도인을 지체(肢體 : 팔다리와 몸을 통틀어 이르는 말) 동작으로 해석하였다.
    또한 어떤 사람들은 도인이 호흡운동과 지체운동을 포함한다고 하였다. 예를 들어 『장자』「각의」에 대한 "기를 이끌어 조화롭게 하고, 몸을 이끌어 부드럽

도인술의 개념 범주 설정

'도인'은 최초로 『장자』에 기록되어 있는데, 그 뜻은 '호흡운동'이라는 의미이다. 그 후에 도인은 점차 민간의 양생보건공법養生保健功法으로 발전하였다. 여기에는 호흡운동, 지체운동, 그리고 의념활동 등의 내용들이 망라되며, 기혈을 운영하고 질병을 예방 치료하기 위해 사용되었다.

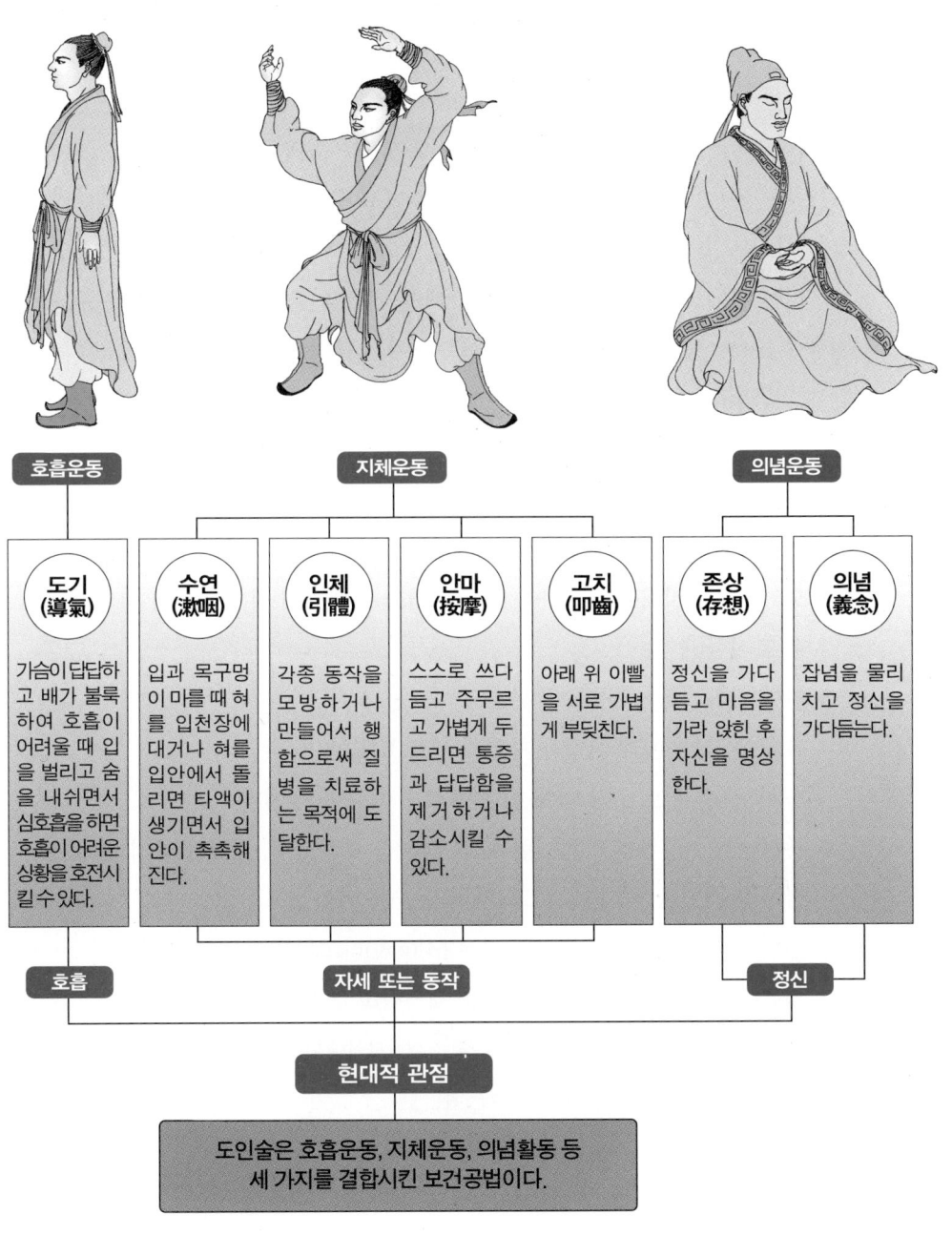

호흡운동

- **도기(導氣)**: 가슴이 답답하고 배가 불룩하여 호흡이 어려울 때 입을 벌리고 숨을 내쉬면서 심호흡을 하면 호흡이 어려운 상황을 호전시킬 수 있다.

지체운동

- **수연(漱咽)**: 입과 목구멍이 마를 때 혀를 입천장에 대거나 혀를 입안에서 돌리면 타액이 생기면서 입안이 촉촉해진다.
- **인체(引體)**: 각종 동작을 모방하거나 만들어서 행함으로써 질병을 치료하는 목적에 도달한다.
- **안마(按摩)**: 스스로 쓰다듬고 주무르고 가볍게 두드리면 통증과 답답함을 제거하거나 감소시킬 수 있다.
- **고치(叩齒)**: 아래 위 이빨을 서로 가볍게 부딪친다.

의념운동

- **존상(存想)**: 정신을 가다듬고 마음을 가라앉힌 후 자신을 명상한다.
- **의념(義念)**: 잡념을 물리치고 정신을 가다듬는다.

호흡 → 자세 또는 동작 → 정신

현대적 관점

도인술은 호흡운동, 지체운동, 의념활동 등 세 가지를 결합시킨 보건공법이다.

게 한다(導氣令和, 引體令柔 도기영화, 인체영유)"라는 이이(李頤)의 주석이 있다. 마왕퇴 한묘의 「도인도」에 웅경조신(熊經鳥伸)의 동작을 모방한 것이 있는가 하면, 다른 유형의 지체 동작이 있다. 그리고 여러 가지 호흡운동도 있고, 일부는 눈을 감고 명상에 잠긴 상태를 묘사한 그림도 있다.

이러한 해석들은 비록 초점이 서로 다르긴 하지만 전부가 도인을 일종의 심신에 대한 적극적인 자기 조절과 자신을 이롭게 하는 단련 수단이나 방법으로 삼고 있으며, 질병의 예방과 치료, 신체 단련 그리고 수명을 늘리는 데 적극적인 역할을 한다고 보고 있다.

우리는 위에서 이야기한 내용을 종합해 볼 때 도인을 호흡운동, 지체운동, 의념활동(義念活動) 등의 세 가지를 상호 결합하여 기혈(氣血)을 이끌고, 질병을 치료하는 보건공법(功法)이라고 볼 수 있다.

도인의 내용을 요약하면 대체적으로 아래와 같은 몇 가지 유형으로 포괄된다.
1. 인체(引體) : 일정한 방법에 따라 신체를 운동시킨다.
2. 도기(導氣) : 지체운동에 따라 호흡 토납을 진행하여 체내의 기와 혈의 운행을 조절한다.
3. 안마(按摩) : 스스로 몸을 주무르고 누르는 것이다.
4. 고치(叩齒) : 위아래 이빨을 가볍게 서로 부딪친다.
5. 수연(漱咽) : 혀로 구강 내에 침이 생기게 한 다음 삼킨다.
6. 존상(存想) : 존상에서 존이란 나의 정신을 보존하고, 상이란 나의 몸을 생각하는 것이다. 즉 눈을 감고 자신의 눈을 바라보고 마음을 거두어 곧 자신의 마음을 바라본다는 것이다. 내시(內視)라고도 칭한다.
7. 의념(意念) : 깊은 생각으로 잡념을 제거하고 정신을 가다듬고 기혈을 조화시킨다. 즉 의수 단전(意守丹田 : 단전을 의식하거나 단전에 의념을 두는 것을 말한다. 즉 단전의 기운을 살피는 것)을 일컫는다.

도인술은 기능에 따라 두 가지로 구분된다.

첫 번째는 거병도인(祛病導引)으로 질병의 예방 퇴치에 사용되며, 현대의 의료 체육에 해당한다.

두 번째는 건신도인(健身導引)으로 몸을 튼튼하게 만드는 데 사용되며, 현대의 건강 체조에 해당한다. 예를 들어 고대로부터 전해 내려온 오금희(五禽戲), 팔단금(八段錦), 역근경(易筋經), 태극권(太極拳) 등이 그것이다.

02 유구한 역사를 지닌 도인술
도인술의 기원과 역사

>>> 도인술은 역사적으로 발맞추어 전승되는 과정에서 끊임없이 다듬어져 마침내 특유의 이론적 기초와 실천방안을 갖춘 건신 문화를 형성하기에 이르렀다.

    도인술은 중국 문화의 탄생과 더불어 거의 같은 시기에 생겨난 것으로서 유구한 역사를 가지고 있다. 초기의 인류는 어려운 환경에서 생활하며 늘 외부 세계의 영향을 받아 질병을 얻게 되었다. 도인술은 바로 이런 질병을 치료하는 데 사용되었다.

기원

    『여씨춘추(呂氏春秋)』「고락(古樂)」의 기록에 따르면 고대 씨족공동체 시대에는 늘 날씨가 흐리고 수로가 범람하여 늪이 곳곳에 널려 있었다. 그래서 사람들은 장기간 습하고 추운 환경 속에서 생활하였는데, 이런 환경으로 인하여 사람들은 체내의 기와 혈이 잘 순환되지 못하였고, 근육과 뼈가 위축되고 하지가 부어 행동하는 데 불편하였다. 당시 도당씨(陶唐氏 : 제요帝堯) 부락의 수령이 한 가지 춤을 창작하여 춤으로써 기와 혈을 충분히 순환시키고, 관절을 원활하게 움직일 수 있게 하고, 다리와 발에 종기가 나거나 붓는 데 따른 통증을 제거하였다. 이런 춤은 나중에 도인동공(導引動功) 중의 한 가지 형식으로 발전하였다. 이것이 바로 후세 사람들이 도인술을 '선도법(宣導法)'이라고 부르게 된 유래이다.

도인술사(導引術士)

    춘추전국 시기에 이르러 문화와 학술 분야 모두에서 전에 없던 발전을 가져와 '백가쟁명(百家爭鳴)'의 국면을 형성하게 되었다. 이 시기에 양생 영역에 전문적으로 종사하는 술사(術士)들이 나타났는데, 『한서(漢書)』「예문지(藝文誌)」 '방지략(方技略)'에서는 이런 전문적인 술사를 '신선가(神仙家)'라고 하였다. 당시의 '신선가(神仙家)'는 후세 사람들이 말하는 승천한 신선이 아니라 단지 장생불사(長生不死)만을 추구하는 술사를 가리켰다. 허신(許愼)의 『설문해자(說文解字)』에서는 '선(仙)'을 "늙어도 죽지 아니하는 자를 신선이라고 한다. 신선은 산에 들어가 산다(老而不死曰仙. 仙, 遷也, 遷入山也 노이불사왈선. 선, 천야, 천입산야)"라고 해석하였다. 즉 팽조(彭祖), 적송자(赤松子), 왕자교(王子喬)처럼 산속에 은거하면서 전문적으로 양생에 종사하는 사람을 가리켰다. 지금까지 전해 내려온 당시의 도인술에는 「행기옥패명(行氣玉佩銘)」이 있는데, 대략 전국 초기(기원전 38년)에 나온 것으로 짐작되는 작품으로서 12면체의 작은 옥기둥에 45개의 글자를 새긴 것이다. 즉 "行氣, 呑則蓄, 蓄則神, 神則下, 下則定, 定則固, 固則萌, 萌則長, 長則復, 復則天. 天其本在上, 地其本在下. 順則生, 逆則死(행기, 탄즉축, 축즉신, 신즉하, 하즉정, 정즉고, 고즉맹, 맹즉장, 장즉복, 복즉천. 천기본재상, 지기본재하. 순즉생, 역즉사)"의 45개 글자로 기를 순환시키는 공법(功法)과 그 작용에 대하여 구체적으로 서술한 것인데, "기를 운행함에 있어서 삼켜서 모으고, 모이면 신묘해지고, 아래로 돌려서 안정되게 멈추게 하여 맑아지게 한 후 다시 위로 돌린다. 하늘이 위에 있고 땅이 아래에 있으니, 이에 순응하면 살고 거스르면 죽는다"라고 해석된다. 이에서 알 수 있듯이 '도인술'은 춘추전국 시기에 이미 일정한 이론적 기초와 기술적인 방법을 갖추고 있었을 뿐만 아니라 호흡과 사지를 결합한 동공(動功)과 호흡이 위주인 정공(靜功)으로 나뉘어져 있었다.

도인 전문 저서의 출현

한(漢)나라 시대에 이르러 제왕(帝王)과 귀족들의 장생불로에 대한 추구와 더불어 황로(黃老)*의 학문이 성행함에 따라 선진(先秦) 시기의 도가(道家)와 신선가

---

* 중국 전국시대 말기와 전한 초기에 도가(道家)와 법가(法家)의 사상을 융합한 정치술. 황로는 법칙의 발견자, 법률의 제정자로 상징화된 황제(黃帝)와 무위자연(無爲自然)을 주장한 도가의 시조인 노자(老子)를 가리킨다.

도인술의 발전 과정

도인술은 상고시기에 만들어진 후 중국 역사에서 줄곧 전해 내려오면서 크게 발전하여 과학적이면서도 자연 양생에 부합되는 질병예방 건신공법을 형성하였다.

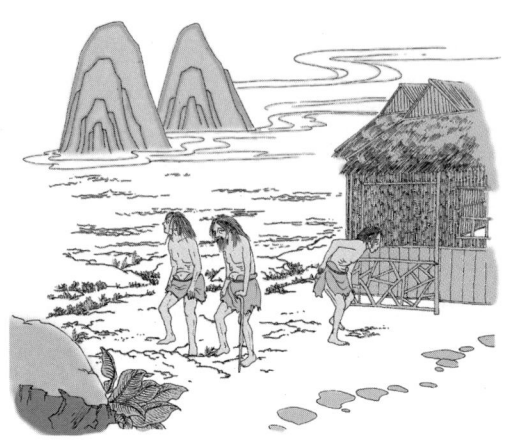

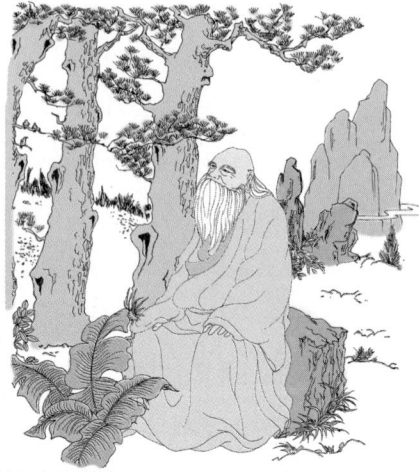

● **상고(上古)**
환경이 열악하고 수로가 막혔으며, 사람들은 혈기가 막히고 근육과 뼈가 위축되었다.

● **도인술사의 출현**
산림에 은거하며 전문적으로 양생을 연구하였다. 대표적인 인물로는 팽조(彭祖), 적송자(赤松子), 왕자교(王子喬) 등을 들 수 있다.

| 상고시기(上古時期) | 춘추전국시기(春秋戰國時期) | 한대(漢代) | 魏晉南北朝(위진남북조) |

도당씨(陶唐氏) ●
백성들에게 춤을 가르치고 안마를 선도하여 기혈을 운행시켰다.

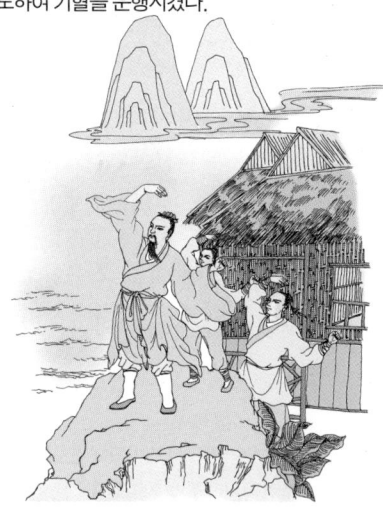

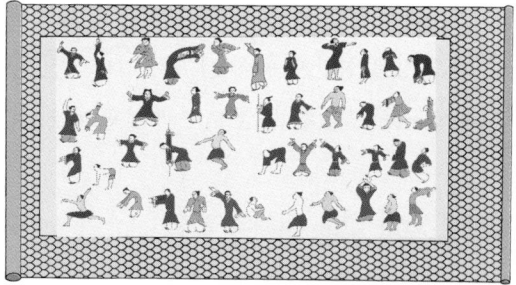

도인 전문서의 출현
1973년, 장사 마왕퇴 한묘에서 기원전 2세기 저서 두 편, 즉 『각곡식기』와 『도인도』가 출토되었다. 『각곡식기』는 도인의 기맥 운행에 대하여 『행기옥패명』보다 더 구체적으로 서술하였다. 『도인도』에는 44개의 도인술 동작 그림이 그려져 있었는데, 이는 신체를 튼튼하게 하고 질병 치료에 도움이 되는 동작들로서 고대의 의료 상황과 보건 상황을 반영한다.

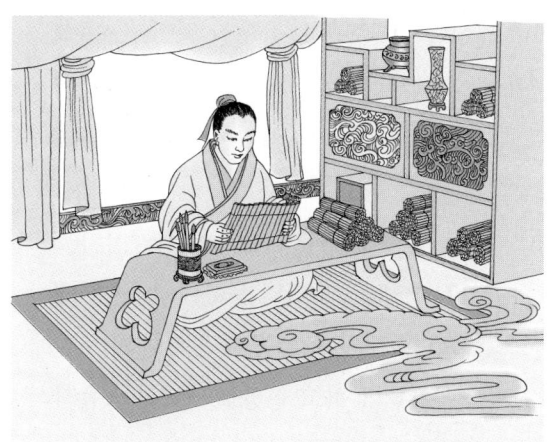
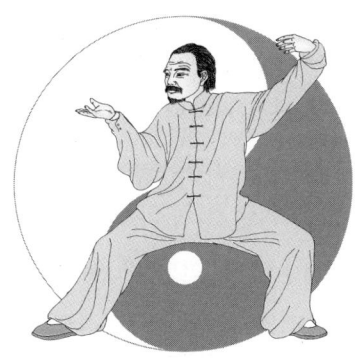

- **태극권**
  명청 이후 태극권이 중국에 널리 보급되었고 특히 근현대에서 중국 전통 도인건신법 발전의 최고 형식이 되었다.

- **자료 정리**
  양진남북조와 수당 시기에 도교 양생학이 성행하였으며, 『양성연명록』, 『제병원후론』 등 영향력이 큰 도인양생 저서들이 많이 나왔다.

| 당송 시기(唐宋時期) | 명청 시기(明淸時期) | 근현대(近現代) |

- **오금희**
  방생도인의 전형으로서 화타가 이전의 단일 도인건신술을 세트로 묶어서 수련 체계를 형성하였다.

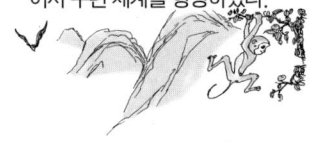

- **『역근경(易筋經)』**
  전통적인 도인법을 위주로 신체를 건강하게 하는 내용을 담은 일종의 전문서로서 달마조사(達磨祖師)가 저술한 것이라고 한다. 또한 명나라 천태(天台) 자릉도인(紫凌道人)이 저술하였다고도 전해지고 있다. 이는 불문(佛門) 제자들이 중국 고대 유교, 도교, 의학, 불교의 도인 정수를 모두 흡수하여 만든 작품이다.

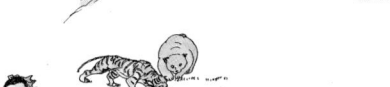

- **팔단금(八段錦)**

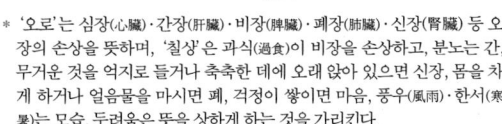

- 두 손으로 하늘을 떠받치는 동작으로 삼초(三焦 상초, 중초, 하초)를 조절한다.
- 좌우로 팔을 벌려 마치 활을 당겨 매를 쏘아 잡는 것과 같은 동작을 한다.
- 몸을 뒤로 젖히고 일곱 번 진동하면 백병이 없어진다.
- 비장과 위의 기능을 촉진시키기 위하여 한쪽 팔과 한쪽 다리를 든다.
- 주먹을 꽉 쥐고 눈을 부릅떠서 기력을 증가시킨다.
- 동작들이 앞뒤로 연관되어 있고 간단하고 행하기 쉬우며, 규범화되어 있고 머리말과 가결(歌訣)이 있어 기억하기가 쉽다.
- 오로칠상(五勞七傷)하지 않으려면 머리를 좌우로 돌려 뒤를 돌아본다.
- 두 손을 발에 가져다 붙여서 콩팥과 허리를 튼튼하게 한다.
- 머리와 엉덩이를 흔들어 스트레스를 없앤다.

* '오로'는 심장(心臟)·간장(肝臟)·비장(脾臟)·폐장(肺臟)·신장(腎臟) 등 오장의 손상을 뜻하며, '칠상'은 과식(過食)이 비장을 손상하고, 분노는 간, 무거운 것을 억지로 들거나 축축한 데에 오래 앉아 있으면 신장, 몸을 차게 하거나 얼음물을 마시면 폐, 걱정이 쌓이면 마음, 풍우(風雨)·한서(寒暑)는 모습, 두려움은 뜻을 상하게 하는 것을 가리킨다.

(神仙家)도 서로 흡수되고 융합되어 도인술을 한층 더 발전시켰다. 그 중에서 두 가지가 가장 두드러졌는데, 하나는 도인이 의술과 양생술에 광범위하게 적용된 것이고, 다른 하나는 도인에 관한 전문 저서들이 출현하여 유행한 것이다. 이 시기에 '기침단전(氣沈丹田 : 호흡 시 의념의 작용으로 기를 단전에까지 도달하게 하는 것)'에 관한 공법 요령이 나오기 시작하였는데, 이 이론은 지금도 여전히 도인기공가(導引氣功家)들에 의하여 적용되고 있다.

1973년, 장사 마왕퇴 한묘에서 두 편의 도인에 관련된 유물, 즉 「각곡식기(却穀食氣)」와 「도인도」가 출토되었다. 「각곡식기」는 도인의 기맥 운행에 대하여 「행기옥패명」보다 더 구체적으로 서술하고 있으며, 「도인도」에는 마흔네 개의 도인술 동작들이 그려져 있었는데, 이는 지체를 튼튼하게 하고 질병을 치료하는 동작들로서 고대의 의료 상황과 보건 상황을 반영하고 있다.

1984년, 호북성(湖北省) 강릉현(江陵縣) 장가산(張家山)의 한묘(漢墓)에서도 도인서인 『인서(引書)』가 출토되었는데, 이것은 도인 이론과 방법을 기술한 책으로서 내용이 풍부하고 체계가 엄격하게 짜여 있으며, 모두 다섯 부분으로 구분되어 있다. 제1부분에서는 사계절의 양생 방법을 서술하였고, 제2부분에서는 각종 도인술 동작에 대한 해설을 진행하고 있다. 제3부분에서는 도인으로 질병을 치료하는 마흔다섯 가지 처방을 서술하였는데, 각 처방은 각각 한 가지 질병에 대응된다. 제4부분은 건신도인(健身導引)으로서 스물네 가지를 서술하였는데, 지체 단련에 적용되는 내용들이다. 제5부분에서는 질병이 생기는 원인과 예방 치료의 방법을 서술하였는데, 『인서』는 당시의 사실상 도인학 교재였던 것이다.

마왕퇴 한묘와 장가산 한묘는 모두 동일한 시기의 것으로서 대략 한나라 시대 초기인 기원전 2세기 전후에 만들어졌다. 나중에 장중경(張仲景)은 『금궤요략(金匱要略)』에서 도인술을 한걸음 더 나아가 총괄하고 일반화하였다.

오금희

한나라 시대 말부터 장수하기 위한 각종 도인술 동작들이 민간에서 신속하게 발전하였다. 삼국(三國) 시기의 명의(名醫) 화타(華陀)는 곰과 새의 활동을 모방하여

'오금희(五禽戲)'라는 도인건신법을 창안하여 질병을 제거하고 몸을 튼튼하게 하는 데 사용하였다. '오금희'의 탄생은 도인건신법의 발전에서 중요한 의의를 지닌다. 우선 '오금희'는 도인 발전의 새로운 체계인 '오금희 체계(仿生導引功法방생도인공법)'를 창설케 하였고, 그 이후 다른 방생도인건신법들이 계속 나타났다. 양(梁)나라 시대의 36개 동작으로 구성된 『도인양생도(導引養生圖)』, 명나라 고렴(高濂)의 저서 『준생팔전(遵生八箋)』에 수록된 「브라만 도인12법(婆羅門導引十二法)」, 명청(明淸) 시기에 나온 『오금서(五禽書)』와 각종 형식의 형의권(形意拳)은 모두 화타의 오금희를 계승·발전시킨 것이다. 다음에 오금희는 고대 양생가들이 창조한 단일 방생도인건신술을 세트로 묶어 연공 체계를 형성하였는데, 이것은 하나의 질적인 비약이라 할 수 있다. 후에 도인건신법 연공이 끊임없이 나왔으며, 이런 연공 도인법은 사실 중국 근현대에 성행된 건신 체조의 기원이자 기초가 된다.

『양성연명록』

양진(兩晉 : 서진과 동진)과 남북조(南北朝) 시기, 사회가 불안정한 상황에서 불교와 도교는 큰 발전을 이루었다. 한나라 말에 생성된 도교는 이때 원시 상태에서 벗어나 신속한 발전을 이루었는데, 『황정경(黃庭經)』, 『포박자(抱朴子)』, 『양성연명록(養性延命錄)』이 계속 나와 후세의 도인기공 연구에 큰 영향을 주었다. 『황정경』은 황정궁(黃庭宮)과 상·중·하 삼단전(三丹田)의 개념을 제기하였으며, 『포박자』는 동진의 저명한 의약학가인 갈홍(葛洪)의 저서로서 많은 양생법을 수록하였다. 양나라 시대의 의사인 도홍경(陶弘景)은 갈홍의 도가 양생 사상을 이어받아 『양성연명록』을 저술하였다. 이는 중국 역사에서 처음으로 도인 자료를 정리한 전집(專輯)으로서 최초의 화타 「오금희결(五禽戲訣)」이 수록되어 있다. 양진과 남북조 시기의 도인은 동공과 정공의 결합을 중시하였으며, 형식에 구애되지 않고 실제의 효과를 중시하였다. 이는 한나라 시대의 도인이 질병에 대한 예방 치료와 건강의 기초 위에서 한걸음 더 발전한 것이다.

『제병원후론』

질병을 치료하기 위한 도인은 한나라 시대 이후에도 계속 발전하였다. 수나라 태의박사(太醫博士) 소원방(巢元方)이 집필한 『제병원후론(諸病源候論)』은 선인들의 도인 양생과 도인 치료의 경험과 방법들을 흡수하여 1,727종의 병증(病症)을 논술하였으며, 「양생방도인법(養生方導引法)」을 첨부하였다. 후에 청나라 사람인 요평(廖平)이 내용을 더 보탠 후 이 책을 『소씨선도법(巢氏宣導法)』이라고 명명하고, 도인 치료에 관한 구체적인 방법 370종을 기록하고 구체적인 설명을 가하였다.

당나라 호음(胡愔)의 저작인 『황정내경(黃庭內景)』 「오장육부도(五臟六腑圖)」에 기록된 도인 방법은 병리(病理), 절기(節氣), 계절(季節), 약물 치료를 결합한 것이었다. 이는 이 시기에 도인과 약물 치료가 이미 한걸음 더 나아가서 결합되었음을 설명한다.

팔단금

팔단금(八段錦)은 송나라 사람이 창조한 체조로서 앞뒤가 연관되고 간단하며 실행하기가 쉬워서 반복적으로 연습할 수 있다. 조공무(晁公武)의 『군재독서지(郡齋讀書誌)』에서는 "팔단금은 누가 창조한 것인지는 모르지만 낡은 기운을 토해내고 새것을 받아들이는 방법이다(八段錦一卷, 不題撰人, 吐古納新之術也 팔단금일권, 불제찬인, 토고납신지술야)"라고 하였다. 여기에서 알 수 있는 바는 북송 시기에 팔단금이 이미 세상에 널리 유행되었다는 것이다. 팔단금은 여덟 가지 순서로 나뉘어진 체계적 무술 동작 스타일의 공법으로서 마치 비단 짜는 것과 같다고 하여 팔단금이라고 이름을 붙였다. 팔단금은 참식(站式 : 입식立式)과 좌식(坐式) 두 가지로 구분되며, 동작이 규범화되어 있고, 도어(導語 : 머리말)와 가결(歌訣 : 요점만을 간추려서 노래 형식으로 만든 운문韻文)이 있어 기억하기가 쉽다. 그래서 이런 형식은 그 후에 신속하게 발전하였고, 사단금(四段錦), 육단금(六段錦), 십이단금(十二段錦), 십육단금(十六段錦), 이십사단금(二十四段錦) 등이 계속 출현하면서 하나의 팔단금 계통을 형성하였다.

각각의 특색이 있는 도인술 자세

고고학의 발견에 따르면 1973년에 출토된 「도인도」에는 중국 고대 최초의 완전한 도인 그림들이 실려 있다. 이를 통해 일찍이 서한(西漢) 초기에 질병을 치료하는 도인술이 성숙되었음을 알 수 있다. 이 시기의 도인술은 세 가지 특징을 보여준다. 첫째 도인 자세들이 많이 늘어났다는 것이다. 둘째 동작의 폭을 중시하였다는 점이다. 셋째는 도인과 기의 운행을 서로 융합시킨 것이다.

1. 최초의 도인술 자세 : 춤과 인체(리體)

『여씨춘추』「고락」의 기록에 따르면 최초의 도인술 자세는 요(堯) 임금이 창조한 춤동작으로서 막혔던 기를 뚫고, 관절의 운동을 원활하게 하고, 다리와 발의 부종으로 인한 통증을 제거하는 데 사용되었다. 이 춤은 후세에 도인술 동공의 한 가지 형식으로 발전되었는데, 이것이 바로 사람들이 도인술을 '선도법'이라고 부르게 된 유래이다.

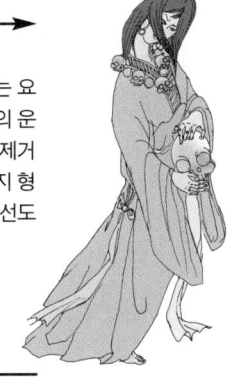

2. 행기(行氣)와 존상(存想)

춘추전국시기의 도인술은 도교 신선가(神仙家)의 호흡토납 방법을 흡수하여 일정한 이론 기초와 기술적인 방법을 갖추고 있었다. 더불어 호흡과 사지운동을 결합한 동공과 호흡을 위주로 하는 정공으로 나뉘어졌다.

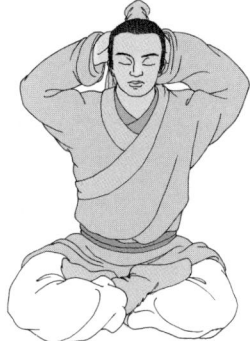

3. 동물 모방

한나라 시대 말기부터 삼국 시기까지 물고기, 벌레, 새, 짐승의 자태를 모방한 많은 공법들이 나타났다. 그 중에서 가장 대표적인 것이 명의 화타가 창조한 오금희이다. 오금희는 도인술의 새로운 시스템인 오금희 체계, 즉 자세모방 도인공법을 형성하였으며 단일 자세모방 도인술을 세트로 묶어서 체계적인 무술 동작을 만들어내었다. 이런 체계적인 무술 동작의 도인법은 사실 중국 근현대에 성행한 건신체조의 기원과 기초가 된다.

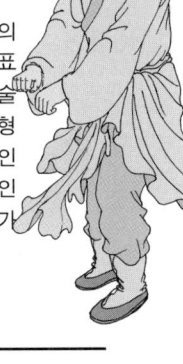

4. 안마

안마를 추나(推拿)라고도 하는데, 인체의 피부, 근육, 혈(穴)에 각종 수법(手法)을 사용하여 보건과 치료의 목적을 달성하는 것을 말한다. 진한(秦漢) 시기부터 안마와 도인술의 관계는 서로 떨어질 수 없을 만큼 매우 밀접하였다.

『역근경』

『역근경(易筋經)』은 전통적인 도인법을 위주로 신체를 건강하게 하는 내용을 담은 일종의 전문서이다. 이 책은 일반적으로 달마조사(達磨祖師)가 집필한 것으로 알려져 있으나 청나라 능정감(凌廷堪)이 고찰한 바에 따르면 명나라 천태(天台) 자릉도인(紫淩道人)이 달마의 이름을 빌어 집필한 것으로도 알려져 있다. 그러나 누가 집필을 하였는가에 관계 없이 『역근경』은 불문(佛門)의 제자들이 중국 고대의 유교, 도교, 의학, 불교의 도인 정수를 흡수하여 만든 작품인 것은 부인할 수 없는 사실이다.

태극권

태극권(太極拳)은 송나라 이후에 유행한 '손발을 놀리고 사지를 부지런히 하는(活動手足 慣勤肢體 활동수족 관근지체)' 권법술을 기초로 하여 전통적인 건신도인 요소, 특히 기공(氣功)을 흡수하여 창조된 것이다. 태극권은 중국 고대 도인술 발전의 결정체라고 할 수 있는데, 태극권이라는 이름은 『주역(周易)』의 '역유태극, 시생량의(易有太極, 是生兩儀 : 역에 태극이 있고, 이것이 양의를 낳았다)'와 주돈이(周敦頤)가 집필한 『태극도설(太極圖說)』의 '무극이태극, 태극본무극(無極而太極, 太極本無極 : 무극이면서 태극이다. 태극은 본래 무극이다)'에서 왔다. 그 공법은 '팔문오보(八門五步)', 즉 태극십삼식(太極十三式)으로 개괄되는데, 여덟 가지 수법(手法)과 다섯 가지 보법(步法)이 있다. 태극권은 중국의 전통적인 도인건신법이 발전되어 형성된 최고의 형식이다.

개괄하자면 중국 전통의 도인건신법은 역사가 유구하고, 발전 과정에 있어 형식이 간단한 선도무(宣導舞)로부터 웅경조신(熊經鳥伸), 토고납신(吐故納新)의 도인술로 발전하였다. 그리고 여러 가지 분산된 동작에서 체계적인 오금희로 발전하였고, 수많은 명칭과 번잡한 형식의 도인에서 간단한 동작으로 번잡함을 다스리는 팔단금으로 발전하였다. 또한 공리(功理)와 공법(功法)이 엄밀하게 결합된 『역근경』과 고대 도인술 발전의 결정체인 태극권이 이루어지게 되었다. 도인술은 중국 건신양생 문화의 진귀한 보물로서 중국 역사에서 중국인의 건강 발전을 위하여 중요한 역할을 하였다. 그리고 오늘날에는 중국인 건강 수준의 향상을 위하여 새로운 역할을 하고 있다.

03 | 신체의 고효율적인 화생지도(化生之道)
도인술의 효능

>>>> 도인술은 신진대사를 강화하고 인체의 음양을 평형平衡시키고, 기혈을 조화롭게 하며, 경락을 소통시킨다. 그리고 진기眞氣를 양성하고, 사기邪氣를 제거해주며, 근육과 뼈를 튼튼하게 만드는 작용을 한다.

도인술의 작용은 각종 운동을 통하여 인체의 기화작용(氣化作用 : 에너지화시키는 작용)을 강화시키는 것이다. 기화작용은 또 화생*지도(化生之道)라고도 하는데, 인체 내의 기체 교환, 음식물 소화, 혈액 순환, 진액 운행, 폐기물 배설 등 생리적인 신진대사 과정을 가리킨다.

평형음양(平衡陰陽 : 음양이 균형을 이루게 한다)

인체의 생명 활동이 정상적으로 진행되려면 인체의 끊임없는 운동과 변화의 과정에서 음양의 균형이 맞아야 한다. 만일 인체 내의 음양이 조화로우면 생명 활동이 왕성하게 되어 질병에 걸리지 않게 된다. 그런데 조화롭지 않으면 생명 활동이 약화되어 질병에 걸리고 사망하게 된다. 도인의 작용은 바로 운동으로 인체의 음양을 조절하여 균형을 이루게 하는 것이다. 즉 넘치는 것을 배출시키고 모자라는 것을 보충하는 것이다.

조화기혈(調和氣血 : 기혈을 조화시킨다)

중의학에서는 기(氣)가 혈(血)보다 우선이기 때문에 기가 통하면 피도 통하고,

---

* 기(氣)가 화하는 것을 말한다. 중국 철학에서는 만물이 음양이기(陰陽二氣)의 교감으로 생성·변화하는 과정을 말한다.

기가 막히면 피도 멎게 되니 혈액을 순환시키려면 반드시 먼저 기를 소통시켜야 한다는 것이다. 도인은 주로 지체운동과 호흡토납 등의 수단으로 체내의 신구(新舊) 기혈의 교환을 촉진시키고, 기혈을 조화롭게 한다.

소통경락(疏通經絡 : 경락을 소통시킨다)

경락은 인체가 기혈을 운행시키는 통로이자 오장육부의 각 계통 사이에 서로 제약하는 통로이며, 내외 환경이 서로 정보를 교류하는 통로이기도 하다. 경락은 인체의 각 부분을 하나의 유기적인 통일체로 연결시킨다. 경락이 잘 통하면 인체의 각종 통로도 잘 통하고, 생명 활동이 정상적으로 진행된다. 그러나 만일 경락에 이상이 생기면 인체의 기능에 장애가 발생하고, 질병이 생긴다. 도인술의 공법은 바로 경락의 작용에 근거하여 경락을 소통시켜 질병을 예방 치료하는 목적에 도달하는 공법이다.

배육진기(培育眞氣 : 진기를 기른다)

진기(眞氣)는 천기(天氣)와 곡기(穀氣 : 음식이나 물을 섭취하여 생긴 에너지)의 결합체, 즉 인체의 영양 에너지로서 생명 활동에 사용된다. 도인의 각종 공법은 모두 소화를 돕고, 진기를 기르는 작용을 한다.

부정거사(扶正祛邪 : 정기를 강화하고 사기를 제거한다)

인체에 존재하면서 외부 세계의 나쁜 병의 침입을 방어하는 힘을 '정기(正氣)'라고 하며, 체내에서 질병을 일으키는 요소를 '사기(邪氣)'라고 한다. 이 정기와 사기의 승패가 질병의 유발과 제거를 결정한다. 정기가 우세하면 질병이 생기기 어렵거나 생겼던 질병이 치유되는 방향으로 발전하고, 이와 반대인 경우에는 질병에 걸리거나 질병이 악화된다. 때문에 건강한 신체를 유지하려면 정기를 강화하고 사기를 제거해야 한다. 바로 도인법이 이를 위한 중요한 방법의 하나이다.

도인술의 6대 효능

인체의 화생지도(化生之道)

도인술은 각종 도인술 자세를 통하여 체내의 기화작용을 강화하고 인체의 신진대사를 촉진하는데, 그 효능을 여섯 가지 방면으로 나눌 수 있다. ①음양을 평형시킨다. ②기혈을 조화시킨다. ③경락을 소통시킨다. ④진기를 양성한다. ⑤정기를 강화하고 사기를 제거한다. ⑥근육과 뼈를 튼튼하게 해준다.

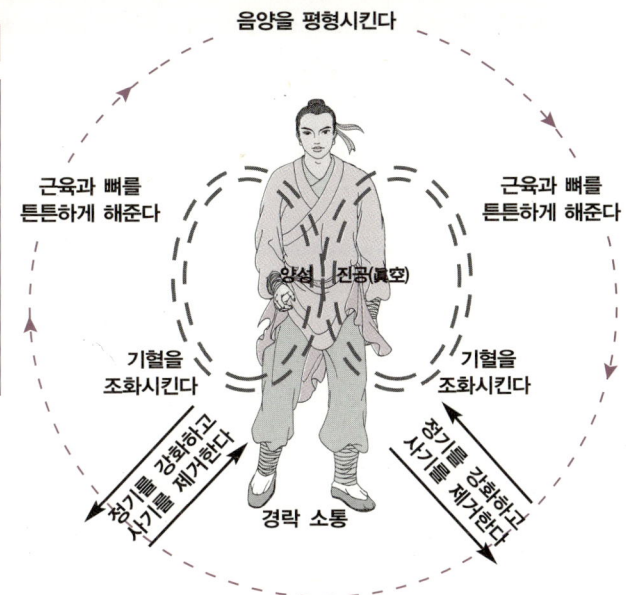

기(氣)

기는 인체를 구성하고 인체의 생명 활동을 유지시키는 가장 기본적인 물질이다. 기의 생리적인 기능에는 주로 추동(推動), 온후(溫煦), 방어(防禦), 고섭(固攝), 기화(氣化), 영양(營養) 등 여섯 측면이 있으며, 이 여섯 측면은 인체의 생명 활동 가운데 극히 중요한 것으로서 그 가운데 어느 하나라도 없어서는 안 되며, 서로 밀접히 연결되고 서로 이용된다.

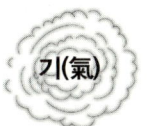

추동(推動)	온후(溫煦)	방어(防禦)	고섭(固攝)	기화(氣化)	영양(營養)
인체의 생장 발육, 오장육부와 경락 등 조직 기관의 생리기능, 진액의 생성과 운행 등을 촉진 발전시킨다.	인체의 양기를 기화시켜 열을 생성하고 인체를 따뜻하게 덥혀주는 작용을 말한다. 즉 '기가 넘치면 뜨거워지고 기가 부족하면 차가워진다.'	피부를 보호하고 사기에 저항하는 기의 작용을 말한다. 기의 방어기능과 질병의 발생, 발전, 전화는 모두 밀접한 관계가 있다.	혈액, 땀, 타액, 정액 등 체내의 액체 물질을 강화 보호하고 통제하여 유실을 방지하는 기의 작용을 말한다.	기화란 기의 운동으로 일어난 각종 변화, 즉 정(精), 기(氣), 혈(血), 진액의 각 대사와 상호 전화를 가리킨다. 기화과정이란 물질의 신진대사과정, 즉 에너지 전화과정을 가리킨다.	주로 음식물에 대한 비장과 위장의 소화로 발생한 수곡정미(水穀精微)의 작용을 가리킨다. 이런 기는 응축되어 인체의 오장육부 경락, 각종 기관을 형성하기도 하고 또 소모되어 인체의 생명 활동에 필요한 동력이 되기도 한다.

04 도인술의 원류
도인술과 유교, 불교, 도교, 무술

>>>> 원시 도인술은 유교, 불교, 도교, 무술 등 여러 분야의 영향을 받았는데, 그 가운데 양생 치료의 경험을 흡수하여 점차 각 장점들을 종합한 체계적이고 효과적인 도인 양생술로 발전하였다.

도인술은 인류의 양생 보건, 강신치병(强身治病 : 건강 치료)의 방법으로 인류 사회의 발전과 더불어 끊임없이 발전하면서 완벽해졌다.

인류의 선조들은 자신의 생존과 번성을 위하여 열악한 자연 환경, 그리고 사나운 날짐승·들짐승과 대결하면서 점차 몸을 지키는 양생 보건의 많은 방법들을 창조하였다. 예를 들어 습기를 제거하고, 인체의 기를 소통시키고, 관절 운동을 원활하게 하는 등 자연 환경에 적응하기 위한 '도인'을 창조하였다. 날짐승·들짐승과의 대결 경험을 통해 그 형태를 모방하고, 의의를 깨달아 고대 격투 무술을 창조하였다. 인류 사회의 생활 경험 측면에서 신체 상황에 대한 정신 활동의 영향을 터득하고, 수신양성(修身養性)을 위한 '정좌(靜坐)', '의수(意守 : 의식을 일정 부위에 집중시키는 것)' 등의 방법들을 종합하였다. 이런 방법들은 서로 영향을 주고받으면서 인류의 발전을 함께 촉진하였다.

유가

유가(儒家)의 도인 사상은 입정(入靜 : 마음을 고요히 가라앉히고 한곳에 집중하는 것)을 중시한다. 『예기(禮記)』 「대학(大學)」에서 "머무를 곳을 알게 된 후에야 안정됨이 있게 되고, 안정된 후에야 고요할 수 있게 되고, 고요한 후에야 편안할 수 있게

유익한 것은 다 나의 스승 : 도인술의 원류

도인 양생학은 역사가 유구한 중국 고대의 독특한 특색을 가진 의료보건공법이다. 이는 발전과정에서 부단히 각종 학문으로부터 양생하고 병을 예방하는 깨달음과 경험을 얻어 이를 자기의 공법과 이론으로 확충함으로써 점차 완벽하게 발전하였다.

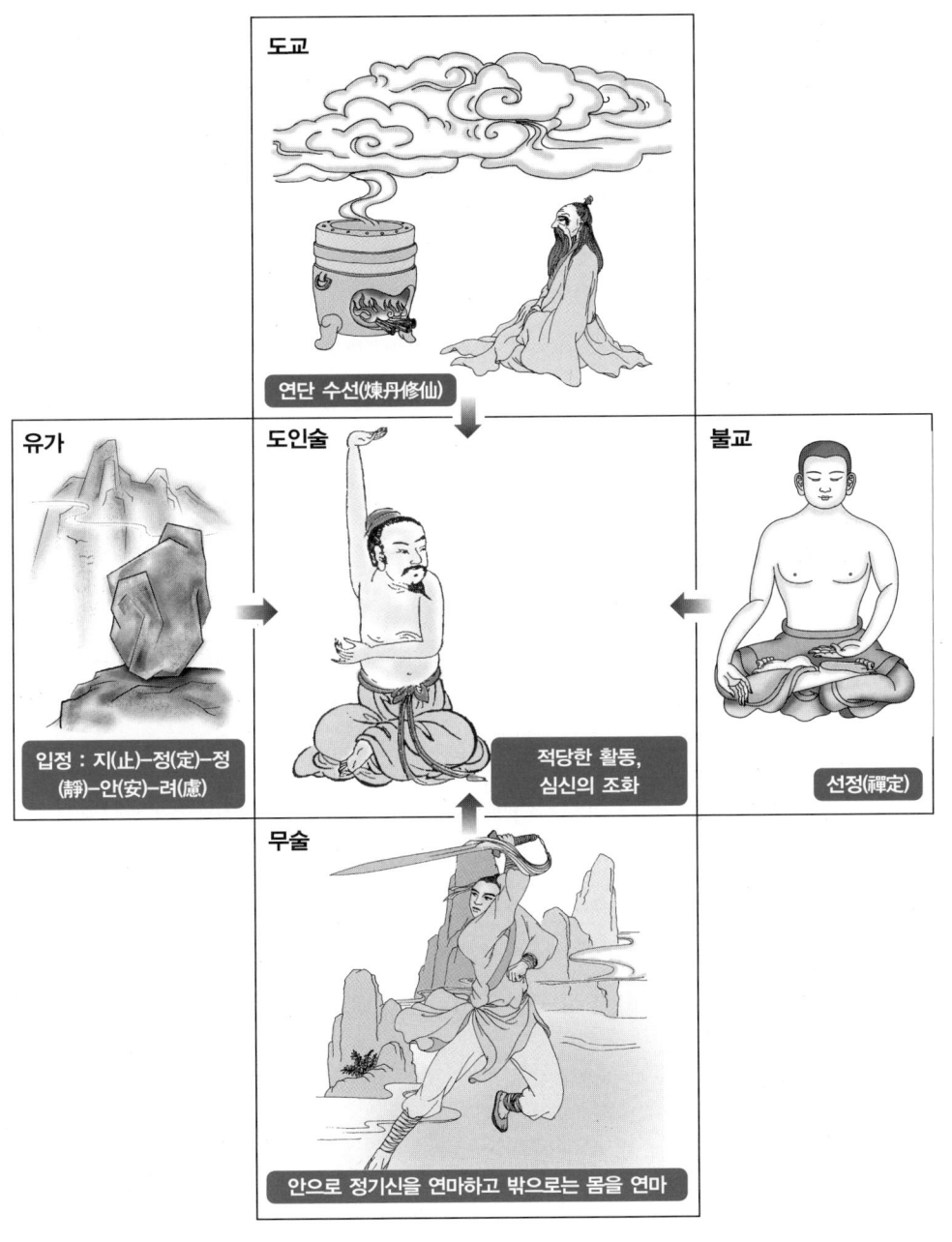

되고, 편안한 후에야 생각할 수 있게 되고, 생각한 후에야 얻을 수 있는 것이다(知止而後有定, 定而後能靜, 靜而後能安, 安而後能慮, 慮而後能得 지지이후유정, 정이후능정, 정이후능안, 안이후능려, 려이후능득)"라고 하였는데, 이것은 입정의 다섯 가지 순서를 서술한 것으로, '지(止)', '정(定)', '정(靜)', '안(安)', '려(慮)'를 통해 정신과 육체의 최고 수양 경지에 도달하는 것이다.

불교

불교는 수행에서 '선정(禪定)' 정좌를 중시한다. 즉 "마음을 한 곳에 집중시켜 마음을 밝히면 성품을 볼 수 있고, 선정과 지혜를 함께 닦을 수 있으며, 나아가서 무궁무진한 지혜를 불러온다(心注一境, 明心見性, 定慧雙修, 進而引發無窮智慧 심주일경, 명심견성, 정혜쌍수, 진이인발무궁지혜)"라고 주장한다. 이러한 몸과 기를 조절하고 마음을 고요히 하여 정좌하는 방법은 도인술의 발전에 큰 영향을 주었다.

도교

도가에서는 순리에 따를 것을 주장한다. 즉 "물욕을 없애어 몸을 기르고 허정한 상태로 마음을 기른다. 몸과 마음에 부족함이 없어야 장생할 수 있다(去物欲以養形, 致虛靜以養神, 形神不虧, 便可長生 거물욕이양형, 치허정이양신, 형신불휴, 편가장생)"라고 함으로써 몸과 마음을 가꿈에 있어 일체 자연을 따르는 양생 방법을 제시하였다. 동한(東漢) 시기에 이르러 도가의 일부분이 점차 선진(先秦)의 무술(巫術), 신선방술(神仙方術), 참위학설(讖緯學說)과 서로 결합하여 도교를 형성하였다. 도교는 불로장생하기 위하여 단(丹 : 내단內丹, 외단外丹)을 단련하여 신선이 되는 길을 추구하였으며, 중국의 기공 유파인 내단파(內丹派)를 형성하였던 바, 현재 유행하는 소주천(小周天), 대주천(大周天)이 바로 이 공법을 바탕으로 변화된 것이다.

무술

무술은 독특한 민족 풍격의 격투 운동으로서 권술(拳術), 기계(器械 : 도구), 대련(對煉), 공격과 방어를 포함한다. 무술 연공에서는 반드시 기본공(基本功)을 먼저 익혀야 한다. 여기에는 신체를 펴주며 부드럽고 질기게, 그리고 날렵하면서도 힘 있게 움직이기 위한 형체 훈련이 포함될 뿐만 아니라 기(氣)와 성(性)을 기르는 수련도 포함된다. "안으로 정기신을 연공하고 밖으로 몸을 연공한다(內煉精氣神, 外煉筋骨皮 내련정기신, 외련근골피)"라는 말이 있는데, 이런 공법이 도인술에 적지 않게 흡수되었다.

05 도인술의 독특한 점
도인과 기공, 체육의 구별

>>>> 도인술은 비교적 큰 개념으로서 기공과 체육의 많은 내용들을 포괄하고 있다. 현재 기공의 개념이 확대되고 있는 추세인데 이는 결코 과학적이지 않다.

도인과 기공

고대에는 '도인'이라는 양생 술어밖에 없었다. 여기에는 인체(引體)와 행기(行氣)가 포함되며, 오늘날 사람들이 말하는 '기공'도 포함된다. 현재 사람들이 도인법을 '고대의 기공 치료법'이라고 칭하고 있는데 이는 옳지 않다. 엄격하게 말하면 고대의 기공은 그저 도교 중의 '내단(內丹)' 수련만을 가리킨다. 때문에 고대의 도인 공법을 기공으로 귀결시킨다면 사실에 부합되지 않는다.

도인과 기공이 고대에는 구분되지 않았다. '기공'이라는 술어는 아주 뒤늦게야 여러 문헌에서 나타났다. 고찰에 따르면 '기공'이란 건강 치료법을 가리킨다. 1933년에 동지인(董誌仁)이 집필한 『폐로병 특수 요양법(肺癆病特殊療養法 : 폐결핵의 특수한 요양 방법)』(『기공요법(氣功療法)』이라고 약칭함)이라는 책에서 처음 나왔다. 그 후 1950년대에 유귀진(劉貴珍)이 기공 요법을 제시하고 널리 보급시키면서 '기공'이라는 술어가 사람들에게 점차 알려졌다. 현재 '기공'에 포함되는 내용이 이미 아주 크게 확대되어 모든 공법을 거의 포함하고 있다. 일부 학자들은 기공과 도인이 서로 연관되면서도 구별되는 두 개의 분야로 구분할 것을 주장한다. 도인은 동공에 치중하고, 기공은 정공에 치중하며, 도인은 사지운동을 위주로 하고, 기공은 기의 운행을 위주로 한다. 그러나 구체적인 공법은 구분할 필요가 없다.

도인과 기공, 체육의 구별

도인과 기공 개념 함의의 변화

고대에 도인과 기공은 구분되지 않았으며 '기공'이라는 술어는 아주 뒤늦게야 문헌에서 나타났다. 오직 '도인'이라는 이 양생 술어만이 인체와 행기를 포함하고 사람들이 오늘날 말하는 '기공'도 포함한다. 그러나 현재 '기공'에 포함되는 내용은 이미 아주 크게 확대되어 모든 공법을 거의 포함하다시피 하였다. 때문에 사람들은 일부 도인법을 모두 '고대의 기공 치료법'이라고 부르는데 이는 옳지 않다.

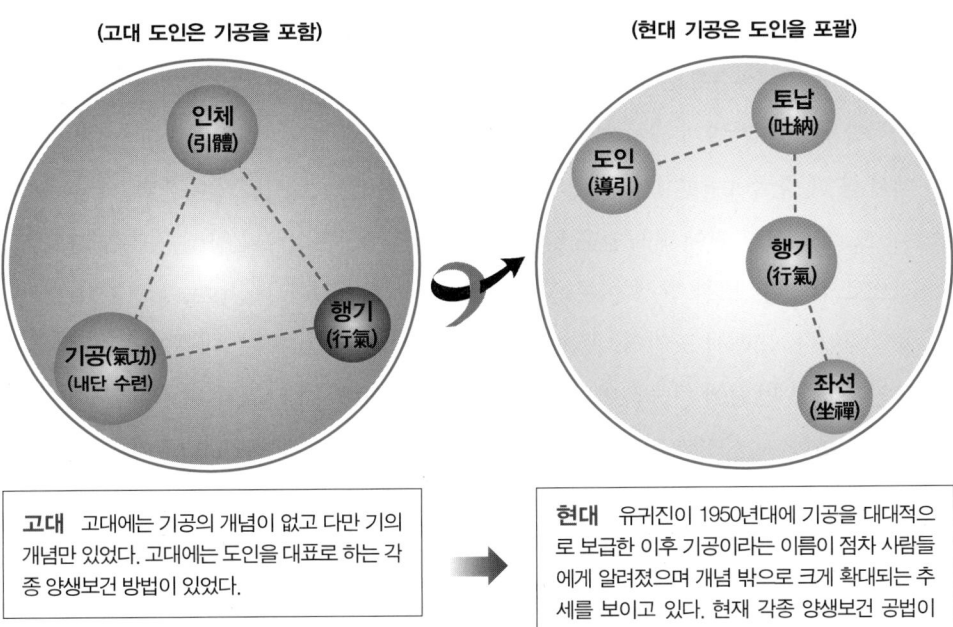

고대 고대에는 기공의 개념이 없고 다만 기의 개념만 있었다. 고대에는 도인을 대표로 하는 각종 양생보건 방법이 있었다.

현대 유귀진이 1950년대에 기공을 대대적으로 보급한 이후 기공이라는 이름이 점차 사람들에게 알려졌으며 개념 밖으로 크게 확대되는 추세를 보이고 있다. 현재 각종 양생보건 공법이 모두 기공에 포함되고 있다.

도인과 체육의 구별

도인은 전통적인 양생운동으로서, 인체의 극한능력을 보여주는 것을 목적으로 하는 현재의 경기체육 항목과는 달리 가벼운 운동으로 몸과 마음의 조화를 이루어 오래살고 늙지 않는 것을 목적으로 한다.

도인
①전통적인 양생운동이다.
②천인합일(天人合一)의 이념을 좇아 과도한 운동을 하지 않는다.
③심오한 철학, 의학 등 이론을 기초로 한다.
④내외를 함께 수련하나 주로 내부 단련에 치중한다.
⑤형식과 방법이 다양하다.

체육
①현대 경기운동이다.
②인체운동의 극한에 도전한다. 외부 신체 골격을 단결하다.
③현대의 인체에 관한 운동학, 해부학 등을 기초로 한다.
④주로 외부 체능 단련에 치중한다.
⑤대부분 지체운동이다.

도인과 체육

도인은 전통적인 양생 운동에 해당되며, 인체의 극한 능력을 보여주는 것을 목적으로 하는 현재의 체육 경기와는 다르다. 경기는 반드시 전력을 다해야 하기 때문에 운동 과정에 손상을 입을 수 있다. 따라서 체육 경기와 양생 단련은 같지 않다. 중국 전통의 양생 원칙은 '한심(閑心 : 정신을 한가롭게 함)'과 '노형(勞形 : 몸을 운동시킴)'을 강조한다. 도인은 '한심'과 '노형'을 위하여 만들어진 것이다. '노형'은 반드시 "늘 작은 수고를 하되 큰 피로는 피해야 한다(常欲小勞 但莫大疲 상욕소로, 단막대피)." 즉 운동은 가볍게 해야 하며 기진맥진해서는 안 된다는 것을 말한다. 이런 점에서 볼 때 중국(도인 양생)과 인도(요가)의 전통 단련 방법은 서로 일치한다.

또 이론적인 면에서 도인은 많은 부분 중의학의 병 치료와 양생 원리를 가르침으로 삼는다. 또한 양생 이론은 중국 고대의 각종 철학 사상(도교, 불교 등)과도 융합되었다. 그래서 도인의 내용이 체육보다 훨씬 더 풍부하다. 내용적인 면에서 도인은 내부 단련에 치중하며, 체육은 주로 몸의 단련, 즉 근육과 뼈와 피부의 단련에 치중한다. 형식과 방법에 있어 도인 공법은 좌공(坐功), 와공(臥功), 참공(站功), 내공(內功), 외공(外功), 정공(靜功), 동공(動功) 등으로 매우 다양하나 체육은 주로 지체를 움직이는 외부 운동이다.

06 기일원론
고대의 소박한 우주관

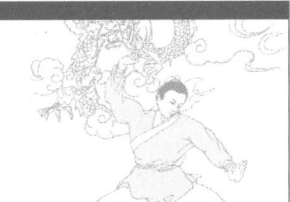

>>> '기'는 우주 만물을 구성하는 가장 기본적인 물질 형태인 동시에 인체를 구성하고 생명 활동을 유지시켜 주는 기본 물질이다. 도인술의 중요한 내용 가운데 하나가 바로 기의 운행行氣이다.

    어떤 학문 분야든지 크게 발전을 하려면 반드시 이론적인 기초가 튼튼해야 한다. 전통 도인술이 수천 년 동안 전해 내려올 수 있었던 것은 바로 심오한 자연철학과 의학을 배경으로 했기 때문이다. 도가, 역학(易學), 의학의 3대 학파는 서로 융합하고 영향을 주고받으면서 거시적인 면에서 인류의 생명 운동과 우주 천지의 상호 작용, 인체 자체의 생명 운동 법칙을 제시하였다. 이런 사상은 도인술의 이론 형성과 발전에 모두 중대한 영향을 끼쳤다.

    기일원론(氣一元論)은 전국시대 송견(宋銒 : 기원전 382년경~기원전 300년)과 윤문(尹文 : 기원전 360년경~기원전 280년)으로 대표되는 도가(道家)의 송윤학파(宋尹學派)에서 기원한다. 이 학파는 기가 우주 만물을 구성하는 가장 기본적인 물질 형태이며, 세계의 본원(本元)으로서 세상의 만사(萬事), 만물(萬物)이 모두 기의 변화에서 비롯된다고 본다. 또 물질의 발생은 기의 취합이고, 물질이 사라지는 것은 기의 분산이며, 전 우주는 기에 불과하며, 사람도 우주 만물 가운데 하나로서 기에서 비롯된다고 하였다.

    중국 최초의 의학서인 『황제내경』은 선진(先秦) 도가의 '기' 학설을 체계적으로 계승하여 발전시켰으며, 기일원론을 의학 이론에 광범위하게 적용시켰다. 『황제내경』에서는 기가 인체를 구성하고 생명 활동을 유지시키는 기본 물질이라고 하면서, 기를 '원기(元氣)', '진기(眞氣)'라고도 불렀다. 기는 전신의 장부경락(臟

腑經絡 : 오장육부와 경락), 사지백해(四肢百骸 : 팔다리와 온몸을 이루는 모든 뼈)에 미치지 않는 곳이 없다. 기의 운동 형식은 '기화(氣化)'인데 '승강출입(升降出入 : 승강이란 몸의 기운이 상승·하강하는 큰 흐름을 말함. 출입이란 인체의 기운과 외부의 기운과의 교류를 말함. 승강출입의 주체는 반드시 몸이 된다)' 이 기의 이런 물질 운동 변화의 주요 형식이다. 인체 내의 각종 복잡한 물질대사 과정, 예를 들어 음식의 소화 흡수와 수송, 그리고 정(精), 기(氣), 혈(血), 진액(津液)의 화생과 상호간의 전화, 탁기(濁氣)의 발생과 배설 등 이 모든 것이 승강출입과 기화작용의 결과이다.

『황제내경』은 또 사람이 성장하여 장년이 되었다가 늙는 것, 그리고 질병의 발생과 발전 어느 것이나 다 '기'와 관계되며, 질병의 진단과 치료, 예방도 모두 '기'에서 시작된다고 한다. 원기가 충족하고 장부경락의 기 운행이 평형을 이루면 질병에 걸리지 않으며, 원기가 부족하고 승강출입의 운동이 조화롭지 못하면 질병이 생긴다. 질병을 치료함에 있어서 관건은 조화를 잃은 기기(氣機 : 기의 기능 활동, 또는 장부臟腑의 기가 운행되는 통로)와 기화(氣化)를 조절하여 평형을 회복하도록 하는 것이다. 질병을 치료하고 건강을 회복하는 목적도 정기(精氣)를 보양하여 체내의 기를 평형하게 하고 조화를 이루게 하여 자연의 변화에 순응하게 하기 위함이다.

상술한 바와 같이 기는 인체 생명에 있어서 지극히 중요하다. 때문에 취기(聚氣 : 기를 모으고), 양기(養氣 : 기를 기르고), 연기(練氣 : 기를 단련하고), 평형기(平衡氣 : 기의 평형을 이루는) 등 기로써 인체를 조절하는 것이 옛사람들에게는 자신의 생명 운동을 인식하고 통제하는 중요한 일환이 되었다. 따라서 기일원론이 도인술의 가장 기본적인 이론의 하나가 되었다.

기 만물생성의 동태변화도(動態變化圖)

기는 중국 고대 철학에서 가장 근본적이면서 최고인 범주이다. 천지만물은 원래 일기—氣인데 음양으로 분리된다. 또한 음양은 오행으로 분리되고, 오행은 만물을 낳는다. 기일원론은 중의학과 중국 고대 철학에서 가장 근본적이고 가장 중요한 철학 사상이며, 일종의 동태적이고 유기적인 우주관으로서 중국 문화의 독특한 점을 농축적으로 반영한다.

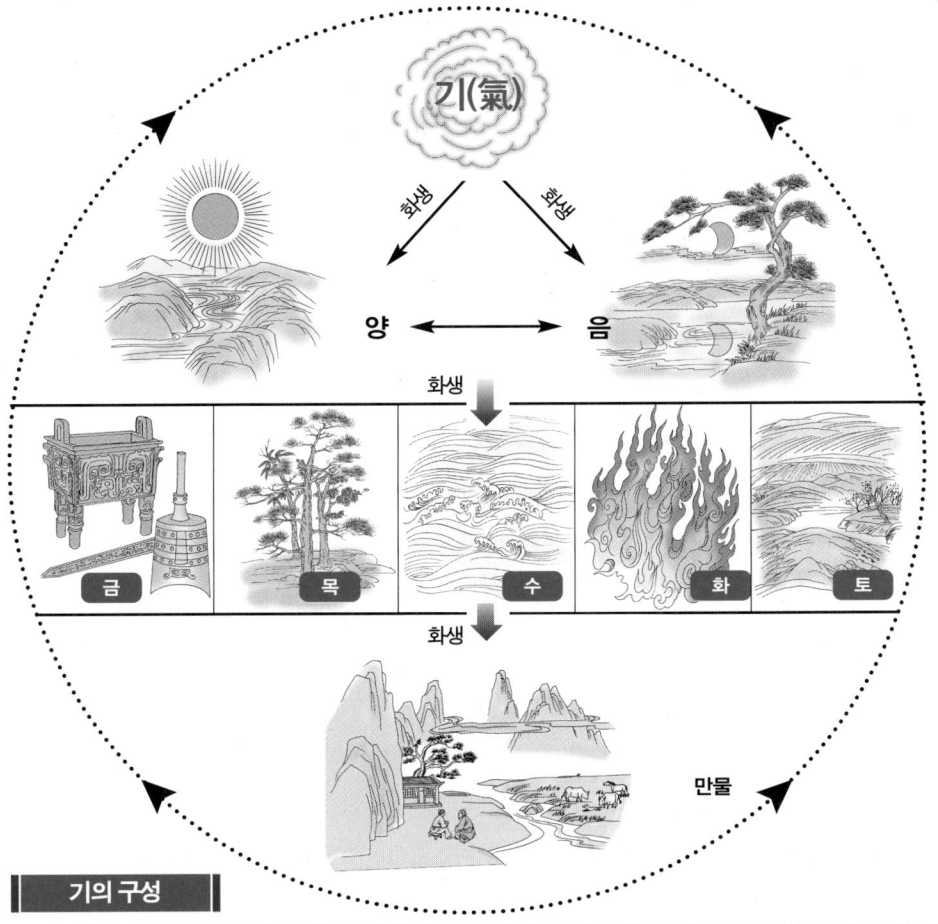

기의 구성

1. **원기(元氣)** 생명이 본디부터 갖고 있는 기이다. 이것은 인체의 가장 근본적이고 원시적인 것으로서 선천적으로 신(腎)이 가지고 있는 기이다. 원기는 생명 활동의 원동력으로서 주로 선천적으로 타고난 정(精 : 생명의 발생과 그 활동을 유지하는 데 기본이 되는 물질)이 변화하여 생겨난 것이다.
2. **종기(宗氣)** 폐(肺)로 흡입한 청기(淸氣)와 비장과 위가 만들어낸 수곡정기(水穀精氣)가 결합되어 폐에서 종기를 형성한 후 가슴에 모인다. 종기는 영기(營氣)와 위기(衛氣)가 결합하여 형성된다. 이것은 호흡운동과 혈액순환을 촉진하는 작용을 한다.
3. **위기(衛氣)** 위기에는 '호위(護衛)'와 '보위(保衛)'가 있다. 위기는 맥(脈) 밖에서 운행되는 기이다. 위기는 영기와 마찬가지로 수곡정기와 폐가 흡입한 자연 청기에서 만들어진다. 위기와 영기는 상대적으로 양(陽)에 해당된다. 그래서 '위양(衛陽)'이라고도 한다. 위기는 피부를 보호하고, 바깥 세계의 사기가 침입하지 못하도록 방어하며, 오장육부와 근육과 피부를 덥혀주고, 피부의 개폐와 땀의 배출을 조절하는 작용을 한다.
4. **영기(營氣)** 이는 비장과 위에서 오는 수곡정기 중의 정화 부분과 폐에서 흡입하는 자연 청기가 결합하여 생겨나는 것이다. 종기는 영기와 위기의 결합체인데 그 중 맥(脈)에서 운행하는 기를 '영기'라고 한다. 영기의 주요 생리적인 기능에는 혈액에 대한 생성과 영양을 배분하는 두 가지가 포함된다.

07 천지만물 화생의 원리
태극음양오행설

>>> 태극太極, 음양오행陰陽五行은 중국 고대 자연 철학에서 아주 중요한 내용의 하나이며, 도인술에서도 매우 광범위하게 적용된다.

태극

'태극'이란 말은 『주역』에서 비롯되었다. 태극이란 우주의 시초를 가리키며, 원시적인 혼돈의 기를 말한다. 『역(易)』「계사상전(繫辭上傳)」에서는 "역에는 태극이 있고, 태극은 양의를 낳으며, 양의는 사상을 낳고, 사상은 팔괘를 낳는다(易有太極, 是生兩儀, 兩儀生四象, 四象生八卦 역유태극, 시생양의, 양의생사상, 사상생팔괘)"고 하였다. 역은 우주가 변화하는 과정이고, 태극은 우주 변화의 시작이다. 원시 혼돈의 기는 운동을 통하여 음양의 대립되는 두 가지 힘으로 분리된다. 음양에서 춘하추동(春夏秋冬)의 사계절이 생기고, 천(天), 지(地), 풍(風), 뇌(雷), 수(水), 화(火), 산(山), 택(澤) 등 여덟 종류의 자연 현상이 생기며, 더 나아가 우주의 만사, 만물이 생긴다. 태극은 모든 사물이 불가피하게 생겼다가 소멸하는 과정을 겪게 됨을 의미한다. 사람도 만물 중의 하나로서 마찬가지로 태어나고 자라며, 장년이 되었다가 늙어서 죽는다. 이것은 항거할 수 없는 자연의 과정이며, 한 사람 한 사람의 몸이 모두 하나의 태극에 해당된다.

사람의 생명이 진행되는 과정에서 부모가 준 선천적인 기가 점차 후천적인 기로 전화된다. 선천적인 기가 끊임없이 소모되면서 사람은 점차 노쇠하고, 선천적인 기가 소진되면 생명이 끝난다. 옛날 사람들은 오랜 노동 활동을 통하여 도인술의 연공이 인체의 음양을 역전시킬 수 있음을 발견하였다. 그리고 후천적으로

태극도의 상징 의의에 대한 해석

태극도는 흑백 두 개의 물고기 형태로 구성된 원형 도안인데 음양어陰陽魚라 속칭한다. 음양이 돌아가는 것과 상반상성相反相成이 만물 생성변화의 근원적인 철리임을 형상화하여 표현한 것이다. 태극도는 가장 간단한 도식이지만 함의가 가장 풍부하고 조형이 매우 아름다운 도안으로서 우주, 생명, 물질, 에너지, 운동, 구조 등의 내용들을 개괄할 수 있고 우주, 생명, 물질의 기원을 드러내 보여줄 수 있다.

● 'S' 선
'S' 선은 태극도를 명확하게 두 관련 부분으로 나눈다. 이는 어떠한 사물의 내부도 모두 연결됨을 설명한다.

● 대두(大頭)와 소미(小尾)
태극도의 양 부분과 음 부분에는 모두 대두와 소미가 있는데 이는 사물의 운동에 방향성이 있을 뿐만 아니라 힘의 강약 변화의 대비가 있음을 말한 것이다. 극에 도달하면 반드시 반대되는 상태가 나타나는데 이 또한 '역(易)'이 생기게 된 근원이다.

● 흑(黑)과 백(白)
태극도의 두 부분을 각각 검은 색과 흰 색으로 구별하였는데 각각 음과 양을 대표한다. 이것은 또한 두 부분이 독립적인 것으로서 서로 혼동되어서는 안 된다는 것을 표명한다.

● 대칭
태극도는 대칭된다. 즉 전체 구조가 균형을 이루고 대칭된다. 이는 안정된 구조에서 내부 에너지가 균형을 이룸을 표명한다.

● 원형
태극도는 원형도이다. 이것은 첫째, 운동과 구조에 규칙이 있음을 나타낸다. 둘째, 운동은 회전을 기본형식으로 함을 나타낸다. 셋째, 운동은 원숙하고 매끄러움을 나타낸다.

태극도의 7대 함의 : 구조, 규칙, 선기(旋機), 균형, 원융(圓融), 변화, 방향.

태극화생도(太極化生圖)

태극(太極)
↓ 생(生)
양의(兩儀) — 양효(陽爻), 음효(陰爻)
↓ 생(生)
사상(四象) — 태양(太陽), 소음(少陰), 소양(少陽), 태음(太陰)
↓ 생(生)
팔괘(八卦) — 건(乾), 태(兌), 리(離), 진(震), 손(巽), 감(坎), 간(艮), 곤(坤)

음식에서 얻는 수곡(水穀)의 기와 대자연의 정기로 신장의 진원(眞元)의 기를 보충하고 기를 수 있으며, 나아가서 노쇠를 억제하고 장수할 수 있음을 발견하였다.

음양

옛날 사람들은 장기간의 관찰을 통하여 우주의 모든 사물에 대립과 통일이라는 두 개의 측면이 존재함을 발견하였다. 그래서 '음양(陰陽)'의 두 글자로 이런 대립과 통일의 두 측면을 개괄하였다. 해와 달은 옛날 사람들이 자주 보는 천체(天體)이다. 보통 낮에 태양이 대지를 비추고, 밤에 달이 하늘에 떠오르는 것을 보고 사람들은 해와 달에 대한 상대적인 개념이 생기게 되었다. 사람들은 낮에 대지를 비추는 태양을 '양'이라 하고, 태양과 상대되는 저녁에 떠오르는 달을 '음'이라 하였는데 이것이 바로 최초의 '음양관(陰陽觀)'이다. 물론 이 시기의 '음양' 개념은 아주 소박한 것으로서 햇빛의 향배(向背)만을 가리킬 뿐 철학적인 의미는 없었다. 그러나 옛날 사람들은 관찰 범위가 넓어지면서 음양에 대한 원시적인 개념도 확대되어 햇빛의 향배를 기초로 한 사유를 통하여 확대된 여러 가지 개념들이 생기게 되었다. 예를 들면 하늘을 양이라고 하고 땅을 음이라고 하는 것, 낮을 양이라고 하고 밤을 음이라고 하는 것, 불을 양이라고 하고 물을 음이라고 하는 것, 남자를 양이라고 하고 여자를 음이라고 하는 것 등이 바로 그것이다.

음양설에 따르면 모든 정적인 것, 유형의 것, 내재적인 것, 아래로 향한 것, 추운 것, 어두운 것, 쇠퇴되는 것은 모두 음에 해당되며, 동적인 것, 무형의 것, 위로 향한 것, 따뜻한 것, 밝은 것, 위세 좋게 나아가는 것은 모두 양에 해당된다. 정상적인 상황에서 음과 양은 서로 제약하고 대립하며, 서로 의존하고 증감하며, 서로 전화한다. 음양 쌍방의 동태(動態) 화합이 평형을 이루면 만물은 질서를 갖추게 되고, 생생화화(生生化化 : 낳고 낳으며, 변화하고 변화한다)한다. 인체에서는 음평양비(陰平陽秘), 즉 음기(陰氣)가 평온하고 양기(陽氣)가 조밀하면 지체가 건강하게 되며, 이와 반대인 경우에는 음양이 평형을 잃고 역란(逆亂)과 재해가 생기게 되는데 인체에 질병이 나타나게 된다. 일단 음양이 평형을 잃은 후 그것을 돌리지 못하면 음양이 분리되면서 사망한다.

음양과 오행

음양 속성

양	운동 (運動)	외향 (外向)	상승 (上昇)	온열 (溫熱)	밝음 (明亮)	무형 (無形)	기능 (功能)	흥분 (興奮)	추동 (推動)	온후 (溫煦)
음	정지 (靜止)	내향 (內向)	하강 (下降)	한랭 (寒冷)	어두움 (晦暗)	유형 (有形)	물질 (物質)	억제 (抑制)	응취 (凝聚)	윤기 (滋潤)

오행의 상생과 상극 법칙

오행학설은 목, 화, 토, 금, 수 이 다섯 가지 물질의 기본 특성을 분류의 근거로 삼는다. 그리고 오행학설은 오행 간의 상생, 상극 법칙으로써 세계를 인식하고 해석하고 자연법칙을 탐구하는 일종의 자연관과 방법론이다.

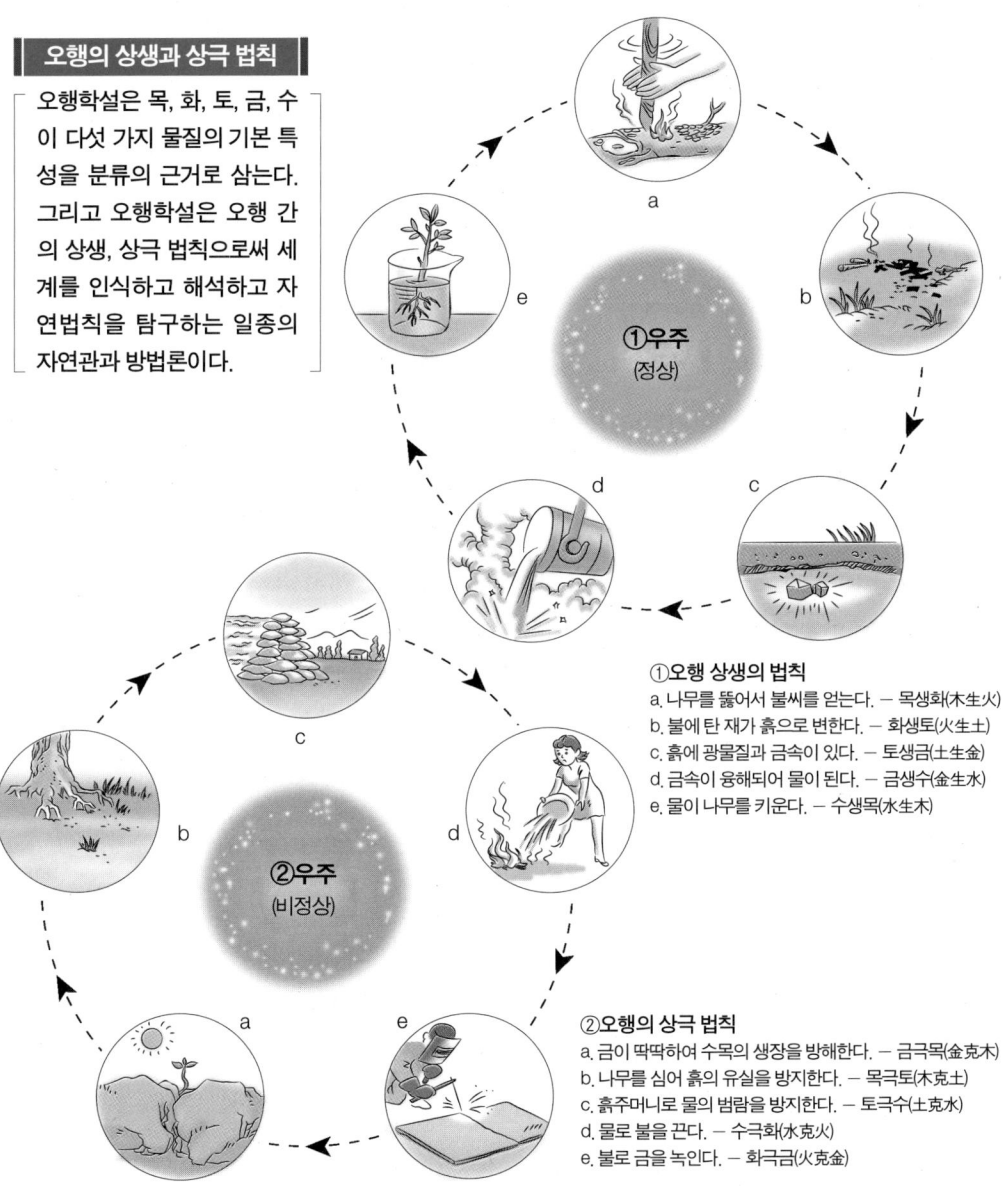

①오행 상생의 법칙
a. 나무를 뚫어서 불씨를 얻는다. — 목생화(木生火)
b. 불에 탄 재가 흙으로 변한다. — 화생토(火生土)
c. 흙에 광물질과 금속이 있다. — 토생금(土生金)
d. 금속이 융해되어 물이 된다. — 금생수(金生水)
e. 물이 나무를 키운다. — 수생목(水生木)

②오행의 상극 법칙
a. 금이 딱딱하여 수목의 생장을 방해한다. — 금극목(金克木)
b. 나무를 심어 흙의 유실을 방지한다. — 목극토(木克土)
c. 흙주머니로 물의 범람을 방지한다. — 토극수(土克水)
d. 물로 불을 끈다. — 수극화(水克火)
e. 불로 금을 녹인다. — 화극금(火克金)

음양 이론은 도인술에 있어서 중요한 의의를 가진다. 도인 양생 단련의 궁극적인 목적이 바로 음양을 조화시켜 신체 내부의 환경이 평형을 이루게 하고, 신체가 외부 음양 환경의 변화에 적응하도록 하여 사람과 천지 사이에 평형을 이루게 하는 데 있다.

도인에서의 음양학 응용에는 주로 아래와 같은 몇 가지 측면이 있다.

1. 공법 선정에서 계절의 음양에 순응한다. 1년 사계절에서 봄은 따뜻하고 여름은 덥기 때문에 양에 해당되고, 가을은 서늘하고 겨울은 춥기 때문에 음에 해당된다. 따라서 봄과 여름에는 음을 기르는 공법으로 체내의 음을 기르고, 가을과 겨울에는 양을 기르는 공법으로 체내의 양을 기름으로써 사계절 기후의 음양 변화에 순응한다.

2. 공법의 연공 시간에서 음양에 순응한다. 1주야 12시진(時辰)에서 자(子), 축(丑), 인(寅), 묘(卯), 진(辰), 사(巳)는 여섯 개의 양시(陽時)이고, 오(午), 미(未), 신(申), 유(酉), 술(戌), 해(亥)는 여섯 개의 음시(陰時)이다. 양이 허한 자는 양시에 연공을 하여 양을 기르고, 음이 허한 자는 음시에 연공을 하여 음을 기른다.

3. 체질의 음양에 근거하여 공법을 선정한다. 인체의 체질은 '소양인(少陽之人)', '태양인(太陽之人)', '음양화평인(陰陽和平之人)', '소음인(少陰之人)' '태음인(太陰之人)' 등 모두 다르다. 때문에 연공에서 마땅히 인체의 음양 유형에 근거하여 다른 음양 조절 공법을 적용해야 한다.

4. 병중의 음양에 근거하여 치료한다. 질병에는 음양허실(陰陽虛實 : 음증陰證과 양증陽證, 허증虛證과 실증實證을 통틀어서 일컬음)이 있는데, 양의 질병에는 청설지법(清泄之法 : 양기를 밖으로 빼내어 차게 하는 방법)을 적용해야 하고, 음의 질병에는 온보지법(溫補之法 : 따뜻하게 몸을 보하는 방법)으로 음양을 평형하게 해야 한다.

5. 호흡으로 음양을 조절한다. "코로 청기를 흡입하는 것은 양이고, 입으로 탁기를 뱉는 것은 음이다(鼻吸淸氣爲陽, 口吐濁氣爲陰 비흡청기위양, 구토탁기위음)." 흡입하는 것은 보법(補法)이고, 뱉는 것은 사법(瀉法)이다. 양이 넘치고 화(火)가 성한 자는 숨을 많이 뱉음으로써 남아도는 양을 밖으로 분산해야 하고, 양이 허하고 기가

약한 자는 숨을 많이 흡입함으로써 부족한 양기를 보충해야 한다.

6. 연공의 자세에서 음양이 조화되어야 한다. 공법의 자세는 음양과 관계된다. 몸을 펴는 것, 반듯이 눕는 것, 위로 올라가는 것, 눈을 뜨는 것은 양으로서 주로 사법으로 사용되는데, 양병(陽病), 열병(熱病), 실증(實證)에 많이 적용된다. 수축, 굴곡, 하강, 눈을 감는 것은 음으로서 주로 보법으로 사용되며, 음병(陰病), 한병(寒病), 허증(虛證)에 많이 적용된다.

오행(五行)

옛날 사람들은 생활 실천 과정에서 우주 만물이 모두 목(木), 화(火), 토(土), 금(金), 수(水)의 다섯 가지 기본 물질의 운행과 변화로 구성되었다는 점을 인식하게 되었다. 물질세계에 대한 인식이 끊임없이 깊어짐에 따라 사람들은 이 다섯 가지 물질의 특성과 상호 관계, 운동과 변화의 법칙에 대하여 한걸음 더 나아가서 추론하여 오행학설을 형성하였다. 오행은 유형의 물질세계의 모든 상호 관계, 상호 전화의 운동 상태를 대표한다.

오행 간에는 상생(相生), 상극(相克)의 관계가 존재한다. 고대의 의사들은 오행 분류법으로 인체와 자연계의 상호 관계를 서술하였으며, 상생, 상극의 관계로 인체 장부의 조직 기관들이 서로 자생(資生)하고, 서로 촉진하며, 서로 제약(制約)하는 관계를 서술하였다.

오행설은 도인술 수련에 대한 지도에 있어서도 중요한 의의를 가진다.

08 『주역』과 팔괘학설
도인술의 이론적 도구

>>>> 『주역』은 해와 달의 운행과 그로부터 발생하는 음양의 변화를 통하여 문제를 인식하고 분석하며, 처리하는 방법과 법칙을 발견하고, 팔괘로 우주 만물의 변화 법칙을 설명한다.

『주역』의 연혁 역사

『주역』은 여러 경서들 가운데 가장 으뜸가는 경서로서 중국에 현존하는 경서 중에서 가장 오래된 고대 철학서이기도 하다. '주(周)'는 주나라 시대를 가리키고, '역(易)'은 변역(變易 : 변하여 바뀜, 바꿈)을 가리킨다. 『주역』은 바로 음양 변화

팔괘

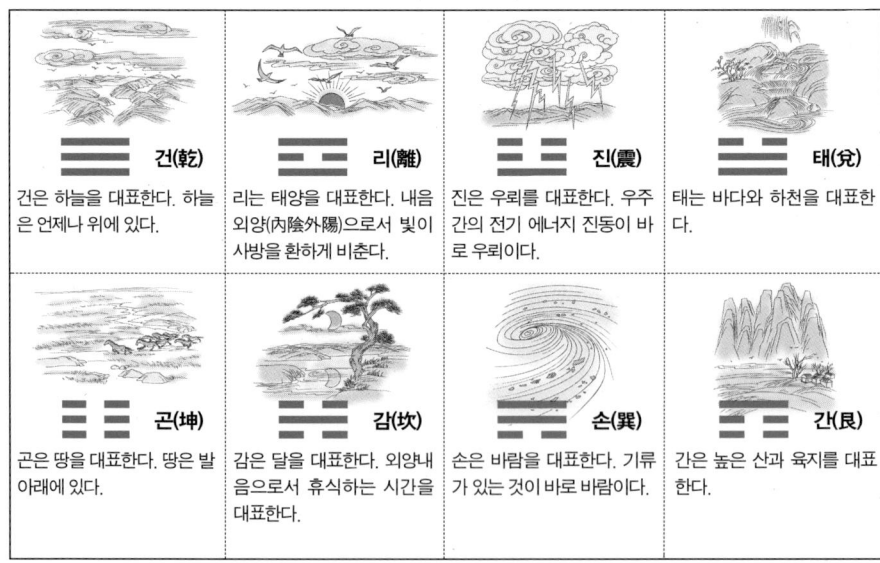

건(乾)	리(離)	진(震)	태(兌)
건은 하늘을 대표한다. 하늘은 언제나 위에 있다.	리는 태양을 대표한다. 내음외양(內陰外陽)으로서 빛이 사방을 환하게 비춘다.	진은 우뢰를 대표한다. 우주 간의 전기 에너지 진동이 바로 우뢰이다.	태는 바다와 하천을 대표한다.

곤(坤)	감(坎)	손(巽)	간(艮)
곤은 땅을 대표한다. 땅은 발 아래에 있다.	감은 달을 대표한다. 외양내음으로서 휴식하는 시간을 대표한다.	손은 바람을 대표한다. 기류가 있는 것이 바로 바람이다.	간은 높은 산과 육지를 대표한다.

선천팔괘도와 후천팔괘도

복희씨는 자신을 왕으로 칭하면서 하도(河圖)에 근거하여 선천팔괘도를 연역해내어 팔괘를 건(乾), 곤(坤), 간(艮), 태(兌), 진(震), 손(巽), 감(坎), 리(離)로 정하고 각각 8종의 자연 요소를 부여하였는데 괘상만 있고 문자는 없었다. 그러다가 주문왕(周文王) 때에 와서 하도와 낙서(洛書)에 근거하여 선천팔괘의 기초 위에 후천팔괘가 연역되어 나왔다.

선천팔괘도

- 남방의 양기가 위로 뜨기 때문에 위에 있다.
- 동남에 물이 모이므로 태는 늪이다.
- 서남은 가을에 해당되며 풍력(風歷)이다.
- 동방은 해가 뜨는 곳이다
- 서방은 해가 지는 곳이다.
- 동북은 봄에 해당되며 우뢰가 생긴다.
- 북방은 음기가 아래로 내려오므로 아래에 있다.
- 서북은 산이 많으므로 간은 산이다.

후천팔괘도

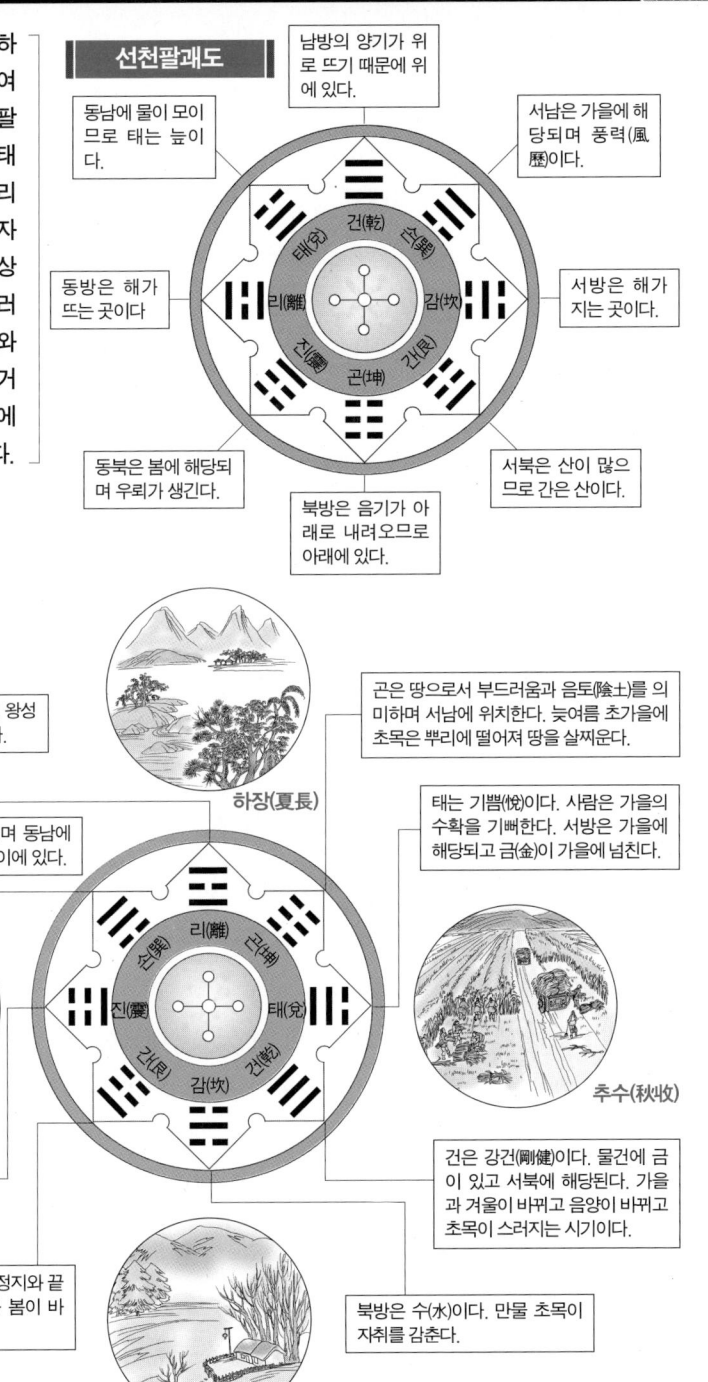

- 남방은 화(火)이다. 화는 여름에 왕성하고 여름에는 초목이 울창하다.
- 곤은 땅으로서 부드러움과 음토(陰土)를 의미하며 서남에 위치한다. 늦여름 초가을에 초목은 뿌리에 떨어져 땅을 살찌운다.
- 손은 바람이고 목(木)에 해당되며 동남에 위치한다. 만물이 봄과 여름 사이에 있다.
- 태는 기쁨(悅)이다. 사람은 가을의 수확을 기뻐한다. 서방은 가을에 해당되고 금(金)이 가을에 넘친다.
- 하장(夏長)
- 춘생(春生)
- 추수(秋收)
- 동방은 목(木)에 해당되고 목은 봄에 왕성하다.
- 건은 강건(剛健)이다. 물건에 금이 있고 서북에 해당된다. 가을과 겨울이 바뀌고 음양이 바뀌고 초목이 스러지는 시기이다.
- 간은 동북에 위치하며 정지와 끝남을 의미한다. 겨울과 봄이 바뀔 때 만물이 끝난다.
- 북방은 수(水)이다. 만물 초목이 자취를 감춘다.
- 동장(冬藏)

의 법칙을 서술한 책이다.

상고시기에 옛사람들은 늘 부호들을 운용하여 점치는 행위를 하였다. 팔괘(八卦) 부호는 고대 복희씨(伏羲氏)가 만든 것이라고 전해지고 있다. 은나라 말 주나라 초에 사람들은 원래의 점법과 점치는 책을 혁신하였는데, 많은 사람들이 개편과 수정에 참여하여 『역』을 이루게 되었다. 『역』은 괘형(卦形) 체계를 이미 완전히 갖추었고, 괘사(卦辭)와 효사(爻辭)의 문구도 형상성을 갖추었다. 서한(西漢) 초기에 『역』은 경서의 하나로 편입되었으며, 학자들에 의하여 『역경(易經)』이라고 존칭되었다. 『역』을 연구하는 사람들이 부단히 많아짐에 따라 여러 각도로 『역』의 대의(大義)를 서술한 작품들이 속속 출현하였고, 전서(專書)들이 대량 편찬되어 학자들의 학습에 사용되었다. 그 이후에 나온 『역전(易傳)』 10부는 '십익(十翼)'이라고 불리었다. 『역전』은 『역경』을 철리화(哲理化)하고, 괘효상(卦爻象)과 괘효사(卦爻辭) 간의 내재적인 연결 관계를 서술함으로써 『역』을 더욱 풍부하고 완전하게 만들었다. 때문에 후에 말하는 『주역』은 넓은 의미에서 『역경』과 『역전』 두 부분을 모두 포함한다.

『주역』의 팔괘 부호와 우주 탄생의 법칙

『주역』은 팔괘의 부호 형식과 괘사·효사로 우주 만물의 탄생 법칙을 서술하였다. 팔괘에서 가장 기본적인 단위는 효이고, 효는 음과 양으로 크게 분류되며, 양효(陽爻)는 햇빛을 대표하고, 음효(陰爻)는 달빛을 대표한다. 괘마다 삼효(三爻)가 있는데 천지인(天地人)의 삼재(三才)를 대표한다. 삼재의 천(天)은 전체 천체의 운행과 기상의 변화, 즉 성상지학(星象之學 : 별자리학)을 포함한다. 지(地)는 태양의 그림자를 관측하여 주기를 계산하는 방법을 가리키는데, 땅의 도리로써 생장과 수확의 전 과정을 설명한다. 인(人)은 천문(天文), 지리(地理)와 인사(人事)의 결합을 가리키며, 이런 법칙에 따라 생산과 생활을 진행한다. 괘의 순서는 아래에서 위로 되어 있는데, 가장 아래의 세로 선은 초효(初爻)라고 하고, 중간의 세로선은 이효(二爻)라고 하며, 위의 세로선은 삼효(三爻)라고 한다. 팔괘는 8종의 기본 물상(物象)을 대표한다. 건(乾)은 하늘이고 곤(坤)은 땅이며, 진(震)은 우뢰이고 손(巽)은

팔괘도 표와 태극 발전도

팔괘도 표

팔괘 가결(八卦歌訣)	건(乾) 3개가 이어지고, 곤(坤) 6개로 끊어지고, 진(震)은 사발이 위로 향하였고, 간(艮)은 사발이 엎어져 있고, 리(離)는 중간이 끊어지고, 감(坎)은 중간이 차 있고, 태(兌)는 위가 끊어지고, 손(巽)은 아래가 끊어져 있다. 乾三連, 坤六斷, 震仰盂, 艮覆碗, 離中虛, 坎中滿, 兌上缺, 巽下斷. 건삼련, 곤륙단, 진앙우, 간복완, 리중허, 감중만, 태상결, 손하단
팔괘 배속(八卦所屬)	건, 태 (금) ; 진, 손 (목) ; 곤, 간 (토) ; 리 (화) ; 감 (수).
팔괘 상생(八卦相生)	▶ 건 + 태(금) → 감(수) → 진 + 손(목) → 리(화) → 곤 + 간(토) → 건 + 태(금) 상생
팔괘 상극(八卦相剋)	▶ 건 + 태(금) → 진 + 손(목) → 곤 + 간(토) → 감(수) → 리(화) → 건 + 태(금) 상극
팔괘 성쇠(八卦盛衰)	건, 태는 가을에 성하고 겨울에 쇠한다. 진, 손은 봄에 성하고 여름에 쇠한다. 곤, 간은 사계에 성하고 가을에 쇠한다. 리는 여름에 성하고 사계에 쇠한다. 감은 겨울에 성하고 봄에 쇠한다.(사계 : 四季란 매 절기의 마지막 한 달을 가리킨다.)

태극 발전도

옛 사람들은 무극이 태극을 낳고 태극이 양의를 낳고 양의가 사상을 낳고 사상이 팔괘를 낳고 팔괘는 64괘를 낳는다고 생각하였다. 이는 태극이 팔괘를 만드는 기본 이론으로서 옛 사람들의 우주, 생명, 인생에 대한 사고와 탐색을 반영한다. 이 무극도(無極圖)는 내단 수련의 전체 과정도 설명한다.

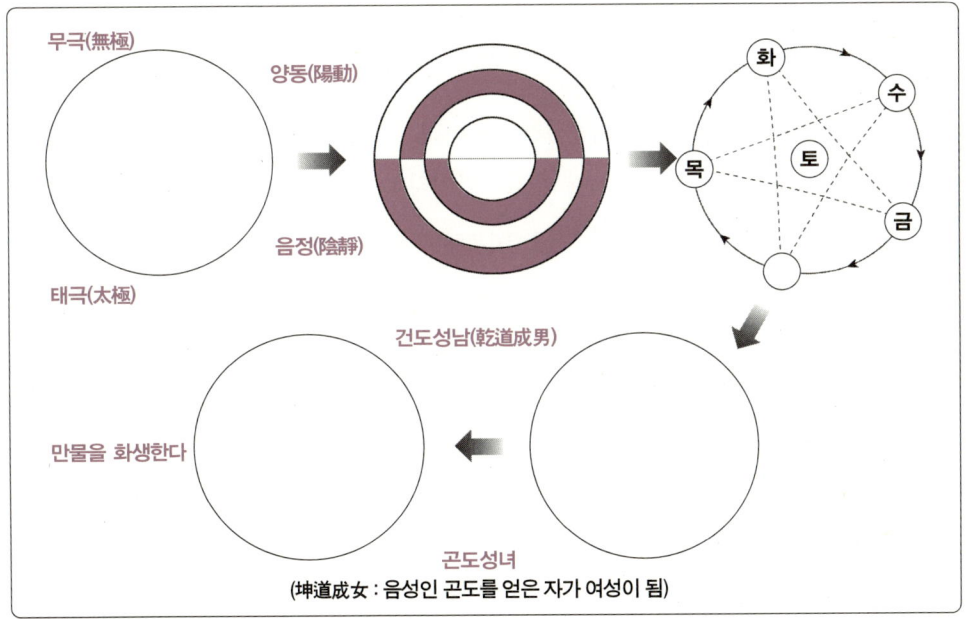

바람이며, 간(艮)은 산이고 태(兌)는 늪이며, 감(坎)은 물이고 리(離)는 불이다. 이를 경괘(經卦)라고 총칭하는데, 여덟 개의 경괘 가운데 두 개를 한 조로 배열하고, 조합하여 변동시키면 64괘가 파생된다. 64괘라는 상징적인 형상을 이용하여 64종의 사물과 현상의 특정 상황과 사물이 대립 전화하는 자연 법칙을 비유함으로써 음양효를 핵심으로 하고, 팔괘 물상을 기초로 하는 『주역』 부호의 상징체계를 형성하였다.

『주역』의 팔괘학설과 도인술

『주역』의 이론에 근거하면 천하의 사물이 비록 극히 난잡하기는 하지만, 모두 팔괘 음양의 변통(變通) 가운데 존재한다. 사람은 만물 중의 하나로서 생로병사, 감정, 사상, 행위 등 모든 것이 우주의 자연 법칙과 관계되며, 팔괘 음양의 원리를 따른다. 도인 양생 공법은 천지 변화의 내수외련(內修外煉)에 순응한 양생 방법이기 때문에 『주역』 팔괘와는 떼어 놓을 수 없는 관계를 맺고 있다.

『주역』과 팔괘학설의 양생 공법에서의 구체적인 응용은 주로 아래와 같은 몇 가지 방면이 있다.

• **인체 부위의 술어로 사용된다**

『역』「설괘전(說卦傳)」에서는 "건乾은 머리, 곤坤은 배, 진震은 발, 손巽은 다리, 감坎은 귀, 리離는 눈, 간艮은 손, 태兌는 입이다(乾爲首, 坤爲腹, 震爲足, 巽爲股, 坎爲耳, 離爲目, 艮爲手, 兌爲口 건위수 곤위복 진위족 손위고 감위이 리위목 간위수 태위구)"라고 하였다. 내단(內丹) 공법에서 건괘는 머리의 양미간에 있는 상단전(上丹田)을 대표하고, 곤괘는 복부의 하단전(下丹田)을 대표한다.

• **연공의 화후에 대한 파악을 지도한다**

화후(火候 : 외단가外丹家에서 연단煉丹하는 과정 중에 행하는 화력火力의 운전과 조절)는 내단 공법에서 전수하지 않는 비법이다. 내단술(內丹術)은 외단로화(外丹爐火)의 소련(燒煉 : 도가 연단술의 하나. 산속에서의 금단金丹) 과정을 인용하여 인체 내련(內煉)의 과정

팔괘물상표 (八卦物象表)

선천팔괘에서의 팔괘는 건, 곤, 간, 태, 진, 손, 감, 리이며 각각 하늘, 땅, 산, 늪, 우뢰, 바람, 물, 불 8종의 자연 요소를 대표한다. 후천팔괘는 이런 8종의 자연 요소 외에도 시간, 공간, 사계절, 절기, 육친六親, 인사人事 등의 요소를 포함한다.

괘명	건(乾)	태(兌)	리(離)	진(震)	손(巽)	감(坎)	간(艮)	곤(坤)
괘상	☰ 삼련(三連)	☱ 상결(上缺)	☲ 중허(中虛)	☳ 앙우(仰盂)	☴ 하단(下斷)	☵ 중만(中滿)	☶ 복완(覆碗)	☷ 육단(六斷)
오행(五行)	금	금	화	목	목	수	토	토
상(象)	하늘	늪	불	우뢰	바람	물	산	땅
숫자	1	2	3	4	5	6	7	8
방향	서북	서	남	동	동남	북	동북	서남
계절	가을과 겨울 사이	가을	여름	봄	봄과 여름 사이	겨울	겨울과 봄 사이	여름과 가을 사이
동물	말	양	꿩	용	닭	돼지	개	소
인륜	부친	소녀	중녀	장남	장녀	중남	소남	모친
인체	머리	입	눈	발	다리	귀	손	배
속성	건(健) 굳건함	열(悅) 기뻐함	부(附) 걸림	동(動) 움직임	입(入) 들어감	함(陷) 빠짐	지(止) 그침	순(順) 유순함
기상	맑음	비	맑음	우뢰	바람	안개	비	구름
내장	폐	대장	심장	간	담	신장	위	비장
절기	입동	추분	하지	춘분	입하	동지	입춘	입추

을 형상적으로 서술하였다. 내련을 통하여 체내의 정기신(精氣神)으로 하여금 서로 화합을 이루게 하고 단(丹)으로 응결되게 하는 데 있어서 관건은 의념에 대한 응용에 있다. '화(火)'란 바로 연공을 하는 도중의 '의(意)'를 말한다. 때문에 화후란 바로 의념으로 호흡을 통제하여 연단(煉丹)의 '진양화 — 퇴음부(進陽火 — 退陰符 : 기가 독맥督脈을 타고 올라가는 것을 진양화라 하고, 임맥任脈을 타고 내려오는 것을 퇴음부라고 한다)' 과정을 완성하는 것을 말한다. 고대의 내단술에 따르면 진양화는 일양생(一陽生 : 동지)의 시기에 해야 하는데, 이때부터 음이 소실되고 양이 자라며, 퇴음부는 일음생(一陰生 : 하지)의 시기에 해야 하는데, 이때부터 양이 소실되고 음이 자란다. 즉 다시 말해서 자연계의 음양 변화와 생명 활동의 리듬에 근거하여 정기신(精氣神) 전화의 경지를 파악해야 한다는 것이다. 전체 과정은 하루, 한 달 혹은 1년 열두 달의 괘상으로 표시된다. 괘상을 운용하여 연공 화후의 대소와 수량 관계를 서술한 것은 생물이 자연 변화에 적응하여 형성한 생명 리듬에 대한 인식을 반영한다.

- **대·소주천 과정에 대한 서술**

옛사람들은 천지가 하나의 큰 태극이고, 인체는 하나의 작은 태극이며, 복부는 태극의 중심이고, 단전에서 중화(中和)되는 기가 태극을 순환하는 기라고 생각하였다. 건상곤하(乾上坤下), 심신상교(心腎相交)*, 연정화기(煉精化氣)**가 바로 천지정위(天地定位)이고, 감리(坎離)의 효능이다.

사람이 태아가 된 후 선천(先天) 건효(乾爻) 중의 양효와 곤괘(坤卦) 중의 음효가 서로 자리바꿈을 한다. 팔괘도에서는 건과 곤을 남북으로 하였던 선천팔괘도(先天八卦圖)가 감과 리를 남북으로 하는 후천팔괘도(後天八卦圖)로 변하였다. 감은 물이고 리는 불이기 때문에 감북리남(坎北離南)의 후천팔괘도를 수화미제(水火未濟)라고도 한다. 연공을 통하여 물을 위로 돌리고 불을 아래로 내려 보내어 감리 교

---

* 심장과 신장이 서로 영향을 준다고 하여 심신상교라고 한다. 신장은 하부에 위치하여 차가운 물을 주관하되 계속해서 물을 상부로 돌려서 심장과 가슴, 얼굴이 뜨거워지는 것을 막아줘야 하고 심장은 상부에 위치하여 불을 주관하되 계속해서 아래로 그 따뜻한 기운을 내려 보내어 아랫배와 하지 말단이 차가워지는 것을 막아줘야 한다.
** 생식기에 생긴 정(精)을 끓여서(煉) 기(氣)로 바꾸는(化) 것을 연정화기라고 한다.

합을 이루는 것을 기제(旣濟)라고 한다. 일반적으로 취감전리(取坎塡離), 감리교구(坎離交媾), 수화기제(水火旣濟), 심신상교를 내단공(內丹功) 소주천(小周天)의 연정화기 공법이 이미 달성된 것으로 한다.

취감전리의 소주천 과정을 통하여 후천정기(後天精氣)를 얻은 후 선천정기(先天精氣)로 전화시켜 일정한 상태에 도달되면 대주천의 과정에 진입한다. 대주천은 내단술의 제2단계, 즉 연기화신(煉氣化神)의 단계이다. 대주천(大周天)은 선천팔괘를 가르침으로 삼고, 건을 남, 곤을 북으로 삼으며, 건곤의 결합으로 신(神)과 기(氣)를 밀접히 결합시켜 장수할 것을 강조한다.

위에서 이야기한 것처럼 팔괘는 도인술의 이치를 설명하는 도구로 사용되었다. 이외에 64괘 간에는 일정한 대립과 통일의 법칙이 있으며, 괘마다 공법의 연공에 있어 특정적인 함의를 지니고 있으며, 각 괘 사이에는 연공 과정의 선후 관계가 존재한다.

현대 연구에서의 인체 팔괘

중국의 의학자들은 장기간에 걸친 임상 실험과 도인·기공 물질의 기초에 대한 실험으로 미시적인 측면에서 인체의 대립과 통일 관계가 팔괘 중의 방위와 일치한다는 것을 발견하였다. 과학자들은 인체에 대한 자세한 관찰을 통하여 인체의 백회혈(百會穴)에서 회음혈(會陰穴)까지의 길이가 두 팔(천돌혈天突穴에서 손의 중지中指까지)의 길이와 같고, 대략 회음혈에서 발 중지까지의 길이와도 같다는 것을 발견하였다. 인체를 자연계 속의 한 자석체로 본다면 이는 서로 구별되면서도 밀접하게 연관되는 다섯 개의 인체 자극(磁極)이라고 할 수 있다. 손을 한 번 들고 발을 한 번 옮기는 사이에 자장의 감응은 좌우의 구별이 있게 된다. 이것은 인체의 모든 부위가 모두 정·반 혹은 음·양의 대립과 통일체임을 설명하는 것이다.

인체와 팔괘에서 위 양, 아래 음, 좌 양, 우 음, 앞 음, 뒤 양은 서로 일치된다. 팔괘태극도에서의 흑·백 '화합(和合)'은 인체 생물장(生物場)의 중심을 상징한다. 배꼽을 인체 3차원 에너지의 전환점으로 하여 인체 에너지는 두 개의 방향으로 전환된다.

09 인체 내장 이론
장상학설

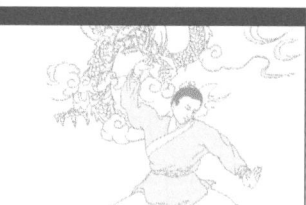

>>> 장상학설臟象學說은 중의학 기초 이론의 핵심이다. 인체 장부臟腑 기능의 계통적 평형과 협조는 인체의 정상적인 생명 활동을 근본적으로 뒷받침한다. 장상학설은 도인공導引功의 의료보건 활동에 있어 중요한 이론적 가치를 지닌다.

　　장상학설은 인체의 각 내장 기관의 생리적 기능과 병리적 변화 및 그 상호 연관을 연구하는 학설이다. 고대에 장(臟)과 장(藏)은 동일한 의미로 사용되었다. 그래서 장상학설은 장상학설(藏象學說)이라고도 하는데, '장(藏)'은 체내에 숨어 있는 장부라는 뜻이고, '상(象)'은 오장육부의 기능적인 움직임과 병리적인 변화가 체외에 반영된 각종 징후를 가리킨다. 장부는 내장 전부를 총괄하여 일컫는 명칭인데, 그것의 생리적 기능과 형태적 특징에 근거하여 오장(五臟 : 심心, 간肝, 비脾, 폐肺, 신腎)과 육부(六腑 : 담膽, 위胃, 대장大腸, 소장小腸, 방광膀胱, 삼초三焦)와 기항지부(奇恒之腑 : 뇌腦, 수髓, 골骨, 맥脈, 자궁子宮, 담膽)로 분류한다. 장상(臟象)은 장부 조직의 기능적인 활동과 현상에 대한 통일적인 개념이다. 장상학설은 인간의 정신, 의식, 사유 활동이 오장의 생리적 활동과 서로 밀접하게 연관되어 있다고 본다. 인간의 정신, 의식, 사유 활동이 정상적으로 진행되려면 오장의 생리적 기능이 균형과 조화를 이루어야 한다.

　　장상학설은 독특한 생리학적 이론 체계이자 병리학적 이론 체계이다. 장상학설에서의 심(心), 간(肝), 비(脾), 폐(肺), 신(腎) 등의 장부 명칭은 현대 인체해부학에서의 함의와 완전히 일치하지는 않는다. 일반적으로 장상학설에서는 각 장부의 기능이 모두 독립적으로 역할을 수행하는 것이 아니라 서로 제약하고, 서로 이용하며, 기혈(氣血 : 기와 혈을 한데 아울러서 일컬음)과 진액(津液 : 몸 안의 체액을 통틀어

인체의 오장육부 ①

중의학에서 말하는 오장이란 심장, 간, 비장, 폐, 신장을 가리키며 육부란 담낭, 위, 소장, 대장, 방광, 삼초를 가리킨다. 오장은 정기를 저장하고 육부는 음식물을 소화시켜 정수精髓를 흡수하고 찌꺼기를 배출한다.

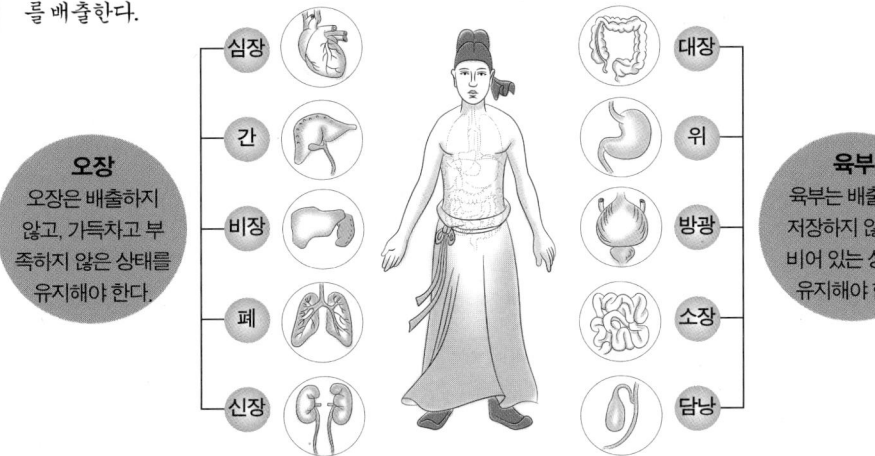

오장
오장은 배출하지 않고, 가득차고 부족하지 않은 상태를 유지해야 한다.

육부
육부는 배출하고 저장하지 않으며, 비어 있는 상태를 유지해야 한다.

기항지부(奇恒之腑)

기항지부란 뇌, 뇌수, 뼈, 맥, 담낭, 자궁을 가리킨다. 이들의 공통된 특징은 모두 상대적으로 밀폐된 조직기관으로서 물이나 곡물과 직접 접촉하지 않고 정기를 저장한다는 것이다.

뇌	두개골 안에 위치해 있으며 뇌수의 바다라고 할 수 있다.
뇌수	뇌수의 생성은 선천 정기, 후천 정기와 모두 관계되며 뇌를 보양하고 뼈를 보충하고 피를 변화시키는 기능이 있다.
뼈	골수를 저장하고 형체를 지탱하게 해줌으로써 내장을 보호하는 역할을 한다.
맥	기혈이 운행하는 통로이자 수곡정미(水穀精微)를 운송하는 매개체로서 영양분을 몸 전체에 배분하여 오장육부에 영양을 공급하는 역할을 한다.
담낭	이는 육부에 해당되고 동시에 기항지부에도 해당된다. 담낭이 배설하는 담즙이 음식물의 소화를 돕기 때문에 육부의 하나라고 한다. 그러나 담낭 자체는 곡물과 수분을 받아들이고 전화시키는 기능이 없다. 담낭은 '담즙'을 저장하는 기능이 있으므로 육부와는 구별된다. 때문에 또한 기항지부에도 해당된다.
자궁	아랫배에 위치해 있으며 여성의 생식기관이다. 그 주요 기능은 월경과 태아의 생육을 주관하는 것이다.

삼초(三焦)

삼초는 인체 육부 중의 하나이다. 삼초는 독립적인 기관인 것이 아니라 인체 부위의 구분을 가리킨다. 즉 횡격막 위는 상초이고 횡격막부터 배꼽까지는 중초이고 배꼽 아래는 하초이다.

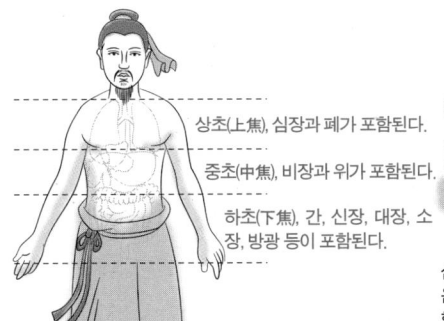

상초(上焦), 심장과 폐가 포함된다.
중초(中焦), 비장과 위가 포함된다.
하초(下焦), 간, 신장, 대장, 소장, 방광 등이 포함된다.

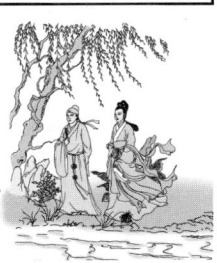

삼초의 주요 기능은 인체의 기 운변화 작용과 수곡정미의 운행통로 역할을 하는 것이다.

일컬음)이 경락(經絡 : 몸 안에서 기혈이 순환하는 통로)을 연결 통로로 하여 매우 조화롭고도 통일적인 총체를 형성한다고 이해한다.

장상학설에서 정(精), 기(氣), 혈(血), 진액(津液)은 인체를 구성하는 기본적인 물질이다. 그리고 심, 간, 비, 폐, 신의 오장과 담, 위, 대장, 소장, 방광, 삼초의 육부를 비롯한 기항지부가 서로 조합하여 인체 장부의 총체를 구성한다. 경락 계통과 기혈의 관계를 통하여 장(臟)과 장, 부(腑)와 부, 장과 부, 장부와 피부·근육·뼈·맥, 장부와 오관구규(五官九竅 : 오관은 눈·코·입·혀·귀를 말하며, 구규는 몸에 있는 아홉 개의 구멍, 즉 귀 2개, 눈 2개, 코 2개, 입 1개와 전음前陰·후음後陰을 말함) 사이에서 서로 분업하면서도 협조하는 유기적 총체를 구성하는데, 이러한 유기적 총체는 오장을 중심으로 다섯 가지 큰 기능 계통을 형성하여 한편으로는 오행에 대응하여(예를 들어 심장의 기능 계통은 화火에 해당되고, 간의 기능 계통은 목木에 해당) 각 기능 계통이 서로 상생 상극하고, 서로 제약하게 하여 체내의 동태 평형을 유지하며, 다른 한편으로는 자연계의 운동 변화에 대응하여(예를 들어 간의 목은 동쪽, 봄에 왕성하고 심장의 화는 남방, 여름에 왕성하다) 인체와 자연계의 평형을 유지한다. 인체 장부 기능의 계통적 평형과 협조는 인체의 생명 활동이 정상적으로 진행될 수 있도록 해주는 근본이 된다. 장상학설은 도인공의 의료와 보건 활동에 있어 중요한 이론적 가치를 지니고 있다.

오장은 정(精)의 저장을 주관한다

오장에 정기가 넘치면 몸이 건강하고 총명하며, 활력이 넘치게 된다. 그러나 그와 반대인 경우에는 질병이 생기고, 심지어 죽음에 이를 수도 있다. 옛사람들은 오장이 정기의 저장을 주관한다는 이론에 근거하여 '오장수양법(五臟修養法)', '찬족오행법(攢簇五行法)' 등 주로 오장을 보양하는 공법을 적지않게 창안하였다.

심은 신명과 혈맥을 주관한다

장상학설은 심(心)이 신명(神明)을 주관하고, 정신, 의식, 사유 활동을 주관하며, 심은 오장육부의 대주(大主)라고 한다. 사람은 단련을 통하여 심의 기를 왕성

인체의 오장육부 ②

오장

심장
오장육부의 주관
심장은 신명을 주관하고 정신, 의식, 사유 활동을 주관한다.

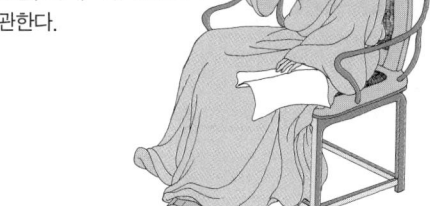

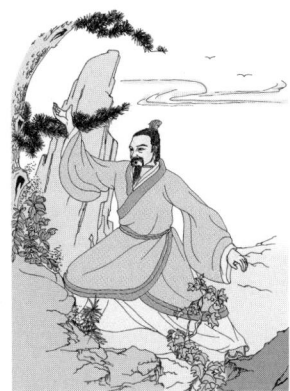

심장은 기혈의 운행을 주관한다.
단련을 통하여 심장의 기를 왕성하게 할 수 있는데 맥박이 느리면서도 힘 있고 얼굴색이 불그레하고 광택이 나게 된다.

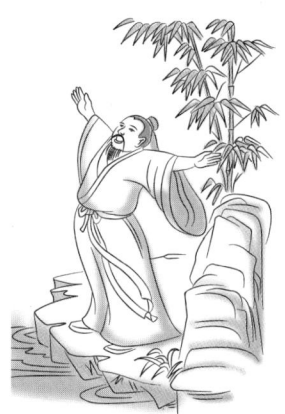

폐
호흡의 근원
인체는 호흡을 통하여 자연과 물질교환을 진행한다. 호흡 단련이란 바로 천지의 정기를 받아들이고 장부의 탁기를 뱉어 내는 것을 말한다.

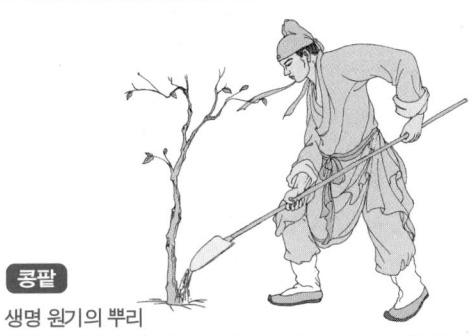

콩팥
생명 원기의 뿌리
콩팥은 정기의 저장을 주관한다. 콩팥의 정기는 생명 활동의 본(本)으로서 신음(腎陰), 신양(腎陽)의 물질기초이며 인체의 생장발육과 각종 기능 활동의 물질기초이기도 하다.

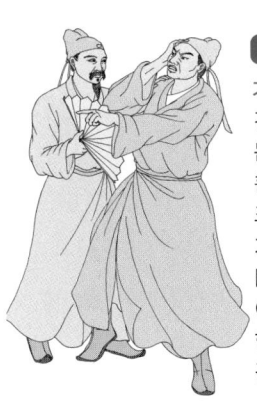

간
기의 활동을 주관하는 장소
간은 피의 저장을 주관하는 주요 기관으로서 기의 활동을 주관하고 정서를 조절한다. 분노하고 머리가 어지러운 것은 간양(肝陽)이 위로 항진하는 징후이다. 사람의 정서가 우울한 것은 간기가 엉긴 것과 관계된다.

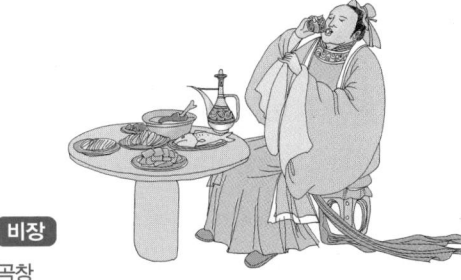

비장
곡창
비장은 곡창으로서 음식물을 소화하여 전신에 영양을 공급하는 후천(後天)의 근본이다. 수련 후 일반적으로 식욕이 좋아지고 타액이 많아지는데 이는 비장과 위가 건강해졌다는 것을 나타낸다.

하게 할 수 있는데, 이는 맥박이 느리면서도 힘이 있고, 얼굴색이 불그레하고 광택이 나는 것으로 표현된다.

폐는 기를 주관하고, 호흡을 관장하며, 몸을 덮은 털과 밀접한 관계가 있다

인체는 호흡을 통해 자연과 물질의 교환을 진행한다. 도인 연공이 호흡의 단련에 치중하는 것은 천지의 정기를 받아들이고, 장부의 탁기를 뱉어 냄으로써 오장육부에 영양을 공급하기 위해서이다. 또한 이외에 의식적인 호흡 단련은 기를 단전에 내려 보내 신장이 기를 받아들이는 기능을 강화하고, 흡입한 후천적 기와 신장의 선천적 정기를 결합시켜 내부의 힘으로 하여금 모여서 진원지기(眞元之氣)가 되게 한다. 폐는 또 소통 기능을 주관하여 피부를 덥혀준다. 일반적으로 공법을 연공한 후 피부가 따뜻해지고 땀이 나는데, 이는 폐가 위기(衛氣 : 피부 등 몸 겉면에 분포된 양기(陽氣))를 소통하기 때문이다.

신장은 명문을 주관하며 원기의 근원이 된다

신장은 정(精 : 생명의 발생과 그 활동을 유지하는 데 기본이 되는 물질)의 저장을 주관한다. 신장은 선천(先天)의 본(本), 생명의 원(原), 오장육부의 본(本), 십이경맥(十二經脈)의 근(根)이다. 명문의 부위에 대하여 여러 가지 견해들이 있다. 오른쪽 신장이 명문(命門)이라는 견해도 있고, 두 신장 사이가 명문이라는 견해도 있으며, 내단파(內丹派)들은 또 하단전이 명문이라고 한다.

간장은 피의 저장을 주관하고 정서를 조절한다

간장은 피의 저장을 주관하는 주요 기관으로서 혈액량을 조절하는 역할을 한다. 간장은 소설(疏泄 : 막힌 것을 소통시키고 엉킨 것을 내보내는 기능) 활동을 주관하고 정서를 조절한다. 사람의 정서가 우울한 것은 간기(肝氣)가 엉킨 것과 관계되고, 분노하고 머리가 어지럽고 오장이 아프면 간양(肝陽)이 위로 밀고 간기가 위로 역류하는 징후이다. 도인공법에서 입정(入靜 : 마음을 고요히 가라앉히고 한곳에 집중하는 것)을 요구하는 목적은 간기를 조화롭게 하여 전신을 느슨하게 풀어주고 정서를 안정시키기 위한 데 있다. 때문에 연공 후에는 기분이 상쾌해진다. 또 입정 후 혈액이 간에 모이기 때문에 간 기능의 회복에 유리하다.

비장은 소화를 주관하며 후천의 근본이 된다

비장은 곡창이라고 할 수 있다. 비장은 수곡정미를 소화하고 후천의 근본이 된다. 도인공법은 비장과 위의 기능을 확실하게 강화한다. 연공 후 일반적으로 식욕이 늘어나고 타액이 많아지며 체중이 늘고 입술에 혈기가 도는데 이는 비장과 위가 건강해졌다는 것을 나타낸다.

10 경락학설
도인술 핵심 이론의 하나

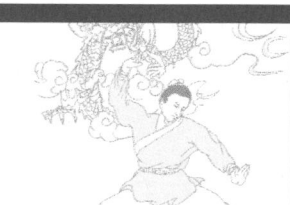

>>>> 경락학설經絡學說은 인체 경락계통의 생리기능, 병리적인 변화 및 그 장부조직의 상호관계를 연구하는 전통적인 이론이다. 경락학설은 도인술의 중요한 기초이론이다.

인체의 경락계통

경락은 경맥과 낙맥의 총칭이다. 경(經)은 경로라는 뜻으로서 경맥은 상하를 관통하며 경락계통의 기본 줄기이다. 낙(絡)은 그물이라는 뜻으로서 경맥에서 분류된 지류이다. 낙맥은 경맥에 비하여 가늘고 작으며 얼기설기 뻗어서 온몸에 모두 퍼져 있다.

경락계통은 인체의 기혈이 지나가는 길이며 안으로 장부들을 연결해주고 밖으로 사지와 관절을 이어준다. 또 경락은 기혈을 운행시키고 영양분을 운송하며 오장육부의 생리기능을 돕는다.

경락계통은 경맥, 낙맥, 십이경근(十二經筋)과 십이피부(十二皮部)로 구성된다.

경맥은 기혈이 직행하는 기본 줄기로서 십이경맥과 기경팔맥(奇經八脈)을 포함한다. 십이경맥은 음양 속성과 소속 오장육부에 근거하여 수태음폐경(手太陰肺經), 수소음심경(手少陰心經), 수궐음심포경(手厥陰心包經), 족태음비경(足太陰脾經), 족소음신경(足少陰腎經), 족궐음간경(足厥陰肝經), 수태양소장경(手太陽小腸經), 수양명대장경(手陽明大腸經), 수소양삼초경(手少陽三焦經), 족태양방광경(足太陽膀胱經), 족양명위경(足陽明胃經), 족소양담경(足少陽膽經)으로 명명된다.

이 열두 갈래 경맥의 운행방향은 육기음양(六氣陰陽)에 의하여 소양(少陽)(양기초생 : 陽氣初生), 태양(太陽)(양기대성 : 陽氣大盛), 양명(陽明)(양기극성 : 陽氣極盛), 소음(少

경락 체계의 주요 구조도

신체 내측에 분포된 경맥을 음경이라 하고 신체 외측에 분포된 경맥을 양경이라 한다. 1음1양은 3음 3양으로 변화 발전하는데, 즉 신체 내, 외측의 전, 중, 후로 분류된다. 매 음경마다 각각 하나의 장腸에 예속되고 매 양경마다 각각 하나의 부腑에 예속되며 경마다 모두 장부의 이름으로 명명된다. 상지上肢에 분포된 경맥은 경맥의 명칭 앞에 '수手'자를 달아 주며 하지에 분포된 경맥은 경맥의 이름 앞에 '족足'자를 달아 준다.

경락 체계
- 경맥(經脈)
  - 정경십이(正經十二) 십이경맥(十二經脈)
    - 수삼음경(手三陰經): 수태음폐경 / 수궐음심포경 / 수소음심경
    - 수삼양경(手三陽經): 수양명대장경 / 수소양삼초경 / 수태양소장경
    - 족삼음경(足三陰經): 족태음비경 / 족궐음간경 / 족소음신경
    - 족삼양경(足三陽經): 족양명위경 / 족소양담경 / 족태양방광경

    → 기혈을 운행하는 주요 통로로서 오장육부와 직접적인 예속관계를 가진다.
  - 기경팔맥(奇經八脈) → 임맥, 독맥, 충맥, 대맥, 음교맥(陰蹻脈), 양교맥(陽蹻脈), 음유맥(陰維脈) 양유맥(陽維脈) 등 십이경맥 외의 일부 중요한 경맥은 십이경맥을 통솔하고 연결하고 조절하는 역할을 한다.
  - 십이경별(十二經別) → 십이경맥에서 갈라진 경맥. 십이경맥 중의 겉과 속 2경을 연결하는 역할을 한다.
- 낙맥(絡脈)
  - 십오별락(十五別絡) → 십이경맥과 임맥, 독맥에서 각각 하나씩 분류된 별락과 비경의 대락(大絡)을 통틀어서 십오별락이라 하며 겉과 속 2경이 인체 표면에서 이어지도록 하는 역할과 기혈을 침투시키는 역할을 한다.
  - 손락(孫絡) → 가늘고 작은 낙맥이다.
  - 부락(浮絡) → 인체 표면에 나타나는 낙맥이다.
- 십이경근(十二經筋) → 십이경맥의 기로 하여금 근육, 관절에 엉키고 모이고 분산되어 그물모양을 이루게 하는 체계이다. 사지를 연결시키고 관절 운동을 주관한다.
- 십이피부(十二皮部) → 십이경맥의 기능 활동이 인체 표면에 반영되는 부위이다.

십이경맥이 흘러들어가는 순서

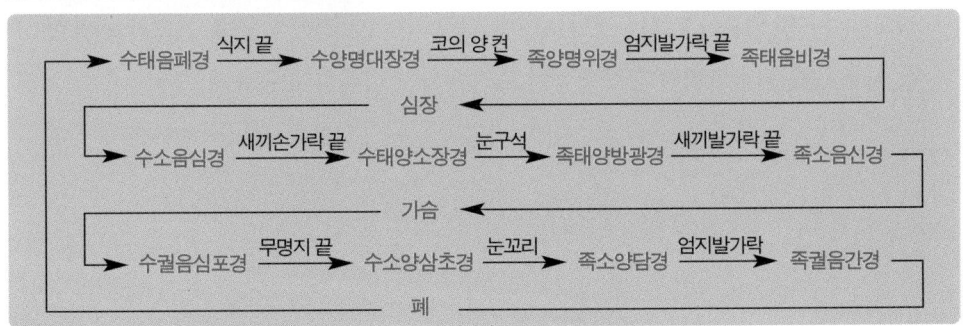

陰)(음기초기 : 陰氣初起), 태음(太陰)(음기대성 : 陰氣大盛), 궐음(厥陰)(음기태진 : 陰氣殆盡)으로 분류된다.

기경팔맥이란 독맥(督脈), 대맥(帶脈), 양교맥(陽蹻脈), 양유맥(陽維脈) 등의 양맥(陽脈)과 임맥(任脈), 충맥(衝脈), 음교맥(陰蹻脈), 음유맥(陰維脈) 등의 음맥(陰脈)을 가리킨다. 기경팔맥은 십이경맥을 조절하고 통제한다.

낙맥은 경맥의 갈래로서 별락(別絡), 부락(浮絡), 손락(孫絡)으로 구분된다. 별락은 좀 큰 낙맥이고 부락은 체표면에서 순환하면서 피부 표면에 나타나는 낙맥이고 손락은 가장 가늘고 작은 낙맥이다. 낙맥은 주로 각 부위를 연결하고 경맥이 닿지 않는 부위를 강화한다.

십이경근과 십이피부는 십이경맥의 기로 하여금 근육, 관절에 엉키고 모이고 분산되어 그물모양을 이루게 하는 체계로서 십이경맥의 바깥 둘레가 잇닿는 부분이다.

도인과 경락의 관계

경락이론에서 보면 6양경은 모두 독맥에서 만나는데 독맥은 '양맥의 총독(總督)'이고 6음경은 모두 임맥에서 만나는데 임맥은 '음맥의 바다'이다. 때문에 임맥과 독맥은 경락계통에서 특별히 중요하다. 인체에서 만일 이 두 맥이 통하면 모든 맥이 다 통하고 온 몸에 막히는 것이 없으며 가장 좋은 양생효과를 얻을 수 있다. 위진(魏晉)시기에 성행하였던 존상법(存想法)은 의념을 많이 운용하여 경락노선을 운행시킴으로써 기혈을 도인하였으며 당나라 말기에는 임맥, 독맥 순환권에 대한 완전한 수련방법이 형성되었고 송나라, 원나라에 이르러서는 크게 성행하였다. 명나라 이후에는 경락도인법, 즉 의념으로 경기(經氣)를 인도하는 방법을 사용하였는데 이로써 경락학설이 도인에서 광범위하게 응용되었다.

11 성명학설
형신쌍수(形神雙修)의 기초

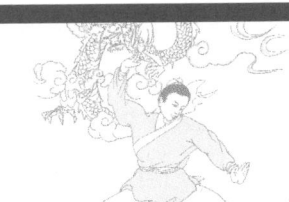

≫≫ 성性이란 사람의 정신과 의식을 가리키고 명命이란 인체 기능 활동을 가리킨다. 성과 명 양자는 상부상조하면서 인체의 생명을 함께 구성한다. 성명학설은 형신합일形神合一, 신기합일神氣合一, 심신일체心神一體의 생명 총체관념을 기술하고 있으며 도인공법의 실천에서 중요한 지도적 의의를 가진다.

성은 사람의 정신과 의식 활동의 기초 혹은 본원(本原)을 가리키며 명은 인체 기능 활동의 기초 혹은 본원(本原)을 가리킨다. 성과 명 양자는 상부상조하면서 인체의 생명을 공동으로 구성한다. 때문에 '성명'을 생명으로 이해할 수도 있다. 성, 명, 성명의 상호관계를 연구하는 학설을 '성명학설(性命學說)'이라고 한다. 성명학설은 고대 도인이론에서 중요한 지위를 차지한다. 성공(性功)은 정신의 수련을 중시하고 명공(命功)은 기의 수련을 중시하며 성명쌍수(性命雙修)는 정신과 기를 모두 중시하여 몸과 마음을 함께 수련한다.

성(性)과 성의 수련

성은 원성(元性)과 질성(質性)으로 구분된다. 원성은 선천적으로 고유한 '천부지성(天賦之性)'인데 이를 '원신(元神)'이라고도 한다. 질성은 후천적으로 획득한 '기질지성(氣質之性)'인데 이를 '식신(識神)'이라고도 한다. 성명학설 중의 '성'은 주로 '천부지성'을 가리킨다. 왜냐하면 '천부지성'은 '기질지성'의 근본이 되기 때문이다. 성의 수련은 신(神)의 수련을 위주로 하고 정신, 의념에 대한 수련에 치중하며 일반적으로 상단전에서 시작한다. 옛 사람들은 성의 수련에서는 고요한 마음이 관건으로서 마음이 고요하면 정신이 온전해지고 정신이 온전해지면 성품이 드러난다고 하였다.

명(命)과 명의 수련

명은 기의 본원으로서 신장 속의 원정(元精)에서 오는 원기(元氣)를 가리킨다. 명은 배꼽에 잠재되어 있다. 옛 사람들은 태아가 엄마의 뱃속에 있을 때 탯줄로 모체와 서로 연결되며 아울러 모체가 호흡하면 따라서 호흡하므로 배꼽이 명의 근본이라고 하였다. 하단전은 배꼽에 있으며 이는 원기가 잠재되어 있는 곳이다. 명의 수련은 정(精)과 기(氣)의 수련이 위주이며 신체소질의 단련에 치중하는데 일반적으로 하단전에서 시작한다.

성명쌍수(性命雙修)

성과 명은 서로 연결되며 완전히 나눌 수 없다. 즉 성이 없으면 명이 없고 명이 없으면 성도 없다. 송원(宋元)시대 이후의 내단술(內丹術)은 성명쌍수를 주장하였으며 이는 중국 전통 정공(靜功)의 주류가 되었다. 성명쌍수 사상은 형신통일(形神統一), 심신일체(心身一體)의 생명관 위에 건립되었으며 몸이 없으면 정신이 없고 정신이 없으면 몸이 죽는다고 하였다. 때문에 명을 수련하려면 반드시 성을 함께 수련해야 하며 양자는 갈라놓을 수 없다.

현대의 연구에서 성공(性功)은 심리활동, 특히 의식에 대한 단련과 통제로서 정신에 치중하고 명공(命功)은 생리기능, 특히 체액에 대한 단련과 조절로서 형체에 치중한다. 성명쌍수란 바로 정신의 의식 상태와 신체의 생리기능을 모두 최적의 경지에 도달하게 하는 것인데 이는 인류의 소질(素質)을 끌어올린다는 측면에서 중요한 의의를 갖는다.

성과 명

성이란 사람의 정신의식 활동의 기초 혹은 근원을 가리키며 명이란 인체기능 활동의 기초 혹은 근원을 가리킨다. 성과 명의 양자는 상부상조하면서 인체의 생명을 공동으로 구성한다. 때문에 '성명'을 생명으로 이해할 수도 있다. 성, 명, 성명의 상호관계를 연구하는 학설을 '성명학설'이라고 한다. 성공은 정신의 연양(煉養)을 중시하고 명공은 기의 연양을 중시하며 성명쌍수는 정신과 기를 모두 중시하고 몸과 마음을 함께 수련한다.

성(性)

성은 선천적인 '천부지성'과 후천적인 '기질지성'으로 구분되며 성의 수련은 신(神)의 수련이 위주로 정신, 의식의 단련에 치중하며 일반적으로 상단전에서 시작한다.

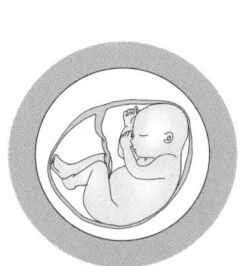

천부지성
아기가 모친으로부터 획득하는 선지지성(先知之性)으로서 '원신'이다.

기질지성
후천적으로 각종 수련을 통하여 양성된 기질로서 '식신'이라고도 한다.

성과 성의 수련
인류의 정신과 의식 활동의 기초와 본원이다. 성의 수련은 신의 수련이 위주이며 관건은 마음을 고요하게 하는 데 있다.

명(命)

인체의 기능 활동은 '기'의 운동 상태이며 '명'은 '기'의 본원으로서 신장 속의 원정(元精)에서 오는 원기(元氣)를 가리킨다. 명은 배꼽에 잠재되어 있다. 명의 수련은 정(精)과 기의 수련이 위주이며 신체 소질의 단련을 중시하는데 일반적으로 하단전에서 시작한다.

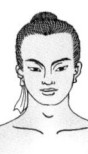
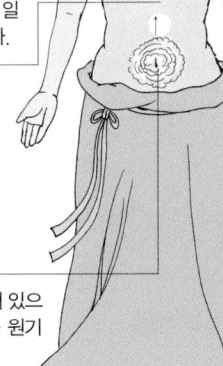

상단전
성의 수련은 신의 수련이 위주로 정신, 의식의 단련에 치중하며 일반적으로 상단전에서 시작한다.

성명쌍수
성명쌍수 사상은 형신통일, 심신일체의 생명관 위에 건립되었다. 성공은 심리활동에 대한 단련과 통제로서 정신에 치중하고 명공은 생리기능에 대한 단련과 조절로서 형체에 치중한다.

명의 위치
명은 배꼽(하단전)에 잠재되어 있으며 신장 속의 원정에서 오는 원기이며 '기'의 본원이다.

12 정, 기, 신 학설
생명 활동의 근본

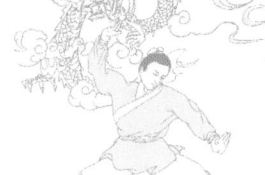

>>> 정, 기, 신은 인체의 '세 가지 보물(삼보三寶)'로 불린다. 이는 인체 생명 활동을 구성하는 주요 물질이며 인체 생사존망의 근본으로서 삼자가 서로 근거가 되며 상호 전화되기도 한다.

정, 기, 신은 인체 생명 활동을 구성하는 주요 물질이며 생명현상 및 그 변화의 근본이다. 고대의 양생가들은 '정, 기, 신'을 인체의 삼보(三寶)라고 불렀다. 속어에 "하늘에 해, 달, 별 삼보가 있고 땅에 물, 불, 바람 삼보가 있고 사람에게 정, 기, 신 삼보가 있다"고 하였다. 도인양생 단련의 목적은 자신의 정, 기, 신을 보양하기 위한 데 있다.

정(精)

정은 인체를 구성하고 생명 활동을 유지하는 기본 물질이다. 정은 선천적인 것과 후천적인 것이 있는데 선천적인 것은 신장에 저장된 생식의 정으로서 인류로 하여금 후대를 번식할 수 있는 능력을 가지게 하며 후천적인 정은 오장육부의 정으로서 음식물의 영양물질에서 오는데 수곡정미(水穀精微)라고도 한다. 영양물질의 끊임없는 보충이 있어야 인체의 생명 활동이 계속 유지될 수 있다.

정기가 충족해야 바깥세계의 사기를 막아내고 혈액을 화생하고 뇌수가 생성된다. 사람의 생장, 발육, 노쇠, 사망 모두가 정의 성쇠와 관계된다.

기(氣)

기는 체내에서 유동하면서 인체 각 조직기관의 생리기능을 유지시키는 역할

사람의 삼보 : 정, 기, 신

정, 기, 신은 인체의 생명 활동을 구성하는 주요 물질이며 생명현상 및 그 변화의 근본이다. 자연계의 운동변화가 해, 달, 별을 떠날 수 없듯이 "하늘에는 해, 달, 별 삼보가 있고 사람에게는 정, 기, 신 삼보가 있다"라고 했다. 정, 기, 신은 인체의 '삼보', '삼기三奇', '삼업三業'이라고도 불린다. 기공 단련의 목적은 정, 기, 신을 보양하기 위한 데 있다.

정(精)

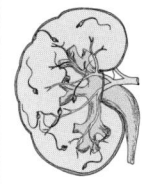

생식의 정
정은 좁은 의미에서 말하면 신장에 저장된 생식의 정을 가리킨다. 선천적으로 생겨서 후천적으로 보양되어 인류로 하여금 후대를 번식하는 능력을 갖게 한다.

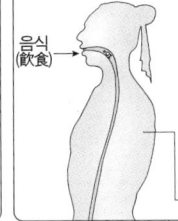

오장육부의 정
정은 넓은 의미에서 오장육부의 정을 가리킨다. 후천적으로 수곡정미가 화생하여 오장육부의 기능 활동에 물질 기초를 제공한다.
— 수곡정미(水穀精微)
음식(飮食)

정 정기가 충족해야 바깥세계의 사기를 막아내고 혈액을 화생하고 뇌수가 생성된다. 사람의 생장, 발육, 노쇠, 사망 모두가 정의 성쇠와 관계된다.

도인의 단련은 신장의 정에 대한 보양을 첫 자리에 놓으며 정을 아끼고 모으고 손실을 줄일 것을 주장한다.

기는 생명을 유지시키는 동력이다

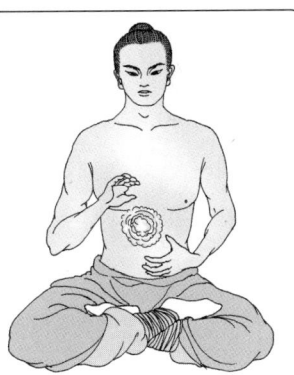

① 기는 선천적으로 부모에게서 오는 정기와 후천적으로 오는 수곡의 기 및 자연으로부터 흡입하는 대기가 있다.
② 기는 인체에 분포된 부위가 다름에 따라 또 원기, 종기, 위기, 영기, 오장육부의 기, 경맥의 기 등으로 구분된다.
③ 기는 인체에서 끊임없이 유동하면서 승강출입(昇降出入)의 운동을 통하여 몸 표면을 덥혀준다. 또한 피부를 조밀하게 하여주고 외부의 사기를 막아주고 정을 끓여서 기화시키고 정, 혈, 진액의 생화대사(生化代謝)를 돕는다.

신은 정신의지를 통솔하는 통솔자이다

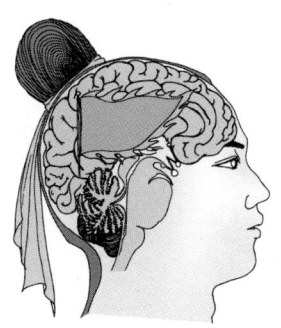

① 신은 선천의 정기에서 생겨 후천적인 수곡정기의 영양에 의하여 보충받기 때문에 정기는 신을 만드는 물질 기초이다.
② 신은 '원신(元神)'과 '욕신(欲神)'으로 구분된다. 원신은 '선천지성(先天之性)'으로서 '원성(元性)'이라고도 한다. 아기의 비자각적인 운동이 바로 원신의 반영이다. 욕신은 '기질지성(氣質之性)'으로서 후천적으로 생기는 감정, 의지와 욕망이다.
③ 도인술의 정공(靜功)은 바로 욕신을 없애고 원신을 수련하는 것이다. 이것이 공법의 효과를 낼 수 있는 관건이 된다.

을 한다. 인체 호흡의 토납, 물과 곡식의 대사, 영양의 분포, 혈액의 운행, 진액(津液)의 습윤(濕潤), 외부 사기(邪氣)에 대한 방어 등 일체 생명 활동은 모두 기화(氣化) 기능에 의존하여 유지된다.

　　기의 출처는 선천적으로 부모에게서 오는 정기와 후천적으로 오는 수곡(水穀)의 기 및 자연계로부터 흡입하는 대기가 있다. 기는 인체에 분포된 부위 차이에 따라 또 원기(元氣), 종기(宗氣), 위기(衛氣), 영기(營氣), 오장육부의 기, 경맥의 기 등으로 구분되며 원기는 여타 모든 기의 근본으로서 생명 활동의 원동력이 된다. 인체의 기 흐름이 조화롭고 평형을 이루어야 하는데 그렇지 않으면 질병이 생긴다. 도인공법은 원기를 보충하여 주는 동시에 기의 흐름을 조절하여 평형을 이루게 한다.

신(神)

　　신은 정신, 의지, 지각, 운동 등 일체의 생명 활동을 통솔한다. 신은 혼(魂), 백(魄), 의(意), 지(志), 사(思), 려(慮), 지(智) 등의 활동을 포괄하며 이런 활동을 통하여 인체의 건강 상태가 드러난다. 신은 선천의 정기에서 생겨 후천적인 수곡정기의 영양에 의하여 보충받기 때문에 정기는 신을 만드는 물질 기초이다.

정, 기, 신 삼자간의 관계

　　정, 기, 신은 서로 연결되고 서로 일으킨다. 정은 생명의 물질 기초이고 기는 영양과 힘인 동시에 정보의 매개체이며 신은 주도자, 통솔자이다. 정을 보충하면 기가 많아지고 기가 충족하면 신(神)이 왕성해진다. 정이 부족하면 기가 허하게 되고 기가 허해지면 신이 쇠한다. 이에서 알 수 있듯이 '정, 기, 신' 삼자는 사람 생명 존망의 근본이 된다.

13 생명 활동을 유지시켜주는 기본 물질
기, 혈, 진액 학설

>>> 기, 혈, 진액의 출처는 수곡정미水穀精微, 즉 오장육부의 정상적인 생리활동 산물로서 오장육부의 지배를 받는 동시에 인체 생명 활동의 물질 기초가 되며 삼자는 서로 소모하고 서로 보충하며 서로 촉진한다.

　　기, 혈은 인체를 구성하고 생명 활동을 유지시켜주는 기본 물질이며 진액은 인체의 모든 정상적인 수액(水液)의 총칭이다. 기, 혈, 진액의 생성, 운행, 대사는 인체의 건강, 쇠약, 질병과 밀접하게 관계된다. 기, 혈, 진액 학설은 중의학의 중요한 이론인 동시에 도인양생공의 기초이론이다. 수련과정에서 기, 혈, 진액에 대한 조절, 충실을 통하여 신체를 튼튼하게 보양하고 질병을 제거하고 장수하는 목적에 도달할 수 있다.

기(氣)
　　기는 생명 활동의 원동력으로서 인체에서 지극히 중요한 생리기능을 가지고 있다. 기는 추동(推動), 온후(溫煦), 방어(防禦), 고섭(固攝), 기화(氣化), 영양(營養)의 역할을 한다. 기의 운동을 기기(氣機)라고 하며 이론상 승, 강, 출, 입의 네 가지 기본운동 형식으로 귀납될 수 있다. 기기의 조화와 원활함은 인체가 음양평형을 유지할 수 있는 중요한 조건이 된다. 기의 운동이 원활히 진행되지 못하는 것이 여러 가지 질병을 초래하는 중요한 요인이 된다. 때문에 '백병이 기에서 비롯된다'는 말이 있다.

혈(血)

혈은 맥 속에서 유동하는 붉은 색의 액체이다. 혈의 역할은 혈맥의 순환을 통하여 전신의 오장육부, 조직기관에 영양을 공급하고 윤택하게 해주는 것이다. 혈의 생성, 운행 및 기능 활동은 기와 밀접히 관계된다. 중의학에서는 기가 양이고 혈이 음이며 기, 혈은 서로 의존하고 서로 제약한다고 여긴다. 때문에 일반적으로 기와 혈을 함께 말한다. 도인양생 단련을 통하여 기, 혈을 조절하여 기, 혈을 원활히 소통시키고 경맥을 소통시킬 수 있다. 우리는 장기간 꾸준하게 수련을 한 사람들이 일반적으로 얼굴에 혈색이 돌고 활력이 넘치는 것을 볼 수 있다.

진액(津液)

진액은 체내 일체 정상적인 수액(水液)의 총칭으로서 오장육부 기관 내의 체액 및 그 정상적인 분비물인 위액, 장액, 땀, 눈물, 콧물, 타액 등을 포함한다. 진액의 주요 작용은 체표면의 피부와 오장육부를 적시어 주고 영양을 제공하는 것이다. 진액 중에서 배설액(排泄液)은 인체의 수액대사의 평형을 조절하는 작용을 한다.

역대의 양생가들은 모두 진액을 매우 중시하였다. 그들은 수련할 때 입안의 타액을 증가시켜 몇 번에 나누어 삼켰으며 또 이 타액을 '경장(瓊漿)', '신수(神水)'라고 불렀다. 고대 공법인 십이단금(十二段錦)에는 또 '적룡교수진(赤龍攪水津)', '신수재탄연(神水再呑咽)' 등 타액을 삼키는 공법이 있다. 현대 연구에서 타액 중에 전분 촉매 외에 또 일부 인체에 유익한 생물 활성 물질이 함유되어 있음을 증명하였다. 도인공법으로 타액의 분비량이 증가할 뿐만 아니라 그 중의 유효성분의 함량과 활성도도 증가한다. 이는 인체 생명 활동력을 증가시킴에 있어서 중요한 의의를 지닌다.

기, 혈, 진액의 운행 원리

기, 혈, 진액 학설

기, 혈은 인체를 구성하고 생명 활동을 유지시켜주는 기본물질이며 진액은 유기체의 일체 정상적인 수액의 총칭이다. 기, 혈, 진액의 생성, 운행, 대사는 인체의 건강, 쇠약, 질병과 밀접히 관계된다. 기는 혈액의 운행을 촉진시키며 혈은 맥도(脈道)를 따라 순환하면서 전신의 오장육부, 조직기관에 영양을 공급하고 적시어 준다. 인체의 정, 기, 혈, 진액은 서로 전화할 수 있으며 인체의 신진대사를 촉진할 수 있다.

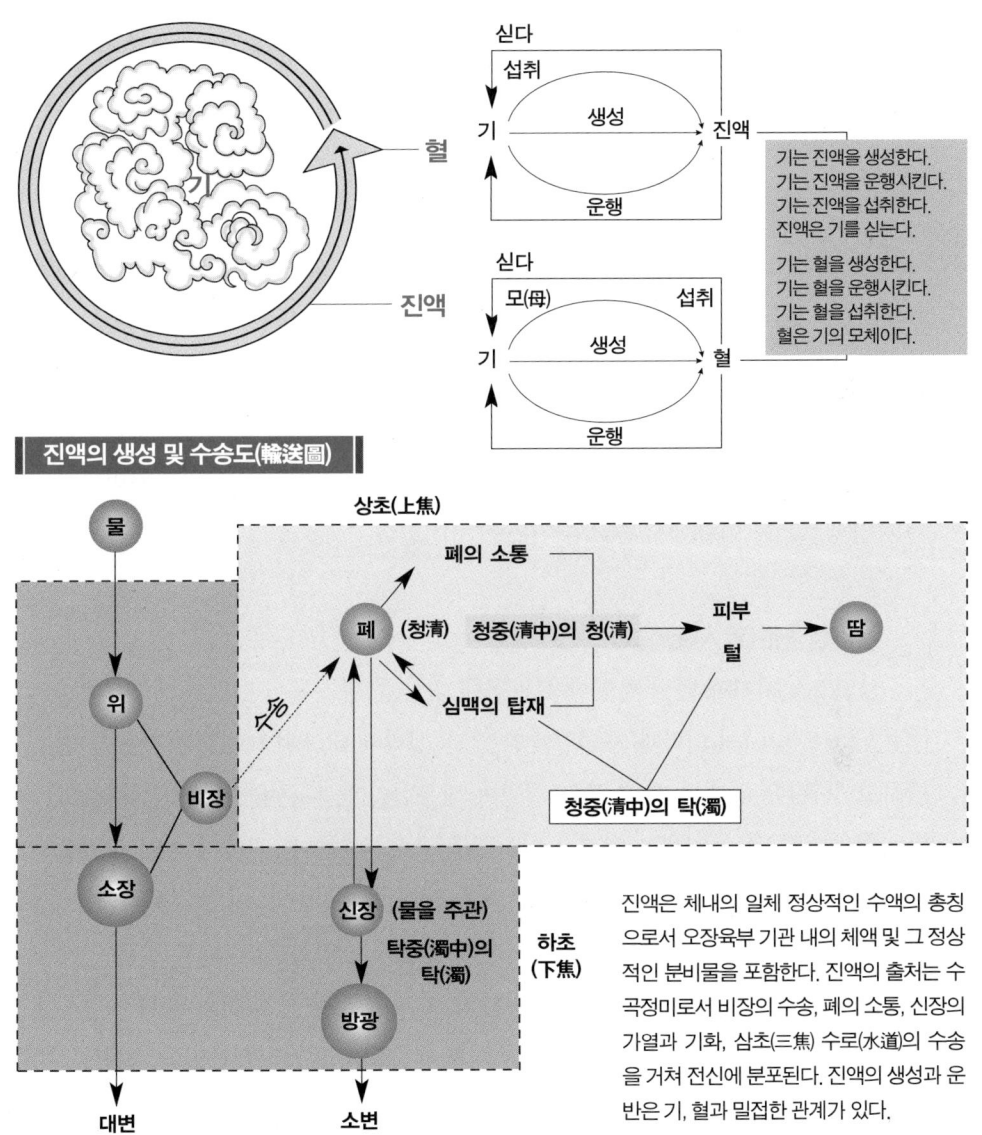

기는 진액을 생성한다.
기는 진액을 운행시킨다.
기는 진액을 섭취한다.
진액은 기를 싣는다.

기는 혈을 생성한다.
기는 혈을 운행시킨다.
기는 혈을 섭취한다.
혈은 기의 모체이다.

진액의 생성 및 수송도(輸送圖)

진액은 체내의 일체 정상적인 수액의 총칭으로서 오장육부 기관 내의 체액 및 그 정상적인 분비물을 포함한다. 진액의 출처는 수곡정미로서 비장의 수송, 폐의 소통, 신장의 가열과 기화, 삼초(三焦) 수로(水道)의 수송을 거쳐 전신에 분포된다. 진액의 생성과 운반은 기, 혈과 밀접한 관계가 있다.

14 도인술의 조화관(調和觀)
천인상응 학설

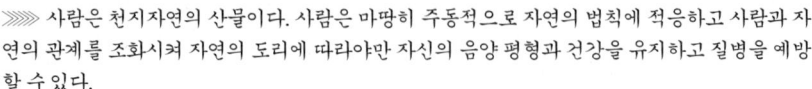

>>>> 사람은 천지자연의 산물이다. 사람은 마땅히 주동적으로 자연의 법칙에 적응하고 사람과 자연의 관계를 조화시켜 자연의 도리에 따라야만 자신의 음양 평형과 건강을 유지하고 질병을 예방할 수 있다.

사람은 천지간에서 생활하면서 자연과 밀접한 관계를 가진다. 천지자연의 운동변화는 직접 혹은 간접적으로 인체의 생명과정에 영향을 미치며 인체도 바깥세계의 변화에 필연적으로 상응하는 반응을 한다. '천인상응'의 관점으로 인체의 생리, 병리 변화의 법칙을 서술하고 질병을 진단, 예방, 치료하는 이론이 바로 천인상응론이다. 천인상응론은 생명운동의 총체를 구현하였으며 전통의학과 전통 양생보건학 이론에서 중요한 지위를 차지한다.

천인상응론(天人相應論)

선진(先秦)시기에 벌써 천인상응 관점에 대한 문자 기록이 있었다. 『황제내경(黃帝內經)』은 당시의 의학과 자연철학의 발전, 성과에 대하여 체계적인 서술을 진행하고 '사람은 천지와 함께 하고 일월과 상응한다'는 이론을 명확히 제기하였다. 『황제내경』은 자연계는 생명을 낳는 원천으로서 인류를 위하여 생존에 필요한 조건을 제공한다고 하였다. 천체의 운행, 만물의 생성변화, 인체 기혈의 운영, 장기(臟氣)의 성쇠는 모두 시간, 공간과 함께 진행되고 변화한다. 예를 들면 인체의 기혈 운행은 기후의 춥고, 덥고, 따뜻하고, 차가운 것과 관계된다. 날씨가 더우면 기혈의 운행이 쉽고 날씨가 차가우면 기혈이 응고되고 가라앉는다.

이런 관점은 객관적으로 인체 오장육부의 조직기관과 시간, 공간, 천체, 만물

천지와 함께 하고 일월과 상응한다

천인상응론은 인체의 조직구조, 생리현상 및 질병과 자연계 변화의 상응관계를 가리킨다. 사람은 자연에 순응하여 사계절의 기후와 주야의 법칙에 적응하여 인체 내외 음양의 조화를 유지해야 한다. 그렇지 않으면 질병이 생긴다.

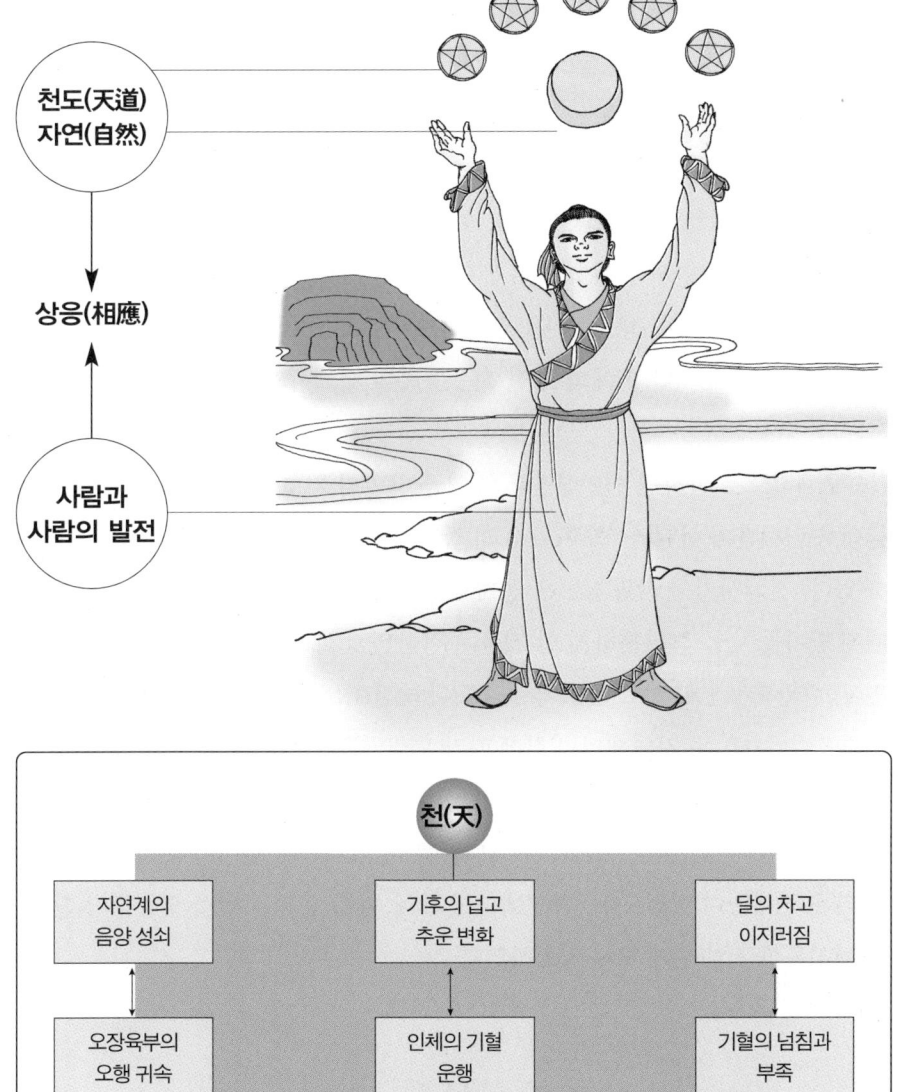

간의 연결을 제시하며 천, 지, 인의 거시적 전체계통의 질서상태를 보여준다. 질병의 형성과 발전은 이런 질서의 파괴에 있으며 이는 인체 발병에 대한 자연기후 변화의 영향, 사계절 음양의 기를 위반함으로써 나타나는 기혈의 비정상, 음양 평형이 파괴됨으로써 나타나는 무질서 상태 등으로 표현된다.

천인상응론과 도인술

천인상응론은 전통의학의 양생조섭(養生調攝), 질병의 예방치료 등으로 의료실천에서 광범위하게 운용되고 있다. 도인 공법의 단련이란 바로 마음을 조절하고(調心) 호흡을 완만하게 하고(調息) 몸을 단련하는(調身) 방법으로, 바깥세계의 교란을 배제하고 안으로 정, 기, 신을 수련하고 밖으로 근(筋), 골(骨), 피부(皮)를 수련하여 대외환경에 대한 인체의 조절 적응능력을 제고시켜 질병을 예방하고 치료하는 것이다.

구체적으로 말하면 천인상응론은 연공 방법의 기초를 지도할 수 있다. 예를 들면 수련시간의 선택과 '화후(火候)'의 장악 부분에서 천인상응론의 지도를 받을 수 있다. 전국시기의 굴원(屈原)은 천지 음양의 변화를 쫓아 자연계의 '정기'를 제때에 받아들여 몸을 튼튼하게 할 것을 주장하면서 토납의 시간과 방위를 제기하였다. 마왕퇴(馬王堆) 한묘(漢墓)에서 출토된 죽간(竹簡) 『양생방(養生方)』과 『각곡식기편(卻穀食氣篇)』도 자연계의 변화에 따라 연공 시간을 선택할 것을 주장한다. 그 이후의 역대 도인양생가들의 연공 시간 선택에 있어서 아침에 자연계의 청기(清氣)를 받아들여야 한다는 주장, 자시(子時)에 허정(虛靜)을 얻어야 한다는 주장 등의 다른 견해들이 있었으나 '자연에 순응하여, 때를 살펴 토납을 연공해야 한다'는 원칙은 과거와 현재 모두 일치하였다.

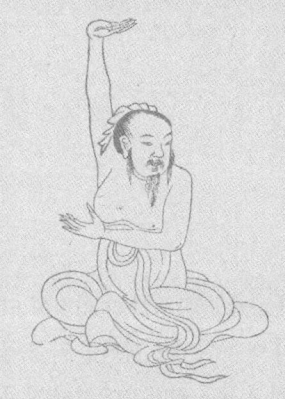

2장 양생 수련

도인술 연공의 비결

　　도인술의 연습은 반드시 그 원칙에 따라서 진행되어야 한다. 도인술에 명목과 방법이 매우 많기는 하지만 각종 공법 간에는 모두 일정한 내재적인 연결 고리가 있고 같은 원칙과 요령이 있다. 반드시 준수해야 할 연공練功의 요지와 기본방법은 조신調身, 조식調息, 조심調心 세 가지로 개괄할 수 있다. 조신이란 바로 신체자세를 느슨히 풀어주고 조절하거나 일정한 동작의 단련을 진행하는 것을 말하고 조식이란 호흡과 행기行氣의 단련을 가리키며 조심이란 마음의 입정入靜과 의수意守 단련을 가리킨다. 연공의 원칙과 요령을 파악하면 연공의 질을 높이는 데 유리하며 연공 중에 생겨나는 불필요한 걱정을 덜 수 있고 불량 반응을 피할 수 있어서 연습이 정확한 궤도에 따라 원활하게 발전할 수 있다.

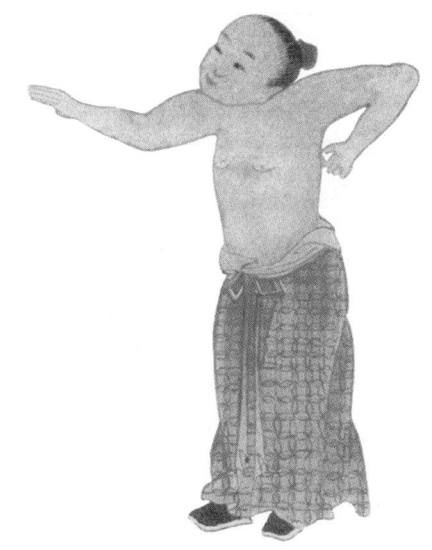

2장 그림 목록

조신의 세 가지 자세 ① 87 | 조신의 세 가지 자세 ② 89 | 호흡토납술 : 조식 93 | 입정내관(入靜內觀), 잡념배제 : 조심 97 | 정확한 연공을 위한 6대 원칙 99 | 천지와 함께함 : 연공 시간과 방위의 선택 103 | 준비와 임기응변 : 연공을 할 때 주의사항 105 | 도인술의 벽곡 현상 연구 109

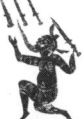

01 정확한 몸의 자세
조신

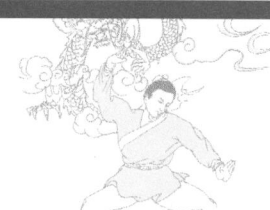

>>> 수련의 3요소 중에서 조신은 조식, 조심을 원활하게 진행하기 위한 중요한 조건이 된다. 조신이란 바로 신체의 자세와 동작을 자각적으로 통제하는 것을 가리킨다.

역대 양생가들은 장기간의 연공 실천 중 도인술의 연습은 반드시 조신(調身), 조식(調息), 조심(調心)의 3대 요소를 준수해야 한다는 것을 총괄해 냈다. 조신이란 신체를 느슨히 풀어주고 신체의 자세를 조절하여 일정한 신체 동작을 진행하는 것을 말하며 조식이란 호흡과 행기의 단련을 가리키며 조심이란 마음의 입정(入靜)과 의수(意守)의 단련을 가리킨다.

정확한 자세는 도인양생 단련의 양호한 작용을 발휘하게 하는 선결조건이다. 조신을 하면 주의력을 집중할 수 있고 정신을 안정시킬 수 있다. 조신의 기본 요구사항은 자세가 바르면서도 느슨하고 기의 운행이 자연스러워야 하는 것이다. 자세를 바르게 한다는 것은 정지하였을 때는 하늘을 떠받치고 땅 위에 우뚝 서서 우주를 수용하는 기개가 있어야 하고 움직일 때는 동작이 민첩, 신속하고 산을 밀어제치고 바다를 뒤집어엎는 기세가 있어야 한다는 것이다. 느슨해야 한다는 것은 긴장 속에 느슨함이 있고 강한 것과 부드러운 것을 겸하여 느슨하면서도 흩어지지 않고 긴장하면서도 뻣뻣하지 않아야 한다는 것이다.

단련할 때 조신에서 늘 사용하는 자세로는 좌(坐), 와(臥), 참(站), 행(行)의 네 가지가 있는데 각각 특징과 효과를 가지고 있다. 자세는 개인의 질병 상황, 체질, 연공 상태 및 습관에 근거하여 선택을 해야 한다. 위궤양, 위하수 등 소화계통의 질병이 있는 환자 혹은 체력부족, 노약자는 와식(臥式) 혹은 좌식(坐式)을 채택할 수

조신의 세 가지 자세 ①

조신이란 신체를 느슨히 풀어주고 신체의 자세를 조절하여 일정한 신체 동작을 진행하는 것을 말한다. 조신을 하면 주의력을 집중할 수 있고 정신을 안정시킬 수 있다. 조신의 기본 요구사항은 자세가 똑바르면서도 느슨하고 기의 운행이 자연스러워야 하는 것이다. 수련할 때 조신에서 늘 사용하는 자세로는 좌坐, 와臥, 참站, 행行의 네 가지가 있는데 각각 특징과 효과를 가지고 있다. 자세는 개인의 질병 상황, 체질, 연공 상태 및 습관에 근거하여 선택을 해야 한다.

좌식

좌식은 평좌식, 고좌식, 반슬식으로 나뉜다.

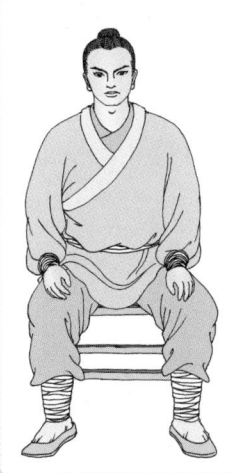

평좌식 : 의자에 단정히 앉아 있는 자세로서 몸과 허벅지, 허벅지와 종아리가 각각 90도 각을 이루게 하고 두 발은 땅에 붙이고 두 무릎은 좌우로 어깨너비만큼 벌리고 두 손은 자연스럽게 무릎이나 허벅지 위에 놓고 아래턱을 좀 거두고 어깨를 느슨히 하고 가슴을 좀 들여보낸다.

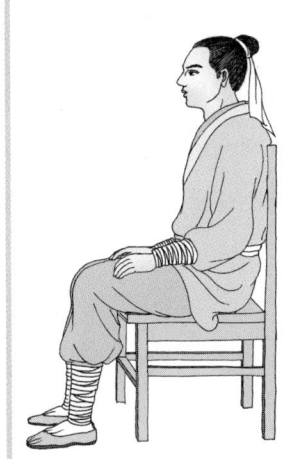

고좌식 : 등을 의자 등받이에 기대고 의자에 앉는 자세로서 다른 것은 모두 평좌식과 같다.

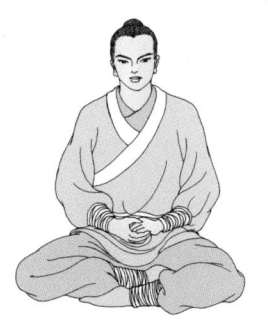

자연반슬식 : 두 다리를 자연스럽게 '8자형'으로 교차시키고 두 발을 두 허벅지 측면 밑에 깔며 상체는 평좌식과 같다.

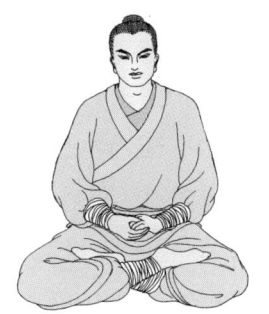

쌍반슬식 : 전가부좌라고도 하며 왼발을 오른다리 위에 놓고 오른발을 왼다리 위에 놓고 발바닥은 위로 향하게 한다.

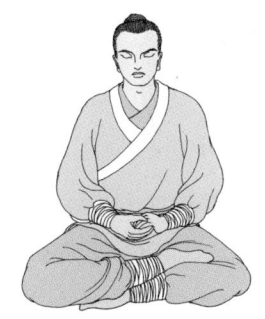

단반슬식 : 반가부좌라고도 하며 한 쪽 종아리를 다른 한 쪽 종아리 위에 올려놓는다.

있고 고혈압, 두통이 있는 사람이나 체질이 튼튼한 사람은 참식(站式)을 채택할 수 있다. 와식은 복부의 긴장을 풀어주고 통증을 감소시킬 수 있으며 참식은 하체를 긴장하게 하여 머리 부분의 기혈을 아래로 운행시키므로 긴장상태를 풀어줄 수 있다. 적당한 자세를 취하면 신체의 어느 한 부위에 주의력이 집중된다. 일반적으로 움직이면 정신이 용천(湧泉)혈에 집중되고 서있으면 정신이 해저(海底)혈, 즉 회음혈(會陰穴)에 집중되고 앉으면 정신이 강궁(絳宮)혈, 즉 단중(膻中)에 집중되며 누우면 정신이 곤복(坤腹) 즉 하복부에 집중된다.

자세의 선택은 구체적인 상황에 근거하여 구체적으로 안배해야 하는데 때로는 몇 가지 자세를 바꿔가면서 채택할 수 있다. 아침에는 동공을 수련하고 저녁에 잠들기 전에는 와식을 채용할 수 있다. 겨울에는 추워서 실외에 서있기 힘들므로 실내에서 좌식을 할 수 있다. 여름에 와식을 하면 온몸에 땀이 많이 날 수 있기 때문에 평좌식(平坐式)이나 참식 등을 할 수 있다.

좌식

좌식은 또 평좌식(平坐式), 고좌식(靠坐式), 반슬식(盤膝式)으로 나뉜다. 평좌식이란 의자에 단정히 앉아 있는 자세로서 높이는 몸과 허벅지, 허벅지와 종아리가 각각 90도 각을 이루게 하는 것이 좋다. 이때 두 발은 땅에 붙이고 두 무릎은 좌우로 어깨너비만큼 벌리고 두 손은 자연스럽게 무릎이나 허벅지 위에 놓고 아래턱을 좀 거두고 어깨를 느슨히 하고 가슴을 좀 들여보내고 입과 눈을 가볍게 감고 혀를 상악(上顎)에 가져다 댄다. 고좌식은 등을 의자 등받이에 기대고 앉는 자세인데 다른 것은 모두 평좌식과 같다. 반슬식은 자연반슬식(自然盤膝式), 단반슬식(單盤膝式), 쌍반슬식(雙盤膝式) 등 세 가지로 나뉜다. 자연반슬식은 두 다리를 자연스럽게 '8자형'으로 교차시키고 두 발을 두 허벅지 측면 밑에 깔며 상체는 평좌식과 같고 두 손은 무릎 위에 올려놓거나 수인(手印) 모양을 하고 아랫배 앞에 놓는다. 단반슬식은 반가부좌라고도 하며 한 쪽 종아리를 다른 한 쪽 종아리 위에 올려놓는다. 쌍반슬식은 전가부좌라고도 하며 왼발을 오른다리 위에 놓고 오른발을 왼다리 위에 놓고 발바닥은 위로 향하게 한다. 좌식 중 쌍반슬식은 견고하

조신의 세 가지 자세 ②

와식

와식은 앙와와 측와의 두 가지로 나뉜다. 앙와식에서는 침대에 반듯이 눕거나 베개를 등에 받쳐서 몸을 경사지게 하고 사지를 자연스럽게 느슨히 편다. 측와식은 좌, 우측 모두 가능하다.

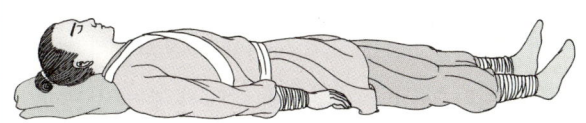

앙와식 : 침대에 반듯이 누워서 사지를 자연스럽게 느슨히 펴고 두 손을 몸 양옆에 느슨히 펴서 놓는다.

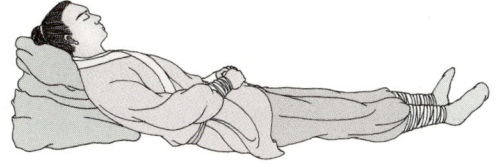

반와식(半臥式) : 베개로 등을 높이 고이어 몸을 경사지게 하고 두 손을 아랫배에 포개어 놓는다.

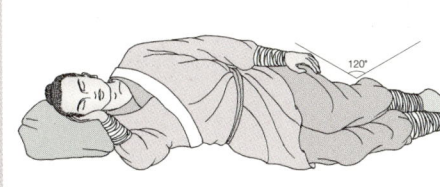

측와식 : 좌, 우측이 모두 가능하며 일반적으로 우측으로 눕는다. 베개의 높이는 한 쪽 어깨의 너비와 같아야 하고 머리는 좀 앞으로 내밀고 위의 손바닥은 자연스럽게 허리에 놓고 아래의 손과 팔은 자연스럽게 굽히고 손바닥은 위로 향하게 하여 베개 위에 올려놓되 머리에서 2촌의 거리를 둔다. 아래의 허벅지는 앞으로 좀 굽히고 종아리를 자연스레 펴고 위의 허벅지는 밑의 다리 위에 포개어 놓되 무릎을 약 120도 굽히고 발은 침대에 붙인다.

참식

참식은 또 참장이라고도 하는데 여러 가지 형식이 있다. 손과 팔의 자세에 근거하여 자연식, 하안식, 안구식, 포구식, 삼원식, 불장식으로 나눌 수 있다.

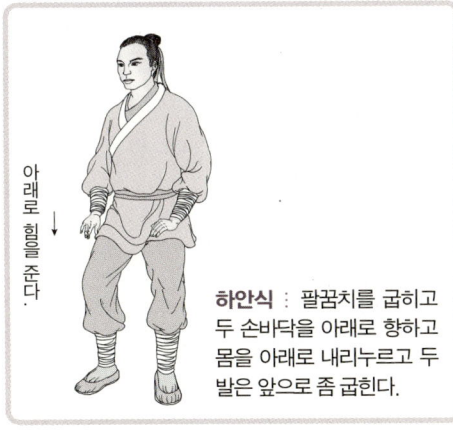

아래로 힘을 준다.

하안식 : 팔꿈치를 굽히고 두 손바닥을 아래로 향하고 몸을 아래로 내리누르고 두 발은 앞으로 좀 굽힌다.

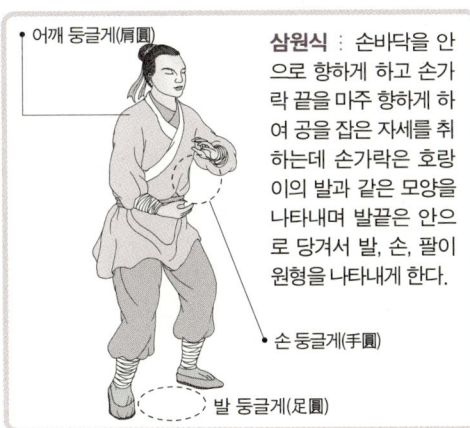

어깨 둥글게(肩圓)

삼원식 : 손바닥을 안으로 향하게 하고 손가락 끝을 마주 향하게 하여 공을 잡은 자세를 취하는데 손가락은 호랑이의 발과 같은 모양을 나타내며 발끝은 안으로 당겨서 발, 손, 팔이 원형을 나타내게 한다.

손 둥글게(手圓)

발 둥글게(足圓)

여 입정에 유리하나 일반적으로 하기 힘들다.

와식

와식에는 앙와식(仰臥式)과 측와식(側臥式)의 두 가지가 있다. 앙와식은 침대에 반듯이 눕거나 베개를 등에 받쳐서 몸을 경사지게 하고 사지를 자연스럽게 느슨히 펴고 두 손의 식지를 몸 양옆에 가져다 대거나 아랫배에 포개어 놓는 것을 말한다. 측와식은 좌, 우로 다 할 수 있다. 일반적으로 우측으로 측와식을 하면 심장의 활동, 간장의 피 저장과 위의 소화에 유리하다. 베개의 높이는 한 쪽 어깨의 너비와 같아야 하고 머리는 좀 앞으로 내밀고 위의 손은 자연스럽게 허리에 놓고 아래의 손과 팔은 자연스럽게 굽히고 손바닥은 위로 향하게 하여 베개 위에 올려놓되 머리에서 2촌의 거리를 둔다. 아래의 허벅지는 앞으로 좀 굽히고 종아리를 자연스레 펴고 위의 허벅지는 밑의 다리 위에 포개어 놓되 무릎을 약 120도 굽히고 발은 침대에 붙인다. 와식은 신체가 허약한 환자나 잠자기 전에 하면 좋으나, 다만 잠들기 쉬우므로 공부나 체력의 제고에 불리하다.

참식

참식은 또 참장(站樁)이라고도 하는데 여러 가지 형식이 있다. 가장 기본적인 참식은 자연참식(自然站式)인데 두 발을 두 어깨너비만큼 벌리고 두 무릎을 약간 구부리고 사타구니와 엉덩이를 거두고 허리를 펴고 배를 느슨히 풀고 가슴을 들여보내고 등을 내보내고 어깨를 낮추고 팔꿈치를 떨어뜨리고 손목을 느슨히 하고 겨드랑이를 벌리고 두 발은 아래로 자연스럽게 드리우며 두 손은 자연스럽게 바지의 솔기에 댄다. 머리는 앞으로 향하고 앞을 수평으로 본다. 눈은 발을 드리운 듯이 하고 입술은 가볍게 오므리고 혀는 상악에 가져다 댄다.

참식은 무릎관절을 구부린 정도에 근거하여 고, 중, 저 세 가지로 구분할 수 있다. 손과 팔의 자세에 근거하여 자연식(自然式), 하안식(下按式 : 팔꿈치를 굽히고 두 손바닥을 아래로 향하고 몸을 아래로 내리누른다), 안구식(按球式 : 두 팔을 굽혀 품에 안는 모양을 하고 두 손은 배 앞에 놓고 손바닥을 아래로 향하게 하여 물 위의 풍선을 누르는 자세를 취한다),

포구식(抱球式 : 손바닥을 안으로 향하되 서로 손가락 끝을 마주 향하게 하여 큰 공을 안은 자세를 취한다), 삼원식(三圓式 : 팔은 공을 안은 자세이고 손가락은 공을 잡은 자세인데 호랑이의 발과 같은 모양을 나타내며 발끝은 약간 안으로 당기는데 발, 손, 팔이 원형을 나타내게 한다), 불장식(佛掌式 : 두 손바닥을 마주 붙이고 가슴 앞에 댄다)으로 나눌 수 있다.

행식(行式)

똑바로 서서 2~3분 지난 후 먼저 왼발을 내밀어 걷되 발꿈치가 먼저 땅에 닿게 하고 발가락으로 힘 있게 땅을 잡고 민다. 상체와 양팔은 자연스럽게 흔들고 전신을 느슨히 풀며 하단전이나 명문을 의수(意守)한다. 이때 호흡도 함께 결합할 수 있다. 숨을 뱉을 때 항문과 배를 당기고 숨을 들이쉴 때 배를 느슨히 풀어주며 단전까지 호흡을 관통시킨다.

조신삼식(調身三式)

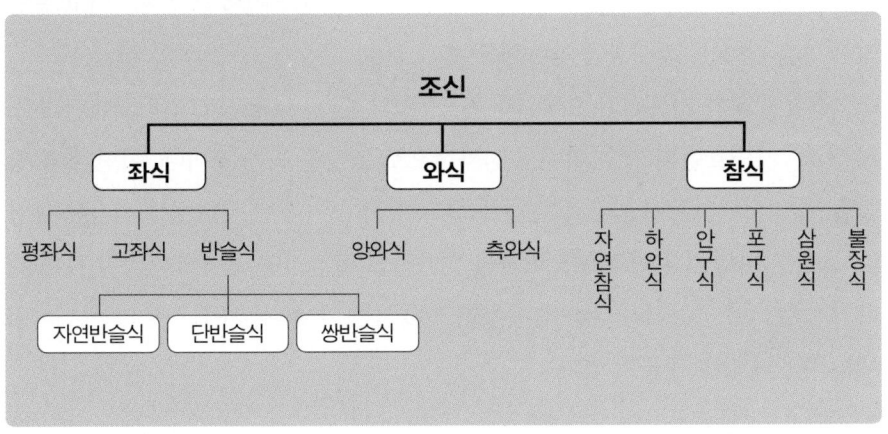

02 | 호흡의 조절과 단련
조식

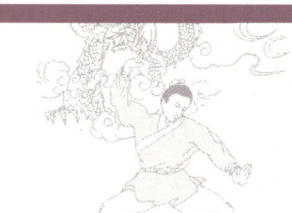

>>> 조식은 도인양생 공법의 매우 중요한 부분이다. 호흡을 조절하면 마음이 안정되고 마음이 안정되면 원기가 소통되고 막힘이 없이 원활해진다.

    조식(調息)을 고대에는 토납(吐納), 연기(練氣), 조기(調氣)라고 불렀는데 호흡의 조절과 단련을 가리킨다. 이는 도인공법의 중요한 부분인 동시에 인체 내에 원기를 저장하고 발동시키고 운행하는 주요 방법이다. 조식은 의수입정(意守入靜)을 하여 몸을 느슨히 풀어주는 데도 도움이 될 뿐만 아니라 기혈을 조화시키고 음양의 평형을 잡아 주고 내장을 안마해준다.
    조식에 대한 기본적인 요구사항은 '자연의 순리에 따르되 그대로 내버려 두지 말고', 자연호흡의 기초 위에서 점차적으로 조정을 하는 것이다. 어떤 호흡 방법을 먼저 선택하든지 몸을 느슨하게 하고 정서가 안정된 상태에서 시작해야 한다. 호흡은 마땅히 자연의 부드러움을 연마하고 점진적인 순서에 따라야 하며 지나치게 힘써 추구하거나 급하게 이루려고 해서는 안 된다. 자주 사용하는 조식법에는 다음과 같은 것들이 있다.

자연호흡법(自然呼吸法)
    의념을 추가하지 않고 자연호흡에 따르는 것인데 이는 호흡 단련의 기점이 된다.

호흡토납술 : 조식

조식은 도인양생 공법의 매우 중요한 부분으로서 호흡의 조정과 단련을 통하여 사람으로 하여금 입정을 의수하게 하고 신체를 느슨히 풀어주고 기혈을 조화시키고 음양의 평형을 잡아준다.

조식

자연 호흡법
의념을 추가하지 않고 자연호흡에 따른다.

복식 호흡법
숨을 들이쉴 때 횡격막의 근육이 아래로 내려가고 복부가 밖으로 튀어 나오며 숨을 내쉴 때는 횡격막의 근육이 위로 올라가고 복부가 안으로 들어간다.

제 호흡법
아주 가볍고 느리고 부드러운 복식호흡으로서 코나 입으로 공기가 출입하는 느낌이 거의 없고 단전 내에서만 극히 미약한 기복이 일어난다.

개합 호흡법
전신의 모공이 호흡과 함께 닫혔다 열렸다 하는 것을 명상하는 호흡방법이다. 호흡할 때 자연계의 맑은 공기가 전신의 모공을 통하여 체내에 들어가고 체내의 더러운 기체가 모공을 통하여 체외에 배출된다고 명상한다.

제항 호흡법
숨을 들이쉴 때 회음부를 좀 당기고 숨을 내쉴 때 회음부를 내려놓는다.

수식(隨息)
코로 진행되는 경미한 호흡을 의념으로 주의하되 횟수를 세지 않는다.

청식(聽息)
자신의 호흡소리를 귀로 묵묵히 듣되 횟수를 세지 않는다.

수식(數息)
코로 호흡하는 횟수를 속으로 묵묵히 센다.

조식의 과정

조식에 대한 기본 요구사항은 '자연의 순리에 따르되 그대로 내버려 두지 말고' 자연호흡의 기초 위에서 점차적으로 조정해야 하는 것이다. 어떤 호흡 방법을 선택하든 모두 몸을 느슨히 하고 정서를 안정시키는 것부터 시작하여 호흡이 자연스럽고 부드러워지게 하되 점진적인 순서에 따라야 하며 지나치게 힘써 추구하거나 급하게 이루려고 해서는 안 된다.

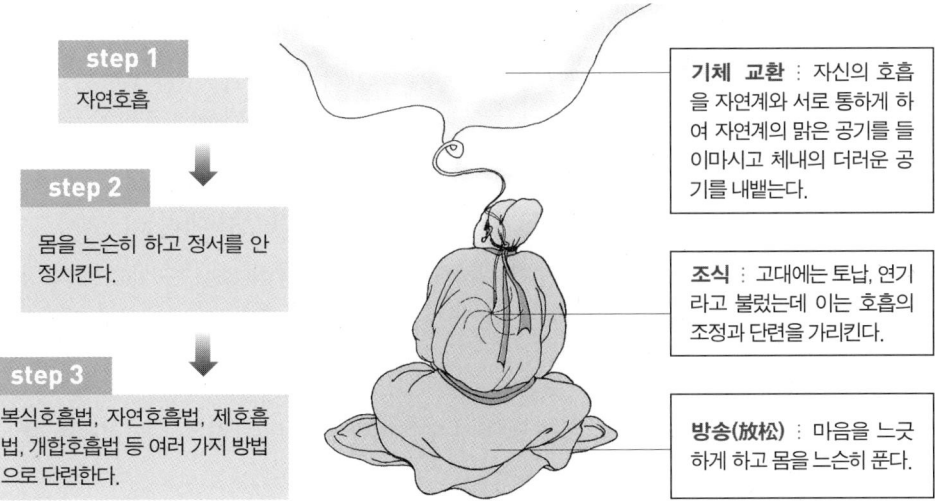

step 1 자연호흡

step 2 몸을 느슨히 하고 정서를 안정시킨다.

step 3 복식호흡법, 자연호흡법, 제호흡법, 개합호흡법 등 여러 가지 방법으로 단련한다.

기체 교환 : 자신의 호흡을 자연계와 서로 통하게 하여 자연계의 맑은 공기를 들이마시고 체내의 더러운 공기를 내뱉는다.

조식 : 고대에는 토납, 연기라고 불렀는데 이는 호흡의 조정과 단련을 가리킨다.

방송(放松) : 마음을 느긋하게 하고 몸을 느슨히 푼다.

복식호흡법(腹式呼吸法)

복식호흡법은 횡격막을 호흡과 함께 운동하기 때문에 내장을 안마하고 내장의 기능을 강화한다. 숨을 들이쉴 때 횡격막의 근육이 아래로 내려가고 복부가 밖으로 튀어 나오며 숨을 내쉴 때는 횡격막의 근육이 위로 올라가고 복부를 안으로 거두는 것을 순복식호흡(順腹式呼吸)이라고 한다. 숨을 들이쉴 때 복부를 안으로 거두고 숨을 내쉴 때 복부를 밖으로 튀어나오게 하는 것을 역복식호흡(逆腹式呼吸)이라고 한다. 일반적으로 역복식호흡이 위와 장의 기능 강화에 더욱 유리하다.

제호흡법(臍呼吸法)

제(배꼽)호흡법은 아주 가볍고 느리고 부드러운 복식호흡이다. 연공이 높은 경지에 도달되었을 때 호흡이 아주 미약하여 코나 입으로 공기가 출입하는 느낌이 거의 없고 단전 내에서만 극히 미약한 기복이 일어난다. 옛 사람들은 이런 호흡이 태아가 모체에서 탯줄로 숨 쉬는 것과 같다고 해서 태식(胎息)이라고도 불렀다.

개합호흡법(開合呼吸法)

이는 태식법(胎息法)을 기초로 하여 전신의 모공이 호흡과 함께 닫혔다 열렸다 하는 것을 명상하는 호흡방법이다. 자연계의 맑은 공기가 전신의 모공을 통하여 체내에 들어가고 체내의 더러운 기체가 모공을 통하여 체외에 배출된다고 명상한다. 이런 방법을 체호흡법(體呼吸法) 혹은 모공호흡법(毛孔呼吸法)라고도 한다.

제항호흡법(提肛呼吸法)

숨을 들이쉴 때 회음부를 좀 당기고 숨을 내쉴 때 회음부를 내려놓는다.

의념활동과의 조화를 강화하기 위하여 수식(數息), 청식(聽息), 수식(隨息)의 방법을 사용하여 잡념을 제거하고 편안함을 회복할 수 있다. 수식이란 코로 호흡하는 횟수를 속으로 묵묵히 세는 것을 말하고 청식이란 자신의 호흡소리를 귀로 묵묵히 듣되 횟수를 세지 않는 것을 말하며 수식이란 코끝으로 진행되는 경미한 호흡을 의념으로 주의하되 횟수를 세지 않는 것을 말한다.

03 의념의 단련
조심

의념의 단련

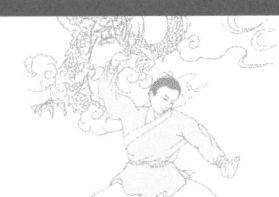

≫≫ 조심이란 바로 자신의 의식 활동을 자각적으로 통제하여 잡념을 제거하고 정신을 집중하여 입정入靜의 상태에 도달함으로써 도인 공법의 단련을 위하여 양호한 심리 기초를 닦는 것을 말한다.

조심(調心)은 연공의 3요소(조신, 조식, 조심) 중의 하나로서 의식 활동을 자각적으로 통제함으로써 정신을 집중하여 연공이 요구하는 것에 도달되는 것을 말하는데, 이것이 의념의 단련이다. 『천태지관(天台止觀)』에서 조심을 입정(入定), 주정(住定), 출정(出定)으로 나누었다. 조심에 대한 기본 요구사항은 '마음을 깨끗하게 하고 욕심을 버리고' 잡념을 배제하여 '입정(入靜)' 상태에 도달해야 하는 것이다. 고대 공법 중의 연신(練神), 응신(凝神), 존신(存神), 존사(存思), 지관(止觀), 반관(返觀), 심재(心齋) 등은 모두 조심에 해당된다.

조심의 의의를 말하자면 우선 영신(寧神), 취정(聚精), 양기(養氣)하여 정, 기, 신을 보양하는 것이고 다음은 의념으로 기를 다스리고 기혈의 운행을 조절함으로써 기혈의 운행이 막힘이 없이 원활히 진행되게 하고 음평양비(陰平陽秘 : 음기陰氣가 평온하고 양기陽氣가 조밀하면 양자가 상호 조절 작용을 함으로써 상대적 동적 평형을 유지하는 것을 말한다.)에 도달하는 것이다.

조심을 할 때 늘 사용하는 방법

• **몸을 편안히 해야 한다** : 의식적으로 몸을 편안히 하고 자세를 편안하고 자연스럽게 한다. 몸을 편안히 하는 공법으로는 방송공(放松功) 등이 있다.

• **신체의 어느 한 부위에 정신을 집중한다** : 이는 몸을 가지런히 하여 안정된 기

초에서 의념을 신체의 어느 한 부위에 고도로 집중시켜 각종 감각을 체험하는 방법인데 일반적으로 '의수(意守)', '응신(凝神)'이라고 한다. 늘 사용하는 의수 부위인 단전은 일반적으로 복부 하단전을 가리킨다. 단전을 의수하면 원기를 원 자리로 돌려놓고 심장과 신장의 교류를 돕고 원기를 보양할 수 있다. 이외에 또 족삼리(足三里), 대돈(大敦), 용천(湧泉), 명문(命門), 소상(少商), 중충(中衝) 등 부위를 의수할 수 있다.

• **호흡에 정신을 집중한다** : 의념을 호흡에 집중하여 의식적으로 호흡을 느리고 깊게 함으로써 잡념을 배제한다. 호흡에 정신을 집중하는 방법에는 수식(隨息), 수식(數息), 청식(聽息)이 있다.

• **문자와 어구를 묵념한다** : 문자나 어구를 묵념하면 잡념을 제거할 수 있는데 이는 자아암시성(自我暗示性) 의수이기도 하다. 예를 들면 숨을 내쉴 때 '송(松)'자를 묵념하고 숨을 들이쉴 때 '정(靜)'자를 묵념하거나 다른 상황에 근거하여 문자나 어구를 선택하여 묵념할 수 있다.

• **신체 외부의 어느 한 사물에 정신을 집중한다** : 심장과 간에 화기가 왕성하여 초조하고 불안해 신체의 어느 한 부위에 정신을 집중하기 어려운 사람은 의념을 꽃, 푸른 나무, 하늘, 벽 등과 같은 신체 외부의 어느 한 사물에 집중시킬 수 있는데 이를 '수외(守外)'라고도 한다.

• **관상법** : 이는 상상으로 환각, 환상이 생기게 하여 의념을 집중시키는 방법인데 내시(內視), 존상(存想), 관상(觀想) 및 의념으로 기를 다스리는 방법 등이 모두 이에 해당된다. 내시란 눈을 감고 자신의 어느 한 부위나 오장육부를 내시하는 것이고, 관상이란 환시(幻視 : 실제로 존재하지 아니한 것을 마치 보이는 것처럼 느끼는 현상)를 말하고, 의념으로 기를 다스리는 방법은 또 의행법(意行法)이라고도 하는데 대·소주천(大小周天)처럼 체내의 기가 임맥이나 독맥에서 운행되도록 의도적으로 인도하는 것을 말한다.

입정내관(入靜內觀), 잡념배제 : 조심

조심은 수련 3요소 중의 하나로서 혼잡한 의식 활동을 자각적으로 통제하여 정신을 집중시키는 것을 말하는데 이것이 바로 의념의 단련으로서 '마음을 깨끗하게 하고 욕심을 버리고' 잡념을 배제하여 '입정入靜' 상태에 도달하는 것이다. 조심은 영신寧神, 취정聚精, 양기養氣하여 기혈의 운행을 조화롭게 한다.

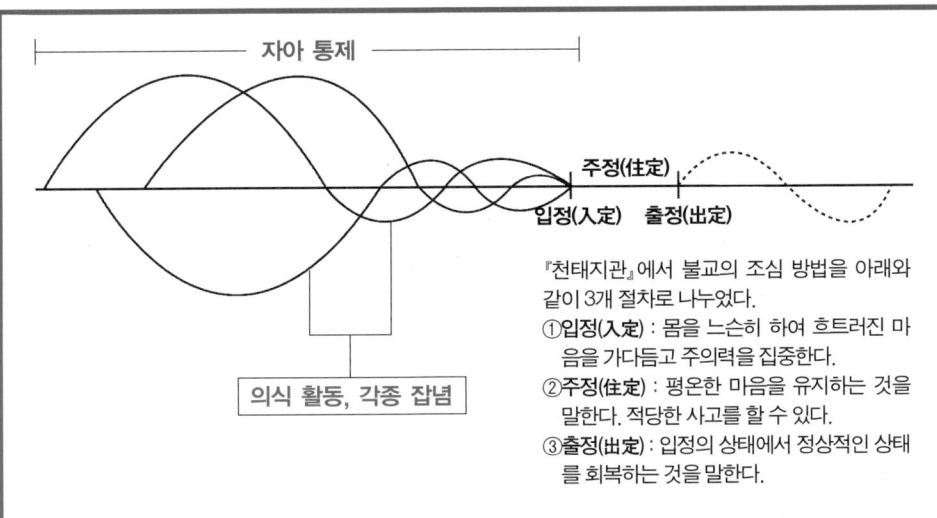

『천태지관』에서 불교의 조심 방법을 아래와 같이 3개 절차로 나누었다.
①입정(入定) : 몸을 느슨히 하여 흐트러진 마음을 가다듬고 주의력을 집중한다.
②주정(住定) : 평온한 마음을 유지하는 것을 말한다. 적당한 사고를 할 수 있다.
③출정(出定) : 입정의 상태에서 정상적인 상태를 회복하는 것을 말한다.

조심에서 늘 사용하는 방법

방송	의수	호흡	문자나 어구	수외	관상
신체를 편안히 하고 자세를 안정되고 편안히 한다.	의념을 단전, 용천, 명문 등 신체의 어느 한 부위에 고도로 집중시켜 그 각종 감각을 체험한다.	잡념을 제거하고 의념을 호흡에 집중하여 호흡이 느리고 깊게 진행되게 한다.	문자나 어구를 묵념하여 잡념을 배제하고 자아 암시를 한다.	의념을 꽃, 푸른 나무, 하늘, 벽 등 신체 외부의 어느 한 목표에 집중한다.	상상으로 환각, 환상이 생기게 하고 의념을 집중함으로써 체내의 기 운행을 인도한다.

보충 해설

의수(意守) 의(意)란 의식, 의념 혹은 정신을 말하고 수(守)란 집중과 유지를 말한다. 의수란 정신을 신체의 어느 한 부위 혹은 어느 한 사물에 집중하고 유지하는 방법과 과정을 말한다. 의수를 통하여 잡념을 배제하고 '일념(一念)'으로 만념(萬念)을 대체하고 점차 입정의 상태에 도달한 후 신체 각 측면의 감각과 변화를 살피고 자아 조정을 진행하여 더욱 좋은 연공 효과를 얻을 수 있다.

삼조(三調) 삼조란 조신(調身), 조식(調息), 조심(調心)을 말하는데 이 삼자는 밀접히 연결되어 있다. 조신이란 신체의 단련을 말하는데 삼조의 기초로 되며 조식에서는 조신의 기초에서 호흡을 자연스럽게 하기를 요구하며 조심은 또 조신(調神)이라고도 부르며 삼조의 핵심으로서 조신(調身)과 조식의 과정 및 효과를 통솔하고 관리한다.

04 | 연공 요령
정확한 연공을 위한 6대 원칙

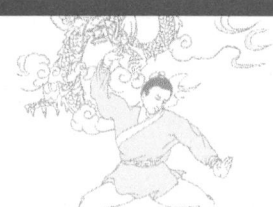

>>> 도인양생 공법을 연공하는 데는 송정자연松靜自然, 동정결합動靜結合, 연양상겸練養相兼, 의기상수意氣相隨, 준확유화准確柔和, 순서점진循序漸進 등 요령들이 있다.

도인 공법의 연공 요령은 대체로 아래의 몇 가지로 개괄할 수 있다.

송정자연(松靜自然)

송(松)이란 연공을 할 때 정신이 긴장되지 않고 신체가 느슨한 것을 말한다. 정(靜)이란 연공을 할 때 정서의 안정을 유지하고 잡념을 배제하는 것을 말한다. 송과 정은 서로 촉진하고 서로 영향을 준다. 만일 송을 잘 통제하면 정을 이루기 쉽고 조용(靜)해진 이후에 쉽게 느슨해질 수 있다. 송정자연은 이완 공법의 기본 요구 사항인 동시에 초학자들의 입문에 필요한 기본공이며 각종 공법을 잘 익히기 위한 기초이다.

동정결합(動靜結合)

도인술은 동공과 정공으로 크게 분류된다. 일반적으로 동공은 신체의 운동에 주로 의지하여 내기(內氣)를 운행시키며 정공은 의념의 작용에 주로 의지하여 기를 단전에 모은다. 때문에 연공을 할 때 정공과 동공을 밀접히 결합시켜야 한다.

연양상겸(練養相兼)

연(練)과 양(養)은 연공 과정 중의 두 가지 다른 상태이다. 연이란 의식의 작용

정확한 연공을 위한 6대 원칙

도인양생 공법을 연습할 때 우선 그 기본적인 연공 요령을 파악하고 느리지도 급하지도 않게 평온한 마음으로 진행하되 동작을 가볍고 영활하게 하여 공법의 최대 효과를 발휘시켜야 한다.

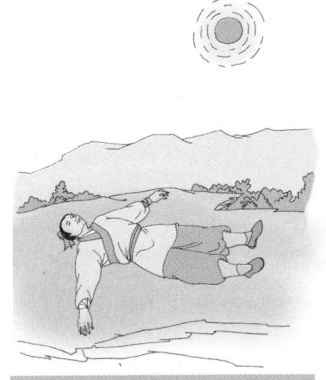

송정자연

몸을 편안히 하고 정서를 안정시켜 잡념을 없앤다.

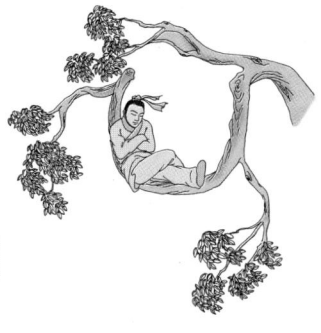

동정결합

정공과 동공을 번갈아 연습하고 밀접히 결합시켜 동공과 정공이 서로 양호한 작용을 일으키도록 한다.

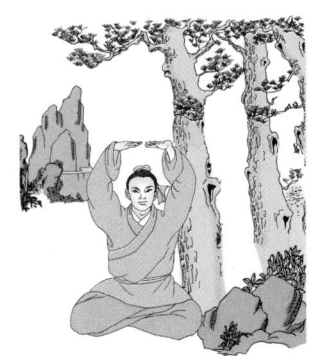

연양상겸

몸을 조절하고 자세를 바로 하여 잡념을 제거함으로써 신체가 편안하고 호흡이 부드럽고 마음이 조용해지게 한다.

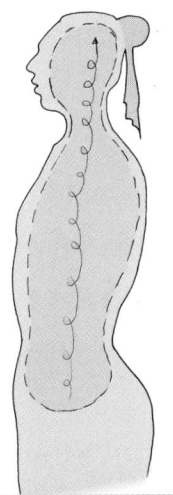

의기상수

연공자는 의념으로 호흡과 내기의 운동에 영향을 주고 단련하여 의념활동과 호흡운동을 결합시킨다.

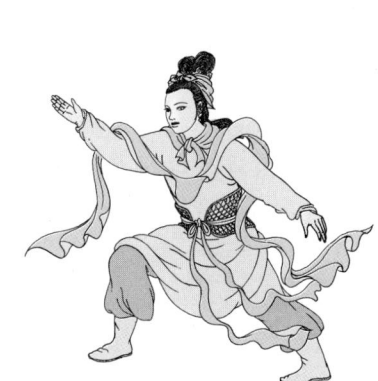

준확유화

외부 신체의 동작이 규범적이고 자세가 정확해야 하며 동작이 영활하고 부드럽고 적당해야 한다.

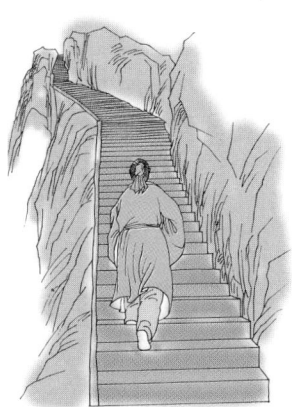

순서점진

일정한 절차에 따라 연습을 진행하고 자신의 신체 상황과 구체적 상황에 근거하여 합당한 방법을 채택한다.

으로 신체를 조절하여 자세를 바로하고 주의력을 집중하여 잡념을 없애는 것을 말하고, 양이란 의식적인 단련을 거쳐서 신체가 편안하고 호흡이 부드럽고 마음이 조용한 정양(靜養)의 상태에 도달하는 것을 말한다. 연과 양은 상부상조하고 함께 신체 기혈의 조화를 촉진한다.

의기상수(意氣相隨)

의는 수련자의 의념활동을 가리키며 기는 호흡의 기와 연공 중에 느끼는 내기의 감각을 가리킨다. 의기상수란 연공자가 의념으로 호흡과 내기의 운동에 영향을 주고 단련하여 의념활동과 호흡운동을 결합시키는 것을 말한다. 때문에 또한 '의기합일(意氣合一)'이라고도 한다.

준확유화(准確柔和)

외부 신체 동작을 할 때 동작을 규범에 맞추는 것을 주의하고, 자세의 정확성, 동작의 고저기락(高低起落)과 경중허실(輕重虛實), 부위의 수법, 호흡에 주의하여 규정에 따라 진행해야 한다. 이외에 동작이 영활하고 부드러워야 하며 적당해야 한다.

순서점진(循序漸進)

도인양생 공법은 하루아침에 효과가 나타나는 것이 아니라 일정한 시간이 지나야 효과가 나타나는 공법이기 때문에 일정한 절차에 따라 연습해야 효과를 볼 수 있다.

05 연공 시간과 방위의 선택
자연법칙에 순응하여 몸을 튼튼하게 하고 지혜를 높이기

≫≫≫ 인체의 생명 활동법칙과 바깥세계 천지자연은 서로 호응한다. 때문에 천지일월, 지리방위 등 외부 환경에 근거하여 연공 시간과 방위를 선택해야 한다.

연공 시간의 선택

옛 사람들은 하루를 12시진(時辰)으로 구분하고 연공 시간의 선택에서 외부 환경의 법칙에 따랐다.

• **6양시(六陽時) 연공** : 하루 중의 앞 6시진(자子, 축丑, 인寅, 묘卯, 진辰, 사巳)은 양이 늘어나고 음이 줄어드는 시간, 즉 양기(陽氣)가 상승하는 시간이므로 이 시간에 연공하면 기를 성장시킬 수 있다. 일반적으로 양이 허한 자와 외공(外功)의 연공자들이 6양시에 수련하면 좋다.

• **6음시(六陰時) 연공** : 어떤 사람들은 하루 중의 뒤 6시진(오午, 미未, 신申, 유酉, 술戌, 해亥)은 음이 늘어나고 양이 줄어드는 시간, 즉 음기가 점차 강해지는 시간이며 인체의 기가 백맥(百脈), 관절에 머물기 때문에 이때 연공하면 기를 소통시켜 질병을 치료할 수 있다고 한다. 일반적으로 음이 허한 자들이 6음시에 연공하면 좋다고 인정되고 있다.

• **자(子), 오(午), 묘(卯), 유(酉)시 연공** : 어떤 사람들은 자시가 수련에 가장 좋은 시간이며 다음으로 오시, 그 다음이 묘시와 유시라고 한다. 인체 원기(元氣)의 하루 주기를 살펴보면 원기가 자시에 신장에 있고 묘시에 간에 있고 오시에 심장, 유시에 폐에 있다. 때문에 자시에 하단전을 의수(意守)하여 심장의 불(心火)을 내려 보내어 신의 물(腎水)과 만나게 해야 하며 오전에 상단전을 의수하여 신의 물

을 위로 올려 보내어 심장의 불과 만나게 하여 감리가 서로 화친(坎離交媾 감리교구)하게 해야 한다. 묘시와 유시는 심장과 신장의 2기가 교류하는 시간으로서 인체의 음양기가 동적인 평형을 이루므로 이때에는 마음을 가라앉히고 정좌(靜坐)함으로써 자연에 순응해야 한다. 위에 서술한 연공의 시간들을 준칙으로 삼을 수는 있으나 꼭 이에 얽매일 필요는 없다.

연공 방위의 선택

옛 사람들은 자연계 5방의 기와 인체 오장육부의 기가 서로 통하며 인체는 5방의 기를 받아서 오장육부를 보양한다고 하였다. 고대의 연공자들은 연공 방위의 선택을 매우 중시하였다.

- 동남서북 4방에 근거하여 방향을 정하고 연공한다 : 동쪽은 목(木)이고 남쪽은 화(火)인데 모두 양(陽)에 해당되며 서쪽은 금(金), 북쪽은 수(水)로서 음(陰)에 해당된다. 양이 허한 자는 수련할 때 동쪽이나 남쪽을 향하여 양기를 받아들임으로써 체내의 양기를 보충할 수 있으며 음이 허한 자는 서쪽이나 북쪽을 향하여 음기를 받아들임으로써 체내의 음기를 보충할 수 있다. 이외에 오장의 질병 상황에 근거하여 방위를 선택할 수 있다. 예를 들면 간의 기가 동쪽과 통하므로 간장에 질병이 있는 사람은 동쪽을 향하여 수련하고 폐의 기가 서쪽과 통하므로 폐병 환자는 서쪽을 향하여 수련하고 심장의 기가 남쪽과 통하므로 심장병 환자는 남쪽을 향하여 수련하고 신장의 기가 북쪽과 통하므로 신장에 질병이 있는 사람은 북쪽을 향하여 수련해야 한다.

- 일월성신(日月星辰)에 근거하여 방향을 정하고 연공한다 : 옛 사람들은 달은 음이고 태양은 양이라고 생각하였다. 일반적으로 처음 연공하는 사람들은 밤에 달이나 북두성을 향하여 연공하고 낮에 태양을 향하여 연공할 수 있다. 이렇게 하면 체내의 음양 평형에 도움이 된다.

천지와 함께함 : 연공 시간과 방위의 선택

연공 시간의 선택

- 원기가 간장에 있고 인체의 음양기가 동적인 평형을 이루고 있으므로 마음을 가라앉히고 정좌(靜坐)해야 한다.
- 원기가 심장에 있으므로 상단전을 의수함으로써 신장의 물을 위로 올라가게 하여 심장의 불과 만나게 해야 한다.

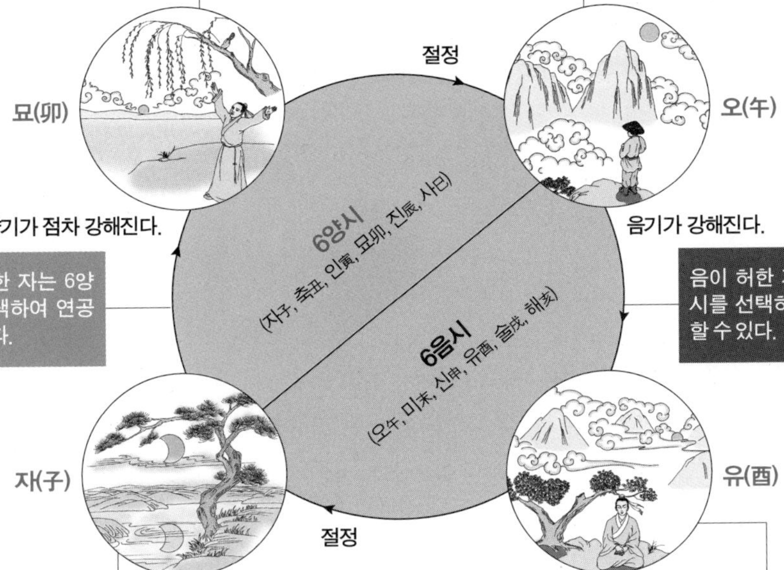

묘(卯) — 절정 — **오(午)**

양기가 점차 강해진다. 음기가 강해진다.

6양시 (자子, 축丑, 인寅, 묘卯, 진辰, 사巳)
6음시 (오午, 미未, 신申, 유酉, 술戌, 해亥)

- 양이 허한 자는 6양시를 선택하여 연공할 수 있다.
- 음이 허한 자는 6음시를 선택하여 연공할 수 있다.

자(子) — 절정 — **유(酉)**

- 원기가 신장에 있으므로 하단전을 의수하여 심장의 불을 아래로 내려 보내어 신장의 물과 만나게 해야 한다.
- 원기가 폐에 있고 인체 음양의 기가 동적인 평형을 이루고 있으므로 마음을 가라앉히고 정좌해야 한다.

연공 방위의 선택

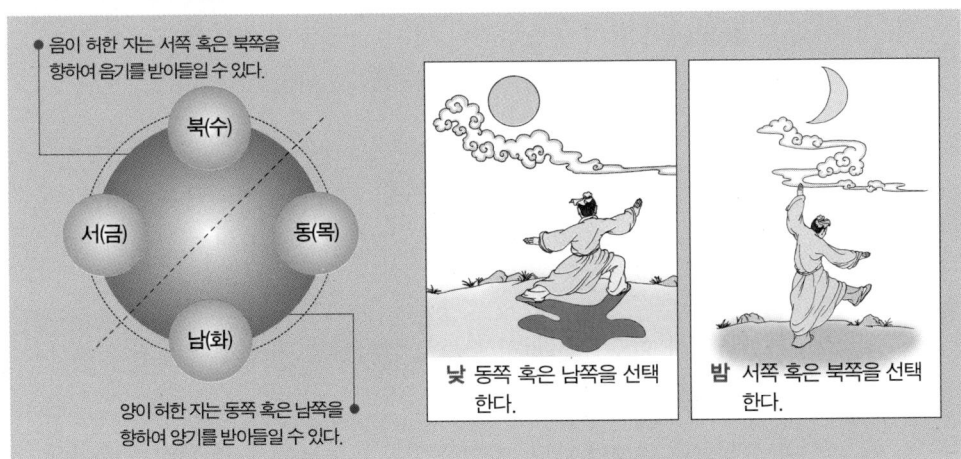

- 음이 허한 자는 서쪽 혹은 북쪽을 향하여 음기를 받아들일 수 있다.

북(수) / 서(금) / 동(목) / 남(화)

- 양이 허한 자는 동쪽 혹은 남쪽을 향하여 양기를 받아들일 수 있다.

낮 동쪽 혹은 남쪽을 선택한다.
밤 서쪽 혹은 북쪽을 선택한다.

06 연공을 할 때 지켜야 할 규칙과 금기
연공을 할 때 주의사항

▶▶▶ 연공하기 전에 마음과 몸의 준비를 해야 하며 연공 과정에서는 자신의 구체적인 상황에 근거하여 수시로 조정할 수 있으며 연공 후에는 유지관리를 잘 해야 한다.

연공하기 전의 주의사항

1. 연공하기 10~20분전에는 격렬한 체력 활동과 뇌 활동을 정지하여 전신의 근육을 느슨히 풀어주고 마음을 평온하게 가라앉힘으로써 호흡의 조정과 의수입정(意守入靜)에 유리한 조건을 마련해야 한다.

2. 유쾌한 심정을 유지하고 정서를 가라앉혀야 하며 호흡은 느리고 편안하게 해야 한다. 만일 피하기 어려운 불쾌한 일이 있으면 잠시 연공을 멈추어야 한다.

3. 될수록 조용한 장소를 선택해야 하며 주위에 큰 소리나 자극적인 냄새가 없어야 한다. 광선은 적당하고 공기는 신선하고 경치가 마음에 들어야 한다. 우뢰, 비, 폭풍 등을 만나면 잠시 중단하거나 다시 적당한 장소를 선택하는 것이 좋다.

4. 연공하기 전에 대소변을 미리 보고 장식물, 안경, 손목시계 등을 제거해야 한다. 좌식이든 와식이든 상관없이 모두 허리띠를 풀어 놓고 내의를 느슨하게 하여 호흡과 혈액 순환이 잘되게 해야 하며 와식에서는 겉옷을 벗고 침대에 눕는 것이 좋다.

5. 몸이 불편하거나 피로하면 먼저 스스로 안마를 하여 불편한 감과 피로감을 해소한 후 연공할 수 있다.

6. 과도한 성생활을 금해야 한다. 음식은 담백하게 먹고 술과 담배를 끊어야

준비와 임기응변 : 연공을 할 때 주의사항

도인양생 공법은 과정과 절차가 간단하여 외부 기계의 도움이 필요 없다. 그러나 연습자가 연공 전후와 과정에서 일부 오류(偏差)와 불량한 반응을 일으키지 않도록 주의해야 한다.

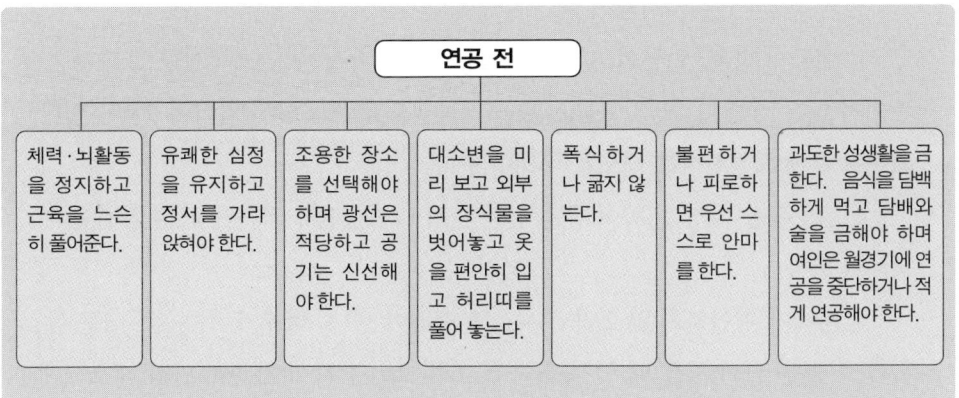

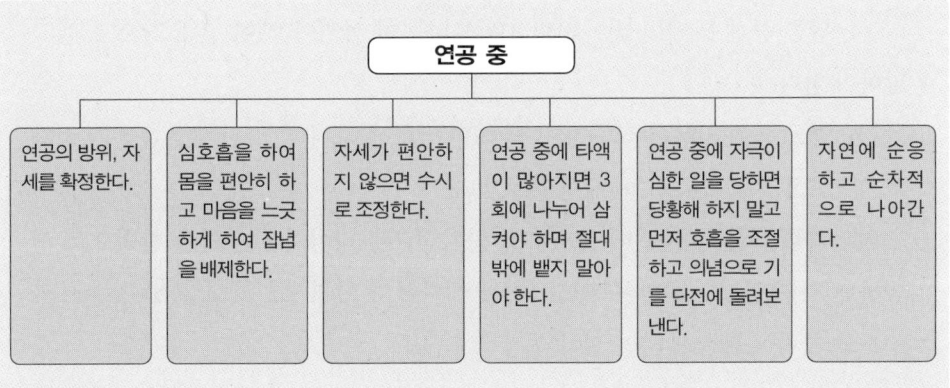

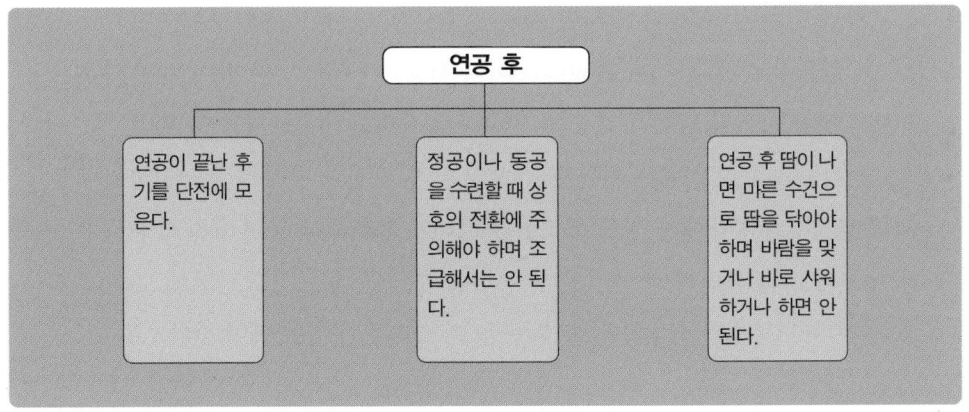

하며 여자는 월경기에 연공을 중단하거나 연공을 적게 해야 한다.

연공 과정의 주의사항

1. 연공의 방위, 연공의 자태, 공법의 유형을 확정한다. 초학자는 효과가 실증되지 않은 공법과 연공 구결(口訣)을 맹목적으로 적용하지 말아야 한다. 일단 배우고 후에 시정한다는 태도를 버려야 한다.

2. 심호흡을 여러 번 하여 몸을 편안히 하고 마음을 느긋하게 하여 잡념을 배제해야 한다.

3. 자세가 편안하지 않으면 수시로 조절해야 한다. 국부가 추운 감, 더운 감, 촉감, 가려운 감이 있을 때 신경 쓰지 않으며 그런 감각이 자연히 완화 해소되게 한다.

4. 연공 중에 타액이 많아지면 3회에 나누어 삼켜야 하며 절대 밖으로 뱉지 말아야 한다.

5. 연공 중에 자극이 심한 일을 당하면 당황해 하지 말고 먼저 호흡을 조정하고 의념으로 기를 단전(丹田)에 돌려보낸다.

6. 연공을 할 때 자연에 순응하고 순차적으로 나아가고 정확한 방법으로 연공하면 자연 입정(入靜)할 수 있다. 연공 시간은 초기에 일반적으로 20~30분으로 정하고 공력이 붙음에 따라 점차 연장할 수 있다.

연공이 끝난 후의 주의사항

1. 연공이 끝난 후 기를 단전에 모아야 한다. 연공을 할 때 땀이 나면 마른 수건으로 땀을 닦아야 하며 바람을 맞거나 바로 샤워하거나 해서는 안 된다.

2. 정공을 수련할 때는 기를 단전에 모은 후 관절과 머리 부분을 안마하여 신체를 정지시킨 상태에서 점차 움직이는 상태로 전환해야 하며 급하게 수련을 끝내거나 바로 활동을 해서는 안 된다. 동공을 수련할 때는 기를 단전에 모은 후 잠깐 정지시키고 몇 번 심호흡을 한 후 몸을 펴고 다른 활동을 해야 한다.

07 벽곡에 과학적인 근거가 있는가?
도인술의 벽곡 현상 연구

>>> 벽곡辟穀은 선진先秦 시기 이후에 도교에서 전해 내려온 양생 수련방법이다. 벽곡 중 다만 곡식과 고기류의 음식을 금할 뿐 과일이나 채소 및 물은 여전히 먹고 마신다. 벽곡을 하면 음식물이 신체에 남긴 독소로 인한 피해를 감소시키기 때문에 신체 내부를 청소하고 신체 기능을 조절하는 작용을 한다.

벽곡의 개념 서술

전통적인 양생학과 도학 책에는 모두 '벽곡술'이 수록되어 있으며 벽곡은 또 '각곡(却穀)', '단곡(斷穀)', '절곡(絶穀)', '휴량(休糧)', '절립(絶粒)'이라고도 한다. 오곡잡곡을 먹지 않는다는 뜻이다. 벽곡술은 선진 시기, 행기술(行氣術)과 거의 같은 시기에 기원한 중국 고대의 수양방법으로서 후에는 도교에 의하여 계승되어 '수선(修仙)'하는 방법의 하나가 되었다.

사실 이 개념은 단지 넓은 의미의 벽곡에 대한 한 가지 해석에 불과하다. 벽곡은 단순 벽곡과 토납을 결합한 벽곡의 두 가지가 있다. 또 벽곡은 도가에만 있는 것이 아니라 유가, 불가, 이슬람교 및 민간에서 전해지는 일부 공법에도 있으며 어디에서나 모두 중요한 지위를 차지한다. 그러나 상대적으로 도가경전에서 벽곡술에 대하여 가장 풍부하게 기술하고 있다. 벽곡을 통하여 장을 청소하고 인체 자신의 독소를 제거할 수 있기 때문에 도가에서는 벽곡이 사람을 구원하는 좋은 처방으로 간주되고 있다. 동남아시아와 유럽, 아메리카의 여러 나라들에서는 벽곡을 '단식(斷食)' 요법이라고 부른다.

벽곡의 분류

벽곡은 '복기벽곡(服氣辟穀)'과 '복약벽곡(服藥辟穀)' 두 가지로 크게 나뉜다.

- **복기벽곡** : 복기란 기체를 먹는 것을 가리키며 복기벽곡이란 우선 자신이 원래 가지고 있는 질병을 치료하여 오장의 기혈을 소통시킨 후 배변을 원활하게 하는 약을 약간 복용하여 위와 장 내의 침적물을 제거한 후 감식(減食), 절식(節食)하여 점차 오곡을 단절하고, 오미(五味)를 잊고 배고픔과 갈증을 잊는 것을 말한다.
- **복약벽곡** : 약물을 곡식 대신 식용하는 것을 말한다. 약물의 배합 방법은 여러 가지인데 보통 영양가가 높고 느리게 소화되는 콩, 대추, 깨(혹은 검은 깨), 복령(茯苓), 황정(黃精), 인삼, 꿀 등을 함께 배합하여 환을 만들어 벽곡 후에 곡식 대신 한두 개씩 복용한다. 이외에 또 영양가 높고 소화가 잘 안 되는 음식들을 한 끼 배불리 먹은 후 벽곡하면 긴 시간 지속할 수 있다. 또 좋은 음식들을 한 끼 배불리 먹은 후 약을 복용하면서 벽곡할 수도 있다.

벽곡은 정도에 따라 아래와 같은 몇 가지로 분류된다.
- **전벽(全辟)** : 벽곡 기간에 곡식과 물을 전혀 입에 대지 않고 완전히 음식과 수분의 공급을 단절하고 직접 바깥 세계와 에너지, 정보의 교환을 진행하여 사람의 잠재능력을 충분히 활성화하여 인체의 각종 대사를 완성한다. 이런 방법은 적게 운용되며 이런 방법을 실시하는 사람들은 보통 평소에 훈련을 많이 한 사람들이다.
- **근전벽(近全辟)** : 오곡잡곡과 약은 복용하지 않으나 소량의 물과 꿀을 마시거나 소량의 과일을 식용한다. 이런 방법은 일반 체질을 가지고 있는 사람들에게 다 적용될 수 있으며 비교적 안전하다.
- **반벽(半辟)** : 물과 꿀을 마시는 것 외에 소량의 과일, 땅콩, 흰 호두, 대추, 검은 호두, 살구씨 등 약과 음식을 식용하여 기아를 달랠 수 있다. 이런 방법은 처음 벽곡하는 사람과 허약한 사람들에게 적합하다.
- **근반벽(近半辟)** : 기본적으로 익힌 음식을 식용하지 않으나 과일, 채소와 기타 잡식을 많이 식용할 수 있으며 심지어 죽이나 국수, 일부 야채 요리를 소량으로 식용할 수 있다. 이런 방법은 심리장애가 있거나 특별히 허약한 사람들에게

도인술의 벽곡 현상 연구

벽곡 현상 연구

벽곡은 선진(先秦) 시기 이후에 도교에 의하여 전해 내려온 양생 수련방법이다. 벽곡중에는 다만 곡식과 고기류의 음식을 금할 뿐 과일이나 채소 및 물은 여전히 먹는다. 벽곡을 하면 음식이 신체에 남긴 독소가 신체에 끼치는 피해를 감소하기 때문에 신체 내부를 청소하고 신체 기능을 조절할 수 있다.

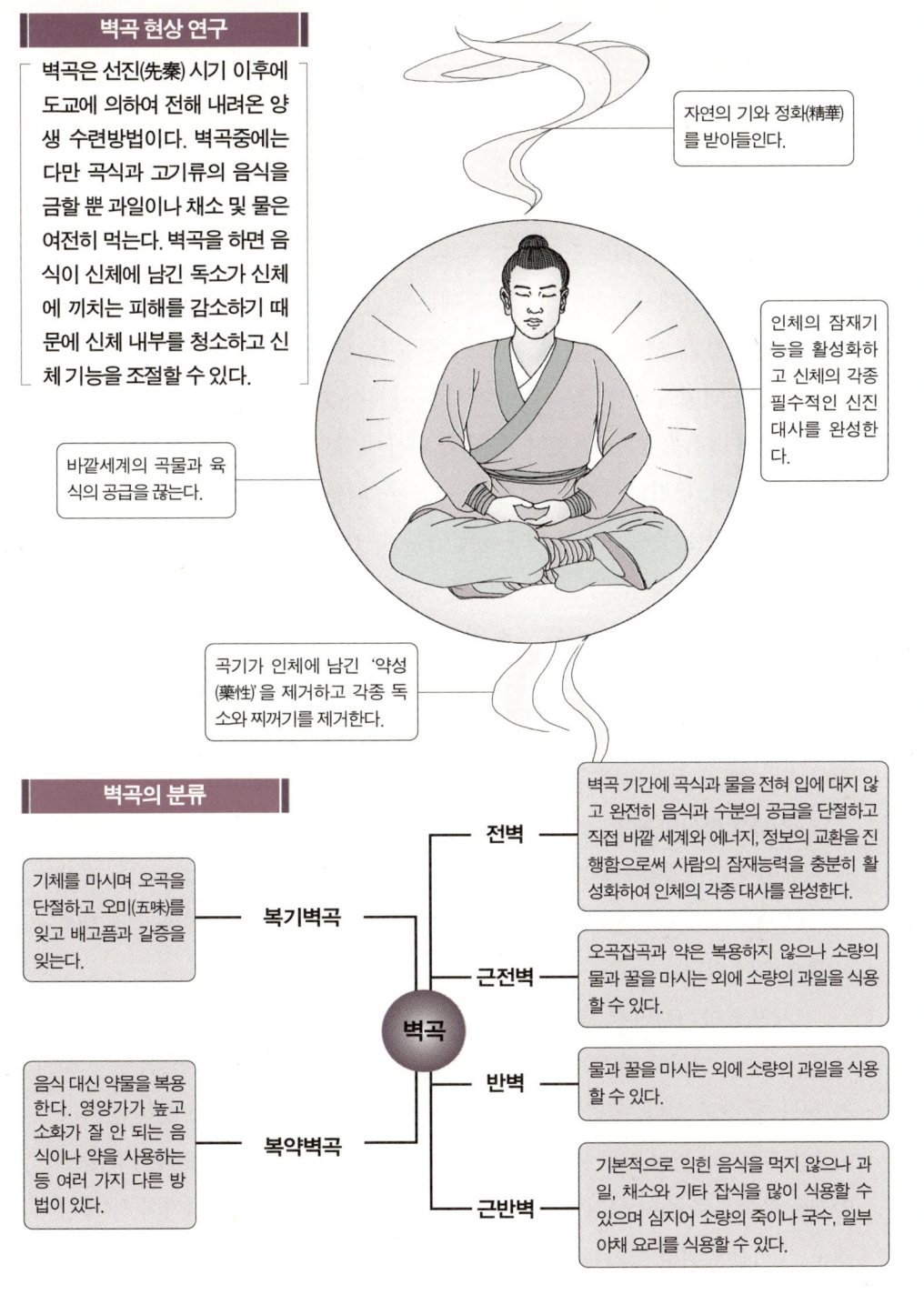

- 자연의 기와 정화(精華)를 받아들인다.
- 인체의 잠재기능을 활성화하고 신체의 각종 필수적인 신진대사를 완성한다.
- 바깥세계의 곡물과 육식의 공급을 끊는다.
- 곡기가 인체에 남긴 '약성(藥性)'을 제거하고 각종 독소와 찌꺼기를 제거한다.

벽곡의 분류

복기벽곡: 기체를 마시며 오곡을 단절하고 오미(五味)를 잊고 배고픔과 갈증을 잊는다.

복약벽곡: 음식 대신 약물을 복용한다. 영양가가 높고 소화가 잘 안 되는 음식이나 약을 사용하는 등 여러 가지 다른 방법이 있다.

- **전벽**: 벽곡 기간에 곡식과 물을 전혀 입에 대지 않고 완전히 음식과 수분의 공급을 단절하고 직접 바깥 세계와 에너지, 정보의 교환을 진행함으로써 사람의 잠재능력을 충분히 활성화하여 인체의 각종 대사를 완성한다.
- **근전벽**: 오곡잡곡과 약은 복용하지 않으나 소량의 물과 꿀을 마시는 외에 소량의 과일을 식용할 수 있다.
- **반벽**: 물과 꿀을 마시는 외에 소량의 과일을 식용할 수 있다.
- **근반벽**: 기본적으로 익힌 음식을 먹지 않으나 과일, 채소와 기타 잡식을 많이 식용할 수 있으며 심지어 소량의 죽이나 국수, 일부 야채 요리를 식용할 수 있다.

적합하다.

벽곡을 할 때 주의해야 할 사항

• **음식 통제** : (1)벽곡을 시작할 때 음식 먹는 양을 점차 감소시켜 사흘 사이에 반벽 혹은 근전벽의 상태에 도달하거나 직접 벽곡을 시작하여 직접 벽곡의 상태에 진입할 수도 있다. 벽곡을 끝내고 음식을 다시 먹기 시작할 때에는 점차로 회복해야 하며 조급해서는 안 된다. 처음에는 멀건 국이나 죽을 식용하는 외에 소량의 신선한 과일, 채소 등을 먹고 날 것, 찬 음식, 생선, 육류, 매운 것, 자극이 강한 음식물을 피해야 한다. 정상적인 식사를 완전히 회복한 지 일주일이 지난 후에야 생선과 육류를 먹을 수 있다. (2)벽곡 기간에 말린 과일이나 신선한 과일 및 대추, 깨, 황정, 구기자, 검은 콩, 천문동(天門冬), 맥문동(麥門冬), 복령, 백작(白芍), 백출 등 영양을 보충하기 위한 약물을 섭취할 수 있다. (3)경험에 따르면 벽곡 기간에 매일 꿀물을 몇 컵씩 마시면 몸에 좋다. 물은 따뜻한 물을 마시되 많이 마셔도 괜찮다. 벽곡 기간에 음식은 먹지 않지만 물은 끊지 않으므로 충족한 양의 물을 공급해야 한다. 물 마시는 양이 지나치게 부족하면 몸이 상할 수 있다. (4)벽곡 기간에 술은 끊지 않는다. 때문에 술을 적당히 마실 수는 있으나 과음해서는 안 된다. 만일 벽곡 기간에 과음하면 평상시보다 몸을 더 많이 상하게 된다.

• **신체와 정신의 통제** : (1)벽곡 기간에 과도한 체력 활동과 격렬한 체력 활동을 피해야 한다. (2)될수록 7정(七情)의 자극을 피하고 정서가 흔들리는 것을 피함으로써 평온하고 조용한 마음가짐을 유지해야 한다. 성생활을 제한하고 정기(精氣)를 아껴야 한다.

• **시간 통제** : (1)벽곡 시간은 개인의 연공 시간, 건강 상태, 심리 상태에 따라 다를 수 있다. 벽곡은 짧게는 1~2일간 할 수 있고 길게는 10여일 혹은 더욱 긴 시간 동안 할 수도 있다. 일반적으로 3일 이상 벽곡을 하며 몸 상태가 보통인 사람은 7일 혹은 7일 이상 꾸준히 해야 한다. (2)처음 벽곡할 때는 너무 오래하지 말고 안전을 우선으로 하며 순리에 따라야 한다. 그리고 순차적으로 나아가야 하며 억지로 긴 시간 동안을 해서는 안 된다.

벽곡 기간에는 실제 상황에 근거하여 순리에 따라 벽곡을 하고 싶을 때 하고 그만두고 싶을 때 그만두며 편안한 것을 원칙으로 삼아야 한다.

벽곡 원리의 연구

전통적인 양생이론에서는 음식을 곡기(穀氣)라고 하며 곡기와 체내의 원기가 결합하여 진기(眞氣)를 형성하고 진기의 유동은 생명의 정상적인 운행을 지지한다. 음식물은 체내의 진기를 활성화하는 동시에 체내에 '물성(物性)'을 남긴다. 이런 물성은 체내 진기의 정상적인 유동과 기혈의 운행에 영향을 미치기 때문에 쉽게 사람에게 질병을 유발한다.

현대과학의 연구에 따르면 사람들이 평소에 먹는 음식물은 인체기능을 유지시켜 주고 인체에 에너지를 공급하는 동시에 체내에 각종 노폐물을 형성한다. 비록 이런 노폐물이 매일 대변, 오줌, 땀 등을 통하여 체외로 배출되지만 완전히 배출되지는 못하고 일부 찌꺼기가 몸에 남아서 인체의 각 부위에 저장되고 독소를 형성하여 인체에 질병을 일으키는 근원이 된다.

벽곡을 하는 목적은 체내를 청결하게 하기 위한 데 있다. 즉 지나치게 많은 음식을 먹었거나 불합리하게 음식물을 섭취(편식하였거나 너무 기름지고 달고 맛이 짙은 음식을 섭취)하였거나 운동량이 너무 적거나 약물을 복용하였거나 하여 형성된 독소를 제거하기 위함이다. 점차로 오곡의 탁기를 제거하고 자연의 청기를 받아들임으로써 인체 내부를 깨끗이 청소하는 동시에 소화 능력과 영양의 흡수 능력을 개선한다. 벽곡은 생명 활동을 강화하고 인체의 잠재 기능과 선천적인 특이 기능을 활성화하여 몸과 마음을 개조하기 위해 행하는 것이다.

벽곡의 의의

벽곡을 통하여 신체 내부의 독소를 제거함으로써 인체 내부를 깨끗이 청소하는 동시에 뇌와 지혜를 활성화하고 인체의 잠재 기능을 개발할 수 있다. 벽곡은 그저 단순히 굶는 것이 아니라 대뇌가 완전히 새로운 상태로 진입하게 하고 인체 기능과 잠재력이 충분히 조절되고 발휘되게 하고 원신(元神)이 충분히 운용되게 한다. 외부적으로는 몸이 영활해지고 눈에 정기가 돌며 머리가 맑아지고 사유가 민첩해지고 기억력과 이해력, 의지력, 인내력이 크게 강화된다.

벽곡은 사람으로 하여금 건강장수하게 한다. 옛 사람들은 "오래 살려면 늘상 배를 깨끗하게 해야 하고 죽지 않으려면 장에 찌꺼기가 없어야 한다"고 하였다. 미국 캘리포니아 주립대학 의학원의 월(Wall) 교수는 인체의 노화에 대한 다년간의 연구를 통하여 노화를 방지하는 유일한 방법이 적게 먹는 것이라는 결론을 얻어 내었다. 설사 뚱뚱하지 않더라고 음식을 적게 먹는 것이 좋다. 동물의 몸에 진행한 실험에서도 금식하면 암에 걸리지 않고 수명도 배로 길어진다는 것이 실증되었다.

적용 범위

벽곡은 음식의 식용을 크게 감소하게 하여 '물성'이 신체에 조성하는 영향을 감소시킨다. 이리하여 신체를 청소하는 기능, 조절 기능과 면역 강화 기능을 갖추게 한다.

적용 범위 : 상기 두 가지 치료 기능에 부합되는 질병에 모두 벽곡 요법을 적용할 수 있다.

(1) 영양부족과 대사(代謝)성 질병 : 당뇨병, 비만증, 고(高)리포단백혈증 등.
(2) 음식으로 초래된 소화계통의 질병 : 위염, 장염, 지방간 등.
(3) 콩팥 질병 : 신장염, 부종(浮腫) 등.
(4) 순환계통의 질병.
(5) 면역문란성 질병 및 병독성 질병.

그러나 벽곡요법이 무슨 병이나 다 치료할 수 있는 건 아니고 일정한 적용 범위가 있다. 예를 들면 정신병, 선천적인 벙어리 등은 벽곡 요법으로 치료할 수 없다.

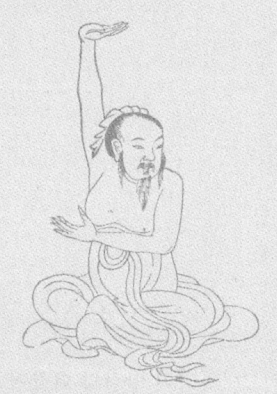

3장 천여 년을 거쳐온 도인술

도인술의 신비한 매력

　　도인술은 중국 고대문명의 발전과 더불어 유구한 역사를 지닌다. 도인술은 독특한 특징을 지닌 양생방법으로서 여러 시대를 거쳐 발전을 거듭하여 왔다. 상고 시대의 춤동작에서 비롯된 도인술은 춘추전국 시기에 신속한 발전이 이루어져 웅경熊經, 조신鳥伸 등 술법들이 나오게 되었다. 마왕퇴馬王堆 3호 한묘漢墓에서 출토된「도인도導引圖」에 그려져 있는 44종의 자세가 바로 선진先秦 시기 도인술에 대한 총화이다. 수당(隋唐) 이후 도인술의 주요 대표유파로는 당대唐代의 고승 감진鑒眞이 창안한『감진토납술鑒眞吐納術』, 송대宋代의 고승 광도廣渡가 창시한『광도도인술廣渡導引術』, 청대淸代의 조정동曹廷棟이 창설한『노인도인법老人導引法』등이 있다.

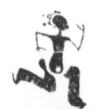

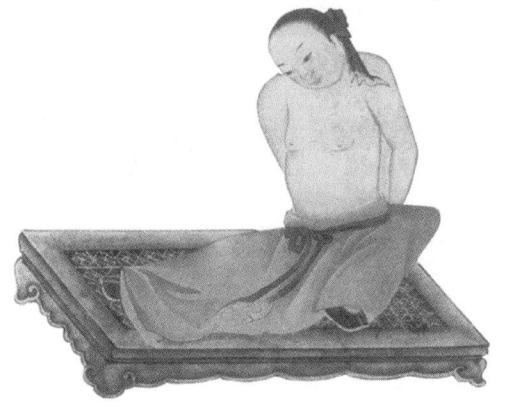

3장 그림 목록

마왕퇴「도인도」동작의 분류 117 | 고본(古本) 오금희의 호식 125 | 고본 오금희의 녹식과 웅식 126 | 고본 오금희의 원식 127 | 고본 오금희의 조식 129 | 명본 오금희 130 | 육자결 135 | 태식법의 연공 원리 137 | 소주천법 141 | 소주천 공법에서 의념으로 기를 운행시키는 노선도 143 | 대주천과 소주천 공법의 차이점 145 | 좌식 팔단금 ① 149 | 좌식팔단금 ② 151 | 좌식팔단금 ③ 153 | 참식 팔단금 154 | 십육단금 ① 168 | 십육단금 ② 170 | 역근경 십이세 ① 173 | 역근경 십이세 ② 175 | 역근경 십이세 ③ 177 | 대조수 이십식(大調手二十式) ① 181 | 대조수 이십식 ② 185 | 대조수 이십식 ③ 186 | 위타공의 내부구조 189 | 태극 십삼식 197 | 태극권의 특징 199 | 토납도인공의 수련 순서 ① : 좌토납 209 | 토납도인공의 수련 순서 ② : 참토납 210 | 토납도인공의 수련 순서 ③ : 도인(導引) 213 | 소림내경일지선 공법의 원리 217 | 수족(手足)과 신체 내장의 관계 219 | 마보참장공과 반지법 221 | 영자술의 출처와 작용 225 | 영자술 공법(靈子術功法) 227 | 반환공의 정공과 동공 231 | 옥섬흡진공의 건강미 다이어트 원리 235 | 청와공과 연화공 237 | 오장도인법의 공법 241 | 오장과 오행 243 | 노자 안마법 동작 ① 249 | 노자 안마법 동작 ② 250 | 사계절에 오장을 보양하는 동공법 : 영검자도인법 253 | 오장(五臟), 정지(情志), 오미(五味)의 대응관계 257 | 24절기와 72후(候) 264 | 경락과 4시5운6기표(四時五運六氣表) 269 | 봄의 6기 좌공도 272 | 여름의 6기 좌공도 273 | 가을의 6기 좌공도 274 | 겨울의 6기 좌공도 275 | 소요자도인법 ① 279 | 소요자도인법 ② 283 | 왕자교 팔신도인법 285 | 팔신(八神) 289 | 공법의 자세와 치료되는 질병 291 | 연년구전 복부안마법 295 | 여러 가지 안마법 297 | 연년구전법의 동작 298 | 서서 연공하는 기본공 : 참장공 303 | 팽조의 도인술과 양생경(養生經) 305 | 도홍경의 도인안마법 309 | 얼굴 안마로 청춘을 유지 : 섭양침중도인법 311 |『도추』에 있는 조합 도인공법 : 성태도인법 315 | 여자 오금희의 술세(術勢) 317 | 도기결과 명천고 321 | 수공법의 구결 323 | 현감도인법 327

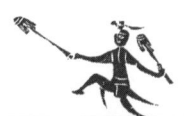

01 중국에 현존하는 가장 오래된 양생도인도보
마왕퇴의 「도인도」

>>> 호남성 장사시에서 발견된 한나라 고묘인 마왕퇴에서 출토된 「도인도」는 중국에 현존하는 가장 오래된 양생도인도보養生導引圖譜로서 호흡운동, 지체운동, 기계운동, 의료공법 등 여러 방면의 내용들을 담고 있다.

    1974년, 호남성 장사시 마왕퇴 3호 한묘에서 출토된 백서(帛書) 「도인도(導引圖)」는 현재까지 중국에 현존하는 가장 오래된 양생보건운동에 관계된 공필 채색 화법(工筆 彩色畵法) 그림으로서 전문가에 의하여 기원전 2세기의 작품임이 고증되었다. 백서의 원본은 길이가 100cm이고 너비가 40cm로서 상하 4층으로 구분되어 있으며 모두 44개의 각각 다른 인물과 도인(導引) 동작들이 그려져 있다. 그림에 남자와 여자가 각각 절반씩 그려져 있고 그림 옆에 동작의 명칭이 명기되어 있는데 일부 문자는 아직 그대로 남아 있어서 분별이 가능하다. 「도인도」는 크게 아래의 몇 가지 방면으로 구분된다.

• **호흡운동** : 마왕퇴 「도인도」의 문자 설명에서는 호흡에 대하여 두 번 언급하였다. 「도인도」에 '앙호(仰呼)'가 있는데 '앙호'란 바로 몸을 뒤로 젖히고 소리를 낸다는 뜻이다. 몸을 뒤로 젖힐 때 두 손을 뒤로 쳐들고 가슴을 편다. 이런 동작은 심장과 폐의 기능을 강화시킬 수 있다.

• **지체운동** : 「도인도」에는 쭈그리거나 무릎을 꿇거나 앉은 자세가 적으며 대부분 서서 운동하는 동작들이다. 현재 중국에서 방송하고 있는 제5개정판 체조 중의 8개 동작은 기본적으로 「도인도」의 동작을 포함하고 있다. 예를 들면 상체운동인 '용등(龍登)', 옆구리운동인 '당랑(螳螂)', 복부운동인 '양궐(倆厥)', 뜀뛰기운

마왕퇴「도인도」동작의 분류

호남성 장사시 마왕퇴에서 출토된「도인도」는 기원 전 2세기의 작품으로서 현재까지 중국에 보존되어 있는 것 중에서 가장 오래된 양생도인도보(圖譜)이다.「도인도」에는 44종의 동작들이 그려져 있는데 각각의 차림새가 모두 다르며 그림마다 옆에 간단한 문자 설명이 기록되어 있다. 그러나 일부 문자들은 떨어져 나가 없고 31개의 그림만 그 옆에 추가된 문자를 알아볼 수 있다. 이런 진귀한 그림들은 그 특징에 근거하여 호흡, 지체, 기계, 치료 등의 공법으로 분류된다.

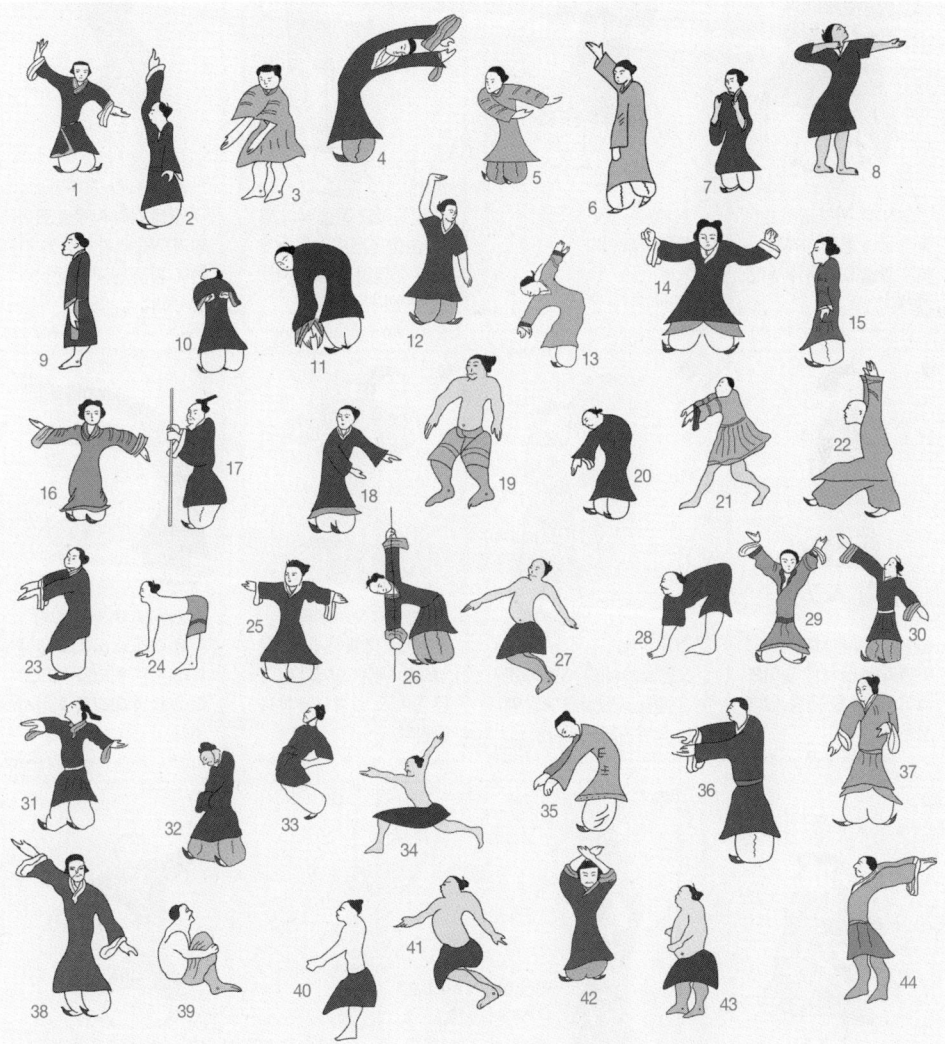

1. 호흡운동 - 호흡을 멈추는 동작 : 그림 2, 19, 28, 32, 34, 39, 42
   호흡운동 - 숨을 내 뱉는 동작 : 그림 9, 10, 20, 25, 30
   호흡운동 - 소리치는 운동 : 그림 38, 43, 44
2. 지체운동 - 그림 4, 13, 22, 27, 28, 29, 34, 44
3. 기계운동 - 그림 4, 26, 32
4. 치료공 - 그림 14, 16, 21, 27, 28, 32, 33, 39, 40, 42

「도인도」의 상세 분석

「도인도」의 44폭 운동자세는 각기 다른 도인 도상(圖像)이다. 그 중에 남녀가 각각 반반이다. 다만 남녀 성별, 조련 내용, 복식 특징은 모두 서로 혼합하여 엄격히 구분하지 않았다. 이를 통해 이 진귀한 도

❶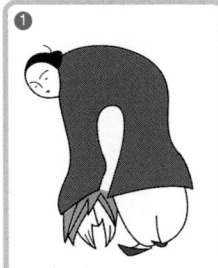
만요(彎腰 : 허리 굽히기)
허리 굽혀 몸을 아래로 내리고 팔을 드리운 후 목을 돌린다.

❷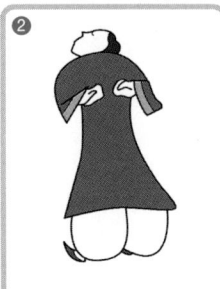
희(呬)
등을 두드린다.

❸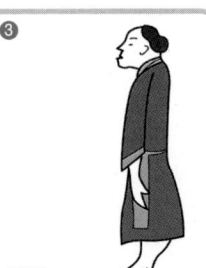
희(呬)
숨을 죽이고 목을 빼어 들고 숨을 삼킨다. 이렇게 하면 콩팥의 질병을 치료할 수 있다.

❹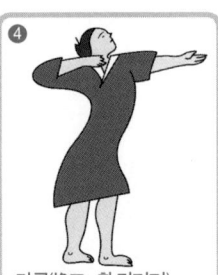
만궁(挽弓 : 활 당기기)
두 팔을 각각 좌우로 잡아당겨 가슴펴기 운동을 하는데 활을 당기는 동작과 유사하다.

❺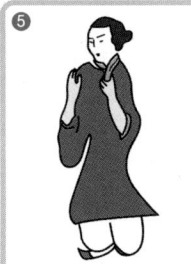
진수(振手 : 손 진동)
어깨와 팔꿈치를 늘어뜨리고 두 손을 가슴 앞에 쳐든다.

❻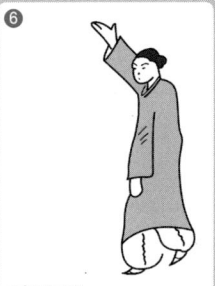
절음(折陰)
오른발을 내밀 때는 오른손을 들고 왼발을 내밀 때는 오른손을 내린다.

❼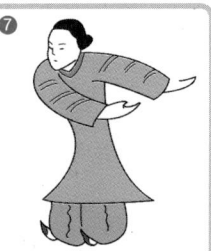
부욕(凫浴 : 오리목욕)
두 손을 평행하게 한 쪽 옆으로 내밀고 머리가 다른 한 쪽으로 향하게 목을 돌린다.

❽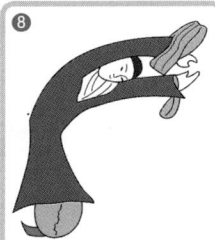
번요(翻腰 : 허리 젖히기)
몸을 아래고 굽히고 팔을 드리운 후 허리를 축으로 하여 팔과 머리를 회전시킨다.

❾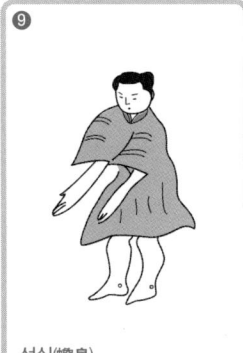
섬식(蟾息)
행기도(行氣圖)

❿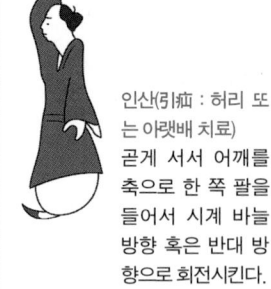
인산(引疝 : 허리 또는 아랫배 치료)
곧게 서서 어깨를 축으로 한 쪽 팔을 들어서 시계 바늘 방향 혹은 반대 방향으로 회전시킨다.

⓫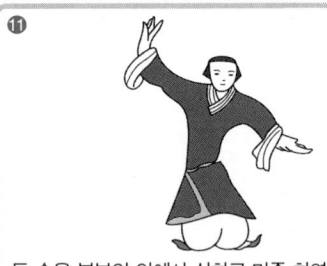
두 손을 복부의 앞에서 상하로 마주 하였다가 두 팔을 안으로 회전시킨다. 회전시킬 때 한 쪽 손은 위로 올리고 다른 한 쪽 손은 아래로 내리며 또 손바닥을 뒤집어서 두 손이 만나는 곳에서 손뼉을 친다.

인 도보는 자료 총집의 특성을 갖추고 있으며, 2천여 년 전에 중국인들이 신체를 단련하고 양생보건 하던 모습을 어느 정도 사실적으로 묘사하였다.

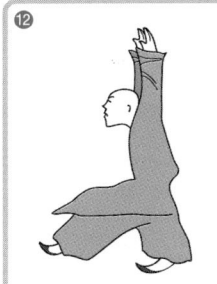

⑫ 다리를 내밀어 발을 앞으로 차고 팔을 위로 들어서 윗몸을 편다.

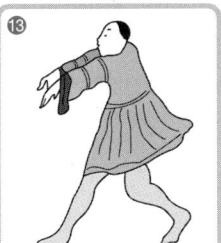

⑬ 통명(痛明 : 눈 통증 치료), 가(呵)
앞으로 발을 내디디면서 팔을 앞으로 곧게 내밀되 손등이 앞을 향하게 한다.

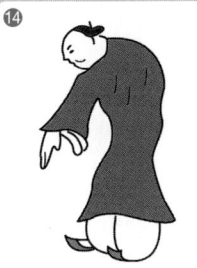

⑭ 공척(拱脊 : 등 굽히기)
손을 아래로 내밀고 등을 굽힌다.

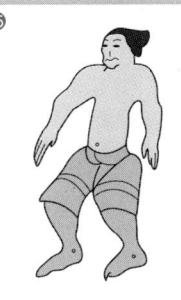

⑮ 인퇴(引頹 : 쇠약증 치료)
참장으로 기를 기른다.

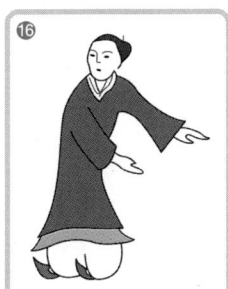

⑯ 파비(擺臂 : 팔 떨기)
곧게 서서 두 팔을 평행하게 좌우로 떤다.

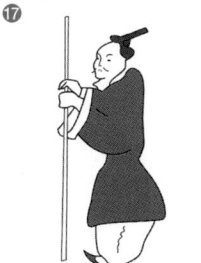

⑰ 지팡이로 땅을 짚고 앞뒤로 몸을 가볍게 흔든다.

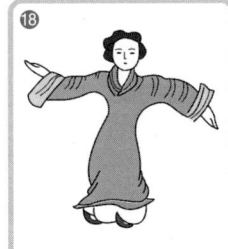

⑱ 복중(腹中)
두 팔을 양 쪽으로 어깨 높이만큼 들고 엉덩이를 가볍게 흔들고 두 팔을 비튼다.

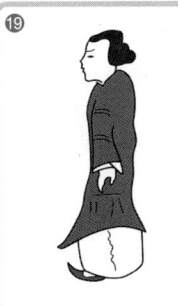

⑲ 태식법(胎息法)으로 기를 운행시킨다.

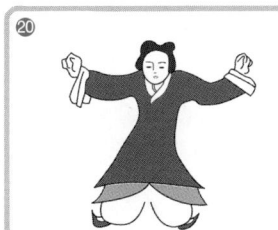

⑳ 인롱(引聾 : 귀머거리 치료)
두 손바닥으로 귀를 여러 차례 누르다가 갑자기 열어 귀에서 소리나게 한다.

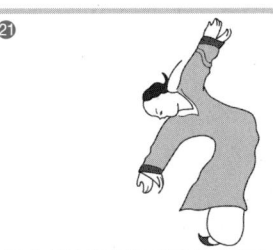

㉑ 곧게 서서 두 팔을 어깨 높이만큼 일자형으로 든 후 몸을 굽히고 허리를 축으로 몸을 회전시킨다. 오른손을 아래로 곧게 뻗고 허리를 비틀되 오른손을 왼발의 바깥쪽으로 힘껏 내민다.

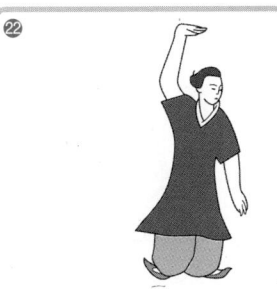

㉒ 인번(引煩 : 번뇌 제거)
오른손을 위로 올리되 손바닥은 위로 향하게 하고 왼손은 아래로 드리우되 손가락 끝이 뒤를 향하게 한다.

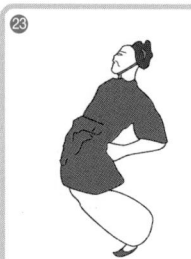

㉓ 인슬통(引膝痛 : 무릎 통증 치료)
무릎을 굽혀서 몸을 좀 젖힌 후 두 손으로 무릎을 어루만진다. 복사뼈관절을 축으로 두 무릎을 회전시킨다.

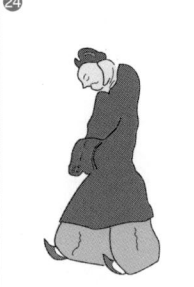

㉔ 인거적(引胠積 : 겨드랑이 통증 치료)
두 손으로 주머니 모양의 물건을 쥔다.

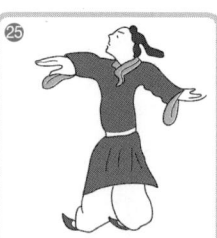

㉕
곧게 서서 왼쪽으로 허리를 돌리고 두 팔을 앞과 뒤로 어깨 높이만큼 추켜든다. 이 때 오른손을 손바닥이 아래로 향하게 앞으로 내밀고 왼손을 손바닥이 위로 향하게 뒤로 가져간 후 눈으로 오른손을 본다. 다음에는 허리를 오른쪽으로 돌린다.

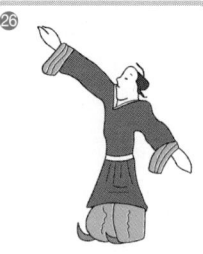

㉖ 허(噓)
두 팔을 옆으로 어깨 높이만큼 올리고 두 손바닥은 위로 향하게 한다. 그런 후 한 쪽 팔을 위로 올리고 다른 한 쪽 팔은 아래로 경사지게 내려 두 팔이 일자형을 이루게 한다.

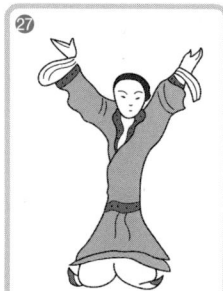

㉗ 용등(龍登 : 용이 올라감)
두 팔을 위로 추켜들고 두 발꿈치를 위로 든다.

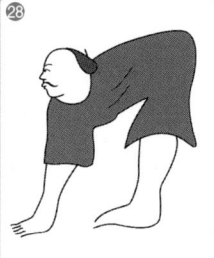

㉘ 양궐(痒厥)
허리를 앞으로 굽혀 굶주린 호랑이가 먹이를 덮치는 동작을 취한다.

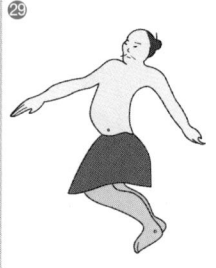

㉙ 인항(引項 : 목 치료)
두 팔은 좀 벌리고 두 발로 뛴다.

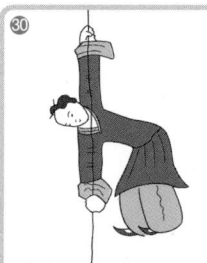

㉚ 이장통음양(以杖通陰陽 : 지팡이로 음양을 관통)
지팡이로 땅을 짚고 지팡이의 힘을 빌어서 몸을 굽혔다 폈다 한다.

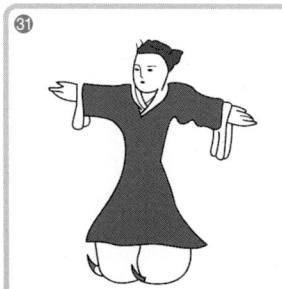

㉛ 요배(鷂背 : 매의 등), 가(呵)
남북 쪽을 향하여 허리를 비틀고 두 팔을 어깨 높이만큼 올린다.

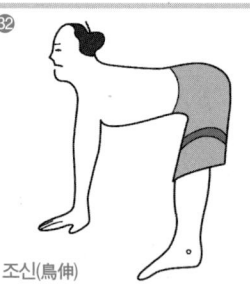

㉜ 조신(鳥伸)
두 발로 땅을 딛고 눈으로 주위를 둘러본다. 두 손은 뒤에서 앞으로 호형을 이루게 하여 앞으로 덮치는 동작을 취한다.

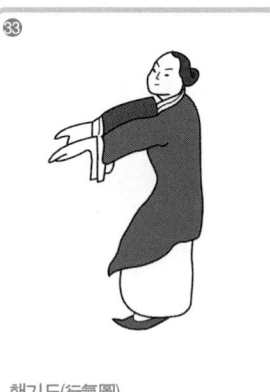

㉝ 행기도(行氣圖)

㉞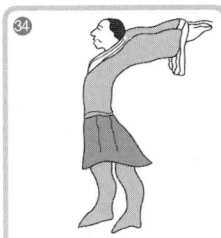
앙호(仰呼 : 몸을 뒤로 젖히면서 소리 지르기)
곧게 서서 두 팔을 아래로 드리웠던 곳으로부터 앞으로 어깨 높이만큼 위로 들고 가슴을 들여보내고 배를 내밀고 숨을 들이쉰다. 다시 두 팔은 위로 들고 몸을 쭉 편 후 배를 안으로 들여보내면서 숨을 내쉰다.

㉟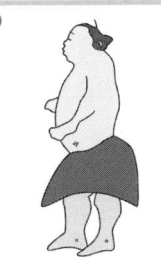
목후호(沐猴呼 : 원숭이의 소란)
두 주먹을 꼭 잡고(즉 엄지를 먼저 굽힌 후 네 손가락으로 엄지를 감싸 쥔다.) 입을 오므리고 숨을 내쉰다.

㊱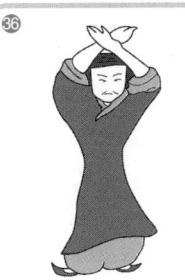
인온병(引溫病 : 학질 치료)
곧게 서서 두 팔을 배 앞에 교차시켰다가 천천히 머리 위로 높이 쳐든 후 양쪽으로 내려서 다시 배 앞에서 교차시킨다.

㊲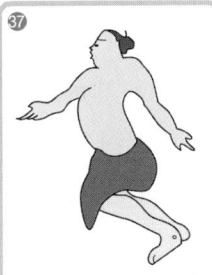
좌인팔유(坐引八維)
꿇어앉아서 두 팔을 허리의 회전과 함께 사면팔방으로 휘두르되 시종 인체의 수직 축과 45도를 유지한다.

㊳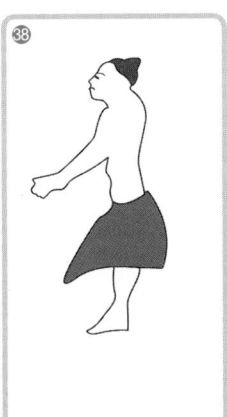
행기도(行氣圖)

㊴
인비통(引痺痛 : 저린 증상 치료)
몸을 웅크려 무릎을 그러안고 쭈그리고 앉은 후 뒤로 넘어졌다가 운동의 관성을 이용하여 앞으로 원래대로 앉는다.

㊵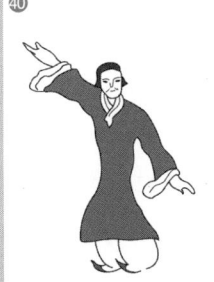
원호(猿呼 : 원숭이의 부름)
두 팔을 엇바꾸어 앞 위로 펼치되 손은 손잡이를 쥔 것처럼 그러쥔다.

㊶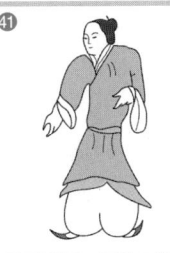
웅경(熊經 : 곰이 거꾸로 매달림)
곧게 서서 허리를 축으로 하여 온 몸을 흔들되 한 쪽 팔은 펴고 한 쪽 팔은 굽힌다. 두 손은 가슴과 배 앞에서 원을 그린다.

㊷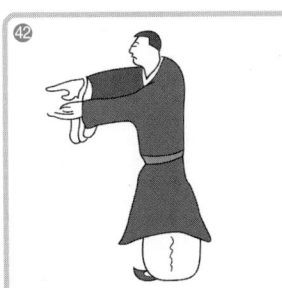
두 손을 어깨 높이만큼 올린 후 하나는 앞으로 내리고 하나는 뒤로 젖힌다. 이렇게 연속해서 손목과 팔을 회전하되 눈은 앞을 정시한다.

㊸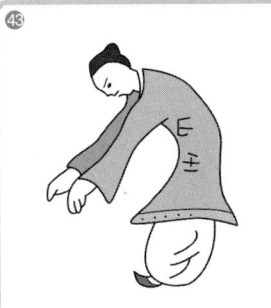
몸을 앞으로 굽히고 두 주먹으로 족삼리혈(足三里穴)을 친다.

㊹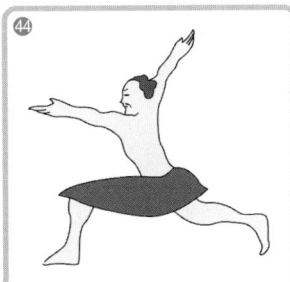
전(鸇 : 매의 등)
두 발을 앞뒤로 벌려 교착시키고 두 팔은 허리를 돌리는 자세에 따라 양쪽으로 나누어 추켜든다.

동인 '인경(引頸)'과 '좌인팔유(坐引八維)' 등이 있다.

• **기계운동** : 「도인도」에 묘사된 그림에는 빈손으로 하는 체조 외에 곤봉, 공, 접시, 주머니 등의 기구들을 신체단련에 이용하는 그림들이 그려져 있다. 그림 중의 곤봉운동은 몸을 굽히고 회전하는 동작으로서 두 손으로 곤봉을 좌상우하(左上右下)로 들고 있다. 문자 설명에는 '곤봉으로 음양을 소통시킨다'고 되어 있다. 구형운동에 대한 문자 설명 부분은 이미 떨어져 나갔는데 허리를 꺾고 회전하는 운동인 것 같았고 발아래에 공 모양의 물체 하나가 있는 것은 이미 떨어져 나갔다. 이런 구형운동은 고대의 답국(蹋鞠), 즉 고대의 축구 운동과 유사하다.

• **치료공(治療功)** : 「도인도」의 문자 내용에서 '번(煩)', '통명(痛明)', '인롱(引聾)', '인온병(引溫病)' 등 치료되는 질병을 열두 곳에서 직접 서술하고 있고, 도인이 사지의 관절통, 소화계통의 복통, 오관 중 귀와 눈, 심지어 일부 전염병의 치료와 밀접한 관계가 있음을 설명하고 있다.

마왕퇴 3호 한묘 「도인도」의 발굴은 고대 문헌에서 유실된 여러 가지 도인과 보건운동에 대한 최초의 그림 자료를 제공하였고 도인의 발전, 변화에 대한 연구에 귀중한 실마리를 제공하였다. 그리고 2천년 전의 중국 한나라(漢代) 사람들이 신체를 단련하고 질병을 예방, 치료하는 모습을 생동감 넘치게 사실적으로 묘사하였다.

02 | 동한말 화타의 도인술
오금희

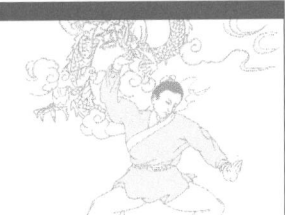

>>>> 오금희五禽戲는 동한東漢 말기의 신의神醫인 화타華陀가 호랑이, 사슴, 곰, 원숭이, 새 등 자연계의 다섯 종류 날짐승과 들짐승의 동작을 모방하여 창작한 도인건신공법이다.

화타의 오금희

오금희는 서진(西晉)의 진수(陳壽)가 집필한 『삼국지(三國志)』에서 처음 언급되었다. 이는 동한 말년의 신의인 화타가 창작한 양생건신술이다. 희(戲)란 놀음, 유희의 뜻으로서 홀가분하고 유쾌하게 몸을 움직인다는 뜻이다.

화타는 고대의 도인술과 토납술에 근거하여 호랑이, 사슴, 곰, 원숭이, 새의 동작들을 연구하고 인체의 오장육부, 경락, 기혈의 기능과 결합시켜 민족의 풍격을 갖춘 건신양생공법을 창작하였다. 이 양생공법의 목적은 근골을 움직이고 기혈을 통하게 하고 질병을 예방 치료하여 건강 장수하려는 데 있다.

상기한 다섯 종류 동물은 각각 생활습성이 다르고 활동방식에 있어서도 힘차고, 민첩하고, 침착하고, 변화 많고, 높이 나는 등 서로 다른 각자의 특징들을 가지고 있다. 이 동물들의 동작을 모방하여 운동을 하면 간접적으로 관절을 움직이고 오장육부를 단련시킬 수 있다. 그리고 지체 운동을 통해서 전신의 기혈이 막힘없이 흐르게 하여 병을 없애고 장생할 수 있다.

오금희가 전신의 근육과 관절을 운동시킬 수 있는 의료체조라는 것은 이미 현대의학의 연구에 의하여 실증되었다. 오금희는 전신의 관절을 단련하는 동시에 폐 기능과 심장 기능을 강화하고 산소 공급량을 개선할 수 있다. 또한 심장의 혈액 수송능력을 제고시키고 조직기관의 정상적인 발육을 촉진시킨다.

최초로 오금희가 수록된 『양성연명록(養性延命錄)』

사서(史書)에는 화타가 오금희를 전수하였다는 내용과 다섯 종류 동물의 이름만 기록되어 있을 뿐 그 공법은 구체적으로 기록되지 않았다. 최초로 오금희 체조공법을 기록한 문헌으로는 남북조(南北朝) 시기의 도홍경(陶弘景)이 집필한 『양성연명록』으로서 이 책에서 동물의 동작들을 생동감 있게 묘사하기는 하였지만 실행하기가 매우 어려웠다. 후에 사람들이 다른 필요성에 근거하여 보태고 삭제하고 수정하여 여러 다른 풍격의 유파가 생겨나고 수십 종의 다른 형태의 체조공법이 형성되었다. 그중 어떤 것은 '다섯 가지 동물'의 동작을 모방하여 외부 단련을 추구하였고 어떤 것은 내기(內氣)의 단련에 치중하여 내부 단련, 질병 치료, 신체 건강을 추구하였으나 모두 밖으로는 움직이면서 안으로는 고요하게, 동 가운데서 정을 구하고, 강함과 부드러움을 서로 다스리고, 안과 밖을 두루 갖추기를 함께 추구하였다(外動內靜외동내정, 動中求靜동중구정, 剛柔相濟강유상제, 內外兼備내외겸비).

도인술의 발전 역사를 보면 오금희는 최초로 형성된 건신법으로서 도인 발전역사의 비약이라고 할 수 있다. 오금희에 의거하여 신체를 전면적으로 단련할 수 있게 되었다.

오금희 자체는 단순한 체조가 아니라 높은 수준의 보건양생공이다. 화타는 이 보건양생공으로써 지체의 운동과 호흡토납을 유기적으로 결합시켰다. 중국 최초의 완전한 공법으로서의 오금희는 동물을 모방한 의료 건신 체조로서 후대의 도인, 팔단금, 심지어 기공, 무술에까지 모두 일정한 영향을 끼쳤다. 또한 세상에 널리 전해지고 발전되어 역대로 사람들이 보편적으로 중시하는 체육운동의 하나가 되었다.

오금(五禽)과 오행(五行)

오금희 중의 오금이란 호랑이, 사슴, 곰, 원숭이, 새(일반적으로 학을 대표로 삼는다.) 등 다섯 종류의 야생동물을 가리킨다. 그렇다면 자연계에는 수많은 종류의 야생동물들이 있는데 하필 무엇 때문에 이 다섯 가지를 대표 동물로 하였을까?

고본(古本) 오금희의 호식

오금희가 화타에 의하여 발명되기는 하였으나 그 구체적인 체조공법의 문자로 된 최초의 기록은 남북조의 도홍경이 집필한 『양성연명록』에 보인다. 이 책에서 엮어놓은 오금희 공법을 보면 동물의 동작과 자세를 매우 사실적으로 모방하고 있다. 다섯 종류 동물의 동작들은 가상적인 것이 아니라 실제적인 것으로서 각 동물들 지체활동의 요체를 여실히 반영하고 있다.

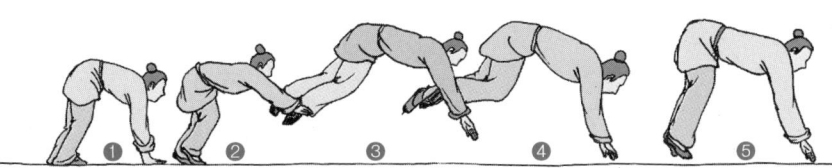

사지로 땅을 짚고 앞으로 뛰는 동작을 세 번 한 후 뒤로 뛰는 동작을 두 번 한다.

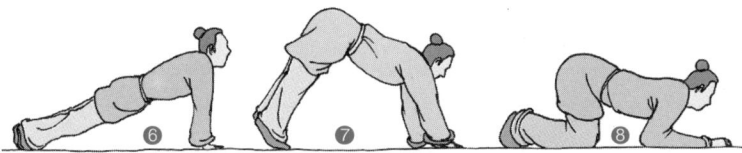

허리는 될수록 앞으로 힘껏 폈다가 바로 다시 움츠리고 머리를 위로 쳐들어 하늘을 바라본 후 다시 원상태로 복귀한다.

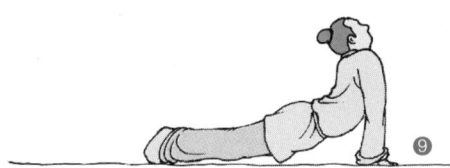

사지로 땅을 짚고 앞으로 나아가는 동작을 7회 한 후 다시 뒤로 후퇴하는 동작을 7회 한다.

호식(虎式 : 호랑이 모방)
"호식은 ①사지로 땅을 짚는다. ②앞으로 세 번 뛴다. ③뒤로 두 번 뛴다. ④허리를 힘껏 편다. ⑤허리를 움츠린다. ⑥하늘을 쳐다본다. ⑦원래대로 복귀한다. ⑧앞으로 7회 나아간다. ⑨뒤로 7회 후퇴한다."
"虎戲者, ①四肢距地, ②前三擲, ③却二擲, ④長引腰, ⑤乍起, ⑥仰天, ⑦卽返, ⑧距行前, ⑨却各七過也."
호희자, 사지거지, 전삼척, 각이척, 장인요, 사기, 앙천, 즉반, 거행전, 각각칠과야.

고본 오금희의 녹식과 웅식

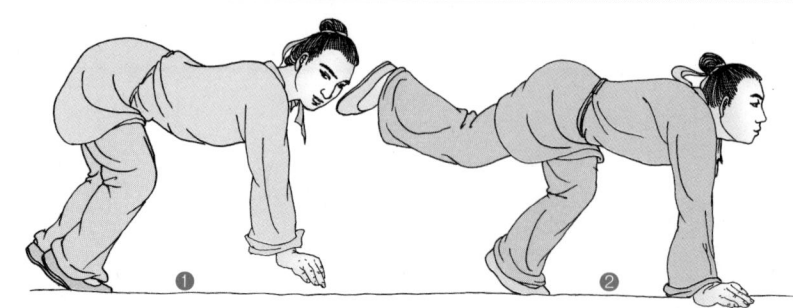

사지로 땅을 짚고 먼저 목을 내밀어 왼쪽, 뒤로 3회씩 돌린 후 다시 오른쪽, 뒤로 2회 돌린다.

원 상태로 복귀하고 먼저 왼쪽 발을 3회 폈다 굽혔다 한 후 다시 오른쪽 발을 2회 폈다 굽혔다 한다.

녹식(鹿式 : 사슴 모방)

"녹식은 ①사지로 땅을 짚은 후 목을 빼어들고 왼쪽으로 3회, 오른쪽으로 2회 두리번거린다. ②왼쪽 발을 3회, 오른 쪽 발을 2회 폈다 굽혔다 한다."

"鹿戲者, ①四肢距地, 引項反顧, ②左三右二, 左右伸脚, 伸縮亦三亦二也."

녹희자 사지거지, 인항반고, 좌삼우이, 좌우신각, 신축역삼역이야.

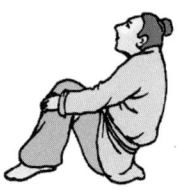 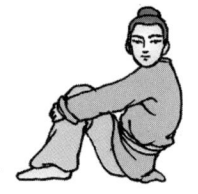 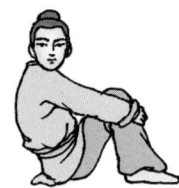

❶ 단정히 앉아서 하늘을 쳐다 본다.

❷ 두 손을 깍지 끼고 무릎을 끌어안는다.

❸ 무릎을 끌어안은 채 좌우 7회씩 몸을 땅에 댄다.

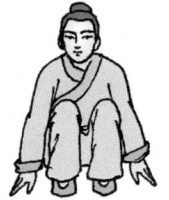 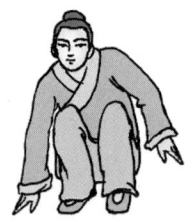

❹ 단정히 앉았던 자세를 쭈그리고 앉은 자세로 바꾼다.

❺ 손으로 좌, 우 7회씩 땅을 짚는다.

웅식(熊式 : 곰 모방)

"웅식은 ①단정히 앉아서 하늘을 쳐다본다. ②두 손으로 무릎을 끌어안는다. ③머리를 들고 좌, 우 각각 7회씩 땅에 몸을 댄다. ④쭈그리고 앉는다. ⑤손으로 좌, 우 7회씩 땅을 짚는다."

"熊戲者, ①正仰, ②以兩手抱膝下, ③擧頭, 左僻地七. 右亦七, ④蹲地, ⑤以手左右托地, 各七."

웅희자, 정앙, 이양수포슬하, 거두, 좌벽지칠. 우역칠, 준지, 이수좌우탁지, 각칠.

고본 오금희의 원식

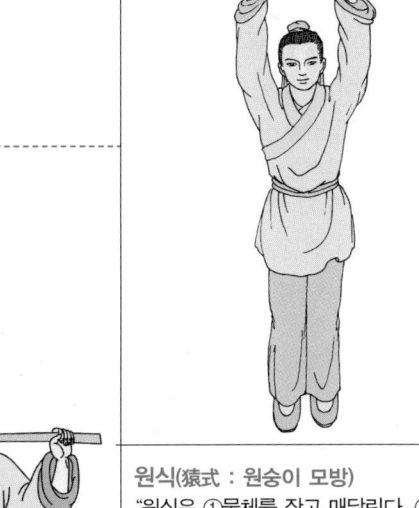

❶ 먼저 곧게 서서 두 손을 내밀어 물체를 잡고 매달린다.

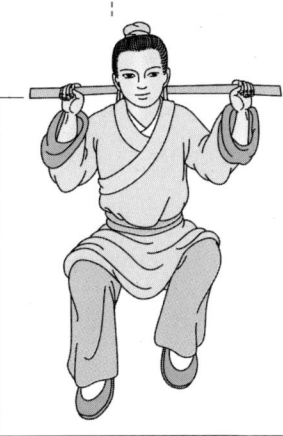

원식(猿式 : 원숭이 모방)
"원식은 ①물체를 잡고 매달린다. ②몸을 위로 올렸다가 내려놓기를 각각 7회씩 한다. ③좌, 우 발을 번갈아 가면서 한쪽 발로 각각 7회씩 매달린다. ④땅에 서서 좌, 우 손으로 번갈아 가면서 머리를 각각 7회씩 안마한다."
"猿戱者, ①攀物自懸. ②伸縮身體, 上下各七. ③以脚句物自懸, 左右七. ④手鉤却立, 按頭各七."
원희자, 반물자현, 신축신체, 상하각칠. 이각구물자현, 좌우칠. 수구각립, 안두각칠.

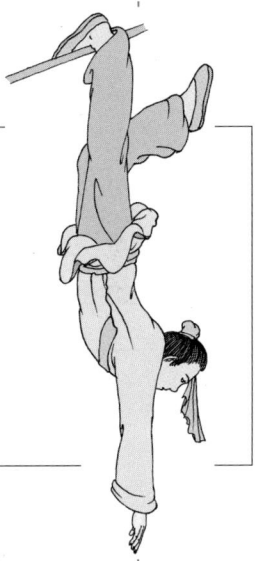

❷ 몸을 위로 들었다가 아래로 내려놓기를 7회 한다.

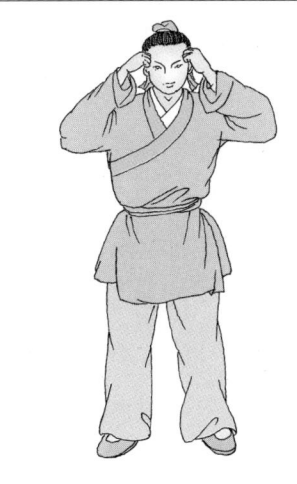

❸ 한 쪽 발로 매달린다. 좌, 우 발을 번갈아 가면서 7회씩 한다.

❹ 두 손으로 물체를 잡은 후 발을 땅에 내려놓고 서서 좌, 우 손으로 번갈아 가면서 머리를 각각 7회씩 안마한다.

사람들은 일반적으로 화타가 의학자였기 때문일 것이라고 생각한다. 중의학 이론인 오행설에서는 세계의 만사만물이 모두 쇠, 나무, 물, 불, 흙(금목수화토金木水火土) 등 다섯 종류의 기본 원소 혹은 기본 물질로 구성되었다고 한다. 이 오행은 모두 각자의 기본 특성을 띠고 있으며 세계의 모든 사물들은 모두 이런 기본 특성에 근거하여 분류할 수 있다. 화타가 야생동물 중에서 이 다섯 종류의 동물을 대표동물로 선택함에 따라 이 다섯 종류의 동물은 사람의 오장계통과 연관되었다.

사슴은 나무에 해당되며 인체의 간장과 대응된다. 사슴은 건장하고 힘이 세고 관절이 영활하여 뛰기를 잘 한다. 인체의 간장은 혈액을 저장하고 힘줄, 소설(疏泄 : 막힌 것을 소통시키고 엉기어 있는 것을 내보내는 기능을 말한다. 예를 들어 肝主疏泄간주소설은 肝氣간기가 정체된 것을 소통시키고 膽汁담즙을 내보내는 간의 기능을 말한다.), 운동을 주관한다. 사슴 모방운동은 운동 폭이 크고 영활하며 간장과 담낭의 소설 기능, 관절의 민첩성을 강화하고 근육과 혈맥의 유연성을 강화시켜 준다.

원숭이는 불에 해당되며 인체의 심장계통과 대응된다. 원숭이는 활발하고 민첩하고 잘 뛰고 잘 피한다. 인체의 심장은 혈맥, 신(神)의 저장 및 신명(神明)의 변화를 주관한다. 원숭이 모방운동은 마음을 상쾌하게 하고 혈맥을 소통시키며 심장의 기능을 강화한다.

곰은 흙에 해당되며 인체의 비장계통과 대응된다. 곰은 체중이 크고 겉보기에 우둔해 보이지만 사실은 동작이 침착하고 사지가 발달되었다. 인체의 비장은 수곡정미(水穀精微)를 소화시키고 운송하여 후천적인 근본이 되게 하는 것 외에 근육과 사지를 주관한다. 곰 모방운동은 몸과 사지를 움직이는 것으로 동작이 차분하면서도 편안하며 비장의 운동 기능을 강화하고 음식의 소화를 돕는다.

학은 쇠에 해당되며 인체의 폐와 대응된다. 학은 늠름하고 소탈하며 날기와 걷기에 능하고 목이 길고 영활하다. 인체의 폐는 전신의 기(氣), 호흡을 주관하고 수곡정미를 전신의 각 부위에 분산시킨다. 학 모방에서는 학이 이륙하고 착륙하고 나는 동작 및 목을 빼어 들고 주위를 살펴보는 동작을 모방하는 동시에 호흡 토납으로 기를 운행시킨다. 이런 운동은 폐의 호흡기능을 강화시킨다.

호랑이는 물에 해당되며 인체의 신장과 대응된다. 호랑이는 짐승들의 왕으

고본 오금희의 조식

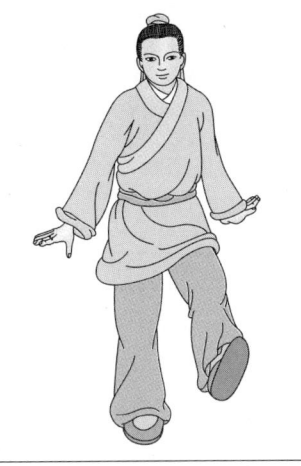

❶ 먼저 똑바로 서서 좌, 우 두 손을 허벅지에서 좀 떨어지게 아래로 늘어뜨리고 손목을 굽히고 손바닥을 치켜세운 후 한 쪽 발을 앞으로 쳐든다.

조식(鳥式 : 새 모방)

"조식은 ①두 손바닥을 치켜세우고 한 쪽 발을 쳐든다. ②두 팔을 어깨 높이만큼 들고 눈썹을 치켜뜨고 힘을 준다. 좌, 우 발을 바꿔가면서 7회씩 한다. ③앉아서 다리를 펴고 손으로 발을 잡은 후 좌, 우 발을 각각 7회씩 앞으로 민다. ④두 팔을 각각 7회씩 폈다 굽힌다."

"鳥戲者, ①雙立手, 翹一足, ②伸兩臂, 揚眉鼓力, 左右各七. ③坐伸脚, 手挽足距, 各七, ④伸縮二臂, 各七也."

조희자, 쌍립수, 교일족, 신양비, 양미고력, 좌우각칠. 좌신각, 우만족거, 각칠. 신축이비, 각칠야.

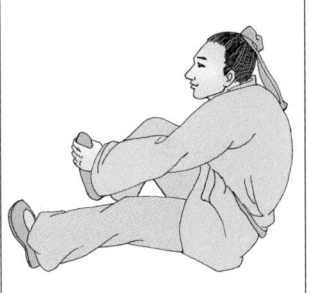

❸ 땅에 앉아서 두 발을 앞으로 뻗치고 두 손으로 발을 잡은 후 왼발을 힘차게 앞으로 민다. 그런 다음 오른발을 앞으로 민다. 이렇게 좌, 우 두 발을 각각 7회 민다.

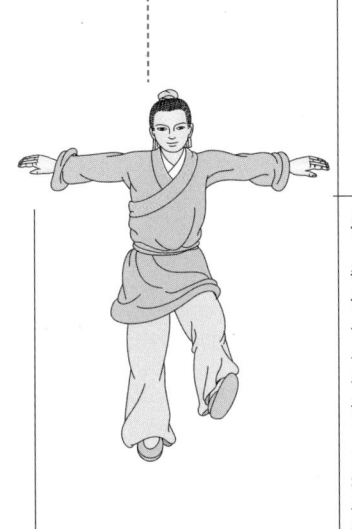

❷ 두 팔을 좌, 우로 어깨 높이만큼 위로 올리고 두 눈을 부릅뜨고 힘을 준다. 이렇게 좌, 우 발을 바꿔가면서 각각 7회씩 한다.

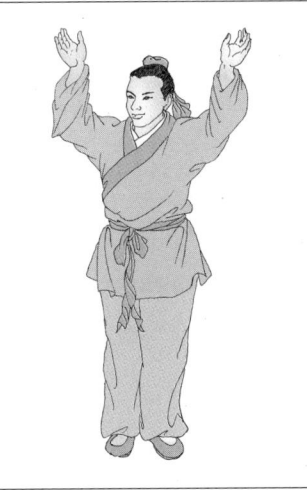

❹ 일어나서 두 팔을 각각 7회씩 폈다 굽힌다.

명본 오금희

이 오금희는 명나라 나홍선羅洪先이 집필한 『만수선서萬壽仙書』에 수록되어 있으며 '오금도五禽圖'라고 불리었다. 이 오금희가 비록 고본 오금희와 이름은 같지만 그 공법은 고본 오금희를 계승한 것이 아니다. 명본明本의 특징 : ①동작이 간단하여 연습하기 쉽다. ②이 오금희는 호랑이의 위엄, 사슴의 두리번거림, 새의 비행 등 다섯 종류 동물의 모방하기 쉬운 동작들로 구성되어 백학량시白鶴亮翅, 금계독립金鷄獨立등 후세의 각종 무술동작에 범례를 제공하였다. ③'폐기閉氣', 즉 토납공吐納功을 추가하여 호흡운동과 신체운동을 유기적으로 결합시켰는데 이는 단련의 가치를 제고하여 준다.

오금희의 두 가지 판본 비교

		고본(古本)	명본(明本)
1	순서	호랑이, 사슴, 곰, 원숭이, 새	호랑이, 곰, 사슴, 원숭이, 새
2	공법	쌍동작	단동작
3	모방 방식	실제 모방에 치중	가상적인 모방에 치중

명본 오금희의 초식(招式 : 기본 틀)

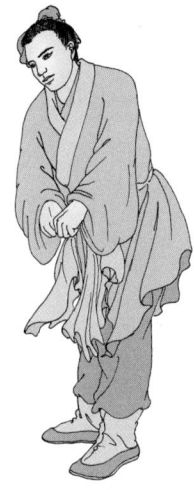

호세희(虎勢戱 : 호랑이 모방) "숨을 닫고 머리를 낮춰 주먹 쥐고, 싸우려는 호랑이처럼 해, 두 손에 천근(千斤)을 든 듯하며 가볍게 일어나 몸을 펴고 기(氣)를 놓지 말고 기(氣)를 삼켜 배로 들이고 마음으로 기를 위아래로 움직여 배속에서 천둥소리(雷鳴)를 느끼기를 다섯 또는 일곱 차례 한다. 이런 움직임은 온몸 기맥(氣脈)이 잘 어울려 정신이 맑아지고 모든 병(病)이 생기지 않는다."

"閉氣, 低頭, 拳, 戰如虎發威勢, 兩手如提千斤鐵, 輕輕起來, 莫放氣, 平身, 呑氣入腹, 使神氣上而複下, 覺腹內如雷鳴, 或五, 七次, 如此行之, 壹身氣脈調, 精神爽, 百病除."
폐기, 저두, 권, 전여호발위세, 양수여제천근철, 경경기래, 막방기, 평신, 탄기입복, 사신기상이부하, 각복내여뢰명, 혹오, 칠차. 여차행지, 일신기맥조, 정신유, 백병제.

해설 : 호랑이의 위엄을 모방하여 숨을 죽이고 머리를 숙인 후 두 주먹을 쥐되 손등이 위로 향하게 동작을 모방한다. 두 주먹은 천근 무게나 되는 쇠를 든 자세를 취하고 호흡을 멈추고 위로 들어서 몸을 곧게 편다. 기(氣)를 복부 내부에 삼키어 배에서 소리 날 때까지 상하로 굴린다. 이렇게 매번 5회 혹은 7회 연습한다. 이런 공법은 전신의 기맥을 조화롭게 하고 정신을 상쾌해지게 하고 질병을 예방한다.

웅세희(熊勢戱 : 곰 모방) "숨을 닫고 주먹을 쥔 채 곰처럼 옆으로 일어나 왼쪽 오른쪽으로 다리를 벌려 앞뒤로 반듯이 세우고 기(氣)는 옆쪽으로 뼈마디에 모두 미쳐 허리를 움직여 세 차례 또는 다섯 차례 하여 그친다. 힘줄과 뼈를 펼 수 있어 편안하니 이것이 바로 혈(血)을 기르는 일이다."

"閉氣, 拈拳, 如熊身側起, 左右擺脚, 腰後, 立定, 使氣, 兩脅傍骨節皆響, 能安腰力, 能除腹脹, 或三五次止. 亦能舒筋骨而安神養血也."
폐기, 념권, 여능신측기, 좌우파각, 요후, 립정, 사기, 양협방골절개향, 능안요력, 능제복창, 혹삼오차지. 역능서근골이안신양혈야.

해설 : 곰이 측면으로 일어나는 동작을 모방하여 숨을 죽이고 두 주먹을 쥔 후 한 주먹은 옆, 위로 올리고 다른 한 주먹은 옆 아래로 내린다. 두 발을 좌, 우로 벌린 후 한 발은 좀 앞으로 내밀고 다른 한 발은 뒤에 놓고 서서 빨아들인 기(氣)를 양쪽 겨드랑이, 갈비뼈에서 소리 날 정도로 흉부에 충만시킨다. 이렇게 3회 혹은 5회 한다. 이런 공법으로 허리힘을 기르고 질병을 제거하고 근육과 뼈를 충분히 펴고 정신을 가다듬고 피를 보양할 수 있다.

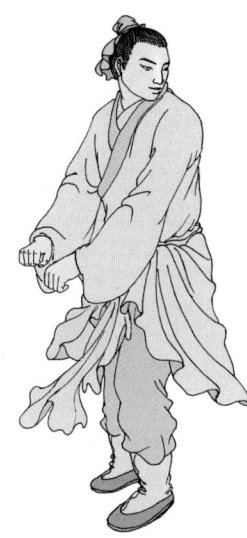

녹세희(鹿勢戲 : 사슴 모방) "숨을 닫고 머리를 낮춰 주먹 쥐고, 사슴처럼 머리 돌려 꼬리를 돌아보며 몸을 펴고 어깨를 거두고 발끝으로 서서 발꿈치에서 하늘기둥(天柱)까지 온몸을 모두 움직이기를 2~3차례 한다. 불시에 한 차례 더 할 수 있으면 더 좋다."

"閉氣, 低頭, 拈拳, 如鹿轉頭顧尾. 平身, 縮肩, 立腳尖, 跳跌, 腳跟連天柱動, 身皆振動. 或三二次, 可不時做一次, 更妙也."
폐기, 저두, 념권, 여녹전두고미. 평신, 축견, 입각첨, 도질, 각근련천주동, 신개진동. 혹삼이차, 가불시주일차, 갱묘야.

해설 : 사슴이 목을 이리저리 돌려서 주위를 둘러보는 동작을 모방한다. 숨을 죽이고 고개를 숙인 후 두 주먹을 쥐고 아래로 내밀고 머리를 돌려 사슴이 꼬리를 돌아다보는 동작을 흉내낸다. 이어 몸을 곧게 펴고 어깨를 거두고 발끝으로 땅을 딛고 발꿈치부터 경추까지 전신을 솟구치는 듯이 진동을 한다. 이렇게 2회 혹은 3회 연속하거나 이따금 횟수를 한 번 더 늘일 수 있다.

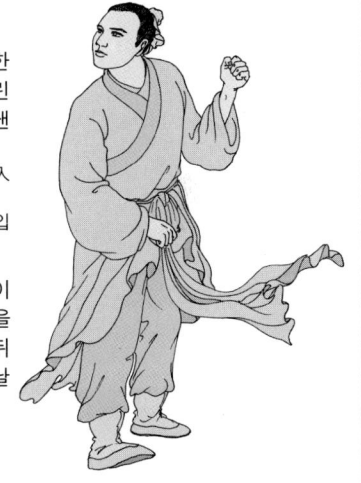

원세희(猿勢戲 : 원숭이 모방) "숨을 닫고 원숭이가 나뭇가지를 잡고 한 손으로 열매를 따듯 하고 한쪽 다리를 들고 한쪽 다리 발꿈치로 몸을 돌린다. 신기(神氣)를 운행하여 배속으로 삼키며 땀이 나는 느낌이 있을 때 끝낸다."

"閉氣, 如猿手抱樹一枝, 一手如拈果, 一只脚虛空攛起, 一只脚跟轉身. 更運神氣, 連呑入腹, 覺汗出方已."
폐기, 여원수포수일지, 일수여념과, 일지각허공대기, 일지각근전신. 갱운신기, 련탄입복, 각한출방이.

해설 : 원숭이가 나뭇가지를 잡고 과일을 따는 동작을 모방한다. 숨을 죽이고 원숭이의 한 손으로 나뭇가지를 잡고 다른 한 손으로 과일을 따는 동작을 모방한다. 한쪽 발은 공중에 들고 다른 한쪽 발은 발뒤축으로 땅을 딛고 뒤로 몸을 돌리는 동시에 숨을 들이쉬되 아랫배까지 들이쉰다. 이렇게 땀이 날 때까지 좌, 우 손과 발을 바꿔가면서 한다.

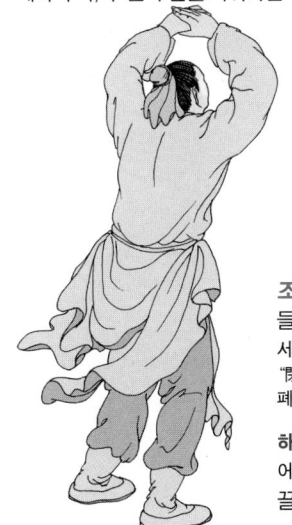

조세희(鳥勢戲 : 새 모방) "숨 닫고 새가 날 듯 머리를 들고, 꼬리문(尾閭)으로 들숨을 쉬어 기(氣)를 꼭대기 빈 곳으로 올리며, 두 손은 활쏘기 하듯 하고, 머리를 세워 꼭대기를 갈라 신(神)을 맞아들이듯 한다."

"閉氣, 如鳥飛欲起, 尾閭氣朝頂, 雙手躬前, 迎神破頂."
폐기, 여조비욕기, 미려기조정, 쌍수궁전, 영신파정.

해설 : 새가 날아오르는 동작을 모방한다. 숨을 죽이고 두 손을 맞잡은 후 머리 위에 쳐들고 몸을 앞으로 굽히고 고개를 약간 쳐들어 미려(尾閭)의 기를 머리 위로 끌어올리고 바람을 맞받아 운동한다.

로서 골격이 튼튼하고 동작이 날쌔고 사납다. 인체의 신장은 정(精)을 저장하고 뼈를 주관하는 기관으로서 선천적 근본이 된다. 호랑이 모방에서는 뛰어서 덮치는 동작을 모방한다. 이 운동은 몸에 위엄이 돋게 하며 안으로 골격을 수련할 수 있고 밖으로 사지를 수련할 수 있으며 신장의 원기를 튼튼하게 해준다.

오금(五禽), 오장(五臟), 오행(五行)의 대응관계

오금	사슴	원숭이	곰	학	호랑이
오행	목	화	토	금	수
오장	간	심	비	폐	신

중의학에서 학, 사슴, 호랑이, 원숭이, 곰 등 다섯 종류 동물은 각각 금, 목, 수, 화, 토 오행에 해당되며 각각 인체의 폐, 간, 신, 심, 비 오장에 대응된다. 이런 동물들의 동작을 모방하여 운동하면 오장육부를 간접적으로 단련할 수 있다고 한다.

03 | 육자토기법(六字吐氣法) 육자결

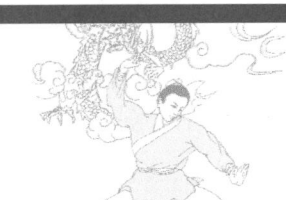

>>>> 육자결六字訣은 토납, 숨을 먼저 내쉬고 후에 들이쉴 것을 강조하는 건신공법이다. 육자결은 허(쉬噓), 가(허呵), 호(후呼), 희(쓰呬), 취(추이吹), 희(시嘻) 등 6개의 발음으로 오장육부의 경락과 기혈을 운행시키는 방법이다.

    육자결을 거병연년육자결(祛病延年六字訣), 육자연수결(六字延壽訣)이라고도 한다. 이는 호흡토납을 주요 수단으로 하는 보건법으로서 숨을 내쉴 때 '허, 가, 호, 희, 취, 희' 등 6개 글자의 소리를 내고 다시 흡기(吸氣)를 결합시켜 내장을 단련하고 기혈을 조절하고 음양을 평형시킨다.
    육자결 공법이 최초로 수록된 문헌은 남북조 시기의 도홍경(陶弘景)이 쓴 『양성연명록(養性延命錄)』이며 가장 상세히 서술된 문헌은 송(宋)나라 때 추박암(鄒樸庵)이 쓴 『태상옥축육자기결(太上玉軸六字氣訣)』이다. 최초의 육자결은 단순히 숨을 내쉬는 것을 주로 단련하는 정공이었으나 명(明)나라 때부터는 동작을 결합시켰다.

육자결과 오장육부의 대응관계
    허(噓)는 쉬(xū)로 발음하며 간목(肝木)에 해당된다. 희(呬)는 쓰(sī)로 발음하며 폐금(肺金)에 해당된다. 가(呵)는 허(hē)로 발음하며 심화(心火)에 해당된다. 취(吹)는 추이(cuī)로 발음하며 신수(腎水)에 해당된다. 호(呼)는 후(hū)로 발음하며 비토(脾土)에 해당된다. 희(嘻)는 시(xī)로 발음하며 삼초(三焦)에 해당된다.
    한증(寒症)이 있는 사람은 '취(吹)'자결을 주로 수련하고 열증(熱症)이 있는 사람은 '가(呵)'자결을 주로 수련한다. 봄은 나무에 해당되므로 '허(噓)'자결을 수련하면 눈을 밝아지게 하고 간을 보양할 수 있으며 여름은 불에 해당되므로 '가

(呵)'자결을 주로 수련하여 심화를 제거할 수 있다. 가을은 쇠에 해당되므로 '희(呬)'자결을 수련하여 폐를 좋게 할 수 있고 겨울은 물에 해당되므로 '취(吹)'자결을 수련하여 콩팥을 좋게 할 수 있다. 1년 사계절 '호(呼)'자결을 수련하면 비장과 위의 소화, 소통에 유리하다. 자결마다 36회씩 수련하면 호흡의 길고 짧음이 고르게 된다.

육자결 요령 및 도인동작

- **쉬(噓)자결** : 곧게 서서 두 팔을 어깨 높이만큼 올리되 손바닥이 아래를 향하게 하고 발뒤축을 들고 엄지발가락으로 땅을 짚는다. 숨을 내쉴 때 '쉬(噓)'자를 읽는다.

- **쓰(呬)자결** : 두 다리가 평행을 이루게 선 후 무릎을 약간 굽히고 윗몸을 앞으로 좀 기울이고 손바닥을 위로 향하게 두 손을 위로 쳐들되 이마에서 1~2주먹의 거리를 둔다. 숨을 내쉴 때 '쓰(呬)'를 읽되 혀끝을 이빨 틈서리에 붙이고 발음한다.

- **허(呵)자결** : 두 손이 교차되게 하고 두 팔을 위로 쳐든 후 숨을 들이쉰다. 두 무릎을 약간 굽히고 두 손을 아랫배까지 내린 후 전신을 느슨히 풀어주고 숨을 내쉬면서 '허(呵)'자를 읽는다. 발음할 때 입술을 절반 벌리고 혀를 아래턱에 붙인다.

- **추이(吹)자결** : 두 손이 교차되게 두 팔을 위로 쳐든다. 두 무릎을 약간 굽히고 두 손을 천천히 내려 무릎을 그러안고 숨을 내쉬면서 '추이(吹)'자를 읽는다.

- **후(呼)자결** : 손바닥이 마주 향하게 두 팔을 위로 쳐들고 숨을 들이쉰다. 허리를 왼쪽으로 비틀고 두 손은 주먹을 쥔 상태로 아래로 내려 오른 주먹은 중완(中脘)에 붙이고 왼 주먹은 왼쪽 겨드랑이에 놓이게 한 후 숨을 내쉬면서 '후(呼)'자를 읽는다. 발음할 때 입을 오므리고 비틀었던 허리를 바로 한다.

- **시(嘻)자결** : 반듯이 눕거나 서서 복식호흡(腹式呼吸)을 하여 전신을 느슨히 풀어준다. 숨을 내쉴 때 '시(嘻)'자를 읽는다.

육자결

육자결은 주로 호흡을 조절하는 건신 공법이다. 육자결을 수련할 때 6개 글자를 읽으면서 다르게 숨을 내쉬도록 인도한다. 의학의 각도에서 보면 육자결의 공리_{功理}와 중의학은 밀접히 결합되어 있으며 육자결의 발음은 오장육부에 직접 대응되며 사계절의 보건과 관계되는 것으로서 질병을 치료하고 양생하는 의학적인 색채가 짙고 실용적이다.

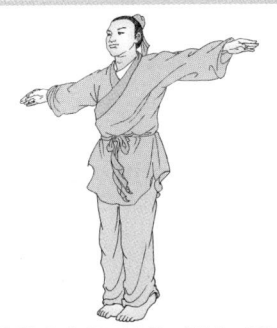

쉬(噓)자결 : 두 입술을 가볍게 다물고 혀끝을 앞으로 내민 후 혀의 양쪽을 중간으로 약간 구부린다. '쉬(噓)'자를 읽을 때 두 손을 단전에 포개어 놓되 남자는 왼손을 아래에 놓고 여자는 이와 반대로 오른손을 아래에 놓는다. 발뒤꿈치에 힘을 주고 엄지발가락에는 약간 힘을 주어 항문을 당기고 콩팥을 수축시킨 후 의념으로 기(氣)를 느낀다.

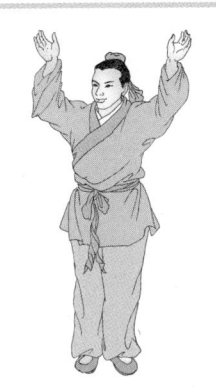

쓰(呬)자결 : 두 입술을 뒤로 좀 거두고 아래, 위 이빨을 맞댄 후 혀끝을 좀 내밀고 이빨 틈으로 발음한다. '쓰(呬)'자를 읽을 때 두 팔을 중초(中焦)에서 좌, 우로 편다.

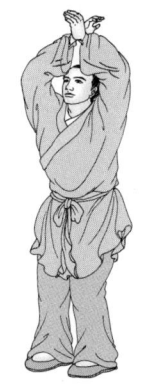

허(呵)자결 : 입을 절반 벌리고 볼에 힘을 주어 혀가 아래턱에 닿게 한다. '허(呵)'자를 읽으면서 숨을 들이쉴 때 두 팔을 위로 쳐들고 숨을 내쉴 때는 두 팔을 가슴 앞에서 아래로 내리누른다.

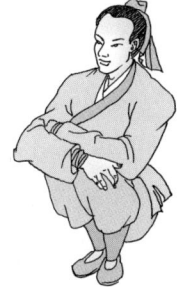

추이(吹)자결 : 두 입귀를 약간 뒤로 벌리고 혀를 약간 쳐든 후 뒤로 거둔다. 숨을 들이쉬면서 두 팔을 신유혈(腎兪穴)에서부터 위로 가슴까지 들어 올린 후 바로 손가락으로 공을 끌어안은 모양을 한다. 숨을 내쉬면서 '추이(吹)'자를 읽을 때 무릎을 굽혀 쭈그리고 앉아서 공을 안은 자세로 내리고 몸은 될 수록 똑바로 한다.

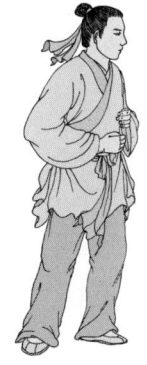

후(呼)자결 : 입을 오므려서 입술을 원통처럼 동그랗게 하고 혀는 평평히 한 후 약간 위로 감고 힘을 주어 앞으로 내민다. '후(呼)'자를 읽을 때 손을 움직이기 전에 먼저 엄지발가락에 약간 힘을 준다.

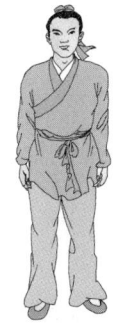

시(嘻)자결 : 입술을 약간 벌리고 안으로 좀 당긴다. 혀는 평평히 하여 내밀고 혀끝이 아래로 향하게 하고 양쪽을 좀 굽힐 듯 말듯 한다. 아래, 위 이빨은 마주 향하여 있되 서로 닿지 않고 두 손바닥을 위로 향하게 단중(膻中)에서 위로 올려 정수리를 지나게 한다. 올리면서 숨을 내쉬었다가 몸 앞에서 단전까지 내린다.

04 | 태아의 호흡을 모방한 단련 방법
태식법

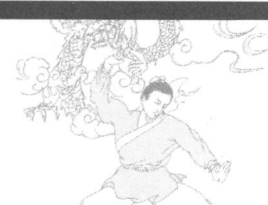

>>>> 태식법胎息法에는 폐식閉息과 조식調息 두 종류가 있다. 폐식이란 단련을 통하여 점차 호흡을 멈추는 내구력을 키우는 것을 가리킨다. 조식이란 의수意守 입정(入靜 : 고요한 상태에 들어감)하고 호흡을 조절하는 방법으로 '정신감식(靜神減息 : 정신을 고요하게 하고 호흡을 줄임)'에 도달하여 순경감전(循經感傳 : 자연의 순리에 따라 전해지는 것을 느끼는 것)을 유도하는 것을 가리키는데 일반적으로 '내단술內丹術'이라고도 한다.

태식(胎息)이란 태아의 호흡을 모방한 호흡을 말한다. 태아는 코로 호흡하지 않고 탯줄을 통하여 호흡한다. 태아는 탯줄에 의하여 모친의 임맥(任脈)과 서로 통하며 모친의 임맥은 폐와 통하고 폐는 코와 통하므로 모친이 숨을 내쉬면 아기도 숨을 내쉬고 모친이 숨을 들이쉬면 아기도 숨을 들이쉰다. 태아의 기체교환과 토고납신(吐古納新 : 묵은 기운을 뱉어내고 새로운 기운을 받아 마신다는 뜻)은 모두 탯줄을 통하여 진행된다. 이런 호흡은 태아의 특수한 호흡방식으로서 '태식(胎息)'이라 불리며 출생 후에 코로 진행하는 '외호흡(外呼吸)'에 상대되는 것으로서 '내호흡(內呼吸)'이라고도 불린다.

태아가 출생한 후 탯줄을 잘라서 외호흡으로 내호흡을 대체하고 '호흡은 하나 원기와는 서로 통하지 않는' 방식을 형성한다. 태식의 수련에서는 후천적인 기(氣)로 선천적인 기를 유도한다. 이런 호흡은 의수를 통하여 기를 배꼽 부근의 '하단전'에 통하게 함으로써 '아기의 상태로 복귀'시키는데 이것이 바로 태식 수련의 주요 방법과 목적이다.

태식 단련의 방법과 명칭에는 '포박자 태식결(抱朴子胎息訣)', '이진인 태식결(李眞人胎息訣)', '달마선사 태식결(達摩禪師胎息訣)', '장과로 태식결(張果老胎息訣)' 등 수십 여종이 있다. 초기의 태식법은 비교적 간단하였다. '포박자 태식결'은 폐식의 내구력 단련에 치중하였고 당송(唐宋) 이후에 성행한 '내단술'은 '징신정식(澄

태식법의 연공 원리

이론적으로 말하면 태식상태란 코로 진행하는 자연호흡을 완전히 중지하고 입정하고 단전을 의수하는 것을 기초로 하여 임, 독맥에서 순환하는 내기內氣의 운동을 스스로 체험하고 '내기內氣가 나오지 않고 외기外氣가 들어가지 않는' 경지에 도달하는 것을 말한다. 그러나 사실 연공이 일정한 정도에 도달하였을 때 호흡운동이 완전히 정지되어 진정한 '무식(無息 : 호흡이 없는)' 상태에 들어가는 것이 아니라 그저 깊은 입정의 상태에서 호흡이 느려지고 호흡운동의 존재를 의식하지 못할 뿐이다.

태식법의 원리

외호흡 : 태아가 출생하면 탯줄을 자르고 코로 호흡을 진행하기 때문에 이런 호흡을 '외호흡'이라고 한다. 외호흡이 내호흡을 대체하면서 '호흡은 하나 원기와는 서로 통하지 않게'된다.

내호흡 : 태식이란 바로 태아의 호흡이다. 태아는 코로 호흡하지 않고 탯줄을 통하여 호흡한다. 태아는 탯줄에 의하여 모친의 임맥(任脈)과 서로 통하며 모친의 임맥은 폐와 통하고 폐는 코와 통하므로 태아는 모친과 함께 숨을 쉰다. 태아의 기체교환과 토고납신(吐古納新)은 모두 탯줄을 통하여 진행되며 이는 태아의 특수한 호흡방식으로서 '태식(胎息)' 또는 '내호흡(內呼吸)'이라 불린다.

태식의 목적 : 태식의 수련에서는 후천적인 기로서 선천적인 기를 유도한다. 이런 호흡은 의수를 통하여 기를 배꼽 부근의 '하단전'에 통하게 함으로써 '아기의 상태로 복귀'시키는데 이것이 바로 태식 수련의 주요 방법과 목적이다.

폐식법

눈을 감고 마음을 가라앉힌 후 코로 천천히 숨을 들이쉬되 숨을 최대로 들이쉰 후 눈을 감고 숨을 멈추고 바로 1부터 100까지 숫자를 조용히 센다. 100까지 다 센 후 숨을 내쉰다.

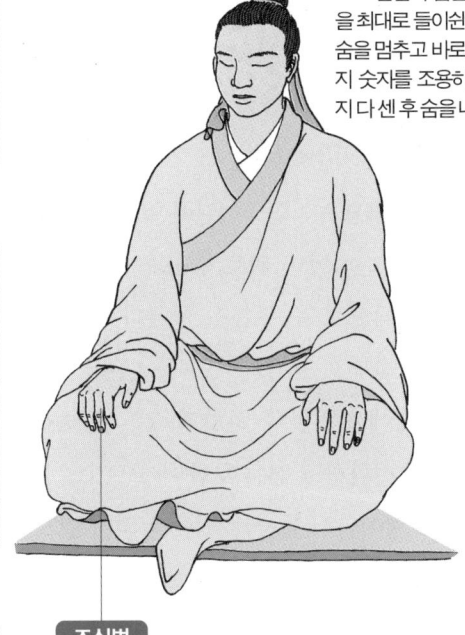

조식법

손바닥이 위로 향하게 두 손을 포개고 엄지를 서로 건 후 하복부에 놓거나 손바닥으로 두 무릎을 누른다. 먼저 자연호흡을 하면서 호흡의 횟수를 1부터 10까지 묵묵히 반복하여 센다. 하단전을 의수하면서 복식호흡으로 전환한다.

보충 해설

태식법은 호흡단련과 의념의 통제를 통하여 체내의 원기를 강화함으로써 심신의 수양을 쌓고 질병을 제거하고 신체를 튼튼하게 만드는 목적에 도달하기 때문에 임상에서 각종 만성질병과 심장질병에 대해서 모두 좋은 예방치료 효과를 거두고 있다. 특히 발병률이 높은 만성 기관지염, 천식, 폐기종 등 호흡기계통의 질병과 만성위염, 결장염, 위궤양, 십이지장궤양 등 소화기계통의 질병 및 정신 긴장증, 우울증, 불면증 등 정신성 질환에 대해 뚜렷한 치료효과를 나타낸다.

神定息 : 정신을 맑게 하고 숨을 안정되게 함)'을 주장하였는데 단전을 의수하는 방법으로 호흡의 횟수를 줄이고 신(神)과 기(氣)를 기르고 질병을 제거하고 장수하는 것을 목적으로 하였다. 아래에 몇 가지 태식 방법을 소개한다.

- **폐식법(閉息法)** : 매일 자시(子時)부터 오시(午時)까지의 시간에 수련한다. 좌식이나 와식이 모두 가능하며 눈을 감고 마음을 가라앉혀 잡념을 없앤다. 초학자들은 먼저 코로 천천히 숨을 들이쉬되 숨을 최대한 들이쉰 후 눈을 감고 숨을 멈추고 바로 1부터 100까지 숫자를 조용히 센다. 더 숨을 멈출 수 없을 때 천천히 숨을 내쉰다. 숨을 들이쉬든 내쉬든 모두 시간을 최대한 연장하고 가늘고 가볍게 쉼으로써 숨을 쉬는 소리가 나지 않게 하되 깃털을 콧구멍에 대어도 깃털이 움직이지 않는 것이 기준이다.

- **조식법(調息法)** : 연공시간은 위와 같으며 반좌식(盤坐式) 혹은 평좌식(平坐式)을 적용한다. 손바닥이 위로 향하게 두 손을 포개고 엄지를 서로 건 후 하복부에 놓거나 손바닥으로 두 무릎을 누른다. 잡념을 없애고 혀를 위턱에 붙인다. 먼저 자연호흡을 하면서 호흡의 횟수를 1부터 10까지 묵묵히 반복하여 센다. 옅은 입정(入靜) 상태에 진입한 후 하단전(배꼽 혹은 배꼽아래 1~3치 떨어진 곳)을 의수하면서 복식호흡으로 전환하고 점차 호흡이 고르고, 가늘고, 부드럽고 길어지도록 한다. 수련 후 바로 일어나서 활동해서는 안 되며 먼저 얼굴과 귀를 문지르거나 관절을 흔든 후 천천히 눈을 뜨고 일어남으로써 입정에서 깨어나기까지의 교체과정을 천천히 진행한다.

05 | 도가 내단 수련법(內丹修煉法)의 단계 1
소주천법

>>>> 소주천은 고대 내단술 공법 중의 제1단계로서 연정화기煉精化氣의 수련으로 후천 정기를 보강하는 것을 중시한다. 내기가 체내에서 임·독맥을 따라 한 주기 순환하면서 삼관三關을 통과하는 것을 소주천이 통했다고 말한다.

도가삼관(道家三關)

대, 소주천 공법은 원래 도교의 중요한 연공 방법이었으나 후에는 옛 사람들이 늘 사용하는 도인양생 공법이 되었다. 송원(宋元)시대 이후 도교는 외단 수련에서 내단 수련으로 전환되었다. 그 특징을 보면 정, 기, 신을 단련 대상으로 하여 정신의 내렴(內斂)과 의기상수(意氣相隨)를 강조하며 내기가 경맥을 따라 흐르도록 밀어준다. 이 공법은 모두 3개 단계로 구분된다. 제1단계는 초관(初關)인 연정화기(煉精化氣), 즉 '소주천'인데 소주천에서는 삼관(三關)을 통과하며 기가 임맥과 독맥을 따라 흐르게 한다. 제2단계는 중관(中關)인 연기화신(煉氣化神), 즉 '대주천'이며 대주천에서는 기경팔맥(奇經八脈), 십이정경(十二正經)을 통과한다. 제3단계는 상관(上關)인 연신화허(煉神化虛)로서 신선과 같은 경지를 추구한다. 이 삼관의 수련을 삼화취정(三花聚頂)이라고도 한다.

소주천의 수련 원리

'주천(周天)'이라는 단어는 원래 고대에 천문학 술어로 사용되었으며 황도(黃道)의 일회 순환을 가리켰다. 천인상응(天人相應) 이론에서는 인체를 하나의 순환하는 작은 우주로 여기고 인체의 자연에도 작은 천지가 있다고 한다.

중의학에서는 주야 12시진 내에 인체의 각 주요기관 활동의 절정기, 즉 소위

'생물종(生物鐘)'이 있다고 한다. 소주천은 삼관을 통과하고 임맥, 독맥을 통과하며 '자오주천(子午周天)'이라고도 불린다. 연정화기의 과정에 내기가 하단전에서 출발하여 회음, 항문을 지나 척추 독맥을 따라 미려(尾閭), 협척(夾脊), 옥침(玉枕) 삼관(三關)을 지나 정수리의 니환(泥丸)에 올라갔다가 양 쪽의 귀, 얼굴로 해서 혀끝까지 내려와 임맥과 만난 후 가슴, 복부 중간을 따라 단전에 내려간다. 독맥은 양맥(陽脈)의 총독(總督)으로서 전신의 모든 양맥을 주관하며 임맥은 음맥(陰脈)의 바다로서 전신의 모든 음맥을 주관한다. 임, 독 2맥의 교류는 기혈을 소통시키고 음양을 조절하여 평형을 이루게 하기 때문에 질병을 제거하고 사람으로 하여금 건강장수하게 한다.

소주천 공법(小周天功法)

소주천 공법을 흔히 백일축기(百日築基)라는 말로써 그 과정을 형상적으로 묘사한다. 옛 사람들은 연단(煉丹)의 과정으로 공법의 수련을 비유하였다. 즉 인체의 어느 한 혈위(穴位)를 솥과 화로(정로鼎爐)에 비유하고 인체의 정, 기, 신을 약물에 비유하여 수련을 통하여 장생불로의 '단약'이 정제된다고 하였다. 이 과정은 연기(煉己), 조약(調藥), 산약(産藥), 채약(採藥), 봉로(封爐), 연약(煉藥) 등 6개의 절차로 구분된다.

• 연기(煉己) : 기(己)는 『주역(周易)』 「납갑법(納甲法)」에서 리괘(離卦)에 해당된다. 리괘는 인체에서 심장을 가리키므로 '기'는 심중의 의념을 가리킨다. 연기란 잡념을 제거하여 수심연성(修心煉性)하는 것을 말한다. 수련할 때 일반적으로 반좌식(盤坐式)이나 평좌식(平坐式)을 하며 여자는 과학좌(跨鶴坐)를 할 수 있다. 즉 두 다리를 좌우로 포개고 두 무릎을 나란히 하고 나머지는 가부좌와 같다. 그런 후 전신을 느슨히 하고 자연호흡을 하면서 눈을 감고 내시(內視)한다. 정신을 집중하여 청식(聽息)하거나 수식(數息)하면서 점차 허무지경(虛無之境)에 도달한다.

• 조약(調藥) : 약(藥)이란 인체의 정, 기, 신을 가리킨다. 조약이란 바로 정, 기, 신을 조절하여 정, 기, 신이 왕성해지게 하는 것을 가리킨다. 조약의 주요 방법으로는 '응신입기혈(凝神入氣穴)'이 있다. 다시 말해서 주의력을 하단전에 집중시키고 천천히 호흡을 조절하여 후천의 호흡으로 선천의 기혈을 보충함으로써 흩어

소주천법

중국의 중의학에서는 주야 12시진 내에 인체의 각 주요기관 활동의 절정기, 즉 소위 말하는 '생물종生物鐘'이 있다고 한다. 소주천에서는 삼관을 통과하고 임·독맥을 통과한다. 독맥은 양맥陽脈의 총독總督으로서 전신의 모든 양맥을 주관하며 임맥은 음맥陰脈의 바다로서 전신의 모든 음맥을 주관하므로 소주천을 '자오주천子午周天'이라고도 부른다.

인체 각 기관의 성쇠 시간표

시진(時辰)	시간	기관	시작과 끝	음양기
자(子)	23-1	담낭	기가 미려(尾閭)에 이른다.	복괘(復卦)
축(丑)	1-3	간장	기가 신당(腎堂)에 이른다.	임괘(臨卦)
인(寅)	3-5	폐기	가 현추(懸樞)에 이른다.	태괘(泰卦)
묘(卯)	5-7	대장	기가 협척(夾脊)에 이른다.	대장괘(大壯卦)
진(辰)	7-9	위	기가 도도(陶道)에 이른다.	쾌괘(夬卦)
사(巳)	9-11	비장	기가 옥침(玉枕)에 이른다.	건괘(乾卦)
오(午)	11-13	심장	기가 니환(泥丸)에 이른다.	구괘(姤卦)
미(未)	13-15	소장	기가 명당(明堂)에 이른다.	둔괘(遁卦)
신(申)	15-17	방광	기가 단중(膻中)에 이른다.	비괘(否卦)
유(酉)	17-19	신장	기가 중완(中脘)에 이른다.	관괘(觀卦)
술(戌)	19-21	심포	기가 신궐(神闕)에 이른다.	박괘(剝卦)
해(亥)	21-23	삼초	기가 기해(氣海)에 돌아온다.	곤괘(坤卦)

소주천 공법 술어 중의 비유

소주천 공법을 흔히 백일축기(百日築基)라는 말로써 그 과정을 형상적으로 묘사한다. 즉 인체의 어느 한 혈위(穴位)를 정로(鼎爐)에 비유하고 인체의 정, 기, 신을 약물에 비유하여 수련을 통하여 장생불로의 '단약'이 정제된다고 비유한다. 공법은 연기(煉己), 조약(調藥), 산약(産藥), 채약(採藥), 봉로(封爐), 연약(煉藥) 등 6개의 절차로 구분된다.

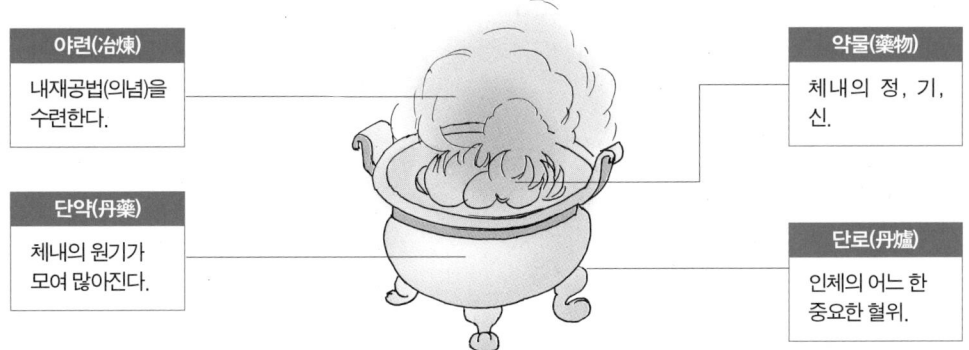

야련(冶煉): 내재공법(의념)을 수련한다.

단약(丹藥): 체내의 원기가 모여 많아진다.

약물(藥物): 체내의 정, 기, 신.

단로(丹爐): 인체의 어느 한 중요한 혈위.

진 원기를 다시 기혈에 모으는 것을 말한다.

• **산약(産藥)** : 조약의 단계를 거쳐 인체의 정기가 점차 왕성해지고 극도로 고요한 상태에 이르면 움직임이 일어나고 정신이 황홀하게 된다. 이때 단전에서 열이 나고 칠규(七竅)에서 기가 발동하여 전신이 저린 감을 느끼게 되는데 이때가 바로 정(精)이 기(氣)로 변하는 시기이며 이 과정을 '산약'이라고 한다. 산약은 또 활자시(活子時)라고도 한다.

• **채약(採藥)** : 신장의 원기(즉 산약의 과정에서 만들어진 기)를 흡(吸), 저(抵), 촬(撮), 폐(閉)의 사자결(四字訣)에 의하여 단로에 채집하여 밖으로 흐르지 못하게 한다. 그 구체적인 방법은 코로 숨을 들이 쉰 후(흡吸) 혀를 위턱에 붙이고(저抵) 대변을 참는 것처럼 항문을 안으로 당기고(촬撮) 눈을 감고(폐閉) 의념으로 신장 속의 원기를 끌어내려 곡도(穀道)를 지나게 한다.

• **봉로(封爐)** : 의념으로 계속 수련하여 의기상수(意氣相隨)하여 '약물'이 저절로 독맥으로 올라가게 한다.

• **연약(煉藥)** : 무화(武火 : 거센 불)(비교적 강한 의념과 호흡)로써 채집한 약(內氣)을 인도하여 저절로 삼관(미려尾閭, 협척夾脊, 옥침玉枕)을 통과하여 니환(泥丸)에 올라가게 하고 다시 문화(文火 : 약한 불)(약한 의념과 호흡)로써 기를 인도하여 상작교(上鵲橋)를 지나 임맥을 따라서 아래로 내려와 상·중단전을 거쳐 하단전에 돌아오게 한다.

소주천 공법에서 의념으로 기를 운행시키는 노선도

소주천의 연정화기 과정에서는 내기가 하단전에서 출발하여 척추 독맥을 따라 정수리에 이르렀다가 다시 양쪽의 귀, 얼굴로 해서 혀끝까지 내려와 임맥과 만난 다음 가슴, 복부의 정중간을 따라 단전에 돌아온다.

운행노선

미려(尾閭) → 척중(脊中)(협척夾脊) → 풍부(風府)(옥침玉枕) → 백회(百會)(곤륜崑崙·니환궁泥丸宮) → 神庭(신정)(혹은 인당印堂)[소료(素髎)까지 곧바로, 혹은 두 갈래로 나뉘어 → 좌, 우 목주(目珠) → 좌, 우 승읍(承泣): 눈 아래] → 좌, 우 얼굴 → 혀끝(작교鵲橋) → 천돌(天突)(중루重樓) → 단중(膻中)(강궁絳宮) → 기해(氣海)로 돌아온다.

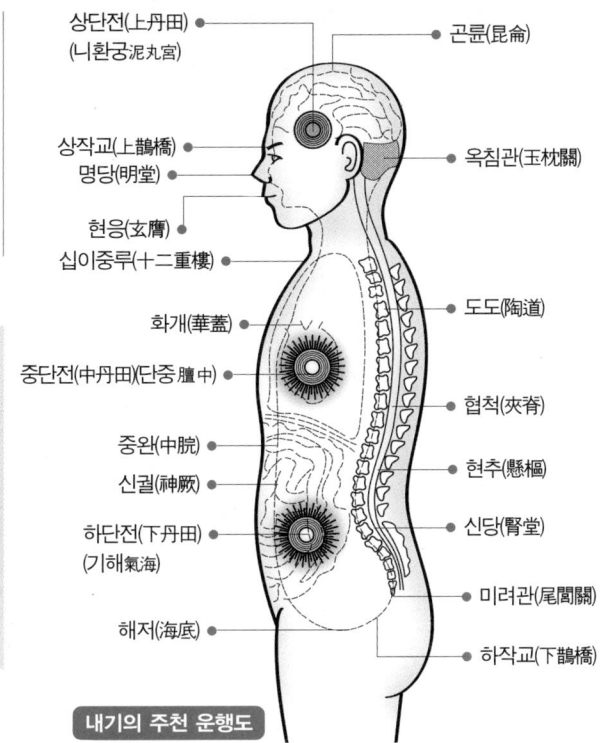

내기의 주천 운행도

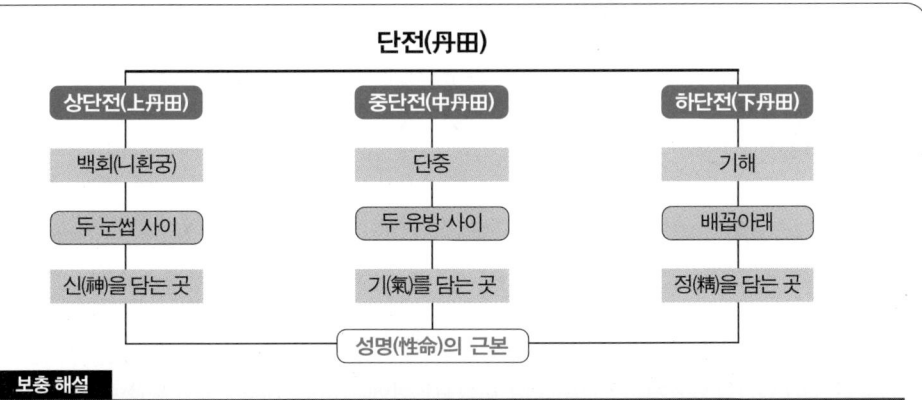

보충 해설

작교(鵲橋)　내단술의 용어이다. 단서(丹書)에서는 사람이 출생할 때 임맥과 독맥 두 맥이 서로 끊어져 있다고 하였다. 이 두 맥이 이어지는 곳을 작교라고 한다. 인체에는 작교가 두 개 있는데 바로 『입약경(入藥鏡)』에서 말하는 '상작교(上鵲橋)'와 '하작교(下鵲橋)'이다. 상작교는 인당(印堂), 콧구멍에 있으며, 1실1허(一實一虛)하다. 하작교는 미려(尾閭), 곡도(穀道)에 있으며 역시 1실1허하다. 기가 상·하 작교를 통과할 때 유실되지 않도록 방지해야 한다. 상작교의 유실은 대부분 대주천에서 일어나며 소주천에서는 하작교에서 유실될 수 있는데, 방귀로 표현된다. 때문에 정기(精氣)가 곡도(항문을 말한다)를 지날 때 방귀를 뀌어서는 안 된다.

06 | 도가 내단 수련법의 단계 2
대주천법

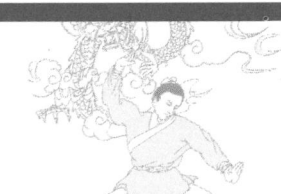

>>> 대주천은 고대 내단술 공법 중의 제2단계, 즉 연기화신煉氣化神의 과정으로서 소주천을 기초로 하여 한걸음 더 나아가 승화된 공법이다.

대주천법(大周天法)은 내단술의 제2단계로서 연기화신을 중시한다. 옛 사람들은 소주천의 단련으로 인체의 후천적인 정기가 강화되고 점차 선천의 정기로 전환되며, 이를 바탕으로 한걸음 더 나아가 전신의 경맥을 단련하여 신(神)과 기(氣)를 밀접히 결합시키면 대주천을 이룰 수 있다고 생각하였다.

준비
자세는 소주천과 같고 호흡을 가늘고 길게 하며, 단전을 의수하고 전신을 느슨히 풀어준다.

육근(六根) 진동
진기(眞氣)가 단전에 점점 많이 모이어 단전에 기가 충만하게 되면 단약을 획득한 여섯 종류의 현상이 나타난다. 즉 ①단전에 불(火)이 왕성하고 ②두 콩팥에서 약물이 끓고 ③눈에서 금빛이 나고 ④귀 뒤에서 바람이 일고 ⑤뒤통수에서 매 소리가 나고 ⑥몸이 솟고 코가 실룩인다. 이런 현상을 '육근 진동'이라고 하는데, 이는 진기가 단약으로 수련된 것의 표징이다. 이때 만들어지는 약을 '대약(大藥)' (소주천에서 만들어지는 약을 소약小藥이라고 함) 또는 '정자시(正子時)'라고 한다.

대주천과 소주천 공법의 차이점

대주천은 도교에서 발원된 내단술 공법으로서 진기眞氣가 아래로는 용천혈, 중간으로는 임맥과 독맥, 위로는 정수리까지 통하면서 각 경맥을 한 바퀴 돌고 다시 단전으로 돌아오는 공법이다. 대주천에서는 연기화신의 과정을 거쳐 신神과 기氣가 밀접히 결합되고, 심신상교心腎相交, 수화기제水火旣濟, 음양상배陰陽相配가 이루어지며, 기가 신으로 변한다.

	소주천	대주천
1	기가 주천에서 운행된다.(연정화기)	신이 주천에서 운행된다.(연기화신)
2	단계가 있다.	단계가 없다.
3	활자시(活子時)	정자시(正子時)
4	후천팔괘의 도식을 적용한다. 후천팔괘에 근거하여 감괘와 리괘에 해당되므로 '감리교구(坎離交媾)'라고 한다.	선천팔괘의 도식을 적용한다. 선천팔괘에 근거하여 남북 쪽이 건괘와 곤괘에 해당되므로 대주천을 '건곤교구(乾坤交媾)'라고 한다.
5	외약(外藥)을 하단전에 채집하여 가마솥인 니환(泥丸)에 올렸다가 화로인 하단전에 내려서 저장한다.	황정(黃庭)의 중단전을 가마솥으로 삼고 하단전을 화로로 삼는다.
6	임맥과 독맥 두 맥을 따라 운행시킨다.	가마솥과 화로 사이, 하늘과 땅 사이를 의수하기 때문에 십월양태(十月養胎)라고도 하며 사실은 입정하여 연성(煉性)을 공부하는 공법이다.
7	연공을 할 때 내기가 하단전에서 발동되어 아래로 회음혈까지 갔다가 뒤로 돌아서 미려혈을 지나서 독맥을 따라 위로 올라가 협척, 옥침을 지나 백회혈(百會穴)에 도착한 후 다시 아래로 내려가 하단전으로 돌아온다.	소주천의 기초 위에서 한 걸음 더 나아가 기경팔맥, 십이경맥을 전부 통과하여 신기결합(神氣結合), 의기상수(意氣相隨)를 이룸으로써 내기가 전신을 통과하고 진기가 가득 찬다. 대주천에서 정기(精氣)의 통과노선은 사람마다 다르다.
8	자오주천(子午周天) 자는 북이고, 오는 남으로서 인체에서는 전·후와 같다. 인체 전·후의 주요 경맥은 임·독맥이며, 임·독맥을 통과하는 것을 소주천이라고 한다.	묘유주천(卯酉周天) 묘는 동이고 유는 서로서 인체에서는 좌·우 사지와 같다. 인체의 좌·우 사지는 십이정경의 시작점이며, 십이정경을 통과하는 것을 대주천이라고 한다.

보충 해설

기통주천(氣通周天)과 의통주천(意通周天)
전신 경맥에서의 진기 운행을 '기통주천(기통)'과 '의통주천(의통)'으로 구분한다. 기통주천은 기의 운행이 발동된 후 진기가 저절로 체내 경맥에서 운행하는 것을 말하며, 의통주천이란 의념으로 기의 운행을 인도하고 느끼는 것을 말한다. 의통주천에서는 너무 과분하지 않도록 조심해야 하며 순리에 따르고 억지로 추구하지 말아야 한다.
의통주천은 경락주천(經絡周天)의 기초이다. 즉 인체의 내기가 충족하지 않은 상황에서 의념으로 기를 유도하여 주천의 노선을 뚫어야 한다. 원기를 끊임없이 모으고 길러서 체내에 진기가 충족해지면 의념으로 유도하지 않아도 진기는 저절로 경락을 따라 운행한다. 이것이 바로 경락주천으로의 전환이다.

주천의 운행

진기는 왕성해지면 저절로 체내의 경맥에서 운행된다. 그러나 사람마다 그 운행경로가 모두 다르다. 어떤 사람은 기경팔맥을 따라서 운행되고, 어떤 사람은 임맥과 독맥, 그 외의 한두 갈래 경맥을 따라서 운행되고, 또 어떤 사람은 십이정경의 어느 몇 갈래 경맥을 따라 운행되며, 이는 모두 정상적인 현상이다. 연공자가 진기를 운행함에 있어서 의념으로 인도할 수 있기 때문에 이를 또 의통주천(意通周天)이라고도 한다. 의통주천에는 다음과 같은 몇 가지 방법이 있다. (1)호기(呼氣) : 기를 내려 보내되 의념으로 기를 회음에서 두 갈래로 나누어 삼음경맥(三陰經脈)을 따라 발바닥의 용천혈(湧泉穴)에 보낸다. 숨을 들이쉬어 기로 하여금 발 외측의 삼음경에서 회음까지 올라가게 하고 항문을 안으로 당기고 배를 들여보내고 기가 독맥을 지나 삼관을 통과한 후 정수리에서 다시 내려와 두 얼굴을 따라 나누어져 내려와 혀끝에서 모이게 한다. 숨을 내쉬면서 기를 임맥에 내려 보낸다. (2)흡기(吸氣) : 의념으로 기가 전신의 모공으로 들어와 단전에 모인다고 명상한다. 숨을 내쉬면서 전신의 모공을 통하여 체내의 탁기를 체외에 배출한다. 이 과정을 개합호흡통대주천법(開合呼吸通大周天法)이라고 한다. (3)묘유주천(卯酉周天) : 하단전으로부터 기를 운행시켜 왼쪽으로 가게 하여 왼쪽 복부를 따라서 배꼽, 여러 음유(陰維)를 지나 가슴의 왼쪽 젖꼭지에 올린 후 인영(人迎)을 지나 얼굴에 올리고 다시 두 눈을 지나 오른쪽으로 돌린다. 이런 과정을 의념으로 느낀 후 기를 오른쪽 인영에서 오른쪽 젖꼭지까지 내려 보내고 다시 오른쪽 복부를 따라 단전에 돌아오게 한다. 이렇게 좌에서 우로 36회 돌리고 반대 방향으로 24회 돌린다. (4)수공(收功 : 마무리).

주의 사항

1. 대주천은 반드시 소주천이 이루어진 후 내기가 충족한 기초 위에 진행해야 한다. 2. 혀를 입천장에 붙이고 곡도를 당기는 것이 특히 중요하다. 3. 수련 과정에서 타액이 많아지면 여러 번에 나누어 천천히 삼켜서 의념으로 단전에 보내야 한다. 이런 과정을 '금액환단(金液還丹)'이라고 한다.

07 팔단금
민간에 널리 전해진 질병을 제거하고 장수하는 공법

>>> 팔단금八段錦은 여덟 부분의 동작으로 구성된 건신 운동 방법이다. 팔단금은 동작이 간결하고, 운동량이 적당하며, 동작마다 오장육부의 보건 요구와 질병 치료의 요구에 일정하게 대응하여 경락기혈을 통하게 하고, 오장육부의 기능을 조정하는 작용을 한다.

팔단금의 연혁

팔단금은 옛 사람들이 창작한 의료, 보건 체조로서 여덟 절의 각각 다른 동작들로 구성되었다. '팔단(八段)'이란 바로 이 공법이 모두 여덟 부분으로 되어 있음을 말하고, '금(錦)'이란 그 자세가 아름답고 부드러워 비단 같다는 뜻이다. 이 공법은 옛날부터 전해져 내려오던 도인술의 동공과 정공을 결합한 전형으로서 고대 양생사와 도인 발전사에서 중요한 지위를 차지한다.

1. 팔단금은 대개 남조(南朝) 양(梁)나라 시대에 생겨난 공법으로서 역사가 유구하다. 남조 양나라 시대에 도홍경이 쓴 『양성연명록』의 일부 동작은 팔단금의 일부 정형화된 동작들과 비슷하다. 책에 서술된 아래위 이빨 마주치기와 침 삼키기도 십이단금, 십육단금에 흡수되었다. 이러한 흔적으로부터 팔단금의 형성이 『양성연명록』과 연원 관계가 있음을 알 수 있다.

2. 팔단금은 송(宋)나라 시대에 형성되었다. 팔단금이라는 이름은 최초로 북송(北宋)의 홍매(洪邁)가 엮은 『이견지(夷堅志)』에 수록되었으나 팔단금의 구체적인 공법은 실려 있지 않다. 남송(南宋)으로부터 두 가지 팔단금이 전해내려 왔는데, 하나는 증조(曾慥: 유명한 도교학자)의 팔단금으로서 『도추(道樞)』에 수록되어 있고, 다른 하나는 종리(鐘離)(종리권鐘離權: 여덟 신선 중의 한 사람이라고 전해짐)의 팔단금으로서 『수진십서(修眞十書)』에 수록되어 있는데, 모두 그 공법에 대하여 구체적

인 문자 서술을 진행하였다. 또 '여진인안락법(呂眞人安樂法)'이 있는데, 그 공법은 중조의 팔단금과 기본적으로 같으나 가결(歌訣)로 되어 있으며, 그 가결은 정형화된 팔단금 가결과 아주 가깝다. 이는 후세의 팔단금 가결의 출처 중의 하나라고 할 수 있다. 초기의 팔단금에는 참식(站式), 좌식(坐式)이 있으며, 단순 도인술도 있는가 하면 육자기결합도인술(六字氣訣合導引術 : 육자기결에 도인술을 결합한 것), 토납겸도인(吐納兼導引) 등 여러 가지 형식이 있다.

    3. 팔단금은 명청(明淸) 시기에 이르러 비교적 큰 발전을 가져왔으며, 당시에 여러 가지 팔단금이 동시에 전해졌다. 명(明)나라 태조(太祖) 주원장(朱元璋)의 열일곱 번째 아들인 주권(朱權)은 『활인심법(活人心法)』의 상권 『도인법(導引法)』에 유명한 '팔단금도인법(八段錦導引法)'이 수록되어 있다. 가결(歌訣)과 작은 글씨로 된 주석은 종리팔단금과 같았으며, 이외에 8폭의 좌공도(坐功圖)가 그려져 있고, 그림마다 명칭이 있었다. 명나라 시대의 『유수요결(類修要訣)』에 게재된 '종리조사팔단금도인법(鐘離祖師八段錦導引法)'(1592년), 『준생팔전(遵生八箋)』「연년각병전(延年却病箋)」에 게재된 '팔단금도인법(八段錦導引法)'과 '팔단금좌공도(八段錦坐功圖)'(1591년), 『이문광독(夷門廣牘)』「적봉수(赤鳳髓)」에 게재된 '팔단금도인도(八段錦導引圖)'(1579년), 『만수선서(萬壽仙書)』에 게재된 '팔단금좌공첩경(八段錦坐功捷徑)'(1832년) 등 명청 시기의 여러 의학 저작과 양생 저작들은 모두 다른 명칭으로 팔단금을 게재하고 있다. 또한 그 공법의 동작이 전면적이고 기억하기 쉽고 실행이 쉬울 뿐만 아니라 노인들이 수련하기에 적합하여 광범위하게 전파되었고 영향범위가 컸다.

    4. 근대에 가장 널리 전파된 동공(動功) 팔단금 동작과 정형화된 팔단금 가결로는 청나라 광서16년(1890년)에 상해동문서국(上海同文書局)에서 양세창(梁世昌)이라는 이름으로 출판한 『역근경도설(易筋經圖說)』에 무명으로 게재된 '팔단금' 공법과 청나라 광서(光緖) 24년(1898년)에 출판한 『신출보신도설(新出保身圖說)』과 『팔단금도(八段錦圖)』두 책에 게재된 팔구칠언(八句七言) 가결이 초기 판본이다. 그 칠언 가결의 원문은 "兩手托天理三焦, 左右開弓似射雕, 調理脾胃須單擧, 五勞七傷往後瞧. 搖頭擺尾去心火, 背後七顚百病消, 攢拳怒目增氣力, 兩手攀足固腎腰(양수탁천리삼초, 좌우개궁사사조, 조리비위수단거, 오로칠상왕후초, 요두파미거심화, 배후칠전백병소,

좌식 팔단금 ①

팔단금 공법은 송나라 때부터 지금까지 천여 년 동안 전해져 내려온 양생 문화의 진귀한 보물이다. 팔단금 공법과 그 수련 동작은 부드럽고 느리며, 영활하고 전후가 연관되며, 느슨하고 홀가분하다는 특징과 느슨함 속에 긴장이 있다. 또 움직임과 정지, 의념과 육체가 결합되었고, 의념으로 몸을 지배하여 기를 운행하고 강함과 부드러움이 조화된 특징들을 띠고 있다.

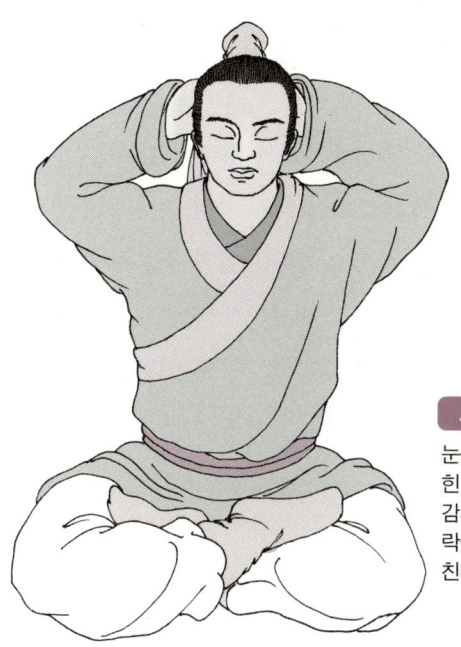

좌식 팔단금의 총결(總訣)은 『수진십서』에 처음 수록되었는데, 여덟 폭의 그림이 있었으며 '종리 팔단금'이라 불리었고, 명청 시기에는 여러 서적들에서 이를 게재하였다. 명나라 고렴(高濂)은 또 『준생팔전』의 각 도안에 각각 주해들을 달아 주었다.

고치집신(叩齒集神)

눈을 감고 가부좌를 틀고 앉아 마음을 고요히 가라앉힌 후 36차례 이를 마주친다. 두 손을 깍지 껴서 목을 감싸고 9회 호흡한다. 손으로 두 귀를 막고 집게손가락을 가운데 손가락 위에 얹어서 후두부를 24번 툭툭 친다.

미요천주(微搖天柱)

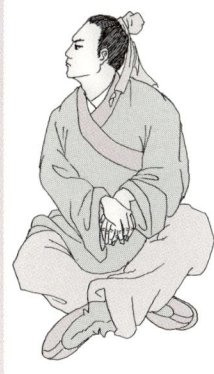

두 손바닥을 마주 잡되 오른손이 위에 놓이고 왼손이 아래에 놓이게 하고 머리를 좌로 돌려서 왼쪽 어깨뼈를 돌아보고, 다시 오른쪽 어깨뼈를 돌아보는 운동을 24회 한다. 오른손과 왼손의 위치를 바꾸어서 왼손이 위에 놓이게 하고, 같은 동작을 24회 한다.

적룡교해(赤龍攪海)

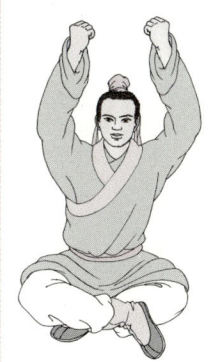

입을 다물고 혀로 입천장을 36회 휘저어 침이 입안에 고이게 한 뒤 양치질 동작을 36회 한다. 단단한 것을 삼키듯이 가득 고인 침을 세 번에 나누어 삼킨다(목소리에서 꿀꺽 소리가 나도록 삼킨다).

찬권노목증기력, 양수반족고신요)"이며, 뜻인즉 ①두 손으로 하늘 받쳐 삼초 다스리기 ②좌우로 화살을 당기듯 하기 ③비장과 위를 다스리는 한 팔 들기 ④오로칠상 뒤돌아보기 ⑤머리 흔들며 엉덩이 벌려 심화 없애기 ⑥뒤로 일곱 번 떨어 백병 없애기 ⑦주먹 쥐고 눈 부릅떠서 기력 늘리기 ⑧두 손 발 잡아 허리힘 기르기이다. 이 가결은 이전에 유행되었던 팔단금 가결에 비하여 호흡토납, 의수단전 등 의념적인 내용을 없애고, 신체 도인을 강화하였다. 이 가결은 대중을 상대로 한 공법으로서 초학자들도 배우기 쉬우며, 이후 근현대에 가장 영향력이 있는 도인 가결이 되었다. 나중에는 좌식, 입식 팔단금(站式八段錦)을 각각 좌팔단(坐八段), 입팔단(立八段)이라고 불렀으며, 입팔단은 또 문(文)과 무(武) 혹은 남과 북으로 구분되었다. 수련할 때 마보(馬步 : 권술의 기본 동작 중 한 종류. 오른발을 앞으로 내딛고 허리를 낮춘 자세)를 적용하고 동작이 힘 있는 것을 무팔단(武八段) 또는 북파(北派)라고 하며, 수련할 때 참식(站式)을 적용하고 동작이 부드러운 것을 문팔단(文八段) 또는 남파(南派)라고 한다.

팔단금이 비록 송대에 이르러서야 나왔지만 그 공법이 일찍이 고대의 여러 도인 문헌에 보이며, 특히 병을 없애는 도인(거병 도인祛病導引)의 문헌에 수록되었다. 팔단금은 고대의 거병 도인, 건신 도인 등 여러 동작들을 정선하고 정제하여 구성한 도인건신법이라고 할 수 있다. 팔단금은 송나라 시대에 세상에 나오고나서 지금까지 800여 년을 내려오면서 형식과 내용에서 모두 비교적 큰 변화를 가져왔으나 청나라 말기에는 정형화되었다. 팔단금은 지금도 여전히 광범위한 대중들이 즐겨 단련하는 체육 항목이 되고 있으며, 체질의 강화와 건강장수에 중요한 역할을 하고 있다.

좌식 팔단금

• 좌식 팔단금의 구결(口訣)

閉目冥心坐, 握固靜思神. 叩齒三十六, 兩手抱昆侖.
폐식명심좌, 악고정사신. 고치삼십육, 양수포곤륜.

좌식팔단금 ②

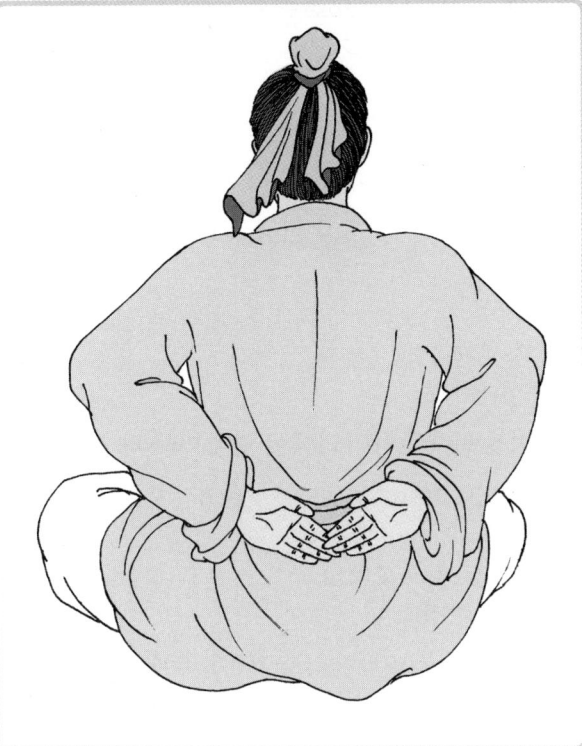

마운신당(摩運腎堂)

가부좌를 틀고 앉아서 양손을 서로 마찰하여 손바닥을 뜨겁게 한 뒤, 뜨거운 손바닥으로 신당(腎堂 : 허리 뒤의 콩팥 부위)을 36회 마찰한다. 손을 거두어들여 악고를 하고 숨을 멈추며 심장의 불기운이 아래로 내려가 하단전을 태운다고 명상한다. 단전에서 뜨거운 열 기운을 느낀 후 다음 절차로 들어간다.

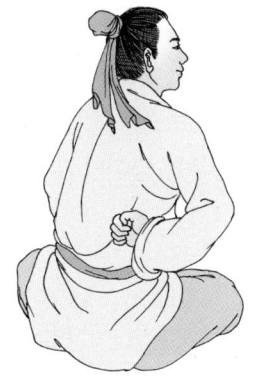

단관녹로(單關鹿轤)

손을 뒤로 돌려서 왼쪽 옆구리와 신당의 사이에 왼손을 대고 머리를 숙인다. 왼쪽 어깨를 도르래 돌아가듯이 돌리기를 36회 한 뒤 오른쪽도 같은 동작을 36회 한다.

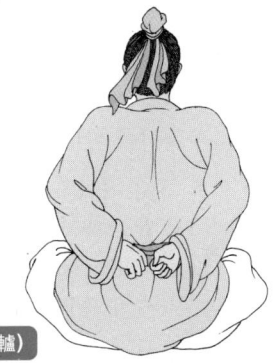

쌍관녹로(雙關鹿轤)

두 손을 뒤로 돌려서 왼쪽과 오른쪽의 옆구리와 신당 사이에 손을 댄다. 머리를 구부리고, 양쪽 어깨뼈를 도르래 돌리듯이 돌리기를 36회 한다. 숨을 멈추고 마음속으로 불기운이 단전으로부터 곧바로 쌍관을 거쳐 뇌호혈(腦戶穴)로 들어간다고 명상한다. 콧구멍으로 맑은 기운을 들이쉰 후 잠깐 동안 숨을 멈추었다가 서서히 다리를 편다.

눈을 감고 앉아서 조용히 생각에 잠긴다. 두 손으로 곤륜(崑崙)을 안고 이빨을 36회 마주친다.

左右鳴天鼓, 二十四度聞. 微擺撼天柱, 動舌攪水津.
좌우명천고, 이십사도문. 미파감천주, 동설요수진.

좌우 손으로 명천고(鳴天鼓)를 24회 한다. 천주혈을 가볍게 흔들면서 혀를 휘둘러 타액을 증가시킨다.

鼓漱三十六, 津液滿口生. 一口分三咽, 以意送臍輪.
고수삼십육, 진액만구생. 일구분삼연, 이의송제륜.

뺨을 볼록하게 불리고 36회 양치질 동작을 하여 타액이 입에 가득 차게 한 뒤 타액을 세 번에 나누어 삼켜 의념으로 제륜(臍輪: 단전을 뜻한다)까지 보낸다.

閉氣搓手熱, 背後摩精門. 盡此一口氣, 想火燒臍輪.
폐기차수열, 배후마정문. 진차일구기, 상화소제륜.

숨을 죽이고 손을 비벼 뜨겁게 한 뒤 정문(精門)(하단전을 말한다) 문지른다. 숨을 한 번 길게 들이쉬면서 마음으로 제륜(臍輪)에서 불이 붙고 있는 것을 명상한다.

左右轆轤轉, 兩脚放舒伸. 叉手雙虛托, 低頭攀足頻.
좌우녹로전, 양각방서신. 차수쌍허탁, 저두반족빈.

두 팔을 모두 허리 뒤로 돌려 주먹을 쥔 후 두 어깨를 동시에 올렸다 내리며 흔들기를 한다. 두 다리를 펴고 두 손으로 깍지를 껴서 위를 향해 허공을 민 후 다시 머리를 숙이고 두 손으로 발바닥 중심부를 끌어당긴다.

以候口水至, 再漱再吞津. 如此三度畢, 口水九次吞.
이후구수지, 재수재탄진. 여차삼도필, 구수구차탄.

침을 다시 뒤섞어 삼키되 세 번에 나눠 삼키기를 세 번, 즉 9번 삼킨다.

咽下汩汩響, 百脈自調均. 任督慢運畢, 意想氣氤氳.
연하율율향, 백맥자조균. 임독만운필, 의상기인온.

침을 소리 내면서 삼켜 백맥이 저절로 고르게 한다. 임맥과 독맥을 천천히 운행하여 마음으로 기가 온 몸에 흐르는 것을 느낀다.

좌식팔단금 ③

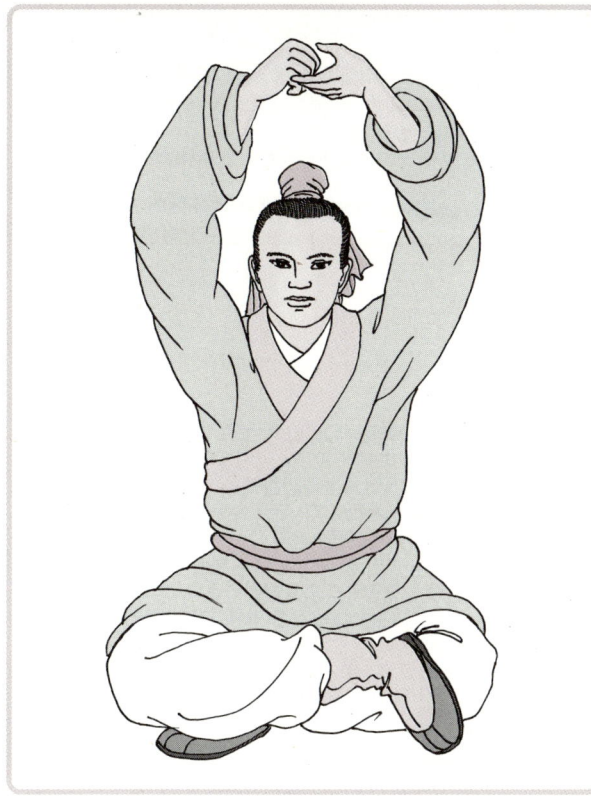

차수안정(叉手按頂)

가부좌를 틀고 앉아서 두 손바닥을 서로 마찰한다. 마찰한 손바닥을 입에 대고 '하' 하고 입으로 숨을 불기를 5회 한다. 그 다음 두 손을 깍지 끼고 머리 위로 높이 들어 손바닥으로 허공을 밀 듯이 하였다가 깍지 낀 손을 아래로 내려 손바닥으로 정수리를 누르듯이 감싸기를 9회 한다.

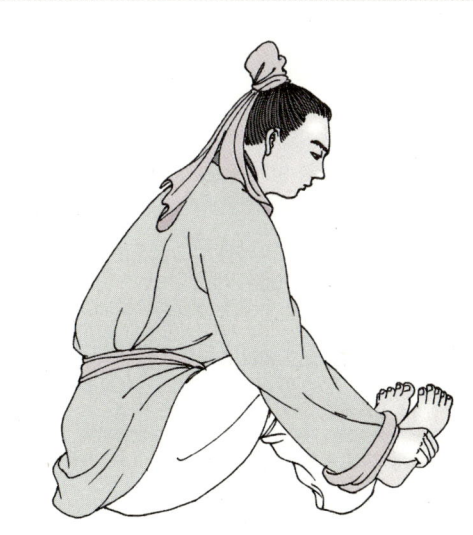

수족구반(手足鉤攀)

바른 자세로 앉아서 다리를 편다. 두 손을 갈고리같이 만들어 앞으로 뻗어서, 두 발바닥을 잡아 당겨 다리를 굽혔다 폈다 하는 동작을 12회 한다. 그 다음 단정히 앉아서 입속에 침이 고이게 한다. 만약에 충분한 침이 모이지 않으면 혀로 입천장을 자극시켜 모이게 한다. 침을 3회 나누어 '꿀꺽' 하고 삼키고 마음으로 단전의 불이 위로 올라와 온몸을 덥혀준다고 명상한다. 이렇게 정좌를 잠깐 하고 수련을 마친다.

참식 팔단금

준비 동작 구결(口訣)
두 발을 평행하게 어깨너비만큼 벌려서 선다. 머리는 정면을 향하고 허리를 곧게 펴고 배를 느슨히 풀어주고 두 무릎은 약간 굽혀 발끝과 대응되게 한다. 두 팔을 느슨히 아래로 내리고 손가락을 자연스럽게 편다. 정신을 가다듬고 호흡을 조절하고 두 눈을 아래로 깐다. 조용히 호흡하면서 단전을 명상한다.
兩足分開平行站, 橫步要與肩同寬, 頭正身直腰松腹, 兩膝微屈對足尖, 雙臂松沈掌下按, 手指伸直要自然, 凝神調息垂雙目, 靜默呼吸守丹田.
양족분개평행참, 횡보요여견동관, 두정신직요송복, 양슬미굴대족참, 쌍비송침장하안, 수지신직요자연, 응신조식수쌍목, 정묵호흡수단전.

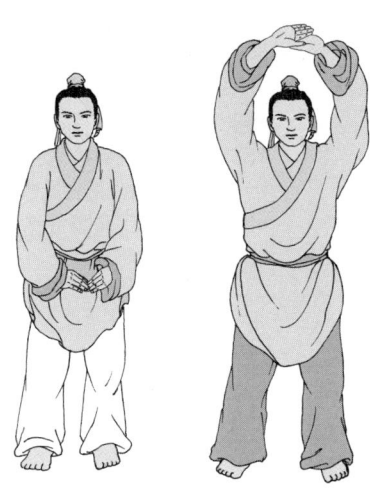

1. 두 손으로 하늘 받쳐 삼초 다스리기
두 손을 아랫배 앞에서 깍지 낀 후 손바닥을 뒤집으면서 위로 들어 하늘을 받친다.
구름을 헤치듯이 좌, 우로 손을 벌려서 아랫배에 내려 원래의 자세로 돌아온다.
동작을 한번 할 때마다 숨을 한번 들이쉬고 한번 내쉬는 것을 결합하되 숨을 천천히 쉰다.
숨을 다 내쉰 다음 잠깐 멈췄다가 다시 자연스럽게 들이쉰다.
'兩手托天理三焦' 口訣 '양수탁천리삼초' 구결
十字交叉小腹前, 翻掌向上意托天, 左右分掌拔云式, 雙手捧抱式還原, 式隨氣走要緩慢, 一呼一吸一周旋, 呼氣盡時停片刻, 隨氣而成要自然.
십자교차소복전, 번장향상의탁천, 좌우분장발운식, 쌍수봉포식환원, 식수기주요완만, 일호일흡일주선, 호기진시정편각, 수기이성요자연.

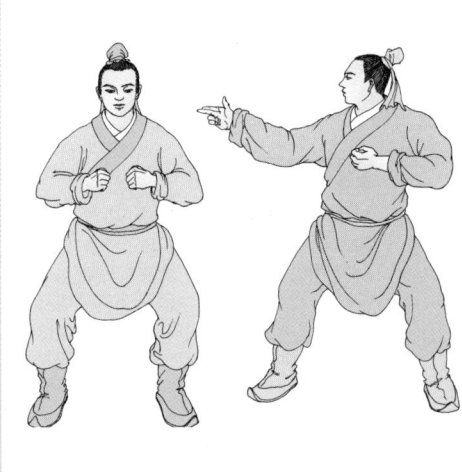

2. 좌우로 화살을 당기듯 하기
몸을 쭈그려 말 타는 자세를 취하고 두 손을 왼쪽 가슴 앞에서 깍지 낀다.
활을 당기듯이 왼손 주먹을 밀고 오른손 주먹을 당긴 후 왼손의 식지로 하늘을 가리킨다.
오른쪽으로 할 때는 두 손을 오른쪽 가슴 앞에서 깍지 낀다.
오른쪽 주먹을 밀고 왼쪽 주먹을 당긴 후 눈은 오른쪽 식지를 본다. 두 손을 거두어 원래의 자세로 돌아온다.
'左右開弓似射雕' 口訣 '좌우개궁사사조' 구결
馬步下蹲要穩健, 雙手交叉左胸前, 左推右拉似射箭, 左手食指指朝天, 式隨腰轉換右式, 雙手交叉右胸前, 右推左拉眼觀指, 雙手收回式還原.
마보하준요온건, 쌍수교차좌흉전, 좌추우랍사사전, 좌수식지지조천, 식수요전환우식, 쌍수교차우흉전, 우추좌랍안관지, 쌍수수회식환원.

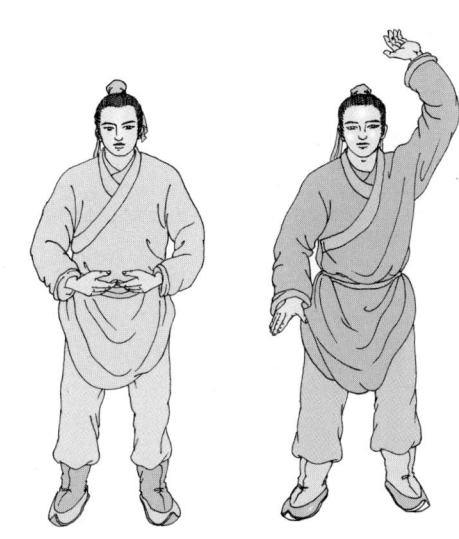

3. 비장과 위를 다스리는 한 팔 들기

손바닥이 위로 향하게 손을 포개되 오른손이 위에 놓이고 왼손이 아래에 놓이게 하고 팔은 둥그렇게 굽힌다.
오른손을 번지면서 위로 올려 받치고 왼손바닥은 비관(脾關)을 향하게 뒤집는다.
두 손바닥이 모두 비경(脾經)을 따라 움직이면서 방향을 바꾼다.
숨을 최대한 내쉬고 들이쉬되 힘을 쓰지 않는다. 두 손바닥을 단전에 가져가 원래의 자세를 회복한다.
'調理脾胃須單擧' 口訣 '조리비위수단거' 구결
雙掌重疊掌朝天, 右上左下臂捧圓, 右掌旋臂托天去, 左掌翻轉至脾關, 雙掌均沿胃經走, 換臂托按一循環, 呼盡吸足勿用力, 收式雙掌回丹田.
쌍수중첩장조천, 우상좌하비봉원, 우장선비탁천거, 좌장번전지비관, 쌍장균연위경주, 환비탁안일순환, 호진흡족물용력, 수식쌍장회단전.

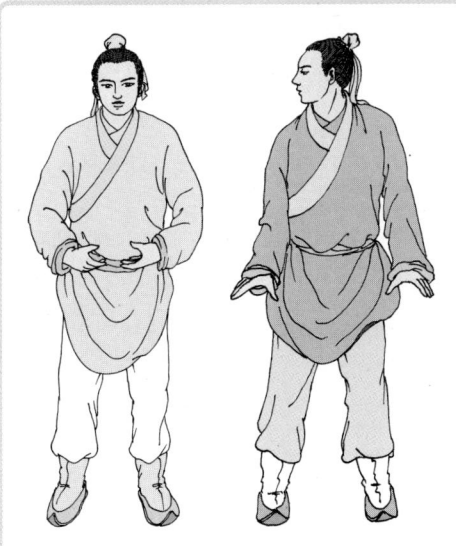

4. 오로칠상 뒤돌아보기

두 손바닥은 무엇을 받쳐 든 것 같은 자세를 취한다. 손바닥을 안으로 뒤집고 팔을 아래로 내려 누른다.
머리를 왼쪽으로 돌리면서 숨을 들이쉬어 용천(湧泉)에 내려보낸다.
숨을 끝까지 내쉬되 몸을 느슨히 풀고 조용히 쉰다. 두 손을 거두어서 손바닥이 위로 향하게 하여 원래의 자세로 돌아온다.
다음엔 방향을 바꿔서 오른쪽으로 머리를 돌린다. 자세를 거두면서 기를 단전으로 거둔다.
'五勞七傷往後瞧' 口訣 '오로칠상왕후초' 구결
雙掌捧抱似托盤, 翻掌封按臂內旋, 頭頸隨手向左轉, 引氣向下至湧泉, 呼氣盡時停鬆靜, 兩臂收回掌朝天, 繼續運轉成右式, 收式提氣回丹田.
쌍장봉포사탁반, 번장봉안비내선, 두경수수향좌전, 인기향하지용천, 호기진시정송정, 양비수회장조천, 계속운전성우식, 수식제기회단전.

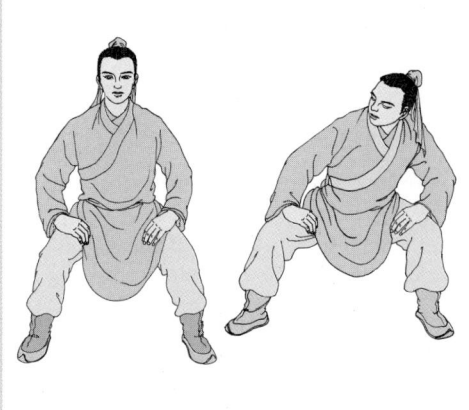

5. 머리 흔들고 엉덩이 벌려 심화 없애기

마보(馬步)를 취한다. 두 손은 무릎 위에 올려놓는다.
숨을 내쉬면서 머리를 왼쪽으로 가져가고 두 눈은 오른쪽 발끝을 본다.
숨을 들이쉬면서 머리를 오른쪽으로 가져간 후 머리를 돌려 왼쪽 발끝을 본다.
이렇게 호흡에 맞춰 여러 번 반복하되 호흡에 정신을 집중한다.
'搖頭擺尾去心火' 口訣 '요두파미거심화' 구결
馬步撲步可自選, 雙掌扶於膝上邊, 頭隨呼氣宣向左, 雙目卻看右足尖, 吸氣還原接右式, 搖頭斜看左足尖, 如此往返隨氣練, 氣不可浮意要專.
마보박보가자선, 쌍장부어슬상변, 두수호기선향좌, 쌍목각간우족첨, 흡기환원접우식, 요두사간좌족첨, 여차왕반수기련, 기불가부의요전.

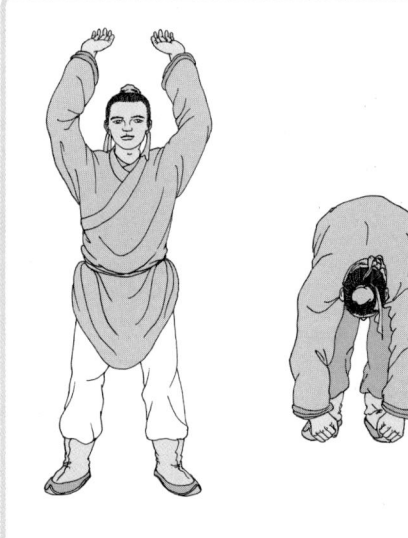

6. 두 손 발 잡아 허리힘 기르기

두 발을 벌리고 두 손은 아랫배에 가져간다.
뒤로 돌면서 숨을 들이쉬고 손을 허리에 가져간다.
호흡에 따라 동작의 강도를 조절한다. 숨을 내쉴 때 허리를 굽혀 발을 쥔다.
손에 힘을 주지 않고 허리를 느슨히 하고 배를 들여보내고 용천혈을 의수한다.
'兩手攀足固腎腰' 口訣 '양수반족고신요' 구결
兩足橫開一步寬, 兩手平扶小腹前, 平分左右向後轉, 吸氣藏腰撐腰間, 式隨氣走定深淺, 呼氣彎腰盤足圓, 手勢引導勿用力, 松腰收腹守湧泉.
양족횡개일보관, 양수평부소복전, 평분좌우향후전, 흡기장요탱요간, 식수기주정심천, 호기만요반족원, 수세인도물용력, 송요수복수용천.

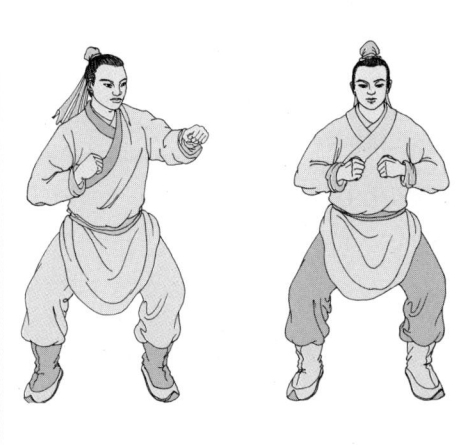

7. 주먹 쥐고 눈 부릅떠서 기력 늘리기
마보를 취하고 두 눈을 동그랗게 뜨고 두 주먹을 가슴 앞에 가져간다.
주먹으로 내기가 허리를 따라 돌게 인도한다. 앞으로 내치고 뒤로 당겨서 두 팔을 돌린다.
숨을 들이쉴 때 거두고 숨을 내쉴 때 편다. 좌우 번갈아 하면서 눈으로 주먹을 본다.
두 주먹을 가슴 앞에 가져가고 다리를 거두어 원래의 자세를 회복한다.
'攢拳怒目增氣力' 口訣 '찬권노목증기력' 구결
馬步下蹲眼睜圓, 雙拳束抱在胸前, 拳引內氣隨腰轉, 前打後拉兩臂旋, 吸氣收回呼氣放, 左右輪換眼看拳, 兩拳收回胸前抱, 收脚按掌式還原.
찬보하준안정원, 쌍권속포재흉전, 권인내기수요전, 전타후랍양비선, 흡기수회호기방, 좌우륜환안착권, 양권수회흉전포, 수각안장식환원.

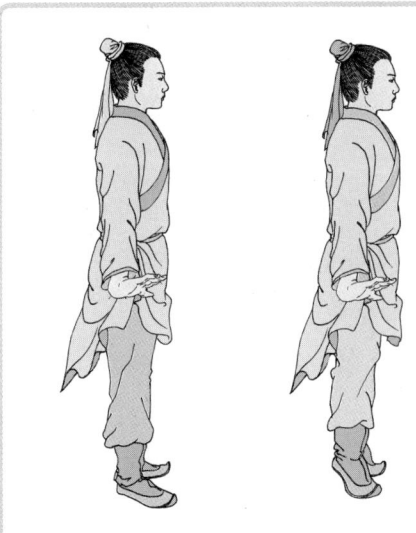

8. 뒤로 일곱 번 떨어 백병없애기.
두 다리를 붙이고 발끝을 벌린다. 발끝에 힘을 주고 발뒤축을 든다.
숨을 들이쉬면서 발뒤축을 들고 한 손을 아래로 내리누른다. 발뒤축을 내려놓으면서 숨을 내쉰다.
이렇게 반복하여 7회 하면 전신의 기가 단전에 돌아온다.
전신을 느슨히 풀고 진동하면서 자연호흡을 한다.
'背後七顚百病消' 口訣 '배후칠전백병소' 구결
兩腿立立撇足尖, 足尖用力足跟懸, 吸氣上頂手下按, 落足呼氣一周天, 如此反復共七遍, 全身氣走回丹田, 全身放松做顚抖, 自然呼吸態怡然.
양퇴병립별족첨, 족첨용력족근현, 흡기상정수하안, 낙족호기일주천, 여차반복공칠편, 전신기주회단전, 전신방송주전두, 자연호흡태이연.

名爲八段錦, 子後午前行. 勤行無間斷, 祛病又强身.
명위팔단금, 자후오전행. 근행무간단, 거병우강신.

이름 하여 팔단금이라 하니, 자정부터 정오 사이에 부지런히 행하고 끊이지 않으면 질병을 없애고 몸을 강하게 할 수 있다.

[단어 해석]
명천고(鳴天鼓) — 두 손으로 두 귀를 가리고 식지(食指)와 중지(中指)로 뒷머리를 두드림.

• 좌식 팔단금의 공법

1. 고치집신(叩齒集神) : 눈을 감고 가부좌를 틀고 앉아 마음을 고요히 가라앉힌 후 36차례 이빨을 마주친다. 두 손을 깍지 껴서 목을 감싸고 9회 호흡한다. 손으로 두 귀를 막고 집게 손가락을 가운데 손가락 위에 얹어서 후두부를 24회 툭툭 친다.

2. 미요천주(微搖天柱) : 두 손바닥을 마주 잡되 오른손이 위에 놓이고 왼손이 아래에 놓이게 하고 머리를 좌로 돌려서 왼쪽 어깨뼈를 돌아보고, 다시 오른쪽 어깨뼈를 돌아보는 운동을 24회 한다. 오른손과 왼손의 위치를 바꾸어서 왼손이 위에 놓이게 하고 같은 동작을 24회 한다.

3. 적룡교해(赤龍攪海) : 입을 다물고 혀로 입천장을 36회 휘저어 침이 입안에 고이게 한 뒤 양치질 동작을 36회 한다. 단단한 것을 삼키듯이 가득 고인 침을 세 번에 나누어 삼킨다(목소리에서 꿀꺽 소리가 나도록 삼킨다).

4. 마운신당(摩運腎堂) : 가부좌를 틀고 앉아서 양손을 서로 마찰하여 손바닥을 뜨겁게 한 뒤 뜨거운 손바닥으로 신당(腎堂 : 허리 뒤의 콩팥 부위)을 36회 마찰한다. 손을 거두어들여 악고를 하고 숨을 멈추며 심장의 불기운이 아래로 내려가 하단전을 태운다고 명상한다. 단전에서 뜨거운 열 기운을 느낀 후 다음 절차로 들어간다.

5. 단관녹로(單關轆轤) : 왼손을 뒤로 돌려서 왼쪽 옆구리와 신당의 사이에 왼손을 대고 머리를 숙인다. 왼쪽 어깨를 도르래가 돌아가듯이 돌리기를 36회 한 뒤, 오른쪽도 같은 동작을 36회 한다.

6. 쌍관녹로(雙關轆轤) : 두 손을 뒤로 돌려서 왼쪽과 오른쪽의 옆구리와 신당 사이에 두 손을 댄다. 머리를 구부리고, 양쪽 어깨뼈를 도르래 돌리듯이 돌리기를 36회 한다. 숨을 죽이고 마음속으로 불기운이 단전으로부터 곧바로 쌍관(雙關 : 협척관夾脊關을 말한다)을 거쳐 뇌호(惱戶 : 경혈 이름으로 후두부 독맥 상의 움푹 들어간 곳을 말한다)로 들어간다고 명상한다. 콧구멍으로 맑은 기운을 들이쉰 후, 잠깐 동안 숨을 멈추었다가 서서히 다리를 편다.

7. 차수안정(叉手按頂) : 가부좌를 틀고 앉아서 두 손바닥을 서로 마찰한다. 마찰한 손바닥을 입에 대고 '하' 하고 입으로 숨을 불기를 5회 한다. 그 다음 두 손을 깍지 끼고 머리 위로 높이 들어 손바닥으로 허공을 밀듯이 하였다가 깍지 낀 손을 아래로 내려 손바닥으로 정수리를 누르듯이 감싸기를 9회 한다.

8. 수족구반(手足鉤攀) : 바른 자세로 앉아서 다리를 편다. 두 손을 갈고리같이 만들어 앞으로 뻗어서, 두 발바닥을 잡아 당겨 다리를 굽혔다 폈다 하는 동작을 12회 한다. 그 다음 단정히 앉아서 입속에 침이 고이게 한다. 만약에 충분한 침이 모이지 않으면 혀로 입천장을 자극시켜 모이게 한다. 침을 3회 나누어서 '꿀꺽' 하고 삼키고 마음으로 단전의 불이 위로 올라와 온몸을 덮혀준다고 명상한다. 이렇게 정좌를 잠깐 한 뒤 수련을 마친다(수공收功).

좌식 팔단금의 총결은 최초에 『수진십서』에 수록되었는데, 여덟 폭의 그림이 있었으며 '종리 팔단금'이라 불리었고, 명청 시기에는 여러 서적에서 이를 게재하였다. 명나라 고렴(高濂)은 또 『준생팔전』의 각 도안에 각각 주해를 달았다.

[단어 해석]
악고(握固) — 네 손가락으로 엄지를 감싸서 주먹을 쥐는 것.

참식 팔단금

• **참식 팔단금의 구결**
①두 손으로 하늘 받쳐 삼초 다스리기(兩手托天理三焦양수탁천리삼초)
②좌우로 화살을 당기듯 하기(左右開弓似射雕좌우개궁사사조)
③비장과 위를 다스리는 한 팔 들기(調理脾胃須單擧조리비위수단거)
④오로칠상 뒤돌아보기(五勞七傷往後瞧오로칠상왕후초)
⑤머리 흔들며 엉덩이 벌려 심화 없애기(搖頭擺尾去心火요두파미거심화)
⑥두 손 발 잡아 허리힘 기르기(兩手攀足固腎腰양수반족고신요)
⑦주먹 쥐고 눈 부릅떠서 기력 늘리기(攢拳怒目增氣力찬권노목증기력)
⑧뒤로 일곱 번 떨어 백병 없애기(背後七顚百病消배후칠전백병소)

• **참식 팔단금의 공법**
1. 두 손으로 하늘 받쳐 삼초 다스리기(兩手托天理三焦양수탁천리삼초)
 자연스럽게 서서 두 발이 평행하게 어깨너비만큼 벌리고 두 팔은 자연스럽게 양쪽에 늘어뜨린다. 가슴과 배를 들여보내고 허리와 척추를 느슨히 한다. 머리를 바로 하고 앞을 정시하면서 이빨을 가볍게 다물고 조용히 호흡을 조절하여 기를 단전에 내려 보낸다. 두 손을 양쪽에서부터 천천히 머리 위로 들고 손바닥을 위로 향하게 뒤집어 하늘을 받친다. 두 손을 치켜드는 동작에 발뒤축을 들었다 내리는 동작을 결합한다. 이렇게 여러 번 한 뒤 두 손바닥이 아래로 향하게 앞으로 천천히 아랫배까지 내렸다가 원래의 자세를 회복한다.
 2. 좌우로 화살을 당기듯 하기(左右開弓似射雕좌우개궁사사조)
 자연스럽게 서서 왼발을 왼쪽으로 한발 벌리고 몸을 아래로 쭈그려 마보(馬步)의 자세를 취한다. 두 손은 주먹을 쥔 후 허리 외측에 놓았다가 앞으로 호형을 그리면서 가슴높이까지 올리되 가슴에서 한 주먹의 거리를 띄운다. 활시위를 당기는 것처럼 두 주먹의 거리를 당긴다. 오른손은 화살을 잡은 자세를 취하고 팔을 오른쪽으로 편다. 동시에 머리도 따라서 오른쪽으로 돌리면서 눈으로 오른손의 식지를 따라 먼 곳을 바라보아 마치 화살을 오른손에 쥐고 쏘려고 기회를 노리듯 한다. 잠깐 멈추었다가 두 다리를 펴고 몸을 위로 일으키면서 두 손으로 아래로 호를 그리면서 두 허리 외측에 두 손을 가져가는 동시에 왼다리를 거두어 원래대로 자연스레 선다. 이것이 좌식(左式)이다. 좌식이 끝나면 반대로 우식(右式)을 한다. 이렇게 좌, 우 교대하면서 십여 차례 한다.

3. 비장과 위를 다스리는 한 팔 들기(調理脾胃須單擧조리비위수단거)

자연스럽게 서서 두 손바닥이 아래로 향하게 하여 내리누른 후 바로 앞으로 호를 그리면서 손바닥이 위로 향하게 뒤집는다. 두 손가락을 아랫배 앞에서 서로 마주 붙이고 손바닥을 안으로 돌려 손바닥이 아래를 향하게 한다. 왼손을 천천히 머리 위까지 올린 후 손바닥을 뒤집어서 손바닥이 위로 향하게 하고 왼쪽 밖으로 힘을 주면서 위로 받친다. 동시에 오른손으로 호를 그리면서 오른쪽 허리 외측에 가져가되 손바닥이 아래로 향하게 하여 아래로 누른다. 이렇게 치받기와 내리누르기를 여러 번 한 뒤 왼손을 앞으로 천천히 내리고 오른손은 동시에 호를 그리면서 이동하여 아랫배에서 왼손과 손가락이 서로 마주 향하게 한다. 이것이 왼쪽 동작이다. 오른쪽 동작은 이와 반대로 하면 된다.

4. 오로칠상 뒤돌아보기(五勞七傷往後瞧오로칠상왕후초)

자연스럽게 서서 두 발을 어깨너비만큼 벌리고 두 손을 아래로 자연스럽게 내린다. 정신을 가다듬고 호흡을 조절하여 기를 단전에 내려 보낸다. 두 손으로 밖을 향하여 호를 그리면서 손바닥을 뒤집어서 손바닥이 위로 향하게 하고 두 손가락이 아랫배 앞에서 서로 마주 향하게 한다. 이어 숨을 내쉬면서 손바닥을 아래로 향하게 뒤집는 동시에 머리를 오른쪽 아래로 돌리고 두 눈은 오른쪽으로 뒤를 본다. 잠깐 멈춘 후 숨을 내쉬면서 머리를 천천히 돌려 바로하고 두 손은 원래대로 뒤집어서 아랫배 앞에서 마주 향하게 한다. 이것이 오른쪽 동작이다. 왼쪽 동작은 이와 반대로 하면 된다. 이와 같이 십여 번 한다.

5. 머리 흔들고 엉덩이 벌려 심화 없애기(搖頭擺尾去心火요두파미거심화)

왼발을 왼쪽으로 한발 벌리고 두 무릎을 굽혀서 말을 타는 자세를 취한다. 윗몸을 곧게 펴고 앞으로 좀 내밀고 앞을 정시한다. 두 손을 무릎에 올려놓고 팔꿈치를 밖으로 벌린다. 허리를 축으로 하여 머리와 척추를 곧게 펴고 몸으로 호형을 그리며 앞, 왼 쪽으로 돌리고 왼팔을 굽히고 오른팔을 곧게 펴서 팔꿈치를 밖으로 밀고 머리와 왼쪽 무릎이 한 수직선에 놓이게 하고 엉덩이는 오른쪽, 아래로 힘을 주면서 눈으로 오른쪽 발끝을 본다. 잠깐 머물렀다가 방향을 바꾸어서 한다. 이렇게 반복하여 십여 번 한다.

6. 두 손 발 잡아 허리힘 기르기(兩手攀足固腎腰양수반족고신요)

자연스럽게 서서 왼발을 어깨너비만큼 벌린다. 두 팔을 어깨 높이만큼 올리고 양쪽으로 해서 천천히 머리 위에 올리어 손바닥은 위로 향하고 손가락 끝은 뒤로 향하게 하여 하늘을 치받는 자세를 취한다. 잠깐 멈춘 후 두 다리를 곧게 펴고 허리를 축으로 하여 윗몸을 굽혀 두 손으로 발을 잡는다. 이렇게 잠깐 멈춘 후 몸을 천천히 일으키고 두 손은 머리 위로 쳐들고 두 팔을 곧게 펴고 손바닥은 앞으로 향한다. 다시 손을 양쪽으로 두 허리 외측에 내리고 왼발을 거두어 바로 선다. 이것이 왼쪽 동작이고 오른쪽 동작은 이와 반대로 한다. 이렇게 반복하여 십여 번 한다.

7. 주먹 쥐고 눈 부릅떠서 기력 늘리기(攢拳怒目增氣力찬권노목증기력)

자연스럽게 서서 왼발을 벌리어 말을 타는 자세를 취한다. 두 손은 주먹을 쥐고 아래서부터 가슴 아래까지 올리되 손등이 밖을 향하게 두 주먹을 마주하고 두 팔은 반달모양을 한다. 이어 왼쪽 주먹으로 왼쪽, 앞을 향하여 내치면서 머리를 왼쪽으로 좀 돌린다. 두 눈은 왼쪽 주먹의 방향으로 멀리 쏘아보고 오른쪽 주먹은 동시에 뒤로 당긴다. 잠깐 멈춘 후 두 주먹을 가슴 앞에 다시 가져왔다가 호를 지으면서 벌려서 양쪽 허리 외측에 가져가는 동시에 왼발을 거두어 처음에 섰던 자세로 돌아온다. 이것이 왼쪽 동작이고 오른쪽 동작은 이와 반대로 한다. 이렇게 반복하여 십여 번 한다.

8. 뒤로 일곱 번 떨어 백병 없애기(背後七顚百病消배후칠전백병소)

두 발을 붙이되 두 발끝은 밖으로 향하여 90도 각을 이루게 하고 두 다리를 곧게 편다. 두 팔을 자연스럽게 내리고 손바닥은 앞으로 곧게 편다. 이어 두 손바닥을 아래로 내리누르면서 두 발꿈치를 위로 든다. 이와 동시에 숨을 들이쉬었다가 잠깐 멈춘 후 다시 내쉬면서 두 발꿈치를 땅에 내려놓고 두 손은 자연스럽게 아래로 떨어뜨린다. 이렇게 반복하여 십여 번 한다.

- **참식 팔단금의 기능**

두 손으로 하늘 받쳐 삼초 다스리기에서는 토고납신을 할 수 있고 오장육부의 기능을 강화하고 관절의 움직임, 특히 상지와 허리, 등의 움직임을 영활해지게 한다.

좌우로 화살을 당기듯 하기는 호흡과 혈액 순환을 강화시키고 간과 폐를 다스려 주고 틀린 자세로 인한 질병이 생기지 않도록 예방한다.

비장과 위를 다스리는 한 팔 들기는 위장질병의 예방치료에 도움이 되며 소화기능을 강화한다.

오로칠상 뒤돌아보기는 피로를 풀어주고 신경을 튼튼하게 해주며 목과 어깨의 통증을 예방 치료한다.

머리 흔들며 엉덩이 벌려 심화 없애기는 열을 내리고 소염작용을 일으키며 불안증을 없애고 콩팥을 튼튼하게 해준다.

두 손 발 잡아 허리힘 기르기는 허리통을 치료하고 콩팥의 기능을 강화하고 체액의 평형을 잡아준다.

주먹 쥐고 눈 부릅떠서 기력 늘리기는 경맥의 기를 활성화하고 근력을 강화하고 폐의 기능을 강화한다.

뒤로 일곱 번 떨어 백병 없애기는 등과 척추의 경맥을 통하게 하고 척수신경의 기능을 강화한다.

08 자가 안마와 사지 운동
십육단금

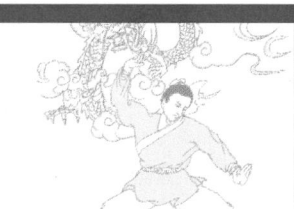

>>> 십육단금十六段錦은 팔단금, 십이단금 등 공법에서 발전된 도인공법으로서 16부분의 동작들로 구성되었으며 동공이 위주이다. 십육단금은 신체 도인동작으로 기를 조절하고 혈을 활성화하고 경락을 소통시키고 오장육부를 조화롭게 하여 질병을 제거하고 몸을 튼튼하게 하는 것을 목적으로 한다.

십육단금은 16절의 동작들로 구성된 건신 운동 방법이다. 이 공법이 최초로 수록된 문헌으로는 명대(明代)의 왕정상(王廷相)이 쓴 『섭생요의(攝生要義)』로서 본명은 '도인약법십육세(導引約法十六勢)'이며 '팔단금'을 기초로 하여 '노자도인사십이세(老子導引四十二勢)', '적송자도인법십팔세(赤松子導引法十八勢)' 등을 흡수하여 편집되었다. 원나라 말, 명나라 초의 양생가 냉겸(冷謙)은 『수령요지(修齡要旨)』라는 책에 이를 수록하고 수정한 후 '십육단금'이라고 명명하였다. 냉겸은 도인술에 다양한 공법들이 있고 동작이 변화무쌍하기는 하지만 그 원리가 대체로 모두 같기 때문에 동작들이 너무 복잡할 필요가 없으며 만일 동작들이 너무 복잡하면 수련자들이 도리어 도인술을 멀리할 수 있다고 생각하였다. 냉겸은 도인공법 중의 간편하고 적절하고 효과적인 동작들을 정리하여 16절로 묶었다. 만일 이 십육단금을 매일 꾸준하게 1~2회 수련하면 몸이 가벼워지고 튼튼해지고 정력이 넘치게 되고 질병을 예방할 수 있다.

십육단금의 동작은 팔단금의 동작을 기초로 삼아 안기, 누르기, 명천고, 무릎 누르기, 활쏘기, 어깨 돌리기, 허리 두드리기, 하늘 받치기, 발 당기기, 척추 굽히기, 몸 돌리기, 팔자걸음, 뒷짐 지기, 다리 꼬기, 침으로 양치질하기, 불을 태우기 등 16조의 동작들로 구성되었다. 여기에는 앉는 자세도 있고 서는 자세도 있을 뿐만 아니라 또 안마를 결합하였다. 전반적으로 동작들이 조화롭고 연관되어 있고 신체의 각 부위를 모두 단련할 수 있어 다양한 역할을 발휘한다. 십육단금은 한 시리즈의 신체도인 동작들로 기를 조절하고 혈을 활성화하고 경락을 소통시키고 오장육부를 조화롭게 하여 질병을 제거하고 몸을 튼튼하게 만드는 것을 목적으로 한다. 고치법(叩齒法)이 비록 구강운동이긴 하지만 입술을 벌리고 다물 때 얼굴 부위 근육, 심지어 두피까지 운동하며 뇌와 이빨을 튼튼하게 만들어 주고 눈과 귀를 밝게 한다. 이에 욕면(浴面) 등의 안마법과 결합하면 구강 및 얼굴, 나아가서 전신의 보건에 도움이 된다.

기본 공법

1. 단정히 앉아서 눈을 감고 악고한 후 명상하면서 36회 이빨을 부딪친 후 두 손으로 목뒤를 잡고 몸을 좌우로 24회 회전하여 두 겨드랑이에 쌓인 병의 기운을 제거한다.

2. 두 손을 깍지 껴서 위로 들어 받쳤다가 다시 내려서 목뒤를 24회 눌러서 병의 기운을 제거한다.

3. 두 손바닥으로 두 귀를 막고 식지를 중지 위에 포개어서 뒤통수를 24회 툭툭 침으로써 병의 기운을 제거한다.

4. 두 손을 맞잡고 한 쪽 무릎을 누른 후 같은 방향으로 몸을 비튼다. 이렇게 좌, 우 바꿔 가면서 24회 진행하여 간장에 쌓인 병의 기운을 제거한다.

5. 두 손으로 활 쏘는 동작을 한다. 이렇게 좌, 우 번갈아 가면서 24회 진행하여 겨드랑이에 쌓인 병의 기운을 제거한다.

6. 두 손을 밖으로 펼치고 목을 좌우로 돌려 어깨와 팔을 본다. 이렇게 24회 진행하여 비장에 쌓인 병의 기운을 제거한다.

7. 두 손을 악고한 후 허리를 짚고 두 어깨를 24회 들었다 놓음으로써 허리와 겨드랑이에 쌓인 병의 기운을 제거한다.

8. 두 손을 엇바꿔 가면서 팔과 허리, 다리를 각각 24회씩 두드려서 사지와 가슴에 쌓인 병의 기운을 제거한다.

9. 두 손을 위로 올려 하늘을 떠받치듯이 하는 동시에 몸을 한 쪽으로 기울인

다. 이렇게 좌, 우 각각 24회씩 하여 폐에 쌓인 병의 기운을 제거한다.

10. 두 다리를 편 후 두 손으로 발을 잡고 12회 당긴다. 다음 한 다리를 굽혀서 다른 다리의 무릎에 올려놓고 누른다. 이렇게 좌, 우 각각 24회 하여 심포에 쌓인 병의 기운을 제거한다.

11. 두 손으로 땅을 짚고 몸을 수축시키고 척추를 굽히고 몸을 위로 13회 들어서 심장과 간장에 쌓인 병의 기운을 제거한다.

12. 일어난 후 두 손으로 침대를 짚고 머리를 뒤로 돌려 등을 본다. 이렇게 좌, 우 각각 24회 하여 콩팥에 쌓인 병의 기운을 제거한다.

13. 일어나서 천천히 걷되 두 손을 악고 한다. 왼발을 내디딜 때 왼손을 앞으로 가져가고 오른손을 뒤로 가져가며 오른발을 앞으로 내디딜 때 왼손을 뒤로 가져간다. 이렇게 24회 하여 두 어깨에 쌓인 병의 기운을 제거한다.

14. 앞의 동작에 이어서 손을 등 뒤로 가져가 맞잡고 몸을 굽힌 후 좌, 우로 천천히 돌린다. 이렇게 24회 하여 두 겨드랑이에 쌓인 병의 기운을 제거한다.

15. 두 발을 꼬면서 앞으로 수십 발걸음을 옮긴 후 높은 걸상에 앉아서 두 다리를 펴고 두 발을 안과 밖으로 각각 24회씩 돌려 두 다리 및 두 발에 쌓인 병의 기운을 제거한다.

16. 단정히 앉아서 눈을 감고 악고 한 후 명상에 잠긴다. 혀를 입천장에 붙이고 돌려서 침이 입에 가득 차게 한 뒤 36회 양치질 동작을 하고 삼킨다. 다음 숨을 죽이고 온몸이 뜨거워질 때까지 하단전의 불이 위에서 아래로 내려가면서 온몸에 붙는다고 명상한다.

기본공의 기능

전신의 질병을 제거하고 몸을 튼튼하게 만들기 위하여 전반적으로 공법을 모두 수련할 필요가 있다. 이 공법은 사지의 관절통과 감기에 효과가 좋다. 이외에 각 동작들마다 모두 치료되는 질병이 있다. 때문에 독자들은 질병 상황에 근거하여 하나 혹은 여러 절의 동작을 수련할 수 있다. 즉 겨드랑이 질병을 제거하려면 제1, 4, 7, 14절을 수련하고 허리와 콩팥에 질병이 있는 사람은 제7, 12절을 수련한다. 심장에 질병이 있는 사람은 제4, 11절을 수련하고 폐장에 질병이 있는 사람은 제2, 8, 9절을 수련하고 간장에 질병이 있는 사람은 제4, 11절을 수련한다. 상지(上肢)의 질병을 치료하려면 제5, 13절을 수련하고 하지(下肢)의 질병을 치료하려면 제13, 15절을 수련한다. 제16절은 어떤 병에든 모두 적용된다.

주의사항

1. 이 공법은 동작의 폭이 작은 것으로부터 큰 것으로 점차 키워나가야 하며 갑작스럽게 강하게 수련을 해서는 안 된다.

2. 이 공법은 식사 직후 곧바로 수련해서는 안 되며 적어도 반 시간 뒤에 수련을 시작해야 한다.

이 공법을 수련하기에 좋은 시간은 매일 자시부터 아침 사이이다. 이 시간에는 공기가 맑고 공복이므로 단련의 효과를 최대화할 수 있다.

십육단금 ①

십육단금은 각종 도인술 동작을 종합하여 편집한 공법으로서 동작이 간단하고 배우기 쉽고 효과가 탁월하다. 때문에 세상에 나온 후 많은 사람들의 각광을 받았으며 팔단금의 뒤를 이어 이름을 날린 도인공이 되었다.

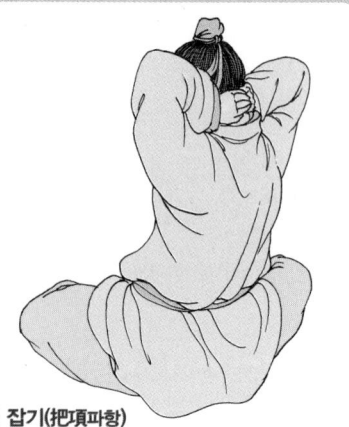

제1절 목 잡기(把項파항)
단정히 앉아서 눈을 감고 악고 하면서 명상하면서 36회 이빨을 부딪친 후 두 손으로 목뒤를 잡고 몸을 좌우로 24회 회전하여 두 겨드랑이에 쌓인 병의 기운을 제거한다.

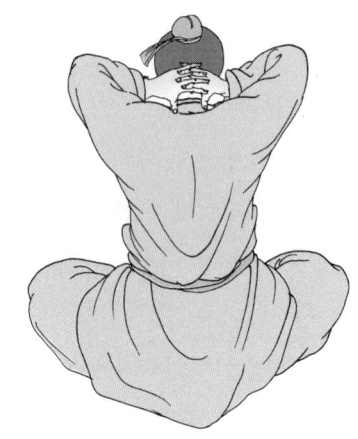

제2절 목 누르기(按項안항)
두 손을 깍지 껴서 위로 들어 받쳤다가 다시 내려서 목뒤를 24회 눌러서 병의 기운을 제거한다.

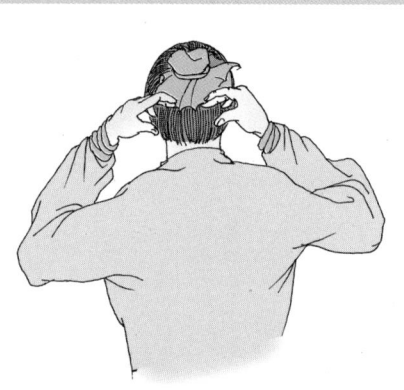

제3절 명천고(鳴天鼓)
두 손바닥으로 두 귀를 막고 식지를 중지 위에 포개어서 뒤통수를 24회 툭툭 침으로써 병의 기운을 제거한다.

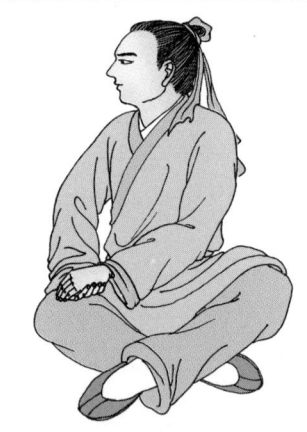

제4절 무릎 누르기(按膝안슬)
두 손을 맞잡고 한 쪽 무릎을 누른 후 같은 방향으로 몸을 비튼다. 이렇게 좌, 우 바꿔 가면서 24회 진행하여 간장에 쌓인 병의 기운을 제거한다.

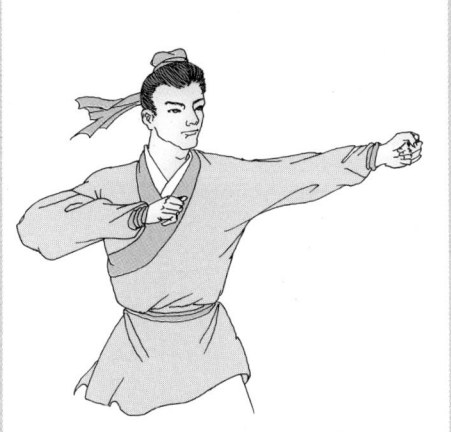

제5절 활 쏘기(開弓개궁)
두 손으로 활 쏘는 동작을 한다. 이렇게 좌, 우 번갈아 가면서 24회 진행하여 겨드랑이에 쌓인 병의 기운을 제거한다.

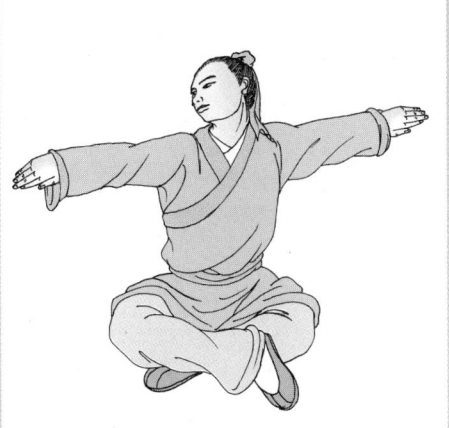

제6절 목 돌리기(扭頸뉴경)
두 손을 밖으로 펼치고 목을 좌우로 돌려 어깨와 팔을 본다. 이렇게 24회 진행하여 비장에 쌓인 병의 기운을 제거한다.

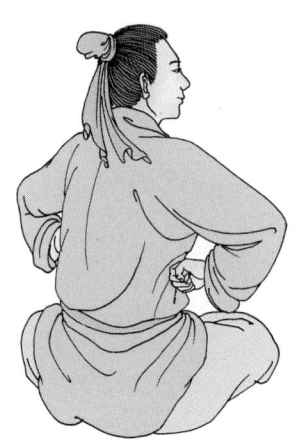

제7절 어깨 돌리기(擺肩파견)
두 손을 악고한 후 허리를 짚고 두 어깨를 24회 들었다 놓음으로써 허리와 겨드랑이에 쌓인 병의 기운을 제거한다.

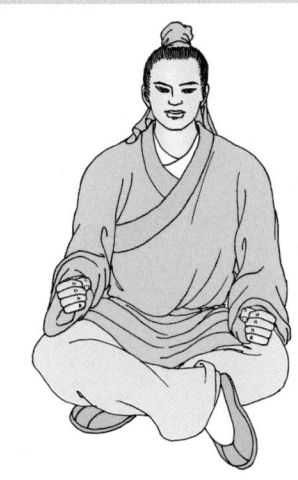

제8절 허리 두드리기(捶腰추요)
두 손을 엇바꿔 가면서 팔과 허리, 다리를 각각 24회씩 두드려서 사지와 가슴에 쌓인 병의 기운을 제거한다.

십육단금 ②

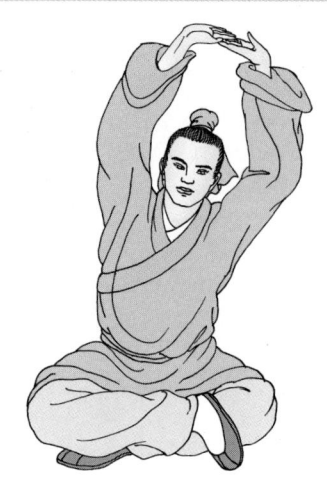

제9절 하늘 받치기(挪天나천)
두 손을 위로 올려 하늘을 떠받치듯이 하는 동시에 몸을 한 쪽으로 기울인다. 이렇게 좌, 우 각각 24회 씩 하여 폐에 쌓인 병의 기운을 제거한다.

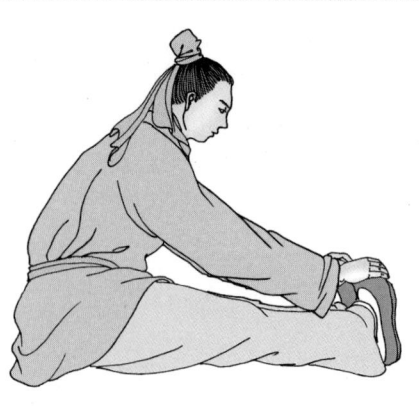

제10절 발 당기기(扳腳반각)
두 다리를 편 후 두 손으로 발을 잡고 12회 당긴다. 다음 한 다리를 굽혀서 다른 다리의 무릎에 올려놓고 누른다. 이렇게 좌, 우 각각 24회 하여 심포에 쌓인 병의 기운을 제거한다.

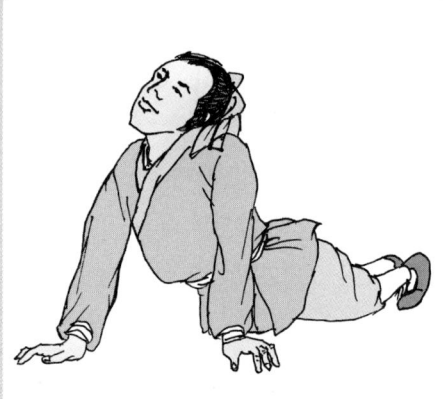

제11절 척추 굽히기(曲脊곡척)
두 손으로 땅을 짚고 몸을 수축시키고 척추를 굽히고 몸을 위로 13회 들어서 심장과 간장에 쌓인 병의 기운을 제거한다.

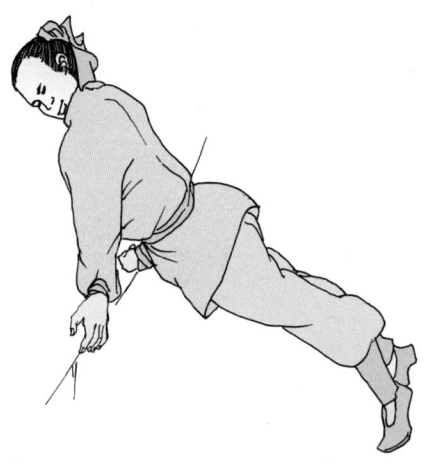

제12절 뒤 돌아보기(後視후시)
일어난 후 두 손으로 침대를 짚고 머리를 뒤로 돌려 등을 본다. 이렇게 좌, 우 각각 24회 하여 콩팥에 쌓인 병의 기운을 제거한다.

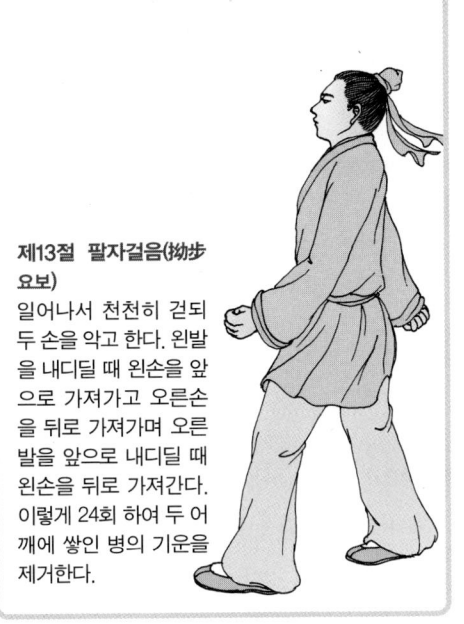

제13절 팔자걸음(拗步요보)

일어나서 천천히 걷되 두 손을 악고 한다. 왼발을 내디딜 때 왼손을 앞으로 가져가고 오른손을 뒤로 가져가며 오른발을 앞으로 내디딜 때 왼손을 뒤로 가져간다. 이렇게 24회 하여 두 어깨에 쌓인 병의 기운을 제거한다.

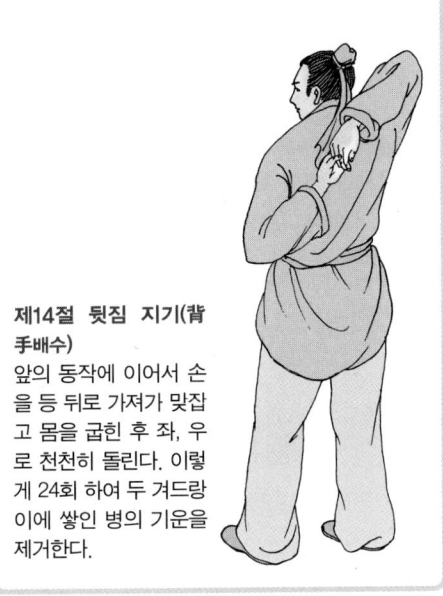

제14절 뒷짐 지기(背手배수)

앞의 동작에 이어서 손을 등 뒤로 가져가 맞잡고 몸을 굽힌 후 좌, 우로 천천히 돌린다. 이렇게 24회 하여 두 겨드랑이에 쌓인 병의 기운을 제거한다.

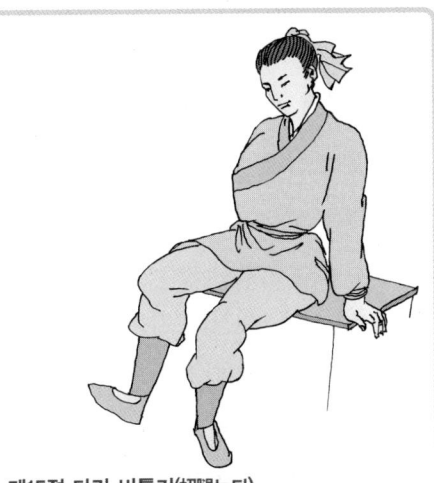

제15절 다리 비틀기(扭腿뉴퇴)

두 발을 꼬면서 앞으로 수십 발작 걸은 후 높은 걸상에 앉아서 두 다리를 펴고 두 발을 안과 밖으로 각각 24회씩 돌려 두 다리 및 두 발에 쌓인 병의 기운을 제거한다.

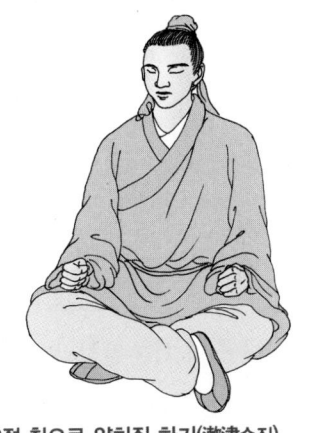

제16절 침으로 양치질 하기(漱津수진)

단정히 앉아서 눈을 감고 악고 한 후 명상에 잠긴다. 혀를 입천장에 붙이고 돌려서 침이 입에 가득 차게 한 뒤 36회 양치질 동작을 하고 삼킨다. 다음 숨을 죽이고 온몸이 뜨거워질 때까지 하단전의 불이 위에서 아래로 가면서 온몸에 붙는다고 명상한다.

09 달마(達摩)화상이 전승한 도인건신법
역근경

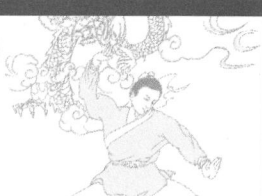

>>>> 역근경易筋經은 몸을 튼튼하게 만드는 것을 주요 목적으로 하는 단련 방법이다. '역易'에는 변화라는 뜻이 있으며 '근筋'이란 근맥筋脈을 가리킨다. 역근경의 주요 특징은 동공과 정공의 결합으로서 안으로는 정공으로 단련하여 마음을 가다듬고 호흡을 조절하고 밖으로는 동공으로 단련하여 근육과 뼈를 튼튼하게 만든다.

『역근경』은 중국 전통의 도인건신법(導引健身法)에서 '3대계통'의 하나로 되며 오금희, 팔단금과 같은 지위를 차지한다. 그러나 역근경은 원래 도인 공법이 아니고 건신 저서였었다. 역근경은 유명한 천축(天竺)의 달마조사(達摩祖師)가 쓴 것이라고 전하고 있으나 그것이 사실이 아니라는 것이 증명되었다. 책 뒤의 '발(跋)'에 근거하여 대체로 명대(明代) 천계(天啓) 연간에 자릉도인(紫凌道人)이 쓴 것으로 판명되었다.

『역근경』은 원래 한 권만 세상에 전해졌으나 후에 장씨(章氏)가 그 뒤를 이어서 한 권을 써 부록으로 삼았다. 원서(原書)는 내용이 아주 풍부하였는데 총론(總論), 막론(膜論), 내장론(內壯論), 유법(揉法), 채정화법(採精華法), 복약법(服藥法), 탕세법(湯洗法), 정월행공법(初月行功法), 2월행공법(二月行功法) 등의 내용들이 들어 있었다. 『역근경』은 전체적으로 대략 3개 부분, 즉 기초이론, 내장의 기본원칙과 방법, 외장(外壯)의 기본원칙과 방법으로 나눈다. 그러나 여기서 다루는 『역근경』 십이세(十二勢)는 원래 장씨의 부록에 수록되어 있던 『역근경』이다.

『역근경』에서 '경(經)'이란 '한 가지 사물, 한 가지 재능을 기록하는 전문 저서'라는 뜻이다. 『황제내경(黃帝內經)』, 『다경(茶經)』, 『신농본초경(神農本草經)』 등이 모두 그러한 뜻이며 『역근경』이란 바로 '역근(易筋)'만을 수록한 전문 저서이다. 소위 '역(易)'이란 '음양의 원리(陰陽之道)', '변화에 대한 다스림(變化之易)'를 가리

역근경 십이세 ①

역근경 십이세易筋經十二勢는 불교의 공법을 결합하여, 어떤 구체적인 질병을 치료하기보다는 신체 보건에 치중하며 그 동작이 힘 있고 움직임 속에 고요함이 있으며 자연적으로 역근경 체계를 형성한다.

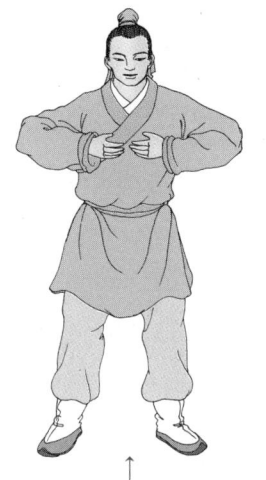

제1세 : 위타헌저(韋馱獻杵)
바로 서서 두 손가락을 가슴 앞에서 마주 향한다.
호흡을 고르고 정신을 집중한다.
立身期正直, 環拱手當胸, 氣定神皆斂, 心誠貌亦恭.
립신기정직, 환공수당흉, 기정신개렴, 심성모역공.

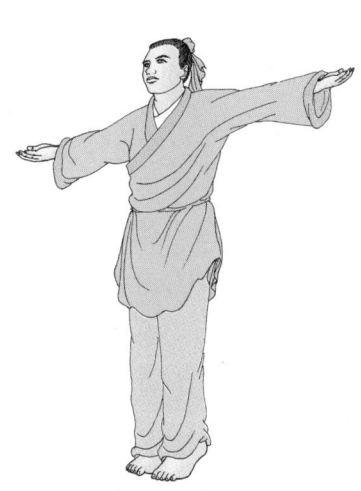

제2세 : 횡담항룡(橫擔降龍)
발가락으로 땅을 딛고 두 손을 좌, 우로 펼친다.
마음을 가라앉히고 눈을 동그랗게 뜨고 멍한 듯한 자세를 취한다.
足趾掛地, 兩手平開, 心平氣靜, 目瞪口呆.
족지괘지, 양수평개, 심평기정, 목징구매.

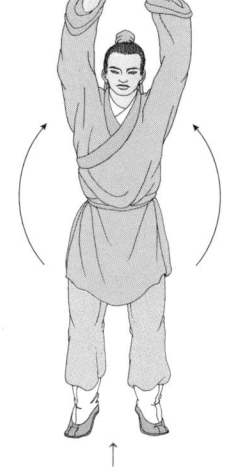

제3세 : 장탁천문(掌托天門)
손으로 하늘을 치받고 눈으로 위를 쳐다본다.
발끝으로 땅을 딛고 단정히 선다.
겨드랑이에 힘을 준다.
이를 꽉 깨물어 열리지 않게 한다.
혀를 입천장에 붙이고 침이 생기게 한다.
코로 호흡을 조절하면서 마음이 편안해짐을 느낀다.
두 손을 천천히 제자리로 거둔다.
동작마다 힘을 주어서 행한다.
手托天門目上觀, 足尖着地立身端, 力周腿脅渾如植, 咬緊牙關不放寬, 舌可生津將腭抵, 鼻能調息覺心安, 兩拳緩緩收回處, 用力還將挾重看.
수탁천문목상관, 족첨착지립신단. 역주퇴협혼여식, 교긴아관불방관, 설가생진장악저, 비능조식각심안, 양권완완수회처, 용력환장협중간.

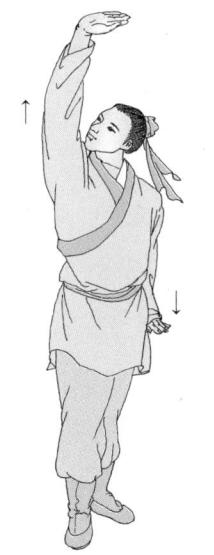

제4세 : 적성환두(摘星換斗) →
한 손을 머리 위로 쳐든다.
다시 두 눈은 손바닥을 따라가 본다.
코끝으로 호흡을 조금씩 조절한다.
손을 거두어들인 후 다른 손을 바꿔서 같은 동작을 한다.
只手擎天掌覆頭, 更從掌內注雙眸, 鼻端吸氣頻調息, 用力收回左右侔.
지수경천장복두, 갱종장내주쌍모. 비단흡기빈조식, 용력수회좌우모.

키며 소위 '근(筋)'이란 인체의 힘줄과 경락(筋絡근락)을 말한다. 인체의 사지와 몸 어디에나 힘줄이 없는 곳이 없으며 힘줄과 경락은 전신에 이어져서 혈맥을 통행시킨다. '역근'이란 바로 각종 공법으로 힘줄과 경락을 단련하여 약자를 강해지게 만들고 불편한 몸을 편안하게 해 주는 것을 말한다.

『역근경』은 기타의 도인양생 저서들에 비하여 중국도인사에서 자기만의 독특한 점을 지니고 있다. 그것은 바로 건신과 무술(武術) 수련을 긴밀히 결합하고 이론과 공법을 긴밀히 결합한 것이다. 『역근경』은 한 시리즈의 이론 체계를 구축하고 그 이론으로써 구체적인 공법을 만들었다. 이전의 도인 공법은 오금희처럼 신체의 수련에 치중한 것도 있고 내단공(內丹功)을 대표로 하는 호흡 단련에 치중한 것도 있었으나 『역근경』은 역근, 막(膜) 단련, 호흡 단련의 상부상조를 제기하였다. 여기서 말하는 근(筋)은 단순히 인대를 가리키는 것이 아니라 근육, 막을 포함하며 또 단순히 근막(筋膜)만을 가리키는 것이 아니라 신경과 혈맥을 포함한다. 정기신(精氣神)은 무형의 물질이고 근골육(筋骨肉)은 유형의 몸으로서 반드시 우선 유형의 몸을 단련하여 무형의 물질을 보좌하고 무형의 물질을 길러서 유형의 몸을 보조해야만 몸이 망가지지 않게 된다. 『역근경』은 또 '내장'의 기본원칙 및 '내외겸비'의 각종 공법을 논술하고 있다.

근, 현대에 말하는 『역근경』은 보통 『역근경』 책을 가리키는 것이 아니라 십이세 공법(十二勢功法)을 가리킨다. '역근경십이세(易筋經十二勢)'의 특징은 동작에 힘이 있으며 움직임 속에 고요함이 있고 의념과 힘이 통일된 것이다.

• 제1세(第一勢) - 위타헌저(韋駄獻杵) : 두 발을 어깨너비만큼 벌리고 두 손가락을 마주 향하게 하고 손바닥은 가슴을 향하게 하고 높이는 가슴의 높이보다 좀 높게 한다. 그런 다음 마음을 가라앉히고 호흡을 조절하여 호흡을 고르고 정신을 집중시킨다.

• 제2세(第二勢) - 횡담항룡(橫擔降龍) : 발끝으로 땅을 밟고 두 손을 좌, 우로 벌리고 두 팔을 양쪽으로 어깨높이만큼 들되 손바닥이 위로 향하게 하고 멍하니 바라본다.

역근경 십이세 ②

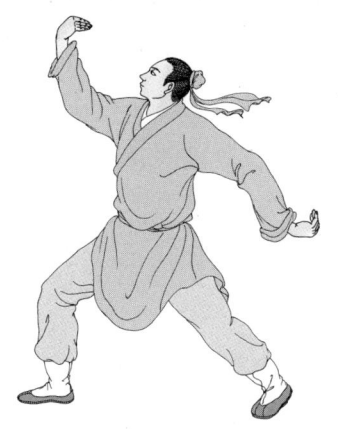

제5세 : 도예구우미(倒拽九牛尾)
한 다리는 뒤로 펴고 한 다리는 앞으로 구부린다.
아랫배를 느슨히 풀고 기를 운행시킨다.
두 팔에 힘을 주고 두 눈은 주먹을 주시한다.
兩腿後伸前屈, 小腹運氣空松, 用力在於兩膀, 觀拳須注雙瞳.
양퇴후신전굴, 소복운기기공송, 용력재어양방, 관권수주 쌍정.

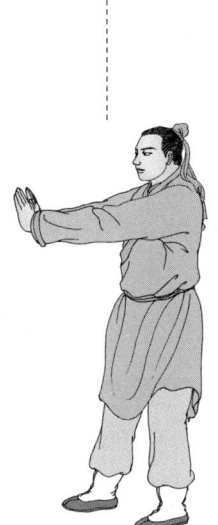

제6세 : 출조량시(出爪亮翅)
몸을 곧게 펴고 눈을 부릅뜬다.
손으로 앞을 민다.
힘 있게 손을 거둔다.
이렇게 7회 수련한다.
挺身兼怒目, 推手向當前. 用力收回處, 功須七次全.
정신겸노목, 추수향당전. 용력수회처, 공수칠차전.

제8세 : 삼반락지(三盤落地)
혀를 입천장에 붙이고 눈을 뜨고 주의력을 이빨에 집중한다.
다리를 벌려 굽히고 손을 아래로 누른다.
두 손바닥을 뒤집고 천근 되는 물건을 들어 올리 듯 동시에 천천히 위로 올린다.
눈을 부릅뜨고 입을 다물고 곧게 선다.
上腭堅撐舌, 張眸意注牙. 足開蹲似踞, 手按猛如虎. 兩掌翻齊起, 千斤重有加. 瞪睛兼閉口. 起立足無斜.
상악견탱설, 장모의주아. 족개준사거, 수안맹여호. 양장 번제기, 천근중유가. 징정겸개구, 기립족무사.

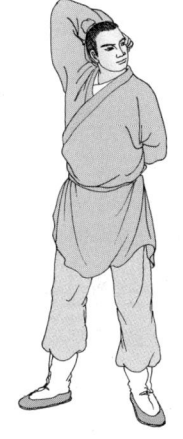

제7세 : 구귀발마도(九鬼拔馬刀)
머리를 옆으로 돌리고 머리와 목을 감싼다.
손을 머리에서 거둔다.
좌, 우 바꿔가면서 하되 몸은 곧게 펴고 숨을 조용히 쉰다.
側首彎肱, 抱頂及頸. 自頭收回, 弗嫌力猛, 左右相輪, 身直氣靜.
측수만굉, 포정급경, 자두수회, 불혐력맹, 좌우상륜, 신직기정.

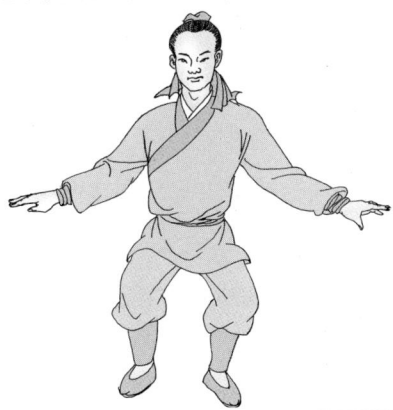

• 제3세(第三勢) – 장탁천문(掌托天門) : 두 팔을 좌, 우 양측에서 천천히 위로 받쳐 들고 곧게 편다. 이때 손바닥은 위로 향하고 손가락이 서로 마주 향하여 있으며 천정을 받쳐 든 모양을 나타낸다. 이와 동시에 두 눈은 위를 쳐다보고 발끝으로 땅을 딛고 발뒤축을 들고 이빨을 꽉 깨물고 혀를 입천장에 붙이고 코로 호흡한다. 이렇게 잠깐 머물렀다가 두 손을 주먹 쥔 후 팔을 원래의 노선에 따라 천천히 옆으로 어깨높이까지 내리고 발뒤축을 동시에 내려놓는다. 두 눈은 시종 두 손의 동작을 따라 움직인다.

• 제4세(第四勢) – 적성환두(摘星換斗) : 앞의 동작에 이어서 한 손은 손바닥이 위로 향하게 위로 쳐들고 다른 한 손은 손바닥이 아래로 향하게 아래로 내리는 동시에 눈을 들어 위에 있는 손바닥을 보면서 코로 호흡을 조절한다. 호흡을 좀 조절한 후 잠깐 멈추었다가 손을 바꾸어서 한다.

• 제5세(第五勢) – 도예구우미(倒拽九牛尾) : 오른손을 옆구리로부터 거두면서 오른쪽, 앞으로 손목을 뒤집고 팔을 편다. 팔꿈치는 약간 구부리고 다섯 손가락은 안으로 구부려 매화봉오리 모양을 나타내게 한다. 이와 동시에 오른 다리를 앞으로 내밀어 구부리고 왼 다리를 펴서 오른쪽으로 궁전보(弓箭步)를 취한다. 오른손이 움직일 때 왼손을 동시에 내리우면서 왼쪽, 뒤로 내밀고 다섯 손가락은 좌, 우 마찬가지로 안으로 오므리되 손바닥이 위로 향하게 한다. 동시에 아랫배를 느슨히 풀고 머리는 뒤로 젖히고 두 눈은 오른손을 주시한다. 전신의 힘을 두 팔에 준다. 잠깐 멈추었다가 다른 방향으로 한다.

• 제6세(第六勢) – 출조량시(出爪亮翅) : 오른쪽 발을 앞으로 내밀어 두 발의 거리를 어깨너비만큼 띄우고 두 팔을 동시에 안으로 돌린 후 손가락을 벌리고 손바닥은 밖으로 향하게 하고 밖으로 힘차게 민다. 두 손을 주먹 쥐고 사냥물을 붙잡듯이 잽싸게 원래의 위치로 거두어들인다. 이렇게 연속 7회 한다. 밀 때 숨을 내쉬고 거둘 때 숨을 들이쉰다.

• 제7세(第七勢) – 구귀발마도(九鬼拔馬刀) : 앞의 동작에 이어서 오른손을 머리 뒤에 들어 손바닥으로 머리를 감싼 후 손가락으로 왼쪽 귀를 눌러서 잡아당기면서 오른쪽 겨드랑이를 벌리는 동시에 머리를 왼쪽으로 돌린다. 왼손을 거두어 들

역근경 십이세 ③

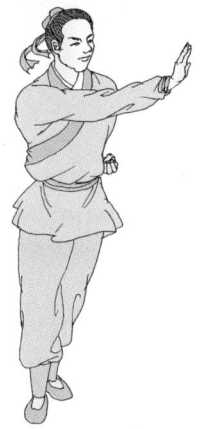

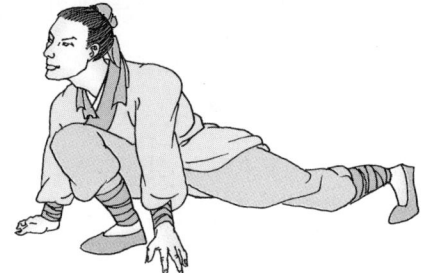

제9세 : 청룡탐조(靑龍探爪)
청룡탐조는 왼쪽을 거두고 오른쪽을 내민다.
손바닥을 편다.
힘을 어깨와 등에 준다.
두 눈은 앞을 정시하고 호흡을 조절한다.
靑龍探爪, 左從右出, 修士效之, 掌平氣實.
力周肩背, 圍收過膝, 兩目注平, 息調心謐.
청룡탐조, 좌종우출, 수사효지, 장평기실.
력주견배, 위수과슬, 양목주평, 식조심밀.

제10세 : 와호박식(臥虎撲食)
두 발을 앞뒤로 벌리고 쭈그리고 앉는다. 좌, 우 다리를 서로 바꾸어서 쭈그린다.
머리와 가슴을 쳐들고 앞을 바라본다. 등과 허리는 곧게 편다.
코로 호흡을 조절하고 손가락 끝으로 땅을 짚어 몸을 받친다.
용이 땅에 엎드린 듯, 호랑이가 땅에 엎드린 듯하다.
兩足分蹲身似傾, 屈伸左右腿相更, 昂頭胸作探前勢, 僵背腰還似砥平. 鼻吸調元均出入, 指尖著地賴支撑, 降龍伏虎神仙事, 學得其形也衛生.
양족분준신사경, 굴신좌우퇴상경, 앙두흉작탐전세, 언배요환사지평.
비흡조원균출입, 지첨착지뢰지탱, 항룡복호신선사, 학득기형야위생.

제11세 : 타궁격고(打躬擊鼓)
두 손으로 뒤통수를 감싸 쥐고 허리 굽혀 머리를 무릎에 댄다.
머리를 가랑이 밑에 내밀고 이빨을 깨문다.
귀를 막고 숨을 조절한다.
혀끝은 입천장에 붙이고 팔꿈치에 힘을 준다.
兩手齊持腦, 垂腰至膝間, 頭惟探胯下, 口更齒牙關.
掩耳聽敎塞, 調元氣自閑. 舌尖還抵腭, 力在肘雙彎.
양수제지뇌, 수요지제간, 두유탐고하, 구경치아관.
엄이총교색, 조원기자한, 설첨환저악, 력재주쌍만.

제12세 : 요두파미(搖頭擺尾)
무릎과 팔을 펴고 손을 땅에 댄다. 두 눈을 부릅뜨고 머리를 쳐든다.
정신은 한 곳에 집중한다. 일어나서 발을 21회 구른다.
좌, 우로 팔을 7회 굽혔다 폈다 한다. 자세를 좌공(坐功)으로 바꾼다.
가부좌를 틀고 앉아서 눈을 내리깐다. 코로 호흡을 조절한다.
膝直膀伸, 推手至地, 瞪目昂頭, 凝神壹志, 起而頓足, 二十一次. 左右伸肱, 以七爲志. 更作坐功, 盤膝垂眦, 口注於心, 息調於鼻.
슬직방신, 추수지지, 징목앙두, 응신일지, 기이돈족, 이십일차.
좌우신굉, 이칠위지. 경작좌공, 반슬수제. 구주어심, 식조어비.

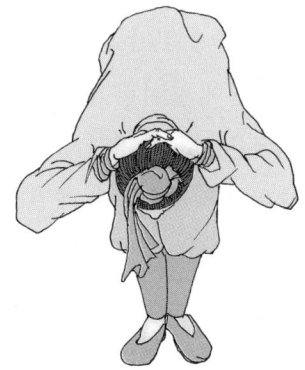

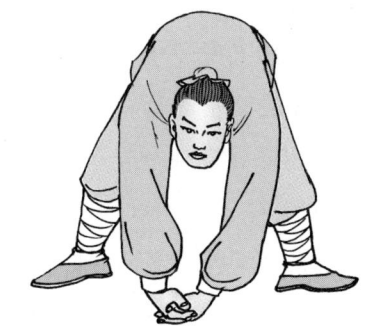

3장 | 천여 년을 거쳐온 도인술 : 도인술의 신비한 매력 | 177

여서 손바닥을 뒤집은 후 등에 가져다가 손등을 두 어깨 사이에 붙인다. 상기 동작을 할 때 동시에 윗몸을 왼쪽으로 3회 돌린다. 그런 다음 잠깐 멈추었다가 방향을 바꾸어서 진행한다.

- 제8세(第八勢) — 삼반락지(三盤落地) : 왼발을 왼쪽으로 내밀어 두 발의 거리를 어깨너비보다 넓게 벌리는 동시에 두 손을 거둔 후 두 팔을 양쪽으로 어깨높이만큼 쳐들되 손바닥이 아래로 향하게 한다. 몸을 쭈그려 마보(馬步)를 취하고 허리와 등을 곧게 편다. 이와 동시에 두 팔꿈치를 안으로 구부리고 쭈그리는 동작에 따라 두 손을 천천히 아래로 내리누른다. 다섯 손가락은 자연스럽게 벌리고 손아귀가 안으로 향하게 무릎에서 한 주먹의 거리 되는 위치까지 누른다. 잠깐 멈추었다가 손바닥을 뒤집어서 손바닥이 위로 향하게 하고 천근 되는 가마를 들어올리듯이 천천히 가슴 앞까지 올리는 동시에 두 다리를 점차 편다. 전체 동작에서 혀는 시종 입천장에 붙이고 두 눈을 동그랗게 뜨며 호흡을 가늘게 하며 아래로 몸을 내릴 때 숨을 내쉬고 위로 올릴 때 숨을 들이쉰다.

- 제9세(第九勢) — 청룡탐조(青龍探爪) : 앞의 동작에 이어서 왼발을 거두고 두 발끝은 밖으로 향하게 한다. 왼손을 주먹 쥐고 손바닥이 위로 향하게 허리에 가져간다. 오른손은 다섯 손가락을 벌리고 가슴 앞에서부터 왼쪽으로 힘 있게 밀되 손바닥은 밖으로 향하고 머리와 목, 허리, 몸을 왼쪽으로 돌리고 다리는 움직이지 않는다. 오른손을 가슴과 허리의 오른쪽으로 거둔다. 잠깐 멈추었다가 방향을 바꾸어서 진행한다. 펼 때 숨을 들이쉬고 거둘 때 숨을 내쉰다.

- 제10세(第十勢) — 와호박식(臥虎撲食) : 앞의 동작에 이어서 두 손을 거두어 자연스럽게 내린다. 오른발을 앞으로 한 발작 내밀고 몸을 앞으로 기울여 궁전보(弓箭步)를 취한다. 두 손을 앞, 아래로 내려 다섯 손가락을 땅에 붙여 몸을 지탱한다. 머리를 쳐들고 두 눈을 크게 뜨고 앞을 응시한다. 두 팔은 천천히 약간 굽혔다 펴되 팔꿈치를 굽힐 때 윗몸을 아래로 내리누르고 가슴과 머리를 앞으로 내밀고 팔꿈치를 펼 때 윗몸, 가슴, 머리를 원위치에 복귀한다. 몸을 일으키면서 오른발을 거두어 원래의 바로 선 자세를 회복한다. 좌, 우 바꿔가면서 진행한다. '박식(먹이를 덮치는)' 동작을 할 때 허리를 느슨히 하고 척추를 위로 굽히지 말고 자연스럽게

펴고 다섯 손가락으로 몸을 받쳐 드는 것이 좋다. 만일 손가락 힘이 약하면 손바닥을 땅에 붙여서 손바닥으로 받쳐 들어도 된다. 호흡할 때 코로 숨을 들이쉬고 입으로 숨을 내쉬며, 굽히고 내리고 나아갈 때 숨을 내쉬고, 펴고 일어서고 물러날 때 숨을 들이쉰다.

- **제11세(第十一勢) – 타궁격고(打躬擊鼓)** : 앞의 동작에 이어서 똑바로 선 후 손가락을 펼쳐서 두 손을 벌리고 두 팔꿈치를 굽히고 어깨 높이만큼 높여서 뒤통수를 감싸 안는다. 허리에 힘을 주어서 머리를 무릎 쪽으로 눌러서 머리를 가랑이에 들이민다. 이빨을 꼭 깨물고 혀를 입천장에 붙이고 더 지탱할 수 없을 때까지 멈췄다가 천천히 몸을 일으킨다. 잠깐 쉬었다가 다시 한다. 고혈압이나 뇌동맥 경화증이 있는 환자는 억지로 하지 말고 조심해야 한다. 전체 진행과정에서 가볍게 호흡하거나 숨을 죽였다가 일어난 후 자연호흡을 한다.

- **제12세(第十二勢) – 요두파미(搖頭擺尾)** : 앞의 동작에 이어서 똑바로 섰다가 두 발을 밖으로 벌리고 두 손을 깍지 낀 후 손바닥이 아래로 향하게 하고 아래로 누른다. 허리는 앞, 아래로 굽히고 두 다리는 곧게 편다. 머리를 쳐들고 두 눈을 동그랗게 뜨고 앞을 응시한다. 허리를 펴고 일어서면서 두 손을 위로 올린다. 다음 좌, 우로 팔을 굽혔다 폈다 하면서 제자리에서 뛰기를 7회 한다. 똑바로 서서 온 몸의 긴장을 느슨히 풀고 전체 동작을 마무리한다. 이 동작에서는 자연호흡을 한다. 고혈압이나 뇌동맥 경화증이 있는 환자는 억지로 하지 말고 조심해야 한다.

10 명나라 시대 도사가 창안한 큰 동작의 도인술
대조수

>>>> 대조수大調手는 주로 손과 팔의 동작을 부드럽고 느슨하고 느리고 유연하고 대칭되게 하는 것을 특징으로 하는 전통적인 동공動功으로서 매일 수련하면 경락을 소통시키고 기혈을 조화롭게 하고 질병을 제거하고 건강장수 할 수 있다.

　　대조수 공법(大調手功法)은 상체운동을 위주로 하는 보건 공법으로서 경락을 소통시키고 몸을 편안하게 하고 피를 활성화하며 오장육부의 기능을 조절하여 질병을 예방, 치료할 수 있다.

기본 공법

• **예비 운동(豫備式 예비식)** : 자연스럽게 서서 두 발을 어깨너비만큼 벌리고 두 무릎을 약간 굽히고 두 팔을 아래로 내린다. 손바닥을 안으로 향하게 하고 손가락을 펴고 머리는 앞으로 좀 내밀고 눈은 살짝 감고 입을 살짝 다문다. 혀를 입천장에 붙이고 정신을 가다듬고 호흡을 조절한 후 좌, 우로 눈알을 굴리면서 이빨을 맞부딪치고 침으로 양치질 동작을 적당히 한다.

• **손가락을 서로 마주 붙이고 두 손을 아래로 누르기(兩手按下指相連 양수안하지상련)** : 두 손을 복부에 모으되 손바닥은 위로 향하고 손가락 끝이 서로 마주 향하게 한다. 무엇을 받쳐 든 것처럼 하고 단중혈(膻中穴)까지 올렸다가 손바닥을 뒤집어서 마치 탄성이 있는 물건을 누르듯 아래로 단전까지 내리누른다. 이렇게 3회 반복한 후 두 손을 가슴 앞에 멈춘다.

• **두 손을 두 허리에 가져가기(撒手抛開兩肋邊 살수포개량조변)** : 앞의 동작에 이어 두 손을 가슴 앞에서 맞잡았다가 놓으면서 두 팔꿈치를 당겨서 두 손이 허리에

대조수이십식(大調手二十式) ①

대조수는 주로 손과 팔의 동작을 부드럽고 느슨하고 느리고 유연하고 대칭되게 하는 것을 특징으로 하는 전통적인 동공動功으로서 매일 수련하면 경락을 소통시키고 기혈을 조화롭게 하고 질병을 제거하고 건강장수 할 수 있다. 대조수는 20개의 절차, 즉 20식으로 나눌 수 있다. 아래에 대표적인 자세들을 소개한다.

제2식

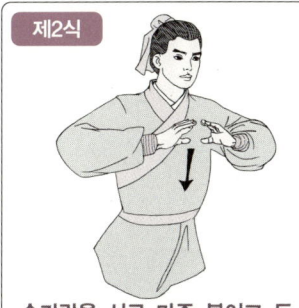

손가락을 서로 마주 붙이고 두 손을 아래로 누르기
두 손을 복부에 모으되 손바닥은 위로 향하고 손가락 끝이 서로 마주 향한다. 무엇을 받쳐 든 것처럼 하고 단중혈(膻中穴)까지 올렸다가 손바닥을 뒤집어서 아래로 단전까지 내리누른다. 이렇게 3회 반복한 후 두 손을 가슴 앞에 멈춘다.

제3식

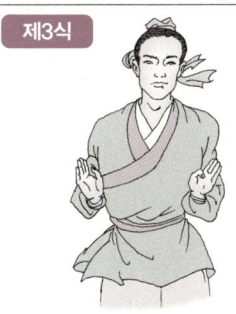

두 손을 두 허리에 가져가기
앞의 동작에 이어 두 손을 가슴 앞에서 맞잡았다가 놓으면서 두 팔꿈치를 당겨서 두 손이 허리에 놓이게 하고 손바닥이 안으로 향하게 자연스럽게 내린다. 다음 다시 원래대로 자세를 회복한다.

제5식

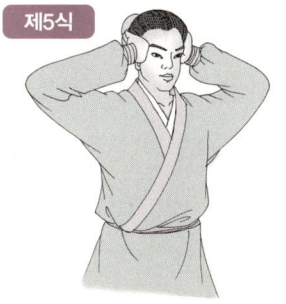

두 손을 들어 양쪽 관자놀이 누르기
두 손을 위로 올려 양쪽 관자놀이 부분을 잡는다. 다음 손바닥으로 태양혈을 누른 후 위로 올렸다가 다시 양쪽 관자놀이를 따라 내려서 점차 옆으로 내려 원래의 자세를 회복한다.

제9식

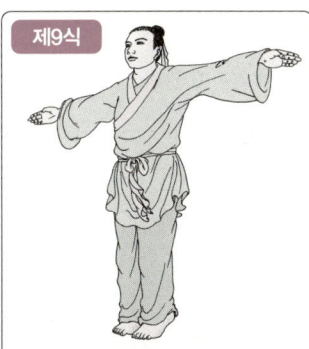

손을 뒤집어 밀기
두 주먹을 몸 앞으로 해서 위로 올리고 손가락을 점차 편다. 팔목을 돌리어 손바닥을 밖으로 돌리고 팔을 내밀어 앞으로 민다. 상체는 약간 앞으로 내밀고 팔을 거두어들이어 손을 가슴 앞까지 가져온다. 이렇게 반복하여 3회 진행하고 두 손을 떨어뜨리어 원래의 자세를 회복한다.

제8식

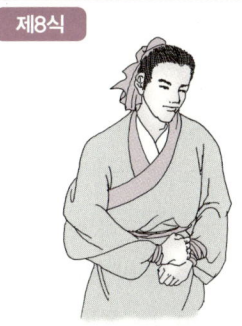

주먹으로 아랫배를 두드려 단전에 기를 운행시키기
두 주먹을 쥐고 머리위에서부터 아랫배까지 내린 후 가볍게 아랫배를 3회 두드리고 주먹을 복부에 댄다. 숨을 들이쉴 때 기를 단전까지 내려 보내고 숨을 내쉴 때 복부를 느슨히 푼다.

놓이게 하고 손바닥이 안으로 향하게 자연스럽게 내린다. 다음 다시 원래대로 자세를 회복한다.

• **손을 벌려 매 발톱처럼 하기**(手撕齊抓鷹爪力 수시제과응조력) : 두 손을 구부리고 양 옆에서부터 가슴 아래와 배꼽 위 사이로 가져간다. 상체는 좀 앞으로 내밀었다가 천천히 다시 돌아온다.

• **두 손을 들어 양쪽 살쩍 잡기**(雙手擧鼎斗兩鬢 쌍수거정두량빈) : 두 손을 위로 올려 양쪽 살쩍을 잡는다. 다음 손바닥으로 태양혈을 누른 후 위로 올렸다가 다시 양쪽 살쩍을 따라 내려서 점차 옆으로 내려 원래의 자세를 회복한다.

• **주먹으로 밖을 쳤다가 가슴에 공을 안기**(拳打外甩抱胸前 권타외솔포흉전) : 두 주먹을 쥐어서 가슴 앞에 올리고 가슴을 앞으로 약간 내민다. 두 주먹을 각각 좌, 우 양쪽으로 힘 있게 내 친 후 손가락을 펴서 공을 안은 듯이 가슴 앞으로 다시 거둔다. 두 손을 몸 양측으로 늘어뜨리어 원래의 자세를 회복한다.

• **두 손을 위로 들어 하늘 받치기**(兩手上托擎天柱 량수상탁경천주) : 손바닥이 안으로 향하게 몸 양측에 늘어뜨렸던 것을 귀, 머리 위까지 올린다. 이때 손바닥이 밖으로 향하고 손가락 끝이 서로 마주 향하여 마치 무거운 물건을 받쳐 든 것 같다. 머리는 약간 뒤로 젖히고 눈은 위에 받쳐 든 '물건'을 본다.

• **주먹으로 아랫배를 두드려 단전에 기를 운행시키기**(拳擊小腹運丹田 권격소복운단전) : 두 주먹을 쥐고 머리위에서부터 아랫배까지 내린 후 가볍게 아랫배를 3회 두드리고 주먹을 복부에 댄다. 숨을 들이쉴 때 기를 단전까지 내려 보내고 숨을 내쉴 때 복부를 느슨히 푼다.

• **손을 뒤집어 밀기**(翻掌如推太行山 번장여추태행산) : 두 주먹을 몸 앞으로 해서 위로 올리고 손가락을 점차 편다. 팔목을 돌리어 손바닥을 밖으로 돌리고 팔을 내밀어 앞으로 민다. 상체는 약간 앞으로 내밀고 팔을 거두어들여 손을 가슴 앞까지 가져온다. 이렇게 반복하여 3회 진행하고 두 손을 떨어뜨리어 원래의 자세를 회복한다.

• **범의 등과 곰의 허리를 하고 하늘 쳐다보기**(虎背熊腰面朝天 호배웅요면조천) : 두 주먹을 쥔 후 뒤로 가져가 손아귀를 등허리에 댄다. 상체를 될수록 뒤로 기울여 하

늘을 쳐다본다. 잠깐 멈췄다가 가슴과 허리를 곧게 펴고 손가락을 자연스럽게 펴서 아래로 드리운다.

- **손을 가슴 앞에 걸기**(背後圈前掛胸間 배후권전괘흉간) : 두 손을 좌, 우로 펴서 위로 올렸다가 주먹을 쥐면서 앞으로 돌려서 가슴 앞에 멈춘다. 팔꿈치를 위로 올리고 두 주먹을 아래로 내려 끈으로 물건을 달아맨 것 같은 상태로 되게 한다. 이렇게 반복하여 3회 진행한다.
- **두 주먹 허리 주위를 돌며 마주치기**(兩拳環腰垂相連 량권배요수상련) : 팔꿈치를 굽히고 두 손을 주먹 쥐어 가슴 높이로 올려 좌, 우에서 중간으로 가져다 단중에서 모았다가 배꼽까지 내린다. 두 주먹을 뒤로 옮겨 몸 뒤에서 서로 마주쳤다가 다시 배꼽 앞에 돌아와 마주친다. 이렇게 반복하여 3회 진행한 후 두 손을 아래로 내려 원래의 자세를 회복한다.
- **두 손을 비벼 허리를 덮어 간, 폐를 다스리기**(兩手搓脅理肝肺 량수차협리간폐) : 두 손을 가슴 앞에 가져다가 비벼 뜨거워진 후 양 옆구리를 덮는다.
- **심화(心火)를 제거하고 한기를 몰아내기**(上除心火下推寒 상제심화하추한) : 두 손을 양측에서 위로 가슴까지 가져가 가슴 위까지 올렸다가 배까지 내리 밀면서 기를 단전에 내려 보낸다. 이렇게 반복하여 3회 진행한다.
- **두 손으로 돌을 들어 어깨에 올려놓기**(雙手托石扣兩肩 쌍수탁석구량견) : 두 손바닥을 위로 하여 올리면서 돌을 받쳐 올리는 자세를 취한다. 팔을 점차 내려 두 손으로 양 어깨를 덮는다. 다음 두 손을 아래로 내려 원래의 자세를 회복한다.
- **봉황이 날개 펴기**(鳳凰展翅伸兩臂 봉황전시신량비) : 두 손바닥을 위로 향하게 편 후 좌, 우로 어깨 높이만큼 올리고 몸을 약간 뒤로 젖힌다.
- **두 손으로 내리 눌러서 기를 단전으로 내려 보내기**(兩手下按送丹田 량수하안송단전) : 손바닥이 안으로 향하게 손을 가슴에 대고 가슴, 배를 따라 아래로 이동하면서 숨을 내쉰 후 다시 두 손을 위로 가슴 위까지 이동하면서 숨을 들이쉬고 배를 들여보낸다. 다시 아래로 내려 보내어 기를 단전까지 내려 보내고 두 손을 양측에 내린다.
- **뒤로 몸을 젖혀 북두성 쳐다보기**(反躬仰面觀北斗 반궁앙면관북두) : 두 손을 가슴 앞

까지 가져다가 손바닥을 위로 향하게 하여 천천히 좌, 우로 펴고 몸을 뒤로 젖혀 북두성을 쳐다보는 동작을 한다.

• 두 손으로 수문 열어놓기(雙手提閘似放水 쌍수제갑사방수) : 두 손을 가슴 앞까지 가져간 후 몸을 앞으로 굽히고 팔을 펴서 발 앞에 놓는다. 손은 점차 무거운 물건을 잡은 듯이 악고 한 후 위로 들고 몸을 점차 편다. 열 손가락을 편안히 펴고 두 팔을 내려서 원래의 자세를 회복한다.

• 어깨 돌리기(마무리)(搖肩晃膀舒自然〈收功式〉 요견황방서자연〈수공식〉) : 두 발을 움직이고 두 손을 서로 비벼 열을 낸 후 욕면(浴面)하고 눈을 문지르고 두 어깨를 축처럼 돌린다. 허리를 꼬고 어깨를 흔들고 두 손은 가슴 앞에 두되 손가락을 아래로 떨어질 듯 나른하게 드리운다. 두 발은 제자리 뛰기를 하되 근육은 위로 뛸 때 느슨히 하고 아래로 내릴 때 수축시킨다. 이렇게 3~5분가량 하고 마무리 한다.

각 식(式)을 연습하는 과정에서 반드시 코로 숨을 들이쉬고 입으로 숨을 내쉬며 힘을 깊고 길고 고르고 천천히 해야 한다. 의념으로 기를 운행시키고 손은 기에 따라 움직여 의(意), 기(氣), 힘(力)이 하나처럼 조화를 이루게 한다. 동작은 편안하고 자연스러워야 하며 갑작스레 힘을 쓰지 말아야 한다. 이 공법은 간단하여 수련하기 쉬우며 서 있을 수 있는 자리만 있으면 진행할 수 있다. 상지관절염, 근육질병, 흉부와 복부의 내장 손상 등 많은 만성병 환자들이 오랫동안 약으로 치료하지 못한 병을 이 공법으로 효과를 보았다고 한다. 병이 없는 사람도 이 공법으로 보건양생 할 수 있다.

대조수 이십세는 동작들을 서로 이어서 연습할 수도 있으며 질병 상태에 따라 어느 하나 혹은 몇 개를 단독으로 반복하여 연습할 수도 있다. 팔이 저리고 가슴과 등이 아플 때는 동작 2, 4, 6, 16, 18식을 수련하여 근육을 풀어주고 피를 활성화하고 경맥을 소통시킬 수 있다. 또 마음을 가라앉히고 눈을 밝게 하기 위하여 동작 5, 7, 14식을 수련할 수 있고 장과 위를 다스리고 원기를 늘리기 위하여 동작 7, 8, 9, 10, 17식을 수련할 수 있다.

대조수이십식 ②

제10식

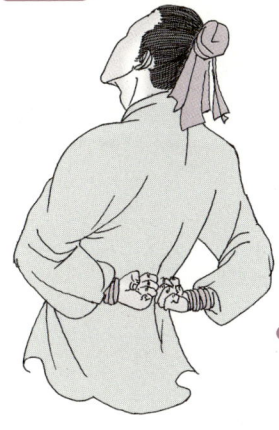

◀ **범의 등과 곰의 허리를 하고 하늘 쳐다보기**
두 주먹을 쥔 후 뒤로 가져가 손아귀를 등허리에 댄다. 상체를 될수록 뒤로 기울여 하늘을 쳐다본다. 잠깐 멈췄다가 가슴과 허리를 곧게 펴고 손가락을 자연스럽게 펴서 아래로 드리운다.

제11식

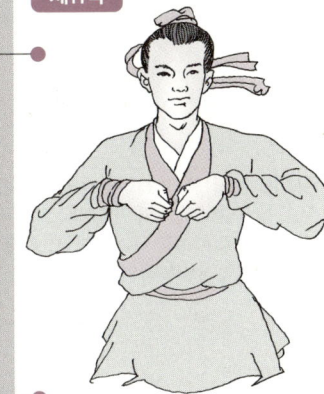

손을 가슴 앞에 걸기 ▶
두 손을 좌, 우로 펴고 위로 올렸다가 주먹을 쥐면서 앞으로 돌려서 가슴 앞에 멈춘다. 팔꿈치를 위로 올리고 두 주먹을 아래로 내려 끈으로 물건을 달아맨 것 같은 상태로 되게 한다. 이렇게 반복하여 3회 진행한다.

제12식

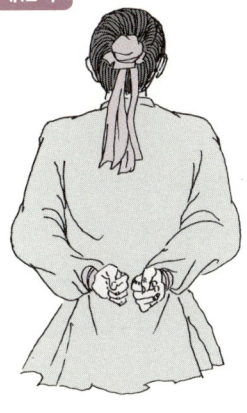

◀ **두 주먹 허리 주위를 돌며 마주치기**
팔꿈치를 굽히고 두 손을 주먹 쥐어 가슴 높이로 올려 좌, 우에서 중간으로 가져다 단중에서 모았다가 배꼽까지 내린다. 두 주먹을 뒤로 옮겨 몸 뒤에서 서로 마주쳤다가 다시 배꼽 앞에 돌아와 마주친다. 이렇게 반복하여 3회 진행한 후 두 손을 아래로 내려 원래의 자세를 회복한다.

제13식

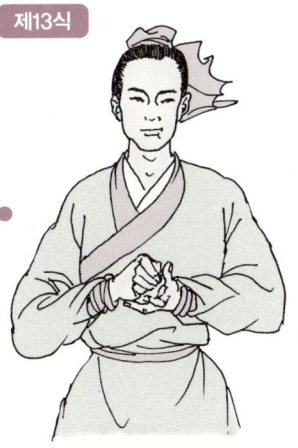

두 손을 비벼 허리를 덮어 ▶
간, 폐를 다스리기
두 손을 가슴 앞에 가져다가 비벼 뜨거워진 후 양 옆구리를 덮는다.

대조수이십식 ③

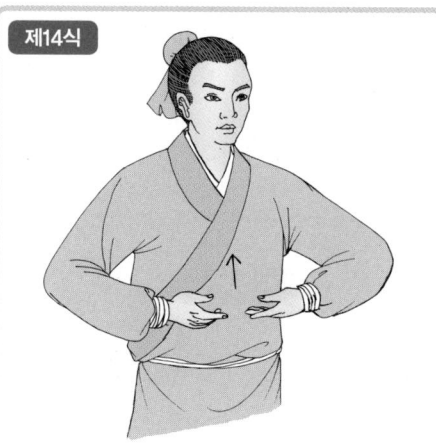

제14식

심화(心火)를 제거하고 한기를 몰아내기
두 손을 양측에서 위로 가슴까지 가져다가 가슴 위까지 올렸다가 배까지 내리 밀면서 기를 단전에 내려보낸다. 이렇게 반복하여 3회 진행한다.

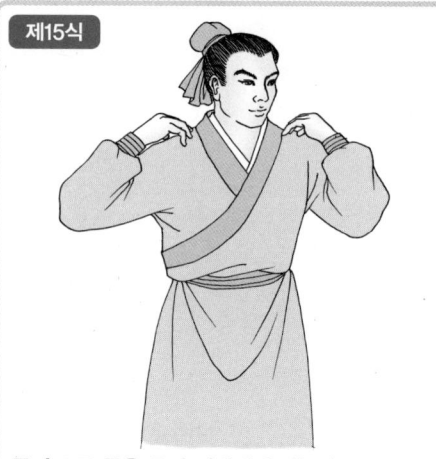

제15식

두 손으로 돌을 들어 어깨에 올려놓기
두 손을 위로 뒤집어서 돌을 든 자세를 취한다. 팔을 점차 내려 두 손으로 양 어깨를 덮는다. 다음 두 손을 아래로 내려 원래의 자세를 회복한다.

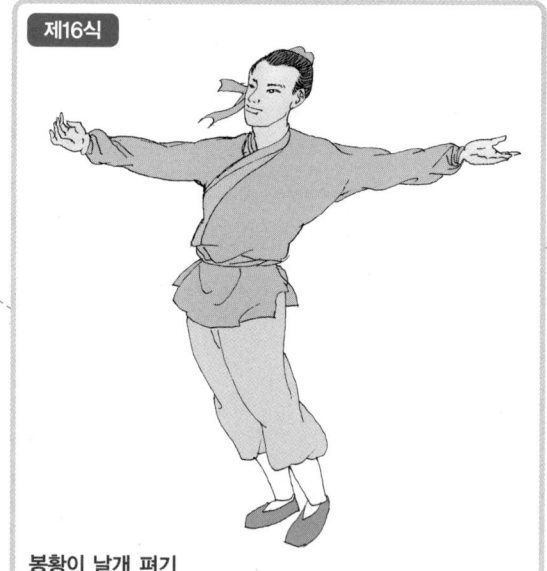

제16식

봉황이 날개 펴기
두 손바닥을 위로 향하게 편 후, 좌우로 어깨 높이만큼 올리고 몸을 약간 뒤로 젖힌다.

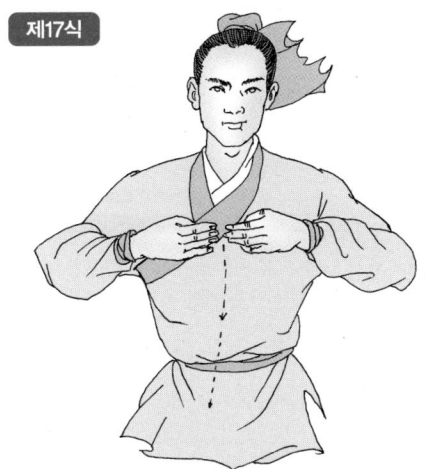

두 손으로 내리 눌러서 기를 단전으로 내려 보내기
손바닥이 안으로 향하게 가슴에 대고 가슴, 배를 따라 아래로 이동하면서 숨을 내쉰 후 다시 두 손을 위로 가슴 위까지 이동하면서 숨을 들이쉬고 배를 들여보낸다. 다시 아래로 내려 보내어 기를 단전까지 내려 보내고 두 손을 양측에 내린다.

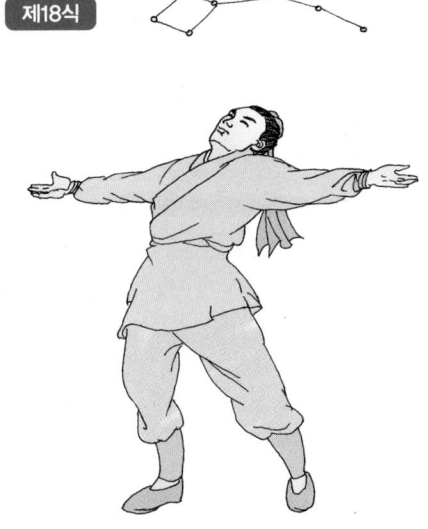

뒤로 몸을 젖혀 북두성 쳐다보기
두 손을 가슴 앞까지 가져가다가 손바닥을 위로 향하게 하여 천천히 좌, 우로 펴고 몸을 뒤로 젖혀 북두성을 쳐다보는 동작을 한다.

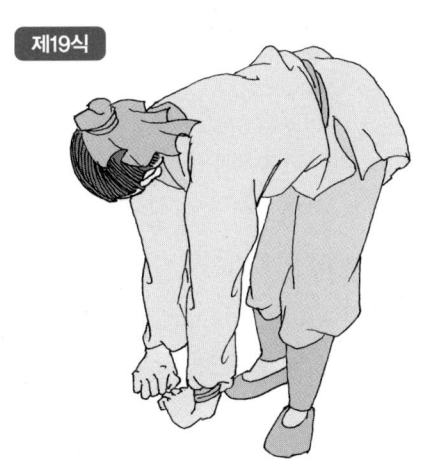

두 손으로 수문 열어놓기
두 손을 가슴 앞까지 가져간 후 몸을 앞으로 굽히고 팔을 펴서 발 앞에 놓는다. 손은 점차 무거운 물건을 잡은 듯이 악고 한 후 위로 들고 몸을 점차 편다. 열 손가락을 편안히 펴고 두 팔을 내려서 원래의 자세를 회복한다.

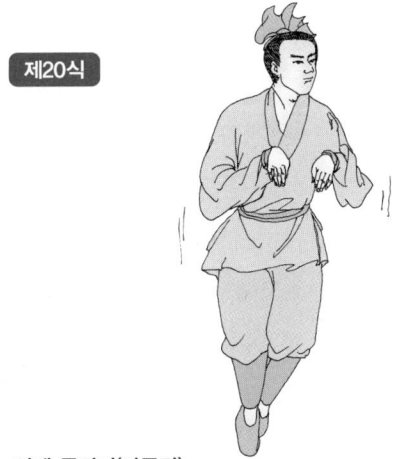

어깨 돌리기(마무리)
두 발을 움직이고 두 손을 서로 비벼 열을 낸 후 욕면(浴面)하고 눈을 문지르고 두 어깨를 축처럼 돌린다. 허리를 꼬고 어깨를 흔들고 두 손은 가슴 앞에 두되 손가락을 아래로 떨어질 듯 나른하게 드리운다. 두 발은 제자리 뛰기를 하되 근육은 위로 뛸 때 느슨히 하고 아래로 내릴 때 수축시킨다. 이렇게 3~5분가량 하고 마무리 한다.

11 소림 비전 내가(內家) 공법
위타공

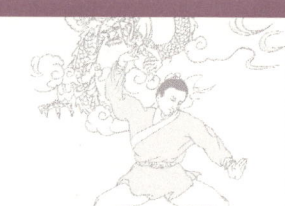

>>> 위타공韋馱功은 간단한 역학易學으로서 시간을 절약하면서도 좋은 효과를 볼 수 있는 양생기본공이다. 위타韋馱는 불교의 호법신인데 위타공은 바로 그 이름을 따서 만든 소림 비전秘傳의 공법이다.

위타(韋馱)와 위타공(韋馱功)

위타공의 전칭(全稱)은 '소림금강선위타호법문(少林金剛禪韋馱護法門)'이며 남소림(南少林) 비전 공법의 하나라고 전해지고 있다. 중국은 일찍이 서한(西漢)시기에 벌써 위타공의 근간을 형성하였으며 '역근경'에도 '위타헌저' 등의 동작이 있다. 위타공은 장기적으로 발전하고 전해지는 과정에서 기타 유파의 내용들을 끊임없이 흡수하여 동공과 정공이 결합되고 토납(吐納), 존상(存想), 도인(導引)이 함께 병존하는 체계를 형성하였다.

위타(韋馱)는 범문으로 베다(veda)라고 하며 또 위타천(韋馱天)이라고도 한다. 위타는 원래 인도 브라만교의 천신(天神)이었는데 후에 불교의 호법천신이 되었다. 그러나 중국에서는 위타가 가람(伽藍)을 수호한다고 전해지고 있기 때문에 절을 지을 때 꼭 위타를 수호신으로 모신다. 절간에서 위타는 미륵보살의 뒤에서 대웅보전(大雄寶殿)을 향하여 보전을 출입하는 행인들의 거동을 위엄스럽게 주시한다.

위타공은 불교 기공수지법문(氣功修持法門)으로서 불교 제자들의 불성(佛性) 수련에 도움을 주고 불법을 수호하며 그 취지는 신체의 안정과 건강을 수호하기 위한 데 있다. 후에 위타공 후계자들이 자신의 경험과 고대의 의학, 철학 지식을 융합하여 위타공을 개선함으로써 위타공이 초기의 종교형태에서 탈피되어 지금의

위타공의 내부구조

위타공의 전칭全稱은 '소림금강선위타호법문'이며 남소림 비전 공법의 하나라고 전해지고 있다. 위타공은 크게 초급 공법과 고급 공법으로 분류된다. 그중 초급 공법은 기초 공법으로서 오장육부의 조절, 음양의 평형에 사용되는데 이에는 계원공啟元功, 응형공鷹形功, 용형공龍形功, 학형공鶴形功, 호형공虎形功 등 5종류의 동공과 금강저형장金剛杵形椿 한 종류의 정공이 포함된다. 고급 공법은 주로 진단과 질병치료에 사용되며 이에는 위타신장공韋馱神掌功, 신필판관공神筆判官功, 위타일지선韋馱一指禪 등이 포함된다.

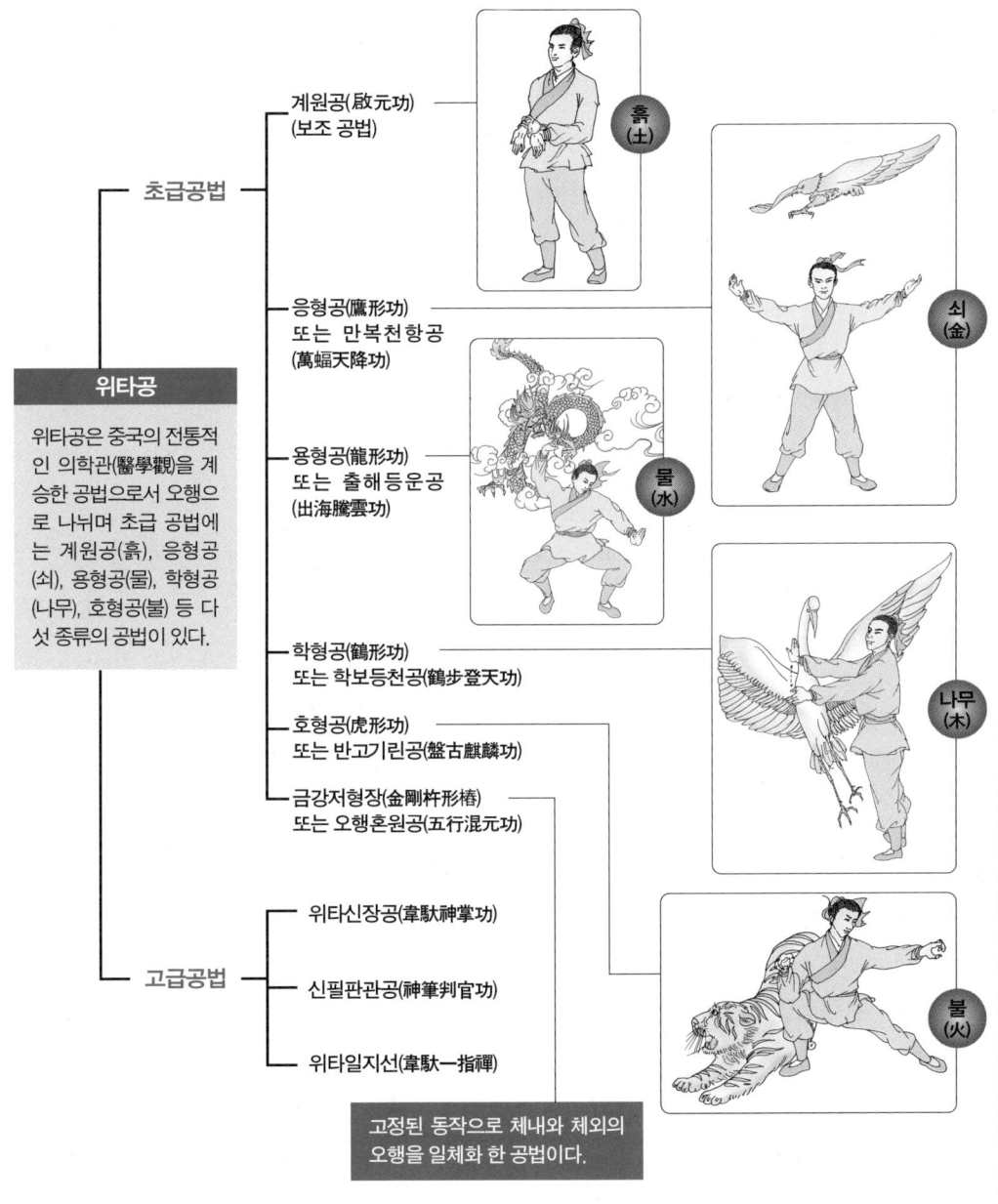

고정된 동작으로 체내와 체외의 오행을 일체화 한 공법이다.

건신을 위주로 한 양생공이 되었다.

위타공의 분류

위타공은 크게 초급 공법과 고급 공법으로 분류된다.

1. 초급 공법은 기초 공법으로서 오장육부의 조절, 음양의 평형에 사용되는데 이에는 계원공(啟元功), 응형공(鷹形功), 용형공(龍形功), 학형공(鶴形功), 호형공(虎形功) 등 5 종류의 동공과 금강저형장(金剛杵形樁) 한 종류의 정공이 포함된다. 계원공은 복부 단전을 원기 개발지와 귀납지로 하여 체내의 진원(眞元)을 활성화하며 위타공의 입문공(入門功)이다. 응형공은 어깨 부위의 방단전(旁丹田)에 치중하며 폐와 대장의 기능을 강화한다. 용형공은 진기의 체내 신경(腎經) 및 기경팔맥(奇經八脈) 순행에 치중하며 상, 중, 하 삼단전을 관통하므로 신장이 약해지는 것에 대한 일정한 효과를 가지고 있다. 학형공은 학의 동작을 모방하여 몸을 펴는 공법으로서 간장과 담낭의 근맥(筋脈)을 소통시킬 수 있다. 호형공은 등의 활동을 강화하고 등의 유혈(兪穴)을 자극할 수 있다. 금강저형장은 고정 동작으로써 체내, 체외의 오행을 일체로 융합시켜 주로 에너지를 저장하고 체내 환경을 조절한다. 상기 공법은 이어서 수련할 수도 있고 질병의 상태에 따라 부분적인 공법만 시행할 수도 있다.

2. 고급 공법은 주로 진단과 질병치료에 사용되며 이에는 위타신장공(韋馱神掌功), 신필판관공(神筆判官功), 위타일지선(韋馱一指禪) 등이 포함된다.

공법마다 수련하는데 8분밖에 걸리지 않으므로 '8분기공'이라고도 불린다. 8분기공은 사도걸(司徒傑)에 의하여 1986년에 정리, 소개, 전수되었다. 독자들은 자신의 실제 상태에 근거하여 단련할 수 있다.

구체적인 연습 방법

1. 이완시키기(放松방송) : 준비 단계

두발을 평행하게 일정한 거리를 띄우고 손은 자연스럽게 내린다. 두 눈은 앞

위타공의 연원 — 남소림사(南少林寺)

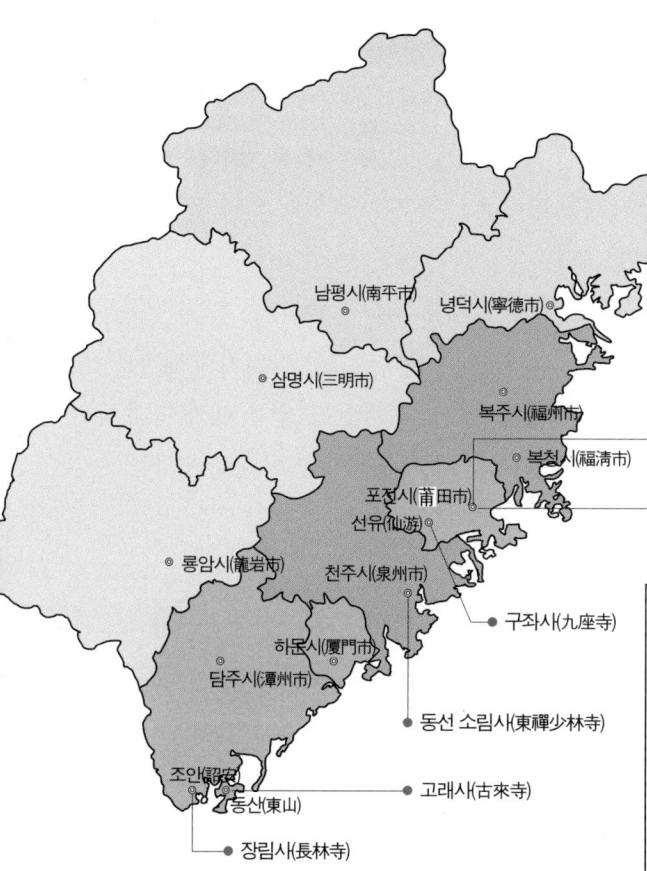

남소림을 찾아서

하남(河南) 숭산(嵩山) 소림사는 선종(禪宗)과 절세의 무술로 인하여 '천하제일명사찰(天下第一名刹)'이라는 이름을 갖게 되었다. 숭산 소림사는 그 후 많은 중들을 복건성에 파견하여 소림분사를 건설하였다. 그렇다면 남소림사는 대체 어디에 있는가? 현재 복건성에서 선유(仙遊)의 구좌사(九座寺), 동산(東山)의 고래사(古來寺), 소안(詔安)의 장림사(長林寺), 복청(福淸)의 소림사, 천주(泉州)의 동선소림사(東禪少林寺), 포전(莆田)의 림천원(林泉院) 등 여섯 곳을 남소림사의 유적으로 추정하고 있으나 긴 세월을 지나오면서 여러 차례 재건된 까닭에 확정할 수 없게 되었다.

위타공의 장문인(掌門人) 사도걸(司徒傑)

중국의 유명한 기공사이며 위타공의 창시자라고 불린다. 어릴 때 복건성(福建省) 남소림사의 위타문(韋馱門) 제9대 계승자 제구법사(濟昺法師)를 스승으로 모시고 '소림금강선위타호법문' 비전 공법을 배웠다. 20세기 80년대에 상해TV방송국의 요청을 받고 『팔분 연공법(八分鐘鍊功法)』이라는 책을 쓰고 '팔분 공법 연구회'를 설립하였으며 배우는 사람들이 100만 명에 달하였다. 그 후 요청을 받고 일본, 미국에 다녀왔으며 로스앤젤레스의 2개 대학에 기공 전문 과정을 설치하였다.

을 정시하고 자연스럽게 서서 온몸을 느슨히 한다. 위에서 아래로 내려가면서 아래와 같은 순서로 몸을 느슨히 풀어준다.

이마(천일天日) — 얼굴(영향迎香) — 목구멍(천돌天突) — 앞가슴(단중膻中) — 윗배(중완中脘) — 아랫배(기해氣海) — 항문(회음會陰) — 허리(명문命門) — 등(대추大椎) — 두 어깨(견라肩髎) — 두 겨드랑이(극천極泉) — 두 팔꿈치(소해少海) — 손목(대릉大陵) — 손바닥(노궁勞宮) — 손가락(중충中衝).

2. 시작 : 손가락, 손, 팔의 춤

중지를 축으로 다섯 손가락을 펼친다. 팔에 힘을 주어 팔꿈치, 손목을 안으로 돌리고 손바닥도 따라서 돌린다. 손가락을 펼치고 손바닥이 아래로 향하게 팔을 편다. 두 손목을 밖으로 돌리면서 새끼손가락부터 차례로 손가락들을 붙이고 팔꿈치를 굽히고 손바닥을 위로 어깨높이만큼 올리되 손바닥이 위로 향하고 손가락이 앞으로 향하게 한다. 엄지손가락을 벌리고 지복(指腹)에 힘을 주어 두 손으로 앞, 위를 향하여 경사지게 찌른다.

팔을 내리고 준비 자세를 회복한다. 이어 어깨를 느슨히 풀고 두 손을 가슴 앞에서 합장(合掌)하되 두 엄지손가락이 6cm의 거리에서 단중을 가리키게 한다. 무릎을 굽히고 배를 거두고 합장한 손을 아래로 더는 합장할 수 없을 때까지 내리운 후 두 손 사이의 거리가 9cm 되게 거리를 띄우고 손바닥을 아래로 향하는 동시에 아랫배를 불린다.

3. 계속 : 가슴을 열어 기를 조절(開胸順氣개흉순기)

앞의 동작에 이어서 한다. 다섯 손가락을 점차 갈라놓은 후 두 손을 아래로 누르고 팔과 두 다리를 곧게 펴고 선다. 손목을 돌려 손가락이 앞을 향하게 한다. 가슴을 내밀고 배에 힘을 주고 두 팔을 펴고 발뒤축으로 땅을 딛고 뒤로 이동한다. 손바닥을 뒤집어서 손바닥이 위로 향하게 하고 다섯 손가락을 한데 붙인다. 두 손을 허리께로 거두고 팔꿈치 끝을 약간 앞으로 내민다. 손목과 손가락을 느슨히 풀고 두 손을 자연스럽게 드리우고 무릎을 약간 굽히고 전신을 느슨히 한다. 가슴을 펴서 기를 3회 반복하여 조절한다. 그 전에 과도기 동작으로 먼저 손가락을 펴고 두 팔을 앞으로 휘두르고 손가락을 앞으로 펼쳤다가 아래, 뒤로 내리고 가슴을 내밀면서 손을 뒤로 민다.

4. 계속 : 회양윤수(回陽潤水)

앞의 동작에 이어서 한다. 팔뚝을 위로 올리고 손가락을 편다. 손바닥을 옴폭하게 들여보내고 손을 내려 손바닥을 바지의 솔기에 붙인다. 두 다리를 곧게 펴서 선 후 항문을 안으로 당기고 두 팔을 든다. 두 손을 바지 솔기를 따라 허리까지 올려 손가락이 앞을 향하게 한다. 두 팔꿈치를 협척(夾脊)에 마주 대고 어깨와 등을 꽉 집는다. 다음 두 팔꿈치를 느슨히 풀고 팔꿈치 끝을 밖으로 밀어 등과 전신을 느슨하게 푼다. 팔꿈치가 뒤로 향하고 두 손바닥은 여전히 옴폭하게 들여보낸 채 바지 솔기를 따라 아래로 내리누른다. 두 팔을 곧게 펴고 등, 허리, 엉덩이, 다리의 순서로 내려가면서 발뒤축까지 수축시킨다. 어깨를 좀 쳐들어 겨드랑이에 공극이 생기게 하고 손목과 팔을 느슨히 한다. 손가락 끝을 자연스럽게 내리고 무릎을 약간 굽히고 전신을 느슨히 한다. 이렇게 반복하여 3회 진행한다.

5. 계속 : 날개를 펴서 목욕하기(展翅沐浴전시말욕)

앞의 동작에 이어서 한다. 두 팔을 좌, 우 양측으로 펴서 어깨높이와 같게 하고 손바닥은 옴폭하게 들어가게 한다. 손바닥을 세우고 손가락을 붙인다. 팔꿈치를 약간 굽히고 다섯 손가락을 벌린다. 손가락 뿌리에 힘을 주고 손가락을 위로 경사지게 한번 잡고 팔꿈치를 거둔다. 팔꿈치를 아래로 내려서 몸에 붙이고 가슴을 들여보내고 무릎을 약간 굽히고 전신을 느슨히 푼다. 다섯 손가락을 붙이고 손바닥(손바닥이 밖으로 향하게)을 세우고 가슴을 내민다. 두 손바닥을 좌, 우 양측으로 밀면서 점차 곧게 선다. 이렇게 반복하여 2회 더 진행한 뒤 두 손바닥을 아래로 향하게 펴서 어깨와 일직선이 되게 한다. 이와 동시에 두 발끝으로 땅을 딛고 1부터 9까지 숫자를 센다. 다음 손바닥을 뒤집어서 손바닥이 위로 향하게 하고 가슴을 느슨히 늘어뜨리고 팔꿈치를 약간 내리고 두 손으로 호를 그리면서 가슴 앞으로 가져간다. 팔꿈치를 거두어 팔꿈치가 가슴에 대이게 하고 손바닥이 위로 향하게 하고 손가락이 앞을 향하게 하는 동시에 발뒤축을 내려놓는다. 팔꿈치를 좌, 우 양측으로 벌려서 두 손바닥이 마주 향하게 한다. 가슴을 벌리고 팔꿈치가 양측에서 약간 위로 향하게 쳐들고 어깨를 느슨히 늘어뜨리고 두 손바닥을 마주 붙이고 엄지손가락으로 단중을 가리킨다. 배를 수축시키고 무릎을 굽혀 아래로 쭈그리고 앉으면서 손을 아래로 내려서 두 손을 갈라놓고 아랫배를 불린다.

6. 마무리 : 결인귀원(結印歸元)

두 손을 아래로 내리 눌러서 두 팔을 곧게 펴되 중지는 서로 마주 향하여 있고 두 다리를 곧게 편다. 손목을 돌려 손가락이 앞을 향하게 하고 두 손을 바지 솔기에 가져간다. 가슴을 내밀고 배를 들여보내고 두 팔은 곧게 펴고 손바닥 뿌리는 뒤로 최대한 민다. 허리를 90도 되게 굽히고 두 팔을 뒤, 위로 쳐든다. 두 팔을 좌, 우로 갈라놓아서 등과 일직선이 되게 하고 손바닥이 위를 향하게 한다. 허리를 곧게 펴고 무릎을 굽히고 몸을 뒤로 앉고 두 손바닥은 앞으로 향하게 돌린다. 어깨를 느슨히 풀고 두 손을 배 앞에 가져다가 공을 안은 자세를 한다. 곧게 서서 오른손이 위에 놓이게 두 손을 포갠 후 왼손을 배꼽아래(여자는 왼손이 위에 놓인다)에 붙이고 시계바늘 방향으로 36회 돌리고 반대 방향으로 24회 돌린다. 눈을 감고 조용히 3분 동안 서 있는다. 두 손을 좌, 우로 갈라놓고 왼발을 오른발에 붙여서 마무리한다.

12 | 강함과 유연함을 겸비한 건신 묘법(健身妙法)
태극권

≫≫≫ 태극권太極拳은 중국의 건신법과 무술로서 척계광戚繼光의 삼십이세장권三十二勢長拳 등 명대明代 명문대가들의 권법을 흡수하였다. 더불어 고대의 도인, 토납기공술, 중의학 경락학설, 음양오행학설 등을 결합시키고 도교, 태극팔괘 등의 이론을 태극권의 철학적 기초로 삼아 최종적으로 중국 전통문화와 철학사상을 집대성한 공법으로 자리를 잡았다.

태극권의 명명(命名) 및 기원

태극권은 초기에 '장권(長拳)', '면권(棉圈)', '십삼세(十三勢)', '연수(軟手)'로 불리었으며 청나라 건륭 시대에 산서 사람인 왕종악(王宗岳)이 『태극권론(太極拳論)』을 내놓아서야 태극권의 명칭이 확정되었다. 이 명칭의 함의를 말하려면 태극부터 말해야 한다. 태극이란 바로 태허(太虛)이며 여기서 '태(太)'는 극히 크다는 뜻이고 '허(虛)'는 텅 비어 아무 것도 없다는 뜻이다. 태허는 텅 빈 경지로서 진기를 저장하고 정신을 저장하는 곳이다. 태극이 기를 타고 움직이면 양(陽)이 생기고 정지하면 음(陰)이 생긴다. 이것이 바로 태극이 음양을 낳는 원리이다. 태극권은 음양 대립통일의 기초에서 만들어낸 강유상제(剛柔相濟 : 강함과 유연함을 겸비), 내외상합(內外相合 : 내외를 겸합함), 쾌만상겸(快慢相兼 : 빠른 것과 느린 것을 겸비), 형의결합(形意結合 : 몸과 마음을 결합), 순역전사(順逆纏絲 : 중국 무술에서 '전사'라 함은 발경發勁(勁을 발함)을 할 때 몸 안에서 경을 돌리는 것을 말한다. 오른손이나 오른발로 가격하기 위해 내부에서 경을 돌리는 것을 – 이때는 시계반대방향으로 돌리게 되는데 – 순전사, 그 반대를 역전사라고 부른 것임)의 동작들로서 음양을 결합시켜 태극을 이루기 때문에 태극권이라는 이름을 가지게 되었다.

태극권의 기원과 창시자에 대하여 학계에는 당나라 때 허선평(許宣平), 송나라 때 장삼봉(張三峰), 명나라 때 장삼풍(張三豐), 청나라 때 진왕정(陳王廷), 왕종악

(王宗岳) 등 여러 가지 다른 견해들이 있다. 그런데 대다수가 진왕정이 창시한 것으로 추정하고 있다.

진왕정은 명나라 말, 청나라 초 하북성(河北省) 온현(溫縣) 진가구(陳家溝)의 사람으로서 척계광의 '권경삼십이식(拳經三十二式)'을 기초로 신식의 권법, 즉 태극권을 창조하였다. 태극권의 특징: ①권술과 도인, 토납을 서로 결합하였다. ②나선전사(螺旋纏絲: 나선형으로 경 돌리기)의 운동으로서 동작들이 활 모양을 나타내고 서로 연관되고 둥글어서 경락학설의 원칙에 아주 잘 부합된다. ③추수(推手)라고 해서 두 사람이 손으로 밀고 당기는 경기 운동을 창조하였다. ④서로 붙어서 떨어지지 않고 계속하여 변할 수 있는 자창술(刺槍術) 기본 수련법을 창조하였다. ⑤태극의 깊고 오묘한 이치를 기초로 삼아 권법 이론을 발전시켰다.

태극권은 진왕정에 의하여 창조된 후 진가구에서 대대로 내려오면서 전해지고 인재를 수없이 배출하였다. 태극권은 제5대 계승자인 진장흥(陳長興) 때에 와서 현재의 진씨태극권 1로(一路), 2로(二路)로 발전하였으며 후세의 사람들은 이를 태극권노가(太極拳老架) 혹은 태극권대가(太極拳大架)라고 불렀다. 진유본(陳有本)이 원래의 수련을 바탕으로 일부 행하기 어려운 동작을 삭제하고 약간 개정하여 후세의 사람들은 이를 태극권신가(太極拳新架) 혹은 태극권소가(太極拳小架)라고 불렀다. 태극권의 제6대 계승자인 진청평(陳淸萍) 때에 와서 그의 데릴사위 조보진(趙寶鎭)이 또 한 세트의 동작들을 창조하였다. 그 동작들은 정밀하고 잘 짜여져 있으며 느리고 간단한 것으로부터 복잡한 것으로 발전한다. 사람들은 이 수련을 조보가(趙堡架)라고 불렀다. 제7대 계승자 진흠(陳鑫)은 조상들이 발명한 태극권 학설을 계속하여 발양하기 위하여 『진씨태극권도화강의(陳氏太極拳圖畵講義)』 4권을 썼다. 제8대 진발과(陳發科)는 근대 진씨태극권의 대표인물로서 태극권의 발전과 전파에 걸출한 공헌을 했다.

진장흥의 제자인 양로선(楊露禪)은 진씨태극권을 모두 배운 후 북경에서 태극권을 전수하였다. 그는 신체보건에 대한 요구에 맞추기 위하여 태극권의 동작들을 개진하였으며 점차 양식태극권(楊式太極拳)을 이루어냈다. 후에 양식태극권이 오식태극권(吳式太極拳)을 파생하였으며 그 창시자는 오감천(吳鑒泉)이다. 영년(永

태극 십삼식

붕(掤) — 감(坎) — 동(東)
붕경(掤勁) : 전상방으로 발하는 경

랄(捋) — 리(離) — 남(南)
랄경(捋勁) : 화경(化勁), 상대의 경을 무력화하는 것.

제(擠) — 진(震) — 서(西)
제경(擠勁) : 공격형 경, 손을 모아 공격하여 상대방을 밀쳐내는 것.

안(按) — 태(兌) — 북(北)
안경(按勁) : 공격형 경, 두 손으로 상대의 팔목이나 팔꿈치를 누르면서 길게 발경하는것.

채(採) — 건(乾) — 동남(東南)
채경(採勁) : 상대의 경을 잡아채 제압함.

렬(挒) — 곤(坤) — 동북(東北)
렬경(挒勁) : 밖으로 비스듬히 밀거나 비스듬히 잡아채는 경. 상대의 몸을 비틀어서 중심을 잃게 하는 것.

주(肘) — 간(艮) — 서남(西南)
주경(肘勁) : 팔꿈치로 가격하는 것.

고(靠) — 손(巽) — 서북(西北)
고경(靠勁) : 어깨나 등을 이용하여 상대의 힘을 쳐내는 것을 고(靠)라고 함.

— 사정(四正)
— 사우(四隅)
→ 팔방(八方) — 팔괘(八卦)

진(進) — 목(木) — 전(前)
나아가는 법(進法) : 가벼우면서도 침착하게 고양이처럼 내디딤.

퇴(退) — 화(火) — 후(後)
물러서는 법(退法) : 방어와 공격의 양면이 있음. 방어 시에는 끌어들여서 텅빈 공간에 떨어지게 하며, 공격 시에는 물러서면서 동시에 가격을 함.

고(顧) — 금(金) — 좌(左)

반(盼) — 수(水) — 우(右)
좌고우반(左顧右盼) : 상대방의 눈길을 주시함. 상대방의 눈길에서 그 동작의 방향을 판단하고 자신의 양측을 주시해야 함.

정(定) — 토(土) — 중(中)
중정(中定) : 태극 추수(推手)의 핵심. 첫째, 기를 단전에 모으고 하체를 안정되게 해야 함. 둘째, 허리를 축으로 하여 유연하게 움직여야 함.

— 오보(五步) — 오행(五行)

태극 십삼식 (太極十三式)
머리 위에 태극을 이고(일동일정一動一靜을 명상하고 일음일양一陰一陽을 떠나지 않는다.) 품에 팔괘를 안고(팔방八方 : 사정 四正과 사우四隅) 발로 오행을 밟는다(전진, 후퇴, 좌측주시, 우측주시, 중앙에 정립하기).

태극권 '십요(十要)'
1. 허령정경(虛領頂勁 : 머리를 똑바로 세우되, 정수리의 경은 허허로이 잡아올리듯 해야 한다.) 2. 함흉발배(含胸拔背 : 가슴은 오무려 품듯하고 등은 둥글게 한다.) 3. 송요(松腰 : 허리를 부드럽게 이완한다.) 4. 분허실(分虛實 : 힘을 줄 때와 뺄 때를 구분한다.) 5. 침견추주(沈肩墜肘 : 어깨와 팔꿈치의 긴장을 풀고 적절히 늘어뜨린다.) 6. 용의불용력(用意不用力 : 意를 사용하고 力을 사용하지 않는다.) 7. 상하상수(上下相隨 : 상체와 하체의 움직임이 서로 어울리게 한다.) 9. 상련부단(相連不斷 : 움직임은 중간에 끊어짐이 없이 계속 이어지게 한다.) 10. 동중구정(動中求靜 : 움직임 속에서도 고요함을 유지한다.)

진장흥은 근대 태극권을 집대성하고 발전시킨 사람으로서 그가 전수한 진식태극권 수련은 현대 많은 태극권 유파들의 기원이 된다. 진장흥의 제자인 양로선은 태극권 전파에 큰 공헌을 하였다.
태극권의 학습은 정통 진식태극권부터 시작해야 한다.

年) 사람인 무우양(武禹襄)은 먼저 양로선에게서 진식노가(陳式老架)를 배우고 후에 진청평에게서 신가투로(新架套路 : 새롭게 개선한 것을 '신가新架'라고 하고, 여러 개의 동작이 합쳐진 하나의 무술 세트 또는 시리즈를 '투로套路'라고 함)를 배운 후 스스로 다른 유파를 창조하였는데 이를 무씨태극권(武氏太極拳)이라고 한다. 후에 무씨태극권이 손식태극권(孫式太極拳)을 파생하였는데 그 창시자는 손록당(孫祿堂)이다.

명나라 말, 청나라 초에 창조된 태극권은 시대적 요구 때문에 처음에는 격투에 치중하였고 후에는 동시에 의료건신, 체육, 경기 등 3개 측면으로 발전하였다. 이것은 진씨 자손과 그 제자들의 끊임없는 보완과 발전을 통하여 중국에서 중요한 권술의 하나가 되었다.

태극권의 특징

태극권 동작들은 시종 운동 상태에 처하여 있는데 동작들이 서로 긴밀히 연관되어 끊어질듯 하면서도 끊어지지 않고 서로 이어져 마치 봄누에가 실을 토하는 듯하다. 태극권은 또 음양 대립통일의 이념을 체현하였는데, 강함과 유연함, 허(虛)와 실(實), 움직임과 정지, 빠름과 느림, 굽히는 것과 펴는 것 등의 대립통일 요소들이 병존하면서 서로 전환된다.

태극권은 '붕(掤), 랄(捋), 제(擠), 안(按), 채(採), 렬(挒), 주(肘), 고(靠), 진(進), 퇴(退), 고(顧), 반(盼), 정(定)' 등을 기본 방법으로 삼는다. 운동 중 마음을 가라앉히고 의념으로 동작을 인도하고 동작과 호흡을 긴밀히 결합시키되 호흡이 부드럽고 고르고 깊고 자연스럽고 몸이 느슨하고 자연스러워야 한다. 동시에 허리를 축으로 상하가 서로 조화를 이루어 전신이 하나의 총체로 되어야 한다. 또한 동작이 부드럽고 느리고 연관되고 조화롭고 허실이 분명해야 하며 동작과 동작 사이의 연결이 자연스럽고 뻣뻣하지도 느슨하지도 않아야 한다. 손으로 밀 때 이정제동(以靜制動 : 고요함으로 움직임을 제압한다), 이유극강(以柔克剛 : 부드러움으로 견고함을 이긴다), 피실격허(避實擊虛 : 강한 곳을 피하고 약한 곳을 친다)하고 힘을 잘 이용해야 한다.

태극권에서는 '청경(聽勁)'을 대단히 중시한다. 이것은 온 몸의 감각을 이용하여 상대방 힘의 크기, 공격 방향, 공격 부위를 판단하고 적시에 대응하는 것을

태극권의 특징

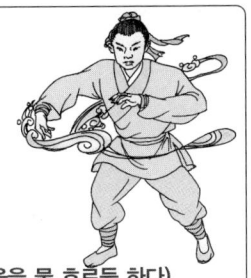

의경사수(意境似水 : 마음을 물 흐르듯 하다)
권법 수련에서 중요한 것은 마음을 물 흐르듯 하는 것이다. 태극권은 노자의 '상선약수(上善若水)'와 같은 도가 사상이 가득 담겨 있는 무술이다. 물은 지극히 부드럽고 약하지만 만물을 이롭게 하면서도 다투지 않는다. 역대 태극권 이론들은 모두가 이러한 생각을 정종(正宗)의 권경(拳經)으로 받아들여 왔다.

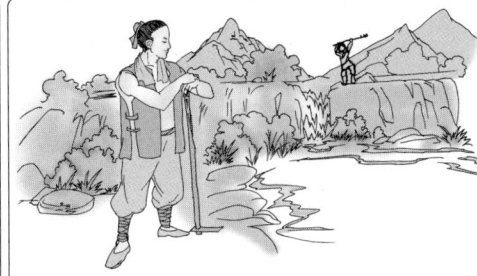

인세리도(因勢利導 : 일의 추세에 따라 이롭게 인도한다)
태극권은 대우(大禹)의 치수처럼 일의 추세에 따라 이로운 방향으로 인도할 것을 강조한다. 상대방의 힘이 나보다 강하면 그 힘을 이용하고 상대방의 힘이 나보다 약하면 그 힘을 막는다.

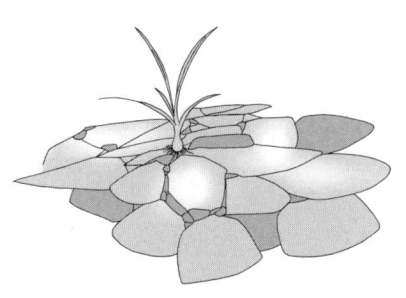

이유극강(以柔克剛 : 부드러움으로 견고함을 이긴다)
태극권은 부드러움으로 견고함을 다룰 것을 강조한다. 즉 작은 힘으로 큰 힘을 이기고 상대방이 진공하면 내가 후퇴하고 상대방이 견고하면 나는 부드럽다.

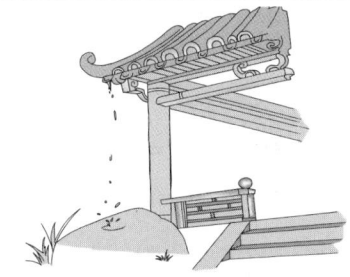

수적석천(水滴石穿 : 물방울로 바위를 뚫는다)
태극권 권법은 부드러움을 쌓아서 굳셈에 이르며, 나아가 텅 비운 채 고요한 경지에 이르는 것을 숭상한다. 이렇게 되면 우리의 신체는 마치 구름이나 물이 흐르듯 어느 한 곳 모난 데 없이 원을 이루며 멈춤이 없이 흐르고 변화하게 된다.

관련정보

양로선이 진가구에서 권법을 훔치다 양로선(1799~1872)은 어릴 때 집이 가난하여 진가구 사람인 진덕호(陳德瑚)의 약방 '태화당(太和堂)'에서 일을 도왔다. 진씨는 양로선이 부지런한 것을 보고 진가구의 집에 보내어 일을 돕게 하였는데 진장흥이 진덕호의 집에서 제자를 받고 있었다. 양로선은 그를 스승으로 모시고 배우고 싶었으나 진장흥이 자기를 받아들이지 않을까봐 내색을 하지 않고 진씨가 사생들이 권술을 수련할 때 옆에서 봐 뒀다가 사람이 없을 때 연습하였다. 이렇게 시간이 오래 지나니 권술에 많은 진척이 있었고 후에는 진장흥에게 이를 들키게 되었다. 그에게 무술자질이 있음을 알게 된 진장흥은 권술을 도적질 한 죄를 용서하고 제자로 받아들였다. 그리하여 민간에 "양로선이 진가구에서 권법을 훔치다"는 이야기가 전해지게 되었다. 후에 소설가들이 이에 예술적인 요소를 가미하여 소설 『금매미 재간 훔치기(金蟬盜技)』와 그림책 『권법 훔치기(偸拳투권)』을 썼고 또 『신선 거지(神丐신개)』라는 영화도 찍었다.

진가의 권법을 양가가 전하다 진왕정이 태극권을 만든 후 태극권은 줄곧 진씨 가문에서만 전해 내려왔고 다른 성(姓)을 가진 사람에게는 전수하지 않았다. 태극권이 발전되고 보급되고 남녀노소가 모두 아는 권법이 된 것은 진장흥이 전례를 타파하고 양로선을 제자로 받아들인 후부터였다. 양로선은 태극권을 익힌 후 북경에 가서 권법을 전수하여 양식태극권이 세상에 알려지게 하였다. 이에 양계자(楊季子)는 '북쪽의 진씨 권법이 남쪽의 양씨에 의하여 전파될 줄 누가 알았으랴.'라고 하였다.

말한다. 상대방의 움직임에 따라 적절하게 대응하는 것인데, 예를 들어 상대방이 강하게 공격해 오면 나는 부드러움으로 그 힘을 흩어버리고, 상대방이 급하게 움직이면 나도 급하게 움직이고, 상대방이 천천히 움직이면 나도 천천히 대응하는 것이다.

태극권의 유파

태극권은 장기적으로 전해 내려오면서 많은 유파들을 파생하였는데 주로 진식태극권(陳式太極拳), 양식태극권(楊式太極拳), 손식태극권(孫式太極拳), 오식태극권(吳式太極拳), 무식태극권(武式太極拳) 등 5대 유파가 있다.

• **진식태극권** : 진식태극권은 유명한 권술사인 진왕정이 명나라 말, 청나라 초에 창조한 것으로서 원래는 5세트 동작의 노가(老架)가 있었으나 진씨 가문에 의하여 대대로 계승되고 개선되면서 또 신가(新架) 2세트가 추가되었다. 제1로(第一路)는 동작이 간단하고 유연함이 많고 견고함이 적으며 제2로(第二路)는 동작이 복잡하고 빠르고 빈틈이 없이 짜여져 있고 견고함이 많고 유연함이 적다. 진식태극권은 의(意), 기(氣), 신(身) 삼자가 밀접히 연결될 것을 요구한다. 진식태극권은 의념으로 기를 운행시키고 허리운동으로부터 시작하여 척추운동에 이르기까지 동작마다 모두 이어졌다. 또 손을 밀 때 감고 붙어서 따라가는 것을 위주로 하고 상대방의 힘을 빌어서 상대방의 움직임을 제압하고 힘을 발동하여 적을 제압한다.

• **양식태극권** : 하북성 영년의 사람인 양로선은 하남성 온현 진가구 진장흥에게서 진식노가태극권(陳式老架太極拳)을 배운 후 진식노가태극권을 기초로 하여 '양식태극권'을 창안하고 발전시켰다. 양식태극권은 몸을 충분히 펴주고 동작이 간결하고 온화하고 연습하기 쉬우며 느슨한 것으로부터 부드러운 것으로 전환하고 부드러움이 쌓이어서 견고함을 이루고 부드러움과 견고함이 겸비되었다.

• **무식태극권** : 청나라 말, 하북성 영년의 사람 무우양은 먼저 양로선에게서 진식노가태극권을 배우고 후에 진청평에게서 조보가(趙堡架)를 배운 후 수정을 거쳐 '무식태극권'을 만들어 내었다. 무식태극권은 동작이 간결하고 빈틈이 없

이 짜여져 있으며 동작이 비록 작지만 협소하지는 않으며 보법(步法)이 엄밀하고 허실이 분명하고 정교하고 민활하다.

• **오식태극권** : 부드러움에 치중한 오식태극권은 동작이 홀가분하고 자연스럽고 연속적이고 규칙적이며 느슨하고 조용하여 독특한 고요함을 지니고 있다. 오식태극권은 격렬하고 무질서한 움직임을 피하고 변화에 능하다.

• **손식태극권** : 하북성 완현(完縣) 사람인 손록당은 여러 사람에게서 권술을 배운 후 팔괘, 형의(形意), 태극 등 3대 권술의 정수를 결합하여 '손식태극권'을 창조하였다. 손식태극권의 특징은 진퇴상수(進退相隨 : 전진 후퇴가 서로 따른다)로서 발을 내디딜 때면 반드시 동작이 따르고 후퇴할 때 반드시 동작을 거둔다. 손식태극권의 전반적인 동작들은 마치 물이 흐르는 것처럼 끊어지지 않고 서로 이어진다.

태극권의 건신 가치

태극권은 여러 가지 측면에서 건신 가치를 지니고 있다. 즉 신체적으로나 정신적으로나 예술 수양의 측면에서도 가치가 있다. 외부적으로 전신의 관절, 골격, 근육을 단련하고 내부적으로 의식, 정신 기질, 신경 기능을 단련하는 태극권의 건신 가치는 전면적이고, 자연적이고, 과학적이다.

1. 마음을 가라앉히고 의념을 써서 동공과 정공을 결합함으로써 신경계통을 개선하며 효과가 탁월하다.
2. 하나를 움직이면 전체가 따라서 움직이고 동작마다 연관되어 소화 기능과 체내의 물질대사를 촉진한다.
3. 기를 단전에 내려 보내고 8면으로 지탱케 하여 심장의 부담을 경감시키고 혈액 순환을 촉진한다.
4. 견고함과 유연함이 병존하고 동작들이 이어져서 근육, 골격, 관절의 근성과 탄성을 강화한다.
5. 정지 끝에 움직임이 생기고 움직임 속에서 정지를 추구하여 경락을 소통시키고 건강장수의 목적에 도달시킨다.

태극권의 단련 원칙

1. 전신을 느슨히 풀어주고 힘보다는 의념을 사용한다.
2. 먼저 느리고 후에 빠르며 빠른 뒤에는 느리다. 느슨한 상태로 부드러움에 들어가고 부드러움으로 견고함을 이기고 견고함 끝에 부드러움으로 전변(轉變)하여 견고함과 부드러움을 겸비한다.
3. 의식, 동작, 호흡 삼자를 동시에 함께 단련한다.

태극권 공법의 형식

태극권은 몇 백 년의 변화와 발전을 거쳐 전통 투로, 보급 투로, 경기 투로의 3종 형식을 형성하였다. 전통 투로에는 진식, 양식, 오식, 손식, 무식 태극권 및 신흥의 '화식태극권(和式太極拳)'과 '홍식태극권(洪式太極拳)'이 있다. 보급 투로에는 국가체육위원회와 관계부서에서 1950년대부터 계속 만들어 낸 팔십팔식(八十八式), 사십팔식(四十八式), 이십사식(二十四式), 십육식(十六式), 팔식(八式)태극권 등이 있으며 경기 투로에는 사십이식, 경기태극권 등이 있다. 이십사식 약식 태극권은 입문 단계의 투로이며 이외에 또 태극단도(太極單刀), 쌍인(雙刃), 단검, 쌍검, 리화창협백원곤(梨花槍夾白猿棍), 춘추대도(春秋大刀), 삼간(三桿), 팔간(八桿), 십삼간(十三桿) 등 기계 투로가 있다. 항주삼원태극권(杭州三元太極拳)의 창시자인 석영도(石榮濤)는 2002년에 이십칠식 휠체어태극권(二十七式輪椅太極拳)을 만들어 사회에서 좋은 평가를 받고 있다. 독자들은 먼저 간단한 입문 공법부터 수련한 후 다시 자신에게 적합한 권법을 선택하여 수련할 수 있다.

권경총가(拳經總歌)(진왕정 지음)

이 노래는 진씨 양의당본권보(兩儀堂本拳譜)에 기록되어 있는데 척계광의 영향을 많이 받았음을 알 수 있다. 이 가결은 태극권 오로(太極拳五路), 장권일백팔세일로(長拳一百八勢一路), 포추 일로(炮捶一路)의 공법을 총괄한 것으로서 당호(唐豪)에 의하여 진왕정의 작품임이 입증되었다.

권경총가

종방굴신(縱放屈伸 : 마음껏 풀어주고 내치며 구부렸다 폈다함)하는 것을 상대는 알 수 없고, 제고전요(諸靠纏繞 : 가까이 붙어 휘감아 공격하고 방어함)하니 나는 그에 따라 움직인다네.

벽타추압(劈打推壓 : 내려치고 때리고 밀치고 누르는 것)을 행하려 상대에게 다가가고, 반각횡채(搬攔橫采 : 잡아당겨 쓰러뜨리며 옆으로 캐듯이 움직임)면 적을 어려움에 빠지게 할 수 있다네.

구붕핍침(鈎掤逼沈 : 낚아채고 쳐 올리며 죄고 넘어뜨리는 것)을 모르는 사람이 없지만, 섬경교취(閃驚巧取 : 섬광처럼 날쌔게 움직여 상대를 놀라게 하며 교묘한 수단을 쓰는 것)를 그 누가 알겠는가?

양수사주(佯輸詐走 : 짐짓 패한 척 거짓 동작으로 도망가며 수작을 부림)를 패배라고 누가 말하리오,

인유회충(引誘回衝 : 유인하여 이끈 뒤 갑자기 되돌아 공격함)하니 승리가 나에게 돌아오노라.

곤전탑소(滾拴搭掃 : 굴리다가 붙잡고 받치다가 쓸어버림)초식도 영활하고 미묘하지만, 횡직벽감(橫直劈砍 : 횡으로 움직였다 앞으로 곧바로 움직였다하며, 쪼개고 베는 동작)함은 기이하고도 기이하구나.

절진차란(截進遮攔 : 끊어 막으며 나아가 들어오는 것을 저지함)하며 천심주(穿心?:심장을 꿰뚫는 팔꿈치 동작)를 사용하고,

영풍접보(迎風接步 : 상대방의 공격에 맞바람을 맞는 듯이 굳건한 자세로 나아가 접근함)하여 홍포추(紅炮捶 : 불을 뿜는 대포 같은 주먹)를 쓰네.

이환소압(二換掃壓 : 두 발을 연이어 되돌려 후려치고 쓸어 누름)하니, 괘면각(掛面脚 : 발이 상대의 얼굴에 걸리는 상황, 곧 발로 상대의 얼굴을 공격할 수 있는 형세)을 이루고,

좌우변잠(左右邊簪 : 발을 좌·우측으로 비녀 꽂듯이 차는 것)을 장근퇴(莊跟腿)라 하네.

절전압후(截前壓後 : 앞을 끊어 막고 뒤를 눌러 제압함)에 빈틈이 없도록 할 것이며,

성동격서(聲東擊西 : 동쪽에서 고함을 질러 적을 유인한 뒤 서쪽을 공격함)의 기만술을 숙지해야 한다네.

상롱하제(上籠下提 : 위쪽은 새장에 가둔 듯이 방어하고 아래는 들어 올려놓고 공격함. 즉 확실하게 방어 한 후 공격함)를 그대는 꼭 기억하시고,

진공퇴섬(進攻退閃 : 나아가고 물러남과 공격하고 피함)에 주저함이 없어야 할 것이오.

장두개면(藏頭盖面 : 머리를 숨기고 얼굴을 가리는 것, 즉 상대를 속여 유리한 위치에 서거나 불리한 위치에서 벗어남)하는 수법은 세상에 많이 있으나,

관심타협(慣心剁脅 : 마음을 틀어잡고 옆구리 살을 저며 냄. 즉 상대의 마음을 빼앗고 옆구리 살을 저며 낼 정도로 신출귀몰한 재주와 기술을 태극권에서 연마할 수 있다는 의미)하는 것은 세상에 드문 일이네.

무예를 가르치는 선생이 이상의 이치를 알지 못하면, 무예의 높고 낮음에 대해 논하기 어려우리.

拳經總歌

縱放屈伸人莫知, 諸靠纏繞我皆依. 劈打推壓得進步, 搬攔橫採也難敵.
종방굴신인막지, 제고전요아개의. 벽타추압득진보, 반각횡채야난적.

鈎掤逼沈人人曉, 閃驚取巧有誰知, 佯輸詐走誰云敗, 引誘回衝致勝歸.
구붕핍침인인효, 섬경취교유수지, 양수사주수운패, 인유회충치승귀.

滾拴搭掃靈微妙, 橫直劈砍奇更奇, 截進遮攔穿心肘, 迎風接步紅炮捶.
곤전답소령미묘, 횡직벽감기경기, 절진차란천심주, 영풍접보홍포추.

二換掃壓挂面腳, 左右邊簪莊跟腿, 截前壓後無縫鎖, 聲東擊西要熟識.
이환소압괘면각, 좌우변잠장근퇴, 절전압후무봉쇄, 성동격서요숙식.

上籠下提君須記, 進攻退閃莫遲遲, 藏頭蓋面天下有, 慣心剁脅世間稀.
상롱하제군수기, 진공퇴섬막지지, 장두개면천하유, 관심타협세간희.

教師不識此中理, 難將武藝論高低.
교사불식차중리, 난장무예론고저.

십삼세가(十三勢歌)(청나라 건륭 황제 시기에 왕종악 지음)

십삼세 태극권법을 경시하지 말아야 하니, 생명력과 의식이 깃드는 첫머리는 허리 사이(명문命門)에 있네.

허와 실의 변화를 마땅히 유의해야 하며, 기(氣)가 몸에서 정체됨 없이 유연하게 운행 되어야 하네.

정(靜)에는 동(動)이 숨겨져 있고 동은 마치 정의 상태 같으니, 변화에 따라 신기함을 보여주네.

이 권법의 자세 하나하나마다 마음으로 쓰임을 살펴야 하니, 그것은 얻기 어려운 권법이기 때문이네.

시시각각 허리에 유의하고, 복부가 이완되고 안정되면 기(氣)가 몸에서 막힘없이 운행되리.

미려(尾閭)가 반듯해야 신(神)이 정수리에 통하게 되고, 온몸이 가볍고 편안한 것이 마치 정수리가 끈에 매달린 듯(몸이 공중에 뜬 듯)해야 되네.

이것을 자세히 살펴 추구해야 하고, 굴신(屈神 : 팔과 다리와 허리 등의 당기고 굽히고 펴는 것) 개합(開合 : 태극권의 용어로 동動과 정靜의 뜻이며 공격과 방어라는 뜻)이 저절로 말미암게 됨을 알아야 하네.

태극권에 입문할 때 권법은 모름지기 입으로 전하나니, 공부를 쉬지 않으면 그 법도를 스스로 익히게 되리.

이 권법의 근본과 쓰임은 어디에 있는가? 의(意)와 기(氣)는 임금이고 사지와 몸체는 신하라고 할 수 있으리.

이 권법의 구체적인 효능은 무엇이겠는가? 수명을 늘려 항상 젊음을 유지하는데 있는 것이네.

노래여 노래여 백사십자로만 되어 있으나 글자마다 진실로 철저한 의미가 있으니 버릴 것이 없다네.

만일 이와 같은 공법을 미루어 나가 추구하지 않는다면 공부를 헛되이 하게 되어 탄식만이 남게 된다네.

十三勢歌

十三總勢莫輕視, 命意源頭在腰際. 變轉虛實須留意, 氣遍身軀不少滯.
십삼총세막경시, 명의원두재요제. 변전허실수류의, 기편신구불소체.

靜中觸動動猶靜, 因敵變化示神奇. 勢勢存心揆用意, 得來不覺費功夫.
정중촉동동유정, 인적변화시신기. 세세존심규용의, 득래불각비공부.

刻刻留意在腰間, 腹內鬆靜氣騰然. 尾閭中正神貫頂, 滿身輕利頂頭懸.
각각류의재요간, 복내송정기등연. 미려중정신관정, 만신경리정두현.

仔細留心向推求, 屈伸開合聽自由. 入門引路須口授, 功夫無息法自修.
자세류심향추구, 굴신개합청자유. 입문인로수구수, 공부무식법자수.

若言體用何爲准, 意氣君來骨肉臣. 想推用意終何在, 益壽延年不老春.
약언체용하위준, 의기군래골육신. 상추용의종하재, 익수연년불로춘.

歌兮歌兮百四十, 字字眞切意無遺. 若不向此推求去, 枉費功夫貽歎息.
가혜가혜백사십, 자자진절의무유. 약불향차추구거, 왕비공부이탄식.

13 토납도인공
청나라 진씨 가문의 기공

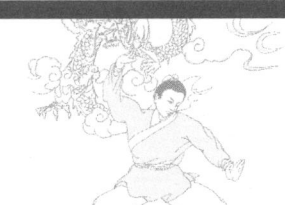

>>> 토납도인공吐納導引功은 호흡의 토납을 위주로 하고 도인을 보조로 하여 양자를 긴밀하게 결합시킨 공법으로서 호흡의 토납으로 인체의 복부 경락에 자극을 줘서 경락을 소통시키고 기혈을 조화롭게 한다.

    토납도인은 중국 전통적인 양생술의 정수인 동시에 중의학의 중요한 구성부분으로서 경락계통과 밀접하게 연관되어 있다. 토납도인은 호흡의 개합으로써 복부의 아홉 갈래 경락(양측으로 대칭되는 신경腎經, 위경胃經, 비경脾經, 간경肝經, 중앙의 임맥任脈)을 자극하여 기의 운행을 활성화하고 경락을 소통시키고 질병의 뿌리를 제거하고 기혈의 운행을 원활하게 해준다. 그리고 음양을 평형시키고 오장육부가 정상적으로 그 생리기능을 발휘하게 함으로써 질병을 제거하고 건강을 지켜 장수하는 목적에 도달하게 한다.

    토납도인은 토납을 위주로 하고 도인을 보조로 하여 토납과 도인을 동시에 진행하는 의료보건 공법이다. 토납도인공은 청나라 '진씨 가문의 기공'에서 비롯되었다. 토납도인은 처음에는 입으로만 전수되어 널리 전해지지 못하였으나 후에 류백춘(柳柏春)이 천진의 왕등구(王澄久)로부터 전수받은 후 정리하여 1981년에 상해 중의학 진료실의 진운호(陳運浩)에게 전수하였다. 진운호는 자신의 10여 년간 수련경험과 결합시켜 재정리하여 바깥세계로 전파하였다. 이 공법의 가장 큰 특징은 '동(動)적인 정(靜)공'이라는 것이다. 정좌(靜坐)로는 비강(콧구멍)으로 숨을 내쉬고 산근(山根 : 콧마루와 두 눈썹 사이에 있음)으로 숨을 들이쉬는 호흡운동을 하지만 도인과 안마는 신체운동과 호흡운동, 동적인 것과 정적인 것, 유연함과 견고함을 결합시킨다. 실천을 통해 증명된 것처럼 토납도인공은 오장을 돕고 근맥을 소통시키고 관절을 영활하게 만들어주며 관상동맥질환, 고혈압, 폐기종, 관절병 등에 대하여 일정한 치료효과가 있다.

구체적인 공법

• **준비동작** : 사지운동을 하거나 팔단금을 수련하거나 방송용 기본체조를 10분 동안 한다. 바람이 없고 따뜻하고 공기가 맑은 곳을 택하여 순서에 따라 연공한다.

• **토납** : 좌토납(坐吐納)과 참토납(站吐納)으로 나뉜다. 먼저 좌토납을 하고 후에 참토납을 한다.

1. 좌토납 : 단정히 앉아서 손바닥이 위로 향하게 손을 무릎 위에 올려놓는다. 상용방법 : ①비강분기법(鼻腔噴氣法) : 날숨과 공기 내뿜기를 동시에 겸하여 하되 숨을 신속하고 크게 내쉬며 최대한 끝까지 내쉰다. 이와 동시에 항문, 고환, 방광을 안으로 당긴다. ②산근납기법(山根納氣法) : 산근은 두 눈썹 사이에 있다. 눈썹을 가볍게 위로 올리고 숨을 고르고 가늘고 깊고 길게 들이쉰 후 의념으로 아랫배에 내려 보내어 아랫배를 천천히 밖으로 확장한다. 이렇게 내쉬고 들이쉬기를 모두 21회 진행한다. ③좌납음양기(坐納陰陽氣) : 손바닥으로 무릎 위를 덮고 윗몸을 천천히 앞으로 기울여 허벅지와 30도의 각을 이루게 하였다가 다시 몸을 일으켜 원래의 자세를 회복한다. 이 동작을 할 때 호흡의 토납을 결합시켜 진행하되 모두 21회 진행한다. 수련이 끝난 후 일어나서 허벅지 위중혈(委中穴 : 무릎 뒤 굽이진 곳)을 잠깐 안마한다.

2. 참토납(입식토납) : 서서 두 발을 어깨너비보다 넓게 벌리고 동작에 토납을 결합한다. 즉 두 손을 활동할 때 비강으로 숨을 내뿜고 동작을 잠깐 멈출 때 산근으로 숨을 들이쉰다. 상용동작 : ①두 손의 중지가 서로 마주 향하게 두 손을 아랫배에 갖다 댔다가 가슴 앞을 따라 목까지 올린 후 두 손을 밖으로 뒤집어서 아래로 호를 그리면서 허벅지 옆에 가져가되 손바닥은 밖으로 향하게 한다. 그런 다

토납도인공의 수련 순서 ① : 좌토납

토납도인공은 토납을 위주로 하며 토납은 또 좌토납과 참토납으로 나뉜다. 먼저 좌토납을 하고 후에 참토납을 한다. 좌토납은 ①준비 자세 ②비강분기법 ③산근납기법 ④좌납음양기로 나뉜다.

좌토납

제1단계 : 준비와 시작

2. 비강분기법
날숨과 분기(噴氣)를 겸하여 하되 숨을 신속하고 크게 내쉬며 최대한 내쉬며 이와 동시에 항문, 고환, 방광을 안으로 당긴다.

4. 토납음양기
손바닥으로 무릎 위를 덮고 윗몸을 천천히 앞으로 기울여 허벅지와 30도의 각을 이루게 하였다가 다시 몸을 일으켜 원래의 자세를 회복한다. 이 동작을 할 때 호흡의 토납을 결합시켜 진행하되 모두 21회 시행한다.

3. 산근납기법
산근이란 두 눈썹 사이를 가리킨다. 숨을 쉴 때 눈썹을 가볍게 위로 올리고 고르고 가늘고 깊고 길게 들이쉰 후 의념으로 숨을 아랫배에 내려 보내어 아랫배를 천천히 밖으로 확장한다.

호	흡
양	음
동	정
강함	부드러움

1. 준비 자세
단정히 앉아서 손을 무릎에 놓되 손바닥이 위로 향하게 한다.

제2단계 : 마무리 동작

수련이 끝난 후 일어나서 허벅지 위중혈(委中穴 : 무릎 뒤 굽이진 곳)을 잠깐 안마한다.

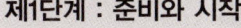
위중혈(委中穴)

무릎 문지르기
무릎 문지르기는 많은 공법에서 마무리 동작으로 채용하여 몸을 편안하게 풀어 줌으로써 무릎의 아픔을 덜고 걸음을 제대로 걸을 수 있게 한다. 일반적으로 걸상에 앉거나, 가부좌를 틀거나, 땅에 앉거나 서서 두 손바닥을 무릎에 붙이고 원주형으로 쓰다듬되 시계 바늘의 방향과 그 반대방향으로 각각 10회씩 한다.

토납도인공의 수련 순서 ②: 참토납

참토납은 토납공의 제2부분으로서 두 다리를 어깨너비보다 더 크게 벌리고 동작과 토납을 결합하여 한다. 즉 두 손을 움직일 때 비강으로 숨을 내뿜고 동작을 잠시 멈출 때 산근으로 숨을 들이쉰다. 참토납의 전체 동작은 9개 부분으로 구분된다.

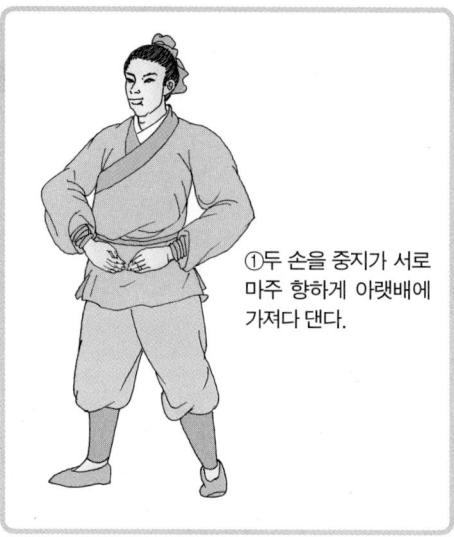

①두 손을 중지가 서로 마주 향하게 아랫배에 가져다 댄다.

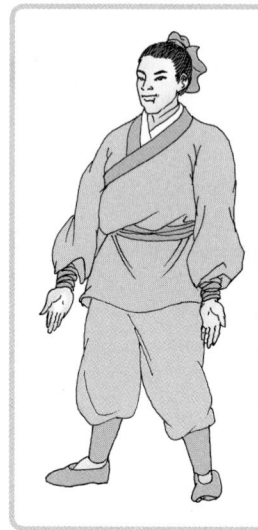

②두 손을 가슴 앞을 따라 목까지 올린 후 손바닥이 밖으로 향하게 하여 아래로 허벅지 양측까지 호를 그리면서 내렸다가 다시 원래의 노선을 따라 올려서 아랫배의 단전에 가져간다.

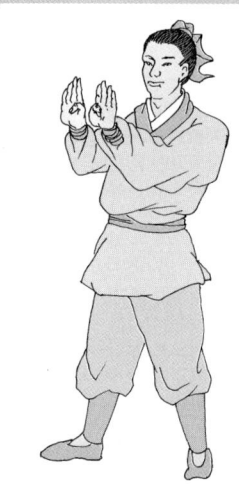

③두 손을 앞으로 밀되 손바닥이 앞을 향하게 한다. 그런 다음 두 손을 양측으로 갈라서 호를 그리면서 주먹 쥐고 허리 양측에 가져간다. 이때 손바닥이 위를 향한다.

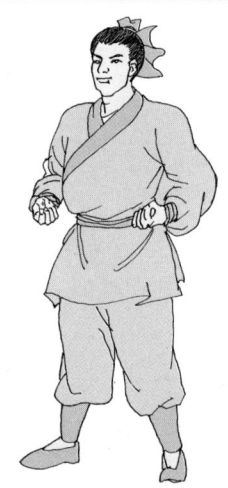

④두 팔을 양 옆으로 곧게 폈다가 손바닥이 위를 향하게 두 손을 계속 위로 들어 머리 위에서 합장한다.

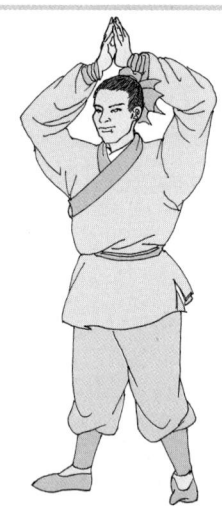

⑤팔꿈치를 내려서 합장한 손을 천천히 내려 중지가 코끝을 마주 향하게 한다.

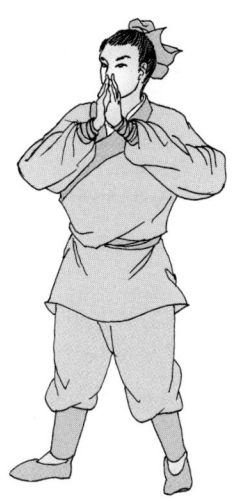
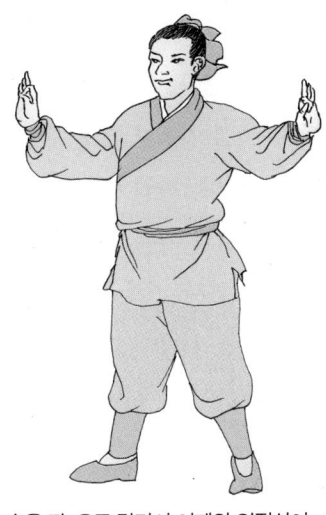

⑥손목을 돌려 손바닥이 앞으로 향하게 하고 엄지손가락과 식지를 마주 붙인 후 창문을 밀어제치고 달을 쳐다보듯이 앞으로 민다.

⑦두 손을 좌, 우로 갈라서 어깨와 일직선이 되게 펴고 손바닥이 위로 향하게 한다.

⑧손바닥이 아래를 향하게 두 손을 이마에 모은다.

⑨두 손을 가슴 앞을 따라 내려서 각각 허리 양측에 가져간다.

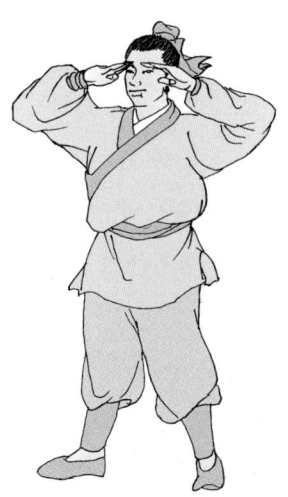
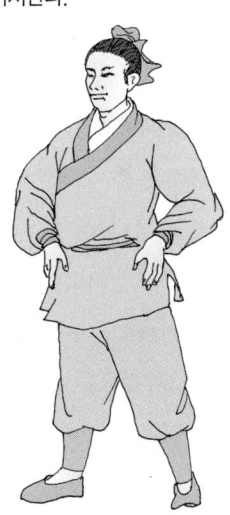

음 다시 원래의 노선을 따라 두 손을 거두어서 아랫배의 단전까지 가져간다. ②두 손을 앞으로 수평 되게 밀되 손바닥이 앞을 향하게 한다. 그런 다음 두 손을 양측으로 갈라서 호를 그리면서 손바닥이 위로 향하게 주먹을 쥐어 양측으로 가져간다. ③두 팔을 양측으로 곧게 펴서 손바닥이 위로 향하게 두 손을 머리 위에 들었다가 합장한다. 팔꿈치를 내려 합장한 손을 천천히 내려 중지가 코끝을 마주 향하게 한다. ④손목을 돌려 손바닥이 앞으로 향하게 하고 엄지손가락과 식지를 마주 붙이고 창문을 밀어제치고 달을 쳐다보듯이 앞으로 민다. ⑤두 손을 좌, 우로 갈라서 어깨와 일직선이 되게 펴고 손바닥이 위로 향하게 한다. 손바닥이 아래를 향하게 두 손을 이마에 모았다가 가슴 앞으로 내려 각각 허리 양측에 가져간다.

• 도인 : 신체동작을 진행하는 동시에 두드리는 동작과 촉박한 날숨을 결합한다. 도인동작은 주로 팔괘 체조와 등, 다리 체조가 있다.

1. 팔괘 체조 : 즉 오장육부를 두드리는 체조로서 두드리는 순서는 중완(中脘)—단전(丹田)—소복(小腹)—좌폐(左肺)—우폐(右肺)—좌액(左腋)—우액(右腋)—양유하(兩乳下)이다. 그 중 아랫배와 젖가슴 아래를 두드릴 때 두 다리를 어깨너비만큼 벌리고 선 뒤 두 손으로 두드리면 된다. 기타 부위를 두드릴 때는 쉬어 자세로 서서 한쪽 손으로 친다. 왼쪽을 칠 때는 오른손으로 치고 몸의 중심을 오른쪽 발에 실으며 오른쪽을 칠 때는 이와 반대로 한다. 매 부위를 먼저 손바닥으로 7회 치되 매번 칠 때마다 비강으로 촉박하게 숨을 한번 내뿜는다. 이어 부위의 주위를 가볍게 49회 치고 여러 번 주무른다. 팔괘 체조는 경맥을 소통시키고 오장육부의 기능을 강화하는 작용을 한다.

2. 등과 다리 체조 : 두 발을 벌리고 높게 쭈그린 후 두 손을 주먹 쥐고 교차되게 등을 툭툭 두드린다. 그런 다음 두 다리를 곧게 펴고 윗몸을 앞으로 기울인 후 두 손을 엉덩이 뒤를 따라 아래로 종아리까지 내려가면서 두드리고 종아리 내측을 따라 위로 올라가면서 아랫배까지 두드린 후 허리를 따라 뒤로 돌아서 엉덩이까지 두드린다.

토납도인공의 수련 순서 ③ : 도인(導引)

신체동작을 진행하는 동시에 치는 동작과 촉박한 날숨을 결합한다. 도인동작은 주로 팔괘 체조와 등·다리 체조가 있다. 조팔괘操八卦란 오장육부를 두드리는 체조이고 등·다리 체조란 등과 다리의 각 부위를 두드리는 체조이다.

조팔괘

조팔괘란 오장육부를 두드리는 체조로서 경맥을 소통시키고 오장육부의 기능을 강화하는 작용을 한다.

- 중완(中脘)
- 좌액(左腋 : 왼쪽 겨드랑이)
- 좌폐(左肺 : 왼쪽 폐)
- 양유하(兩乳下 : 두 젖가슴 아래)
- 우액(右腋 : 오른쪽 겨드랑이)
- 우폐(右肺 : 오른쪽 폐)
- 소복(小腹 : 아랫배)(단전丹田)

두드리는 순서 : 중완 → 단전 → 아랫배 → 왼쪽 폐 → 오른쪽 폐 → 왼쪽 겨드랑이 → 오른쪽 겨드랑이 → 두 젖가슴 아래

두드릴 때 주의해야 할 사항
그 중 아랫배와 젖가슴 아래를 두드릴 때 두 다리를 어깨너비만큼 벌리고 선 뒤 두 손으로 두드리면 된다. 기타 부위를 두드릴 때는 쉬어 자세로 서서 한쪽 손으로 친다. 왼쪽을 칠 때는 오른손으로 치고 몸의 중심을 오른쪽 발에 실으며 오른쪽을 칠 때는 이와 반대로 한다. 매 부위를 먼저 손바닥으로 7회 치되 매번 칠 때마다 비강으로 촉박하게 숨을 한번 내뿜는다. 이어 그 주위를 가볍게 49회 치고 여러 번 주무른다.

등·다리 체조(操背腿)

등·다리 체조는 등 두드리기와 다리 두드리기의 두 개 부분을 포함한다.

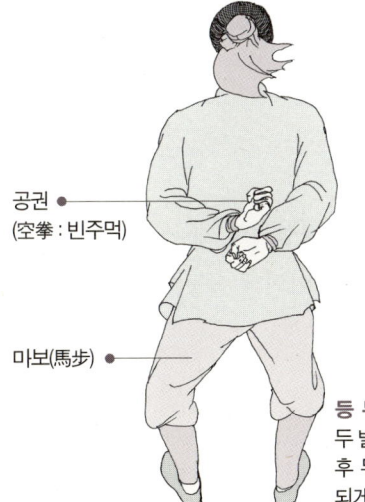

- 공권(空拳 : 빈주먹)
- 마보(馬步)
- 두 다리로 선다
- 윗몸을 앞으로 기울인다.
- 엉덩이 뒤를 따라 아래로 종아리까지 내려가면서 두드리고 다시 거슬러 올라가면서 두드린다.

등 두드리기 :
두 발을 벌리고 높게 쭈그린 후 두 손을 주먹 쥐고 교차되게 등을 툭툭 두드린다.

다리 두드리기 :
두 다리를 곧게 펴고 윗몸을 앞으로 기울인 후 두 손을 엉덩이 뒤를 따라 아래로 종아리까지 내려가면서 두드리고 다시 종아리 내측을 따라 위로 올라가면서 아랫배까지 두드린 후 허리를 따라 뒤로 돌아서 엉덩이까지 두드린다.

• **안마** : 주로 머리, 얼굴, 목을 안마한다.

1. 머리 안마 : 두 발을 어깨너비보다 더 크게 벌리고 윗몸을 앞으로 좀 기울인다. 왼손을 허리에 대고 오른손으로 백회혈(百會穴)을 가볍게 3회 치되 매번 칠 때마다 촉박한 날숨을 한 번씩 내쉰다. 다음 두 손으로 이마와 뒤통수, 머리 양측을 치고 마지막에는 손가락으로 앞에서 뒤로 가면서 두피를 긁는다.

2. 얼굴, 오관 등 부위의 안마 : 여기서 주로 코의 안마를 소개하려 한다. 무명지로 영향(迎香)에서부터 위로 20회 쓰다듬고 두 손의 식지로 위에서 아래로 코를 3회 긁는다. 두 엄지손가락으로 영향(迎香)을 각각 3회 주무르고 두 새끼손가락으로 좌, 우 콧구멍을 눌러서 비비고 각각 한 번씩 숨을 내쉰다.

3. 목 안마 : 두 손을 각지 껴서 베개 베는 목 부위를 감싼 뒤 좌, 우로 20회 쓰다듬는다. 다음 왼손 손바닥으로 오른쪽 목을 감싼 뒤 앞으로 흉골(胸骨) 위까지 내리 쓰다듬는다. 이렇게 좌, 우 각각 3회 진행한다. 마지막엔 두 손가락으로 턱에서 아래로 목구멍까지 20회 쓰다듬는다.

• **정좌(靜坐)** : 단정히 앉아서 손바닥을 위로 향하게 하고 복식호흡을 하되 의수(意守)는 하지 않고 조용히 잠깐 있다가 마무리 한다.

수련시 주의해야 할 사항 :

1. 호흡할 때 과도하게 숨을 쉬거나 과도하게 숨을 참지 말아야 한다.
2. 몸을 느슨하게 해야 한다.
3. 평온한 정서와 마음상태를 유지해야 한다.
4. 주위환경의 온도가 적합해야 한다.
5. 뚱뚱한 사람은 경락이 빡빡하여 소통이 어렵고 정상적인 체중이나 좀 약한 사람은 경락이 느슨하기 때문에 소통이 쉽다. 이외에 천둥소리가 울릴 때와 여성의 월경시에는 수련을 그만두어야 한다.
6. 끈기를 가지고 지속해야 한다.

14 | 불교의 독보적인 수련술
소림내경일지선

≫≫≫ 소림내경일지선은 남소림의 내공심법(內功心法)에서 기원한 공법으로서 손가락과 발가락의 운동을 통하여 인체의 경락을 조절하고 인체의 내재잠재력을 활성화함으로써 외기(外氣)를 안으로 거두어들이고 내기(內氣)를 밖으로 방출시키는 작용을 한다.

소림내경일지선(少林內勁一指禪)은 복건성 남소림사에서 기원한 남소림 특유의 연공법이자 불가(佛家) '선종(禪宗)'의 독보적인 수련법으로서 두순표(杜順彪) 스님이 궐아수(闕阿水)에게 전수하였고 궐씨가 다시 세상에 전파하였다. 왕서정(王瑞亭) 선생의 소림내경일지선은 그 자신의 심의육합권(心意六合拳)을 융합하고 열신법(熱身法)을 추가하였다. 이 공법은 십이경맥 말단의 손가락, 발가락을 연공 중 의념의 중점으로 삼고 참장(站樁)을 기초로 하여 손가락을 차례대로 움직여서 경맥의 기혈을 소통시키고 '내경(內勁)'이 서로 관통되게 함으로써 수련자로 하여금 저절로 기(氣)가 생기는 감을 느끼게 한다.

'내경일지선' 공법은 일반적인 소림동공(少林動功)이나 일반적인 선림정공(禪林靜功)과는 달리 동공(動功), 정공(靜功), 경기(競技), 기격(技擊)을 포함한 독특한 공법이다. '내경일지선'의 수련이 비록 입정(入靜)과 의수(意守)는 강조하지 않지만 동작의 정확성, 선후순서에 대한 요구사항은 특별히 엄하다. 이 공법은 경락을 소통시키고 인체의 기혈을 조절하여 인체가 음양 평형, 오장육부의 조화를 이루게 함으로써 질병을 예방 치료하고 건강 장수하게 하고 정(精), 기(氣), 신(神)의 합일을 이루게 한다. 이 공법을 꾸준하게 수련하면 실력이 시간의 흐름에 따라 제고되어 '외기를 안으로 거두어들여' '내경'을 축적할 수 있을 뿐만 아니라 '내기를 밖으로 방출하여' 환자의 질병을 치료할 수 있다.

'내경일지선'에서 '내경'이란 인체활동에 필요한 에너지, 즉 인체에 잠재되어 있는 잠재력을 가리키며 이는 생명 활동의 물질 기초가 된다. '선(禪)'은 범어로 안정 또는 잡념을 멈춘다는 뜻이다. '일지(一指)'는 특수하고 관건이 되는 수련방법, 즉 열 개 손가락과 열 개 발가락을 체계적이고 규칙적으로 제쳤다 굽혔다 하는 수련방법을 말한다. 열 개의 손가락과 열 개의 발가락은 인체에서 십이정경의 시작점과 말단이 되며 이 공법은 손가락과 발가락을 제쳤다 굽혔다 하는 동작들을 통하여 '내경'을 저장하고 풀어놓는 것을 조절할 수 있다. 이 공법은 동작이 간단하고 배우기 쉽고 연공시간을 단축시키고 적은 공력으로 큰 효과를 볼 수 있다.

아래에 '내경일지선'의 중요한 단련방법들을 소개하려 한다.

마보참장공(馬步站樁功)

마보참장공은 이 공법의 기초, 즉 축기공(築基功)으로서 고장(高樁)과 저장(低樁)으로 구분된다.

준비동작 : 자연스럽게 서서 발과 지면이 10도 각을 이루게 발뒤축을 든다.

동작 : 손바닥이 마주 향하게 두 팔을 앞으로 천천히 어깨높이만큼 든다. 손바닥을 위로 향하게 뒤집고 팔꿈치를 굽혀 손을 거두어 들여서 허리의 대맥(帶脈)을 지나서 뒤, 밖으로 가져갔다가 다시 앞으로 호를 그리면서 내민다. 손바닥이 아래로 향하게 뒤집고 나서 두 팔을 약간 거두어서 몸의 앞에 멈추는 동시에 무릎을 굽혀서 마보참장자세를 취한다.

참장시 주의해야 할 점 : 열 개의 발가락으로 땅을 딛되 힘을 너무 과분하게 쓰지 말아야 한다. 배, 항문을 안으로 수축시키고 가랑이를 둥그렇게 만든다. 코 끝과 배꼽이 수직선을 이루게 하고 백회혈과 회음혈이 수직선을 이루게 한다. 가슴을 들여보내고 등을 펴고 머리를 바르게 하고 힘을 넣지 않는다. 혀를 입천장에 붙이고 눈은 앞을 보고 겨드랑이에 공간이 생기게 하고 어깨와 팔꿈치를 내린다. 두 하박이 서로 평행하게 하고 중지와 하박이 일직선에 놓이게 한다. 손바닥은 기와모양(손가락을 약간 굽혀지게 느슨하게 편다)을 하고 손가락은 사다리꼴을 이루

소림내경일지선 공법의 원리

'소림내경일지선' 공법은 중국 복건성 남소림사 특유의 공법으로서 소림 72종의 탁월한 기예 중 하나이다. 소림내경일지선은 수백 년 동안 10여 조대를 경과하면서 정화되고 충실해져서 무술계에서 우러러 받드는 고급 공법이 되었다. 이 공법을 꾸준하게 수련하면 외기를 안으로 받아들여 내경을 축적할 수 있을 뿐만 아니라 내기를 밖으로 방출하여 질병을 치료할 수 있다.

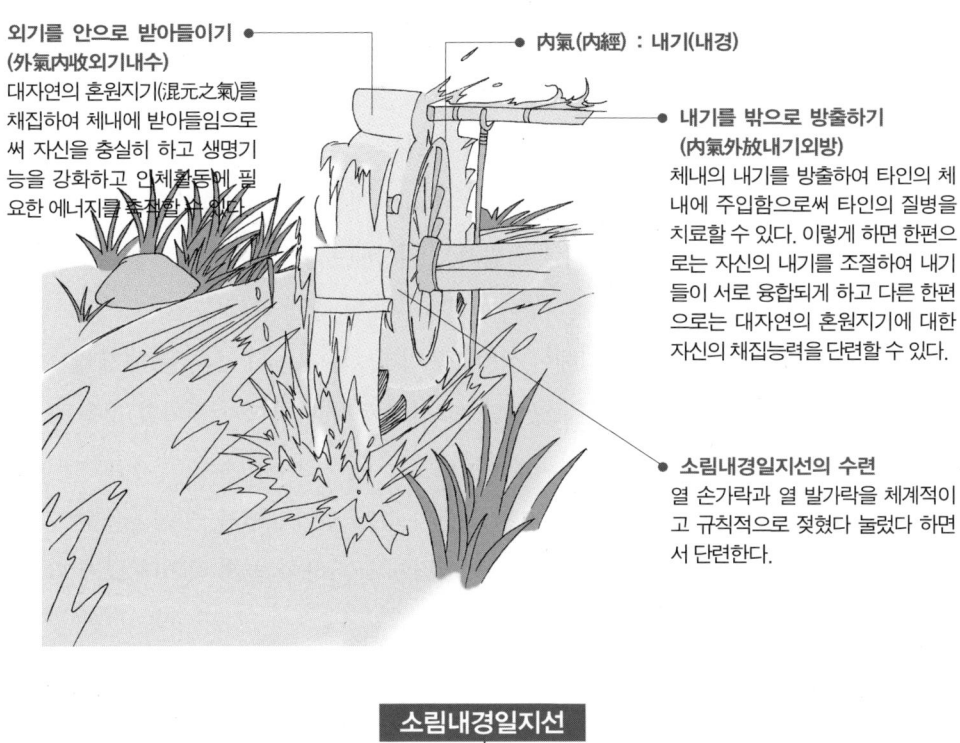

외기를 안으로 받아들이기
(外氣內收외기내수)
대자연의 혼원지기(混元之氣)를 채집하여 체내에 받아들임으로써 자신을 충실히 하고 생명기능을 강화하고 인체활동에 필요한 에너지를 축적할 수 있다.

內氣(內經) : 내기(내경)

내기를 밖으로 방출하기
(內氣外放내기외방)
체내의 내기를 방출하여 타인의 체내에 주입함으로써 타인의 질병을 치료할 수 있다. 이렇게 하면 한편으로는 자신의 내기를 조절하여 내기들이 서로 융합되게 하고 다른 한편으로는 대자연의 혼원지기에 대한 자신의 채집능력을 단련할 수 있다.

소림내경일지선의 수련
열 손가락과 열 발가락을 체계적이고 규칙적으로 젖혔다 눌렀다 하면서 단련한다.

소림내경일지선

소림	내경	일지	선
지점 : 복건성 남소림 속성 : 불가 공법	인체에 잠재되어 있는 생명 활동 에너지.	순서대로 열 손가락과 열 발가락을 단련.	범어로 안정 또는 잡념을 멈춘다는 뜻.

보충 해설

내경참장공(內勁站樁功) '내경참장공' 공법은 '내경일지선' 보급 공법의 중요한 구성부분으로서 독특한 특징을 띤 '내경일지선' 공법을 포함하고 있다. 이 공법은 의수나 입정을 하지 않고 기로 힘을 인도하며 초학자들이 쉽게 받아들이기 때문에 널리 중시되고 있다.

게 한다. 즉 식지를 기준으로 식지가 가장 위에 놓이게 하고 내려가면서 중지, 무명지, 새끼손가락의 순서로 놓이게 한다. 엄지와 식지는 오리 입의 모양을 이루게 한다. 상허하실(上虛下實 : 하체는 힘이 들어가고 상체는 하체에 비해서 힘이 빠져 있는 상태)이 되게 하고 얼굴에 미소를 띠우고 자연호흡을 한다.

이 공법을 수련할 때 같은 자세를 유지할 수 있기만 하면 TV를 보거나 음악을 듣거나 단어를 암기하거나 해도 상관없으며 초학자들의 긴장과 피로 해소에 적합하다. 수련을 마무리 한 후 신체의 각 부위를 두드려서 수련으로 인한 근육의 불량반응을 해소한다. 일반적으로 고장(高樁)은 기를 늘릴 수 있어서 초학자와 환자(만성 질병 환자)들이 수련하기에 적합하고 저장(低樁)은 신체가 튼튼한 사람들이 수련하기에 적합하다.

마보참장은 세 가지를 기피해야 한다. 즉 입정(入靜)과 의수(意守)를 하지 않으며 다른 공법의 개념을 주입하지 않는다. 그리고 동작과 자세가 정확할 것을 강조하며 자세, 참장, 마무리를 침착하게 해야 한다.

매번 참장 시간은 30분을 초과하지 말아야 하며 초학자는 수련 시간을 짧게 시작해서 점차 길게 늘려야 한다. 자세는 체력에 근거하여 높게 하거나 낮게 할 수 있다.

반지법(扳指法 또는 扳趾法)

반지법은 이 공법의 특징이자 관건이다.

규칙적으로 손가락을 젖히면 체내에서부터 따스해짐을 느끼게 되고 손의 '기(氣)'도 따라서 강해지는 것을 느끼게 되며 열기가 체내에서 끊임없이 순환되는 것을 느끼게 된다. 이 공법을 3개월에서 6개월까지 연공한 수련자는 빠른 시일 내에 질병을 제거할 수 있을 뿐만 아니라 체력이 크게 제고되고 사유를 영민하게 할 수 있게 되고 정력이 넘치게 된다.

제1절 : 제1투 반지법은 노쇠를 방지하고 장수하는 데 도움이 된다.

자세 : 마보참장공을 10~20분 진행한 후 손가락을 젖히기 시작한다.

손가락 젖히는 순서 : 식지 → 무명지 → 엄지 → 새끼손가락 → 중지.

수족(手足)과 신체 내장의 관계

손가락과 내장의 관계 설명도

사람 몸에는 두 개의 손, 열 개의 손가락이 있으며 열 손가락은 또한 내장과 연결되어 있다. 손가락은 각기 다른 장기를 대표하며 같은 손가락에서도 다른 부위가 다른 장기를 대표한다. 엄지는 전신을 주관하고 식지는 주로 대뇌, 심장의 생리 변화와 병리 변화를 반영한다. 중지는 위, 간, 담낭, 췌장, 비장, 소장과 대장 등 소화계통의 병리 변화를 주로 반영하며 무명지는 흉부, 폐, 종격(縱隔), 심내막(心內膜)의 병리 변화를 주관한다. 새끼손가락은 주로 콩팥, 허리의 질병과 남성 생식계통의 질병을 반영한다.

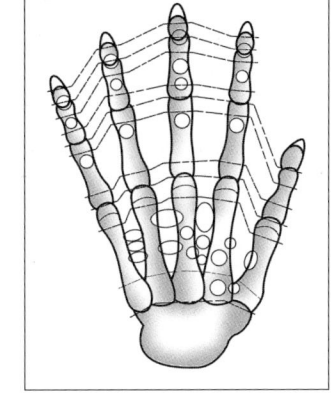

발은 두 번째 심장

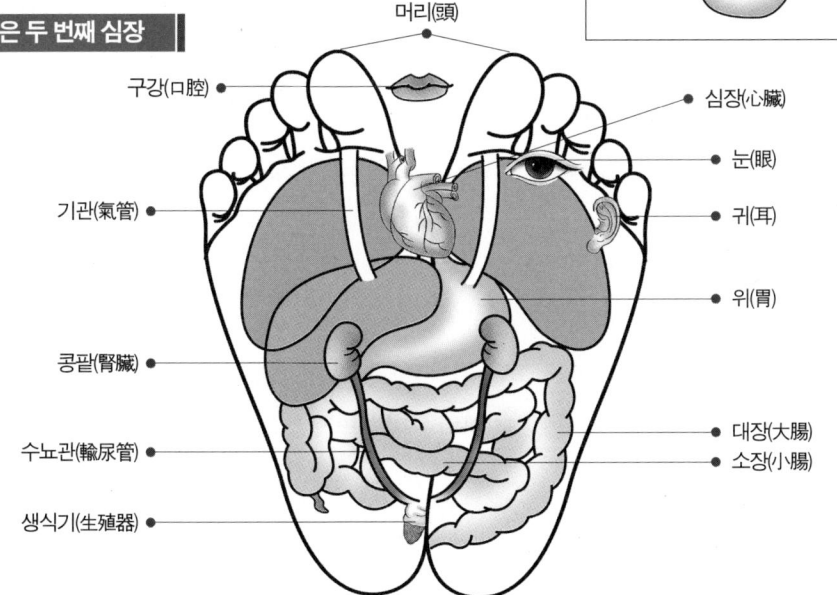

발은 심장에서 가장 멀리 떨어져 있다. 때문에 발의 혈액이 심장까지 돌아가려면 아주 긴 과정을 거쳐야 할 뿐만 아니라 혈압이 충분하지 못하면 심장까지 제대로 돌아갈 수 없다. 중의학 이론에는 "백병이 한기(寒氣)에서 시작되고 한기는 발에서 생긴다."는 말이 있다. 중의학 이론은 또 인체의 오장육부를 연결하는 12개 경맥이 절반은 발에서 시작되고 끝나며 60여개의 혈위가 발에 있다고 한다. 발바닥에는 많은 인체 내장기관의 반사구(反射區)가 있으며 발바닥 반사 과정은 인체 경락을 통하여 완성된다.

경락의 운행 설명도

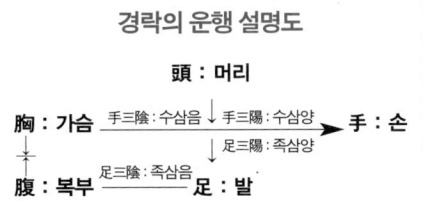

요령 : 두 손을 손바닥이 아래를 향하게 수평으로 느슨히 펴는 동시에 발가락도 편안히 하고 천천히 식지를 아래로 내리 누른 채 1분 30초~2분 있다가 위로 좀 높게 젖힌다. 식지를 원 위치로 회복시켜서 1~2초 멈췄다가 같은 방법으로 위의 순서에 따라 다른 손가락들을 눌렀다 젖혔다 한다. 이렇게 3회 혹은 5회 진행하고 마보참장을 5분 정도 한 후 마무리한다.

진행 요구사항 : 더 많이 하거나 적게 하거나 틀리게 하지 않도록 주의해야 한다. 손가락을 내리누를 때와 젖힐 때 속도를 천천히 하여 의외의 사고가 생기지 않도록 해야 한다. 손가락을 젖힐 때 될수록 동시에 그에 대응되는 발가락도 젖히기를 하면 좋다.

제2절 : 제2투 반지법

제2투의 자세, 요령, 요구 사항은 모두 제1조와 같으며 그저 순서와 횟수, 멈추는 시간이 다르다.

손가락 젖히는 순서 및 횟수 : 엄지, 계속 3회 → 중지, 계속 5회 → 새끼손가락, 계속 3회 → 식지, 계속 7회 → 무명지 계속 9회 → 중지, 1회.

진행 시간 : 매번 한번 젖히는 시간은 전, 후 15초로 한다. 즉 손가락을 아래로 누르는 시간을 10초로 하고 손가락을 원래의 모양으로 회복하는 시간을 3~5초로 한다.

마무리

마보참장을 5분 동안 한 뒤 손바닥을 위로 향하게 하고 코로 숨을 들이쉰 후 두 손을 가슴 앞으로 가져가고 다리를 곧게 편다. 손목을 돌려서 손바닥이 아래를 향하고 손가락이 마주 향하게 아래로 누르면서 숨을 내쉰다. 자연스럽게 선 자세를 회복하고 조용히 잠깐 서 있다가 마무리 한다.

이 공법의 가장 큰 장점은 안전하다는 것이다. 처음엔 그저 자세만 정확히 취한 후 수련하며 의수나 입정을 하지 않기 때문에 편차가 쉽게 오지 않는다. 또 배우기 쉽고 기억하기 쉽고 참장의 한 가지 자세만 갖추기 때문에 복잡하지 않다. 이외에 기를 쉽게 얻고 기를 빨리 느낄 수 있다.

마보참장공과 반지법

마보참장공

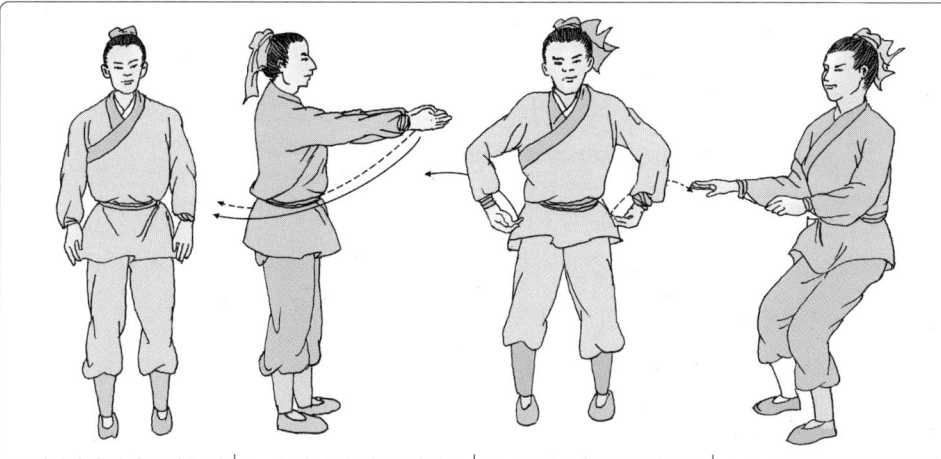

1. 편안하게 서서 두발을 어깨너비만큼 벌리고 발바닥이 지면과 10도 각을 이루게 발뒤축을 든다. 손바닥이 안으로 향하게 두 팔을 자연스럽게 늘어뜨리고 몸을 바로 하고 앞을 바라본다.

2. 손바닥이 마주 향하게 두 팔을 앞으로 천천히 들어 어깨와 같은 높이가 되게 한다.

3. 손바닥이 위로 향하게 하고 무릎을 굽히고 손을 거두어들여서 허리의 대맥(帶脈)을 지나 뒤, 밖으로 가져갔다가 다시 호를 그리면서 앞으로 가져간다.

4. 손바닥이 아래로 향하게 두 팔을 약간 거두어 몸 앞에 멈추는 동시에 무릎을 굽혀 마보참장 자세를 취한다.

반지법

제1투 반지법

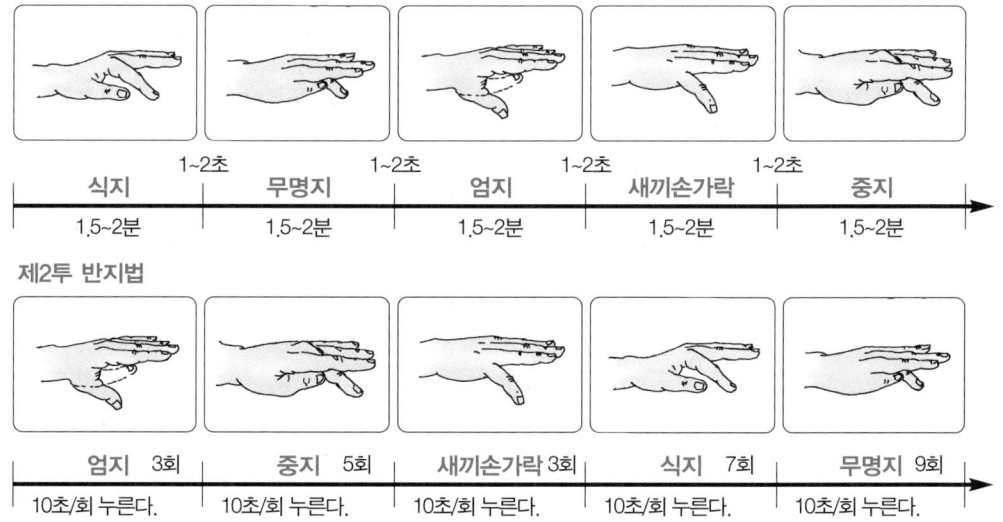

식지	무명지	엄지	새끼손가락	중지
1.5~2분	1.5~2분	1.5~2분	1.5~2분	1.5~2분

(1~2초 간격)

제2투 반지법

엄지 3회	중지 5회	새끼손가락 3회	식지 7회	무명지 9회
10초/회 누른다. 3~5초 후 복귀	10초/회 누른다. 3~5초 후 복귀	10초/회 누른다. 3~5초 후 복귀	10초/회 누른다. 3~5초 후 복귀	10초/회 누른다. 3~5초 후 복귀

마보참장은 모든 참장의 기초가 되며 마보참장을 잘 수련하면 다른 공법을 위한 튼튼한 기초가 닦여지게 된다.

내경일지선의 매 동작 모두를 중의학이론으로 해석할 수 있다. 즉 손가락(발가락) 젖히기는 열손가락과 열 발가락이 내장과 연결되는 것을 이용하여 움직이는 것이다. 중의학 경락이론에 근거하면 열 손가락과 열 발가락은 인체의 경락, 기경팔맥과 연결이 되어 있으며 반지법을 수련할 때 열 손가락과 열 발가락을 규칙적으로 움직여서 팔맥을 소통시키고 전신의 혈액이 원활히 순환되게 하므로 질병을 예방할 수 있다. 또한 음양 평형이 이루어지게 할 수 있고 내경이 일정하게 축적되면 외부에 방출된다. 반지법은 내경일지선의 특징이자 관건으로서 그 주요 목적은 경락을 소통시키기 위한 데 있다.

소림내경일지선은 방송관(放松關), 피로관(疲勞關), 기충병조관(氣衝病竈關) 등 삼관(三關)을 넘어야 한다. 그 중 방송관과 피로관은 내재적으로 연결된다. 즉 방송(이완)되면 피로를 느끼지 않게 되며 피로관을 넘으면 편안한 감을 느끼게 된다. 이 두 개의 관을 넘기만 하면 자세도 정확해진다. 연공과정에서 어떤 부위가 불편한 것을 느끼게 되면 그것은 원래 그 부위에 질병이 있기 때문이거나 질병이 있으나 자신이 아직 느끼지 못한 것일 수 있다. 그러나 계속하여 수련하면 이런 증상들이 점차 소멸된다.

현재 소림내경일지선 공법에는 궐아수 선생의 판본, 왕서정 선생의 판본 등 여러 가지 판본들이 있으나 모두 참장이 공법의 핵심 부분이 되고 있다. 이외에 또 부가적인 단련 방법들이 있다. 독자들은 자신의 실제 상태에 근거하여 그 구체적인 단련 방법을 선택할 수 있다.

15 영자술

사지를 자발적으로 운동하게 하는 공법

>>>> 영자술靈子術은 인체에 잠재된 에너지인 '영자靈子'를 활성화하여 신체 소질을 개선하고 질병을 치료하여 몸을 튼튼하게 만드는 공법이다. 영자는 연공자를 자극하여 연공자로 하여금 자발적으로 리듬이 있는 운동을 하게 하고 특수한 상태를 나타내게 한다.

영자술의 원형을 알려면 선진(先秦)시대로 거슬러 올라가야 한다. 『초사(楚辭)』의 기록에 따르면 당시의 초나라는 무당을 영자라고 불렀고 무당술을 영자술이라고 불렀다. 영자의 특징은 '사지를 자동적으로 움직이도록' 하는 것인데 이를 '영동(靈動)'이라고도 한다. 때문에 '영자'란 바로 '영동 기능을 구비한 사람'이다.

명, 청 시대에 와서 영자술을 기초로 '합장배물공(合掌拜物功)'이 형성되었는데 완전한 체계를 갖추고 있었으며 영향력이 비교적 컸다. 이런 영자술 이론은 모든 사람의 체내에 에너지를 발사할 수 있는 '영자'가 존재하며 그것이 생명의 원동력이 된다고 생각하였다. 영자술이란 바로 체내에 분산되어 있는 '영자'를 모으고 운행시키는 공법이다. 이런 공법은 호흡의 변화를 매우 중시하였다. 수련을 통하여 전신의 정기(精氣)를 단전에 내려 보내고 배 힘을 길러 몸에 원기가 넘치게 하고 체내 대사의 순환, 혈액계통의 기능을 개선하여 신체 소질을 제고한다. 이런 공법은 장립홍(張立鴻)에 의하여 1987년에 정리, 공개되었다.

영자의 작용은 크게 '신체를 자유롭게 하고' '물체를 자동으로 움직이게 하는 것' 두 가지로 분류할 수 있으며 각각 '영자현동작용(靈子顯動作用)'과 '영자잠동작용(靈子潛動作用)'으로 불린다. 이 책에서는 영자현동작용의 수련방법에 대하여 간략하게 소개하려 한다.

영자현동작용이란 바로 영자가 수련자의 몸에 작용을 일으켜 수련자로 하여

금 자발적으로 리듬이 있는 운동을 하게 하는 것이다. 수련시간이 길어짐에 따라 실력이 제고되고 몸이 공중에서 계속 솟구칠 수 있을 뿐만 아니라 심지어 전, 후, 좌, 우로 몇 자(尺)씩 높게 뛸 수도 있다. 영자현동작용은 수련자의 정신을 각성시키고 신체를 튼튼하게 만들어 주며 질병을 치료한다.

수련 방법

- **의념** : '자신을 초탈한 상태'에 들어가서 모든 생각을 그에 따른다.
- **자세** : 정립(正立)하거나 정좌(正坐)한다.

정립 : 두 발을 밖으로 벌려서 서거나 평행하게 어깨너비만큼 벌리고 중심을 두 발바닥 중간 수직선에 둔다. 오른손을 왼손 손바닥 위에 놓고 손바닥이 위로 향하게 복부에 가져간 후 눈을 감고 마음을 가다듬고 '영자현동'을 여러 번 묵독한다.

정좌 : 반가부좌, 전가부좌 모두 가능하나 반가부좌가 비교적 좋다. 두 손의 자세는 정립의 방식과 같고 역시 눈을 감고 단정히 앉아서 '영자현동'을 여러 번 묵독한다.

- **호흡** : 특수 형식의 호흡법을 적용하지 않고 자연호흡을 하면 된다.
- **공법** : 공법은 좌식(坐式)이나 입식(立式)이나 모두 같다.

(1) 시작 자세(起勢) : 두 손을 앞으로 어깨높이만큼 들되 손바닥이 아래로 향하게 하고 손가락을 서로 붙인 후 전신의 힘을 완전히 두 손바닥에 준다. 두 손바닥을 서로 마주 붙여서 합장하고 팔을 굽혀서 합장한 손과 팔을 가슴 앞으로 이동하여 흉부와 2촌의 거리를 둔다. 이때 네 손가락은 위로 향하고 엄지는 가슴에 접근시킨다. 좌, 우 손의 중지 세번째 마디의 튀어나와 서로 맞붙은 부분에 힘을 주는데 이 부위를 '진점(眞點)'이라고 부른다.

(2) 동상(動象 : 움직이는 상태)

전후 운동(배물식拜物式) : 합장하고 눈을 감은 후 진점에 좀 힘을 주면서 '영자현동'을 여러 번 묵독한다. 몇 분이 지나면 합장한 손이 천천히 떨기 시작하는데 점차 떨림이 강해지면서 전후로 이동하거나 축을 둘러싸고 회전하여 합장배물

영자술의 출처와 작용

고대의 초나라 사람들은 무당을 영자라고 불렀다. 무당들이 굿을 할 때면 몸과 사지가 저절로 움직였는데 마치 몸 안에 신령이라도 들어 있는 듯하였다. 하여 무당을 '영자', 즉 '영동 기능을 지닌 사람'이라고 불렀고 그들이 사용하는 굿을 '영자술'이라고 불렀다.

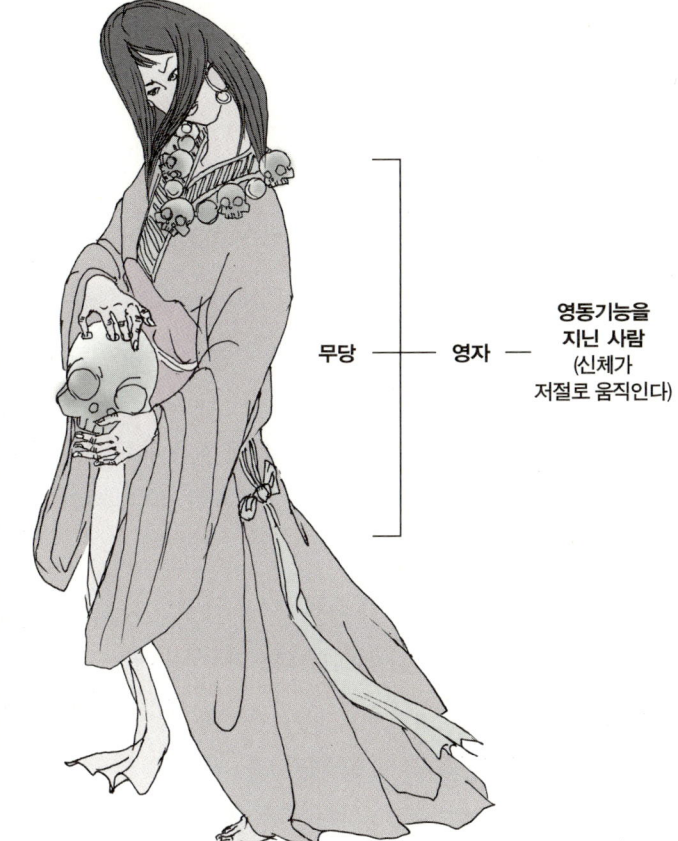

무당 — 영자 — 영동기능을 지닌 사람 (신체가 저절로 움직인다)

영자술의 '영자'

영자술 이론은 모든 사람의 체내에 모두 에너지를 발사할 수 있는 '영자'가 존재하며 그것이 생명의 원동력이 된다고 생각하였다. 영자술을 통하여 체내에 분산되어 있는 '영자'를 모으고 운행시켜 전신의 정기(精氣)를 단전에 내려 보내어 배 힘을 기르고 몸에 원기가 넘치게 하고 체내 대사의 순환, 혈액계통의 기능을 개선하고 신체 소질을 제고할 수 있다.

영자의 작용

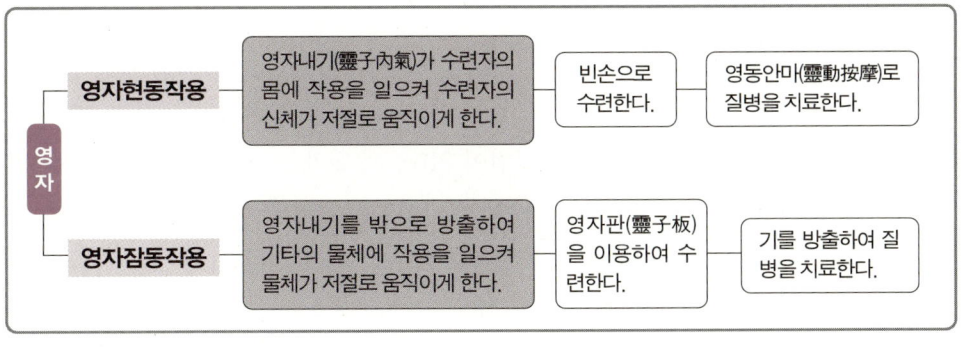

형식(合掌拜物形式)을 나타낸다.

상하 운동 : 전후 운동이 있은 후 얼마 지나지 않아서 상하 운동이 나타나거나 의념으로 상하 운동이 일어나도록 인도할 수 있다.

자유 운동, 신체의 도약 : 앞의 운동이 폭이 커짐에 따라 합장하였던 손이 점차 갈라져 전, 후, 상, 하로 각종 자유 운동이 나타나고 나아가서 전신이 가로 뛰거나 위로 도약하는 현상이 나타난다.

• 변형(變形)

(1)합장하여 깍지 끼기 : 열 손가락을 깍지 껴서 마주 잡고 가슴 앞에 붙이거나 가슴에서 2촌의 거리를 띄우며 운동은 합장식과 같다.

(2)팔을 굽히고 손가락을 마주 붙이기 : 두 손을 어깨높이만큼 올린 후 팔을 굽혀서 손가락들이 1촌의 거리를 띄우고 서로 마주 향하게 하고 손가락에 충분히 힘을 준다. 운동현상이 나타날 때 처음에 두 손이 상대 운동을 하다가 후에는 상하 운동을 하며 나중에는 전신 운동과 변형 운동이 일어나는데 이때 억제하지 말아야 한다.

(3)팔을 굽히고 주먹 쥐기 : 팔을 굽히고 두 손을 악고 한 후 가슴 앞에 가져다가 가슴과 1촌 정도의 거리를 띄운다. 처음에는 두 손목에 힘을 줘서 수축시키나 운동현상이 일어나면 힘을 줄 필요가 없다.

(4)한 팔 혹은 두 팔을 펴기 : 한 팔 혹은 두 팔을 앞으로 펴거나 아래로 경사지게 펴고 의념으로 '영자현동'을 생각하면서 손바닥, 팔에 좀 힘을 주어 유도한다. 현동이 발생한 후 그에 몸을 맡기고 힘을 주지 않는다.

(5)한 팔 혹은 두 팔을 늘어뜨리기 : 두 팔 혹은 한 팔을 가볍게 아래로 늘어뜨리고 기타 요령은 (4)와 같다.

• 마무리(收功)

영자술 자체는 특수한 마무리 방법이 없다. 매 절차를 다 진행한 후 수련을 즉시 멈추거나 마무리할 수 있으며 숨을 들이쉴 때는 가슴을 확장하면서 심호흡을 한다. 이런 호흡을 3흡1호식(三吸一呼式)이라고도 한다. 정좌의 방식을 사용할 때는 오른손을 왼손 위에 놓되 손바닥이 위로 향하게 한다. 정립의 방식을 사용

영자술 공법(靈子術功法)

시작 자세

동상(動象)

1. 시작 자세
팔을 굽히고 두 손바닥을 서로 마주 붙여서 합장한 뒤 손을 가슴 앞으로 이동하여 흉부와 2촌의 거리를 둔다. 네 손가락은 위로 향하고 엄지는 가슴에 접근한다. 좌, 우 손의 중지 제3절의 튀어나와 서로 맞붙은 부분에 힘을 주는데 이 부위를 '진점(眞點)'이라고 부른다.

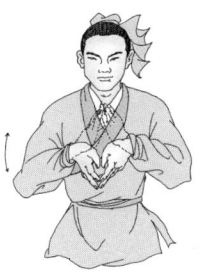

2. 전후 운동
합장한 손을 전, 후로 떤다.

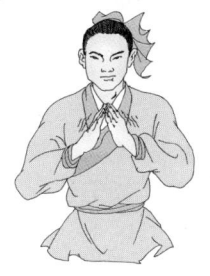

3. 상하 운동
합장한 손을 상, 하로 떤다.

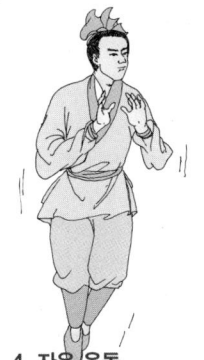

4. 자유 운동
합장하였던 손이 점차 갈라지고 각종 자유 운동이 나타나며 심지어 전신이 가로 뛰거나 위로 도약하는 현상이 나타난다.

동작의 변형 ────────────▶

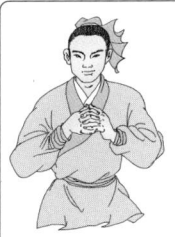

5. 합장하여 깍지 끼기
열 손가락을 깍지 껴서 마주 잡고 가슴 앞에 붙인다.

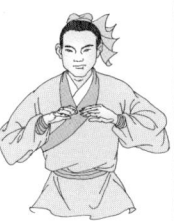

6. 팔을 굽히고 손가락을 마주 붙이기
팔을 굽히고 손바닥이 아래로 향하게 하고 손가락들이 1촌의 거리를 띄우고 서로 마주 향하게 한다.

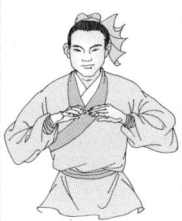

7. 팔을 굽히고 주먹 쥐기
팔을 굽히고 두 손을 악고 한 후 가슴 앞에 가져다가 가슴과 1촌 정도의 거리를 띄운다.

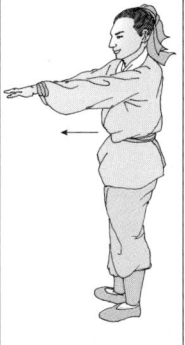

8. 한 팔 혹은 두 팔을 펴기
한 팔 혹은 두 팔을 앞으로 편다.

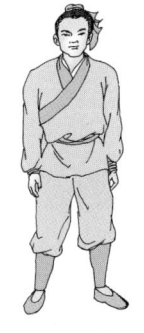

9. 한 팔 혹은 두 팔을 드리우기
두 팔 혹은 한 팔을 가볍게 아래로 드리운다.

보충 해설

영자술을 수련할 때 정신적으로 의수(意守)하거나 존상(存想)할 필요가 없으며 심리적으로 자아암시를 할 필요도 없다. 때문에 수련자의 정신계통에 불량한 영향을 끼치지 않으며 일반적으로 편차가 생기지 않는다.

할 때는 두 손을 악고 하고 발가락으로 땅을 딛는다. 그런 다음 눈을 감고 입을 다물고 코로 숨을 들이쉬고 입으로 숨을 내쉰다. 코로 천천히 숨을 들이쉰 후 바로 내쉬지 않고 연속 몇 번 들이쉬어 충분하게 들이쉰 후 몇 초 동안 숨을 멈추었다가 입을 약간 벌리고 연속적으로 천천히 가늘게 내쉰다. 숨을 내쉴 때 아랫배를 느슨하게 확장하고(힘을 쓰지 않는다) 흉부는 원래의 자세를 회복한다. 호흡의 속도는 분당 1~2회 하는 것이 좋고 들숨과 날숨의 비례는 2 : 1, 즉 들숨을 20초 쉬었다면 날숨을 10초 쉬고 들숨을 40초 쉬었다면 날숨을 20초 쉰다.

16 반환공
젊음을 되찾아 주는 도인술

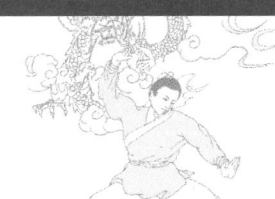

>>> 반환공은 도가 내기(內氣) 공법 중의 음양공법(陰陽功法)에 해당된다. 반환공은 연공자의 동작과 호흡을 통하여 음양허실을 조절하고 경락을 소통시키고 기혈을 보완하고 오장육부의 조화를 이루게 한다.

반환공(返還功)은 고대 도가 공법으로서 심악무(沈岳武)에 의하여 계승되고 전수되었으며 고학정(高鶴亭)에 의하여 1989년에 정리되어 공개되었다. '반환'이란 반본환원(返本還原 : 본래의 자리로 돌아가기), 반로환동(返老還童 : 젊어진다는 뜻), 후천적인 것에서 선천적인 것으로 돌아간다는 뜻으로서 반환공을 수련하면 건강장수의 효과를 볼 수 있으며 음양의 성쇠를 조절할 수 있다. 반환공은 동공(動功)과 정공(靜功) 두 가지로 구분되며 수련 시에 의수와 호흡조절이 관건이 된다. 아침, 저녁으로 정해진 방향을 향하여 잡념을 제거하고 조규(祖竅 : 두 눈 사이의 편편한 곳)를 의수하면서 무위(無爲) 중에 유위(有爲)를 구한다.

정공

정공에는 좌식(坐式), 입식(立式), 와식(臥式), 행식(行式) 등 여러 가지가 있으며 호흡 조절을 통하여 태식으로 넘어가는 동시에 점차 건원(乾元)과 순양(純陽)에 도달한다.

1. 수련시간 : 가장 좋은 시간은 자시(子時)이다. 자시는 양기가 생겨나는 시간이므로 인체 기능이 더욱 빨리 회복된다. 그러나 기타 시간에도 수련할 수 있다.

2. 수련방향 : 아침에는 동쪽을 향하고 점심에는 남쪽을 향하고 저녁에는 서쪽을 향하고 야밤에는 북쪽을 향한다.

3. 수련자세 : 입식(立式)을 채용한다. 두 발을 어깨너비만큼 벌리고 두 손을 자연스럽게 양측에 내리고 두 눈을 감거나 가늘게 뜨고 혀를 입천장에 붙인다. 전체적으로 말해서 전신이 편안하고 자연스러워야 하며 몸을 이완시키고 잡념을 없앤다.

4. 호흡방법 : 역복식호흡(逆腹式呼吸)을 채용한다. 들숨을 쉬는 과정에서 흉강이 대부분의 기를 다 빨아들였을 때 고환과 항문을 안으로 당기어 수축시키는 동시에 더 이상 빨아들일 수 없을 정도로 들숨을 최대한으로 쉬고 날숨을 내쉬면서 고환과 항문을 느슨하게 한다.

5. 옷차림새 : 웃옷과 바지는 넉넉한 것을 입는다. 너무 꽉 끼는 옷과 바지는 삼가하고 신은 바닥이 평평하고 부드러운 것을 신으면 좋다.

6. 수련장소 : 공기가 신선하고 소음이 없고 조용한 곳을 수련 장소로 선택해야 하며 절대로 오염이 심한 곳에서 수련하지 말아야 한다.

7. 마무리 : 천천히 눈을 뜨고 각 관절을 가볍고 부드럽게 움직인다. 두 손을 비벼 뜨거워지게 한 후 머리, 얼굴, 귀를 쓰다듬는다.

동공

1. 1기3청(一氣三淸) : 두 손을 위로 올렸다 내리면서 기를 상하로 관통시킨다.

2. 횡담일월(橫擔日月) : 두 손을 폈다 접었다 하고 활차를 돌리듯이 돌리면서 천천히 날숨을 쉰다.

3. 패왕거정(霸王擧鼎) : 오른손을 위로 들고 왼손을 아래로 내려서 왼쪽으로 둥그렇게 물건을 안은 자세를 취하고 기를 가슴에서 배까지 내려 보낸다.

4. 법륜상전(法輪常轉) : 두 손을 전, 후에 가져다가 배꼽과 허리를 받치고 몸을 좌우로 돌린다.

5. 팽조말수(彭祖抹須) : 두 손을 가슴 앞에 가져다가 수염을 쳐든 것 같은 자세를 취한 뒤 두 볼에서부터 수염을 쓰다듬는 동작을 한다. 수염을 잡고 가슴에서 앞으로 민다.

6. 금강복호(金剛伏虎) : 한쪽 발을 들고 서서 두 주먹을 위로 쳐들었다가 양측

반환공의 정공과 동공

반환공返還功은 아주 오래된 건신법으로서 각로술却老術이라고도 한다. 반환공을 자주 수련하면 체질을 높일 수 있고 노쇠함을 억제하여 청춘을 유지하고 장수할 수 있다.

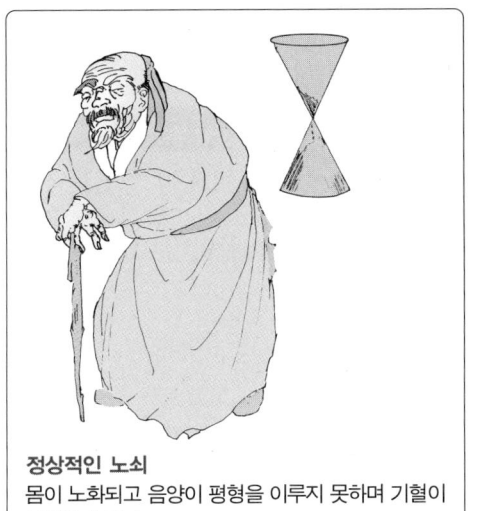

정상적인 노쇠
몸이 노화되고 음양이 평형을 이루지 못하며 기혈이 부족하게 된다.

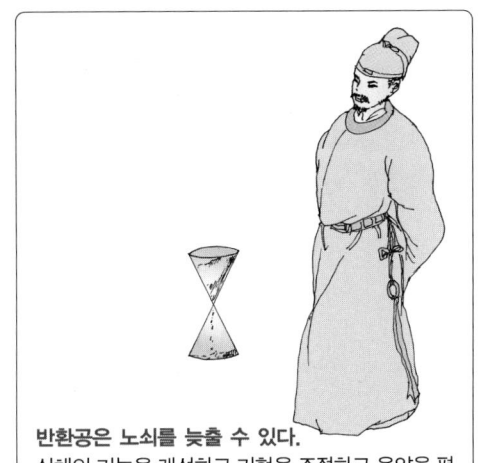

반환공은 노쇠를 늦출 수 있다.
신체의 기능을 개선하고 기혈을 조절하고 음양을 평형시키고 정, 기, 신을 점차 보충하여 질병을 제거하고 젊어진다.

정공

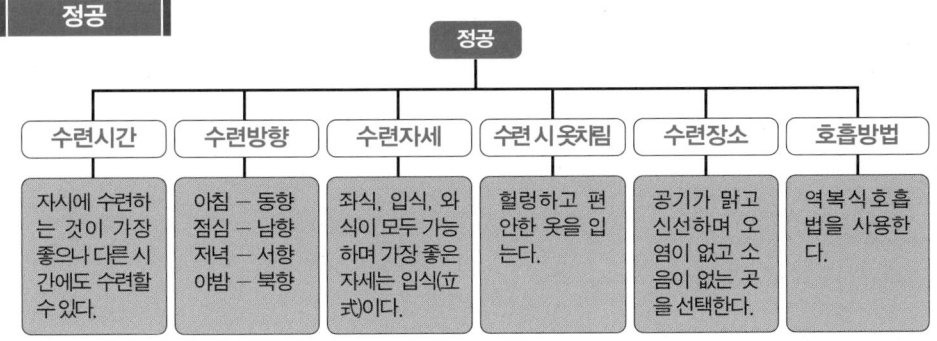

수련시간	수련방향	수련자세	수련 시 옷차림	수련장소	호흡방법
자시에 수련하는 것이 가장 좋으나 다른 시간에도 수련할 수 있다.	아침 – 동향 점심 – 남향 저녁 – 서향 야밤 – 북향	좌식, 입식, 와식이 모두 가능하며 가장 좋은 자세는 입식(立式)이다.	헐렁하고 편안한 옷을 입는다.	공기가 맑고 신선하며 오염이 없고 소음이 없는 곳을 선택한다.	역복식호흡법을 사용한다.

동공

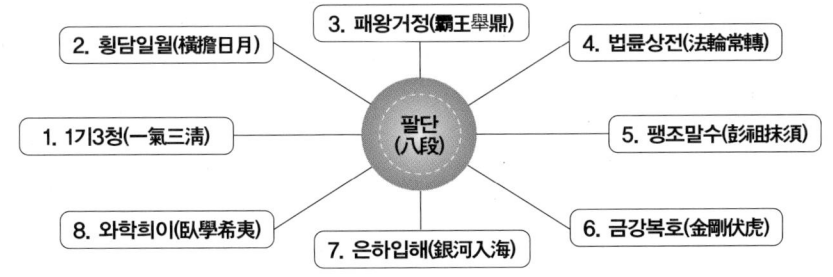

팔단(八段)

1. 1기3청(一氣三淸)
2. 횡담일월(橫擔日月)
3. 패왕거정(霸王擧鼎)
4. 법륜상전(法輪常轉)
5. 팽조말수(彭祖抹須)
6. 금강복호(金剛伏虎)
7. 은하입해(銀河入海)
8. 와학희이(臥學希夷)

에 펼치면서 발을 땅에 내려놓고 호랑이가 덮치는 자세를 취한다.

7. 은하입해(銀河入海) : 곧게 서서 왼발을 앞으로 내밀고 두 손을 양측으로 편다. 발을 거두고 두 손을 합장한 후 아래로 내려서 기를 단전에 보낸다.

8. 와학희이(臥學希夷) : 왼발을 내밀어 무릎을 굽힌 뒤 손가락이 아래로 향하게 두 손등을 맞붙인다. 다음 오른 주먹을 베개로 삼고 왼손을 허리에 가져가 측면으로 누운 자세를 취한다. 이렇게 좌, 우 번갈아 진행한다.

17 옥섬흡진공
건강하고 아름답게 만들어 주는 다이어트 도인술

>>>> 옥섬흡진공은 조식(調息 : 호흡조절)을 통하여 다이어트를 할 수 있게 해주며 건강미 넘치는 체형을 만들어 주는 공법이다. 이를 꾸준하게 수련하기만 하면 내장을 운동시키고 몸을 다스려 질병을 치료하고 건강미 넘치는 몸매를 가꾸고 장수할 수 있다.

'옥섬흡진공(玉蟾吸眞功)'은 조식에 치중하는 정공으로서 주로 다이어트와 건강미 넘치는 몸매를 가꾸는데 사용되며, 번랑공(翻浪功), 청와공(靑蛙功), 연화공(蓮花功)으로 구성되어 있다. 번랑공은 호흡운동으로 가슴과 배에 기복을 일으켜 배고플 때 위의 운동을 감속시킴으로써 배고픈 감을 해소한다. 청와공과 연화공은 '삼조(三調 : 調身, 調息, 調心)'를 통하여 혈액순환과 신진대사를 촉진하고 음식의 절제로 인한 균형 상실을 막아 평형을 잡아주고 신체의 기능을 개선하여 준다.

번랑공(翻浪功)

1. 좌식, 입식, 평와식(平臥式) 모두 가능하다. 평와식을 시행할 때는 두 다리를 구부리고 조용하고 편안하고 자연스럽게 눕는다.

2. 호흡은 1분에 평균 30~40회로서 보통 때보다 두 배 정도 빠르게 진행한다. 들숨을 쉴 때 가슴을 내밀고 아랫배(단전)를 수축시키며 날숨을 쉴 때는 가슴을 수축시키고 아랫배를 확장하고(기를 단전에 채운다) 의(意)를 사용하고 힘(力)을 사용하지 않는다. 한 번 내쉬고 한 번 들이 쉬면 호흡이 1회 진행된 것으로 한다. 이 공법은 주로 배고플 때 수련한다.

공법의 원리 : 이 공법은 내장을 상하운동 시켜 내장을 단련하고 소화기계통의 분비를 억제한다. 다이어트 하려는 사람은 식사 전에 배고플 때 40~60회 진행

한다. 수련한 후에 여전히 허기가 느껴지면 반찬과 국을 좀 먹고 주식은 먹지 않으면 된다. 만일 맥이 없고 머리가 어지러우면 옥섬흡진공과 연화좌정공(蓮花座靜功)을 추가로 수련할 수 있다.

청와공(靑蛙功)

1. 조신(調身) : 즉 자세를 취하는 것을 말한다. 15~25cm 높이의 걸상에 앉아서 무릎을 90도 구부리고 두 무릎을 어깨너비만큼 벌린다. 오른손을 느슨하게 주먹 쥐고 왼손으로 오른손 주먹을 감싸 쥐되(여자는 반대로 한다.) 엄지가 밖에 나오게 쥐고 네 손가락은 붙인다. 두 팔꿈치를 자연스럽게 무릎에 붙이고 머리를 숙여 주먹을 쥔 손아귀 평면을 이마에 붙이고 눈을 감는다.

2. 조심(調心) : 마음 상태를 조절하여 입정(入靜)한다. 얼굴에 미소를 지어 몸과 마음이 즐겁도록 한다.

3. 조식(調息) : 조식이란 바로 호흡을 조절하는 것을 말한다. 호흡을 조절하면 마음이 안정되고 마음이 안정되면 호흡이 조절된다. 의식으로 호흡을 조절하여 호흡과 마음이 서로 의지하게 한다. 준비할 때 임의로 들숨을 한 번 쉬고 수련을 시작할 때는 먼저 날숨을 쉰다. 날숨을 쉴 때 가늘고 길고 고르게 쉬어야 하며 다 쉰 후에는 코로 천천히 들숨을 쉬어 폐에 들여보낸다. 들숨을 8~9할 쉬었을 때 호흡을 2초 동안 멈추되 힘을 쓰지 말아야 하며 이어서 한 번 짧고 빠르게 숨을 들이쉬고 바로 깊고 길고 가늘고 느리게 숨을 최대한 내쉰다. 이렇게 숨을 모두 내쉰 후 다시 들이쉬면서 날숨 — 들숨, 2초 동안 호흡 정지 — 짧고 빠르게 들숨 — 날숨의 순서로 10분 동안 반복하여 숨을 쉬는데 일반적으로 전신이 더워질 때까지 수련하거나 손바닥에 땀이 날 때까지 수련한다.

4. 마무리 : 눈을 감고 머리를 들고 손을 비벼 뜨거워지게 한 뒤 얼굴 쓰다듬기를 18회 진행한다. 열 손가락을 벌리고 두피에 붙인 후 앞에서 뒤로 가면서 18회 빗질한다. 이어 눈을 뜨고 두 손을 위로 펴서 기지개를 켜고 심호흡을 한번 하고나서 '아' 하고 소리 낸 후 두 손을 양측에 갈라서 내린다.

공법의 원리 : 숨을 들이쉴 때 복압(腹壓)이 증가되고 내장의 혈액이 밖으로

옥섬흡진공의 건강미 다이어트 원리

'옥섬흡진공玉蟾吸眞功'은 호흡조절을 위주로 하는 도인술로서 주로 다이어트와 건강미를 위한 몸매 가꾸기에 사용되며 번랑공, 청와공, 연화공으로 구성되었다. 번랑공은 호흡운동을 통하여 가슴과 배에 기복을 일으켜 배고플 때 위의 연동을 감속시킴으로써 배고픈 감을 해소한다. 청와공과 연화공은 조신調身, 조심調心, 조식調息을 통하여 혈액순환과 신진대사를 촉진하고 음식의 절제로 인한 균형 파괴를 막아 평형을 잡아 주고 신체의 기능을 개선시켜 준다.

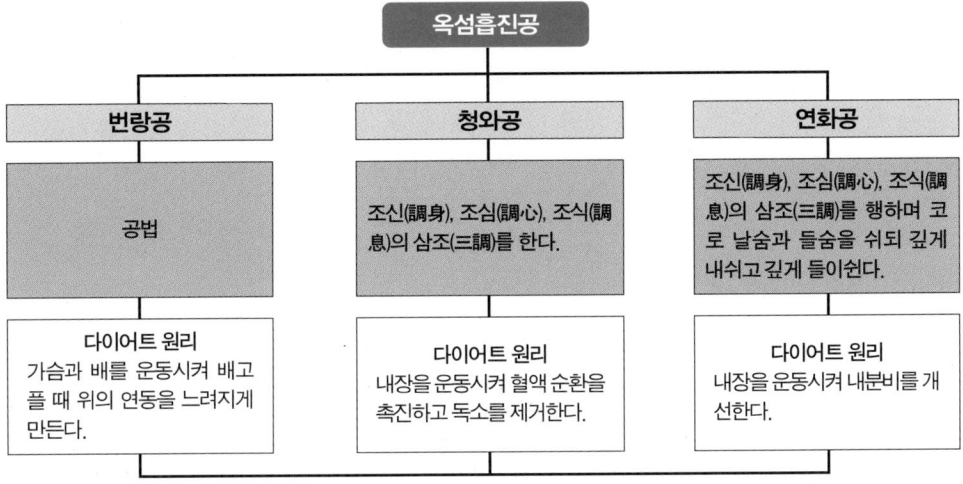

번랑공

이 공법은 내장을 상하운동 시켜 내장, 가슴, 배를 단련시키고 배고플 때 위의 연동을 느려지게 하고 또 소화기계통의 분비를 억제한다.

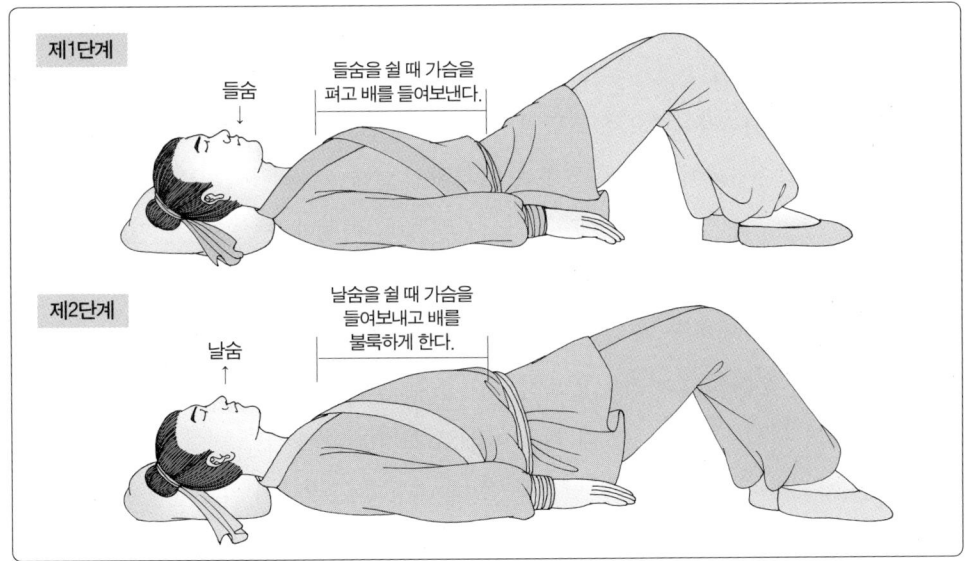

압력을 받아 전신에 퍼진다. 숨을 내쉴 때 복압이 감소되고 밖으로 흐르던 혈액이 내장에 다시 돌아온다. 이렇게 하여 피로 때문에 생긴 젖산과 신진대사에서 생긴 노폐물, 독소가 내장에 돌아와 처리된다. 그리고 심장은 이를 통하여 운동되고 단련되는 동시에 대량의 신선한 혈액을 공급 받게 되어 심장에 영양이 증가된다.

전체 호흡과정에서 흉부는 기복이 일어나지 않고 복부만 들어갔다 나왔다 하는 것이 마치 개구리가 호흡할 때와 흡사하다. 때문에 이 공법을 옥섬흡진공 혹은 청와공이라고 한다.

연화공(蓮花功)

1. 조신(調身) : 가부좌를 해도 되고 걸상이나 소파에 앉아도 된다. 가부좌를 할 때 남자는 왼다리를 아래에 놓고 여자는 오른다리를 아래에 놓는다. 남자는 왼손을 오른손의 아래에 놓고 여자는 이와 반대로 한다. 한 손(손바닥이 위로 향한다.)의 손등을 다른 손의 손바닥에 올려놓고 천천히 아랫배 앞에 가져갔다가 팔뚝을 느슨히 하여 손을 사타구니 위에 놓고 전신을 이완시키고 가슴을 들여보내고 허리를 편다.

2. 조심(調心) : 입을 약간 다물고 혀를 입천장에 붙인 후 두 눈을 살며시 감고 얼굴에 미소를 띤다.

3. 조식(調息) : 의식적으로 코로 들숨과 날숨을 쉬되 깊게 들이쉬고 깊게 내쉰다. 이렇게 약 3~5분이 지난 후 호흡을 의식적인 날숨(숨을 내쉴 때 전신이 무너지는 것 같은 감을 느낀다.)과 무의식적인 들숨으로 전환한다. 이렇게 연속 3~5분 진행한 뒤 자연호흡을 10~20분 진행한다.

4. 마무리 : '청와공'과 같은 방법으로 마무리한다. 즉 손을 비벼 뜨거워지게 한 뒤 얼굴을 쓰다듬고 머리를 빗질하고 손을 들고 탄식한다.

공법의 원리 : 들숨을 쉴 때 폐를 아래로 확장하여 횡격막을 아래로 밀어서 내장을 아래로 운동하게 한다. 날숨을 쉴 때 내장과 횡격막이 위로 운동한다. 이런 내장의 상하운동은 내분비를 조절하여 내분비 균형 상실로 인한 질병을 개선

청와공과 연화공

청와공

이름과 같이 청와공을 수련할 때 전체 호흡과정에서 흉부는 기복이 일어나지 않고 복부만 들어갔다 나왔다 하면서 개구리가 호흡하는 것 같다. 때문에 이 공법을 청와공이라고 한다.

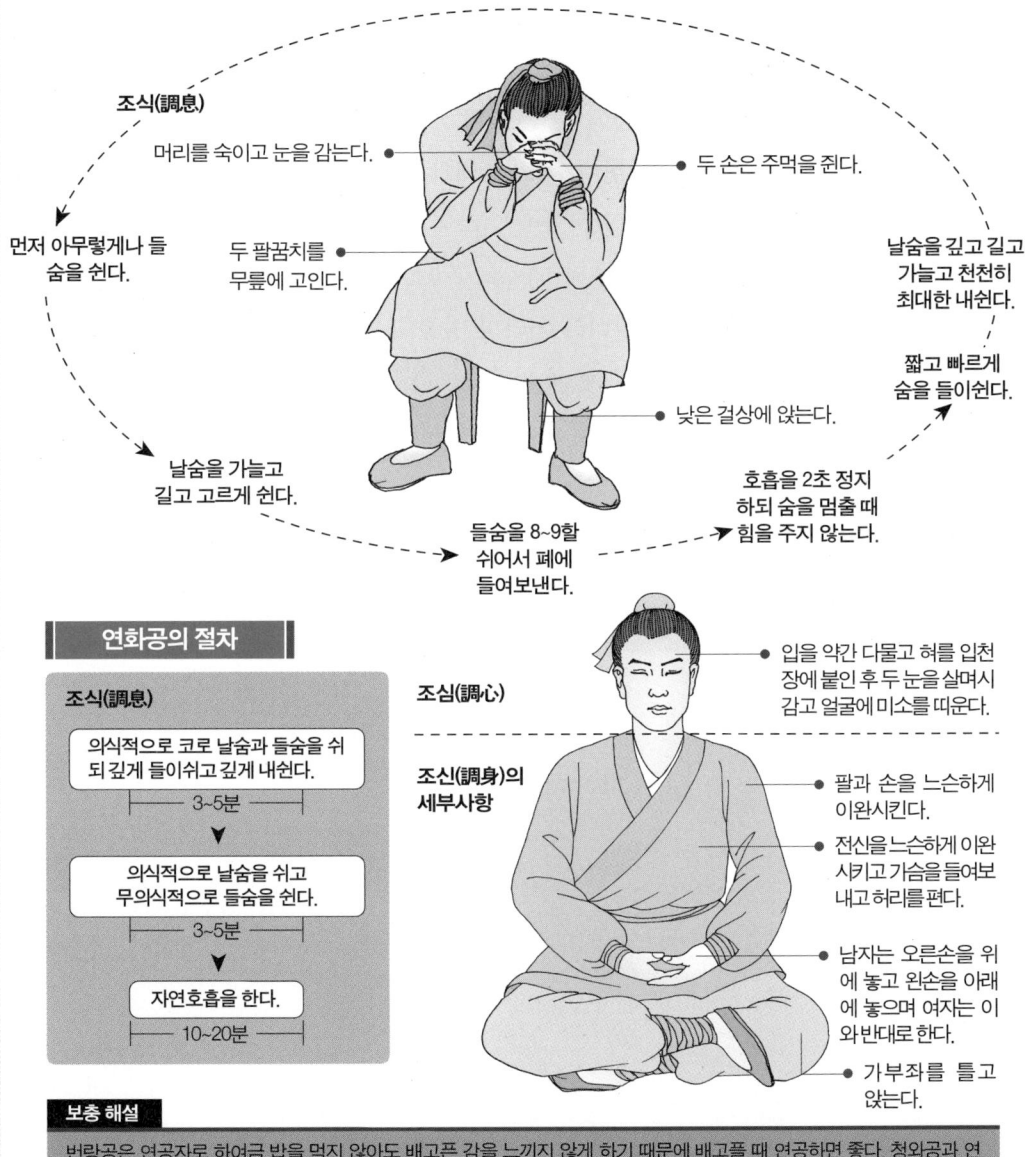

조식(調息)
- 머리를 숙이고 눈을 감는다.
- 두 손은 주먹을 쥔다.
- 먼저 아무렇게나 들숨을 쉰다.
- 두 팔꿈치를 무릎에 고인다.
- 날숨을 깊고 길고 가늘고 천천히 최대한 내쉰다.
- 날숨을 가늘고 길고 고르게 쉰다.
- 낮은 걸상에 앉는다.
- 짧고 빠르게 숨을 들이쉰다.
- 들숨을 8~9할 쉬어서 폐에 들여보낸다.
- 호흡을 2초 정지하되 숨을 멈출 때 힘을 주지 않는다.

연화공의 절차

조식(調息)
- 의식적으로 코로 날숨과 들숨을 쉬되 깊게 들이쉬고 깊게 내쉰다. (3~5분)
- ▼
- 의식적으로 날숨을 쉬고 무의식적으로 들숨을 쉰다. (3~5분)
- ▼
- 자연호흡을 한다. (10~20분)

조심(調心)

조신(調身)의 세부사항
- 입을 약간 다물고 혀를 입천장에 붙인 후 두 눈을 살며시 감고 얼굴에 미소를 띤다.
- 팔과 손을 느슨하게 이완시킨다.
- 전신을 느슨하게 이완시키고 가슴을 들여보내고 허리를 편다.
- 남자는 오른손을 위에 놓고 왼손을 아래에 놓으며 여자는 이와 반대로 한다.
- 가부좌를 틀고 앉는다.

보충 해설

벽곡공은 연공자로 하여금 밥을 먹지 않아도 배고픈 감을 느끼지 않게 하기 때문에 배고플 때 연공하면 좋다. 청와공과 연화공은 주로 밥을 먹지 않거나 적게 먹음으로 인하여 발생하는 무력감, 다리가 나른하게 풀리는 증세 등을 해결한다. 때문에 시간이 날 때마다 틈틈이 자주 연공하면 좋다.

하거나 완치할 수 있다.

연공을 할 때 생기는 문제

1. 연공 뒤에 간혹 허기가 느껴지는데 이때 음식을 먹어도 되는가?

답_ 자신의 의지로 억제하거나 약간 먹되 주식은 먹지 않거나 먹더라도 적게 먹는 것이 좋다. 연공 중에 물, 음료, 소금물은 조금 마셔도 괜찮다.

2. 다이어트의 목표에 도달한 후 어떻게 해야 계속 유지할 수 있는가?

답_ 이는 연공자의 구체적인 상황에 의하여 결정된다. 연공을 계속 하기만 하면(다이어트 할 때처럼 하루에 3회씩 하지 말고 하루에 1회씩 하면 된다.) 효과를 유지할 수 있을 뿐만 아니라 기타의 병중도 철저히 치료하여 신체를 튼튼하게 만들어 장수할 수 있게 된다.

3. 이 공법을 매일 몇 차례 시행해야 하며, 어느 시간에 연공하는 것이 가장 좋은가?

답_ 다이어트 기간에는 매일 3회, 매번 15분씩 연공하되 아침 6시가 가장 좋으며 식사 시간이나 기타 시간에도 진행할 수 있다. 연공을 할 때 조용하고 바람이 없는 장소를 선택하여 시행한다.

18 오장도인법
오장의 질병을 전문적으로 치료하는 운동 공법

≫≫ 오장도인법은 간단한 동작들을 통하여 심장, 간, 비장, 폐, 신장의 풍사風邪와 독기를 제거하여 내장의 건강을 회복하는 공법이다.

개관

오장도인법(五臟導引法)은 오장(五臟)의 질병을 전문 치료하기 위하여 만들어 낸 공법으로서 동공을 위주로 수련하며 원명은 '호견소좌공법(胡愃素坐功法)'이었다. 호견소는 또 호음(胡愔)이라는 다른 이름도 가지고 있으며 당대(唐代)의 여의사이자 도사로서 도호(道號)가 소자(素子)였고 태백산(太白山 : 지금의 섬서성陝西 태백현太白縣) 출신이었다. 그녀가 쓴 저서로는 『황정내경도(黃庭內景圖)』, 『황정내경오장육부보설도(黃庭內景五臟六腑補瀉圖)』 등이 있다. 오장도인법이 최초로 수록된 저서는 도장(道藏) 『황정내경오장육부보설도(黃庭內景五臟六腑補瀉圖)』(848년)이며 후에 『준생팔전(遵生八箋)』에도 수록되었다.

구체적인 공법(본문에 나오는 달은 음력을 가리킨다.)

1. 폐장의 질병을 치료하는 도인법 : 7, 8, 9월에 적용한다. 가부좌를 틀고 앉아서 두 손으로 땅을 짚고 몸을 쭈그리고 척추를 굽혔다가 두 손을 위로 쳐들고 윗몸을 곧게 편다. 이렇게 3회 진행하면 폐에 쌓인 병의 기운과 피로를 몰아 낼 수 있다. 이어 왼쪽 팔꿈치를 굽혀서 뒤로 가져다가 등을 두드린다. 그런 다음 오른손을 바꿔서 두드린다. 이렇게 좌, 우 각각 3회씩 진행한다. 이 동작을 다 마친 후 가부좌로 돌아와서 눈을 감고 이빨을 3회 맞부딪치고 침을 3번 삼킨다. 이 공

법은 가슴에 싸인 바람과 독기를 제거할 수 있다.

 2. 심장의 질병을 치료하는 도인법 : 4, 5월에 적용한다. 정좌한 후 빈주먹을 쥐고 팔꿈치를 굽힌다. 그런 다음 두 손을 옆으로 가슴 높이만큼 들어서 좌, 우 주먹을 번갈아 가면서 앞으로 각각 6회씩 출격한다. 다음 한쪽 손을 다른 한 손의 손목에 올려놓은 후 아래의 손을 위로 받쳐 든다. 이어 두 손을 깍지 끼고 좌, 우 두 발로 각각 5~6회 손을 찬다. 숨을 멈추고 이빨을 3회 맞부딪친 후 침을 3번 삼키고 수련을 마무리한다. 이 공법은 심장, 가슴의 풍사(風邪) 등 질병을 제거할 수 있다.

 3. 간장의 질병을 치료하는 도인법 : 1, 2, 3월에 적용한다. 두 손바닥을 서로 포개어 왼쪽 어깨 위에 올려놓고 천천히 왼쪽으로 몸을 돌린 후 손을 오른쪽 어깨 위에 올려놓고 오른쪽으로 몸을 돌린다. 이렇게 좌, 우 각각 3회 진행한다. 윗몸을 곧게 펴고 단정히 앉아서 두 손의 손가락을 깍지 끼고 손바닥이 앞을 향하게 팔을 앞으로 곧게 편다. 이어 팔을 거두어들일 때 손바닥을 안으로 뒤집어서 가슴을 향하게 한다. 이렇게 15회 진행한다. 이 공법은 간장에 쌓인 독기를 제거하고 질병을 예방한다. 마무리는 심장도인법과 같다.

 4. 비장의 질병을 치료하는 도인법 : 6월에 적용한다. 단정히 앉아서 한 다리를 펴고 한 다리를 굽힌다. 두 손은 될수록 앞으로 펴서 편 다리의 발끝을 잡는다. 이렇게 두 발을 번갈아 가면서 15회씩 진행한다. 다시 꿇어앉아서 두 손으로 땅을 짚고 머리를 뒤로 돌려서 힘을 주어 노려본다. 이렇게 좌, 우로 각각 15회씩 한다. 이 방법은 비장에 쌓인 병의 기운을 제거하고 식욕을 높여준다.

 5. 신장의 질병을 치료하는 도인법 : 겨울의 3개월 동안 적용한다. 단정히 앉아서 오른손으로 무거운 물건을 든 것처럼 손바닥을 위로 향하게 하고 귀 옆으로 머리 위까지 들었다가 다시 거두어들인다. 이렇게 좌, 우 각각 15회씩 진행한다. 두 손바닥을 서로 포갠 후 무릎을 안고 좌, 우로 각각 15회씩 몸을 돌린다. 그 다음 좌, 우 발을 번갈아 가면서 앞으로 폈다가 무릎을 굽혀서 거두어들이기를 각각 20회씩 진행한다. 이런 공법은 허리, 신장, 방광에 쌓인 병의 기운을 몰아낼 수 있다.

오장도인법의 공법

오장도인법은 중의학 이론과 기공 이론에 근거하여 심장, 간, 비장, 폐, 신장 등 인체의 오장을 개선하는 것을 목적으로 진행하는 보건공법으로서 오장의 질병에 대하여 뚜렷한 치료 효과가 있다. 또 이 공법은 간단하고 배우기 쉽고 수련하기 쉽고 효과가 뛰어난 특징을 가지고 있다.

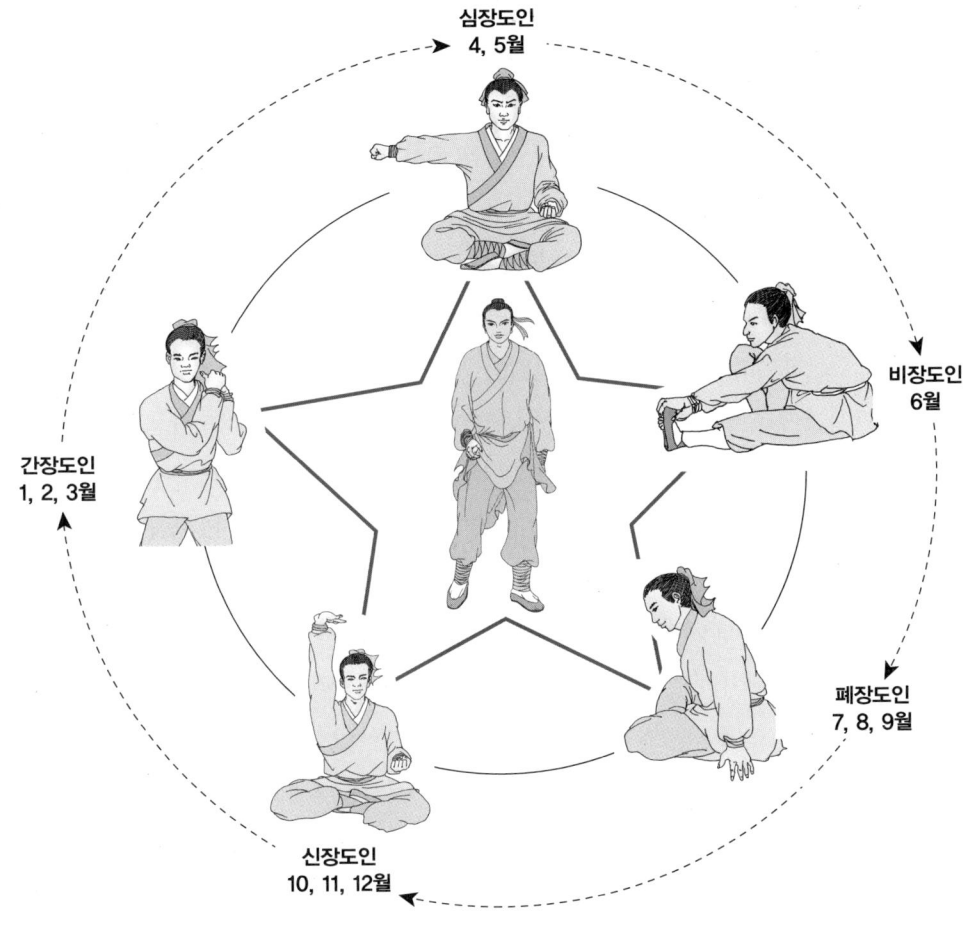

오장의 분류법

비장이 허약한 사람	간 기능이 왕성한 사람	신장이 허약한 사람	폐가 허약한 사람	심신(心神)이 약한 사람
비장(위장)의 소화흡수 기능이 나쁘고 편식한다. 체형이 마른 편이고 쉽게 피로해하고 인내성이 부족하다. 위장 질병에 걸리기 쉽다.	체형이 마르고 근육이 딴딴하며 성격이 거칠고 급하며 식사량이 고르지 않다. 어지럼증과 중풍 등 질병에 쉽게 걸린다.	지구력이 부족하고 허리와 무릎이 무력하고 호흡이 급촉하고 성욕이 약하다. 불임증, 양위 등 질병에 쉽게 걸린다.	더위와 추위에 견디지 못하며 쉽게 땀이 나고 말을 많이 하면 쉽게 피로해진다. 감기, 기침, 천식 등 질병에 쉽게 걸린다.	정서가 흔들리기 쉽고 의지가 박약하며 정신적인 자극에 잘 견디지 못하고 자주 애수에 잠긴다. 쉽게 가슴이 뛰거나 불면증에 걸리고 흥분을 잘하고 치매에 걸린다.

오장도인법과 육자결(六字訣)

　　호견소가 쓴 『황정내경오장육부보설도』에 이 공법은 육자결(육자토기법 : 六字吐氣法)과 결합되어 수록되었다. 그것은 오장과 오행(五行), 오성(五聲), 육기(六氣)가 모두 하나하나 대응되므로 두 가지를 하나로 통일하면 몇 배의 효과를 거둘 수 있기 때문이다. 명대(明代)의 『정통도장동신부(正統道藏洞神部)』는 육자결과 오장의 관계에 대하여 이렇게 서술하였다. 쓰(呬)는 폐를 주관하고 폐는 또 오장에 연결된다. 때문에 바람을 맞아서 코가 막힐 때 쓰(呬)를 읽으면서 토납을 수련하여 치료한다. 허(呵)는 심장을 주관하며 심장은 혀와 연결되어 있다. 심장에서 열이 나면 혀가 마르는데 이때는 허(呵)를 읽으면서 토납을 수련하여 치료한다. 후(呼)는 비장을 주관하며 비장은 입술과 연결되어 있다. 비장에서 열이 나면 입술이 마르는데 이때는 후(呼)를 읽으면서 토납을 수련하여 치료한다. 쉬(噓)는 간을 주관하며 간은 눈과 연결되어 있다. 간에 열이 나면 눈이 붉어지는데 이때는 쉬(噓)를 읽으면서 토납을 수련하여 치료한다. 시(嘻)는 삼초(三焦)를 주관한다. 때문에 삼초에 질병이 생기면 시(嘻)를 읽으면서 토납을 수련하여 치료한다.(呬主肺, 肺連五臟, 受風卽鼻塞, 有疾作呬吐納治之. 呵字, 呵主心, 心連舌, 心熱舌乾, 有疾作呵吐納治之. 呼字, 呼主脾, 脾連脣, 脾火熱卽脣焦, 有疾作呼吐納治之. 噓字, 噓主肝, 肝連目, 論云肝火盛則目赤, 有疾作噓吐納治之. 嘻字, 嘻主三焦, 有疾作嘻吐納治之. 희주폐, 폐련오장, 수풍즉비색, 유질작희토납치지. 가자, 가주심, 심련설, 심열설건, 유질작가토납치지. 호자, 호주비, 비련순, 비화열즉순초, 유질작호토납치지. 허자, 허주간, 간련목, 론운간화성즉목적, 유질작허토납치지. 희자, 희주삼초, 유질작희토납치지.)

　　1. 간을 다스리는 쉬(噓)자결의 공법 : 눈을 뜨고 코로 길게 숨을 들이쉰 후 입으로 噓자를 읽으면서 숨을 내쉰다. 간에 질병이 있으면 噓를 크게 읽으면서 거친 숨을 30회 내쉰 후 噓를 약하게 읽으면서 가늘게 날숨을 10회 내쉬면 간장의 질병이 저절로 소실된다. 간이 허약하면 噓를 '吸(시)'로 바꿔서 읽어도 된다. 이때 동쪽을 향하여 앉은 후 3번 이빨을 부딪치고 9회 숨을 멈추고 의념으로 동쪽의 청기(靑氣 : 肝氣는 청기로서 동쪽에 있다)를 뱃속에 삼킨다. 이와 같이 9회 진행한다.

　　2. 심장을 다스리는 허(呵)자결의 공법 : 공법은 간을 다스리는 噓자결의 공법

오장과 오행

도홍경의 『양성연명록養性延命錄』은 이렇게 기술하고 있다. "기의 운행 중 코로 들숨을 쉬고 입으로 날숨을 쉬며 들숨을 쉬는 방법은 하나이고 날숨을 쉬는 방법은 6가지이다. 즉 들숨은 코로 빨아들이면 되고 날숨을 쉬는 방법은 추이吹, 후呼, 시嘻, 허呵, 쉬噓, 쓰呬 등 6가지이다. 호는 열을 낮추고 嘻는 번뇌를 없애고 呵는 마음을 안정시키고 噓는 체증을 흩어지게 한다. (凡行氣, 以鼻納氣, 以口吐氣, 納氣有一, 吐氣有六. 納氣一者謂吸也, 吐氣六者謂吹, 呼, 嘻, 呵, 噓, 呬. 吹以去風, 呼以去熱, 嘻以去煩, 呵以下氣, 噓以散滯. 범행기, 이비납기, 이구토기, 납기유일, 토기유육. 납기일자위흡야, 토기육자위 취, 호, 희, 가, 허, 희. 취이거풍, 호이거열, 희이거번, 가이하기, 허이산체.)"

오장과 관계되는 요소들의 리스트

	심장 (혈맥을 주관)	폐장 (氣를 주관)	신장 (精을 주관)	간장 (疏瀉를 주관)	비장 (소화흡수를 주관)	담낭
육기(六氣)	허(呵)	쓰(呬)	추이(吹)	쉬(噓)	후(呼)	시(嘻)
오행(五行)	화(火)	금(金)	수(水)	목(木)	토(土)	
오신(五神)	신(神)	기(氣), 백(魄)	정(精)	혼(魂)	의(意)	
오성(五聲)	치(徵)	상(商)	우(羽)	각(角)	궁(宮)	
오미(五味)	쓴 맛(苦)	매운 맛(辛)	짠 맛(咸)	신 맛(酸)	단 맛(甘)	
오상(五常)	예(禮)	의(義)	지(智)	인(仁)	신(信)	
오체(五體)	혈관(脈)	피부(皮)	뼈(骨)	근육(筋)	살(肉)	
오관(五官)	혀	코	귀	눈	입술	
오색(五色)	적색	백색	흑색	청색	황색	
오시(五時)	여름	가을	겨울	봄	한여름과 사계절	
오위(五位)	남	서	북	동	중앙	

오장과 오행의 상생상극도(相生相克圖)

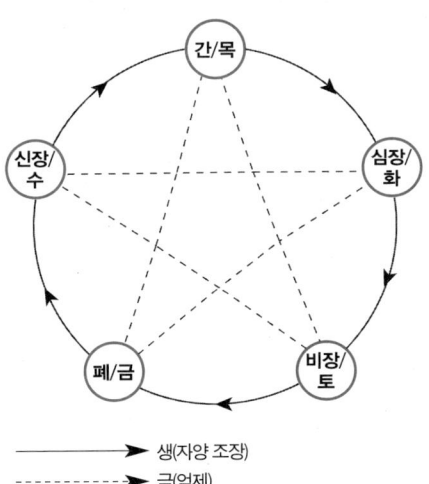

→ 생(자양 조장)
⇢ 극(억제)

오장과 육자결 수(隋)나라 천태(天台) 고승인 지의법사(智顗法師)는 『지관좌선법의 수련 요령(修習止觀坐禪法要)』에서 아래와 같이 가결로 오장과 육자결의 관계를 서술하였다.

심장은 허(呵), 신장은 추이(吹)에 대응되고
비장은 후(呼), 폐는 쓰(呬)에 대응된다는 것을 성인들은 모두 안다.
간장에 열이 심하면 쉬(噓)자로 치료하고,
삼초에 막히는 곳이 있으면 시(嘻)자를 읊는다.
心配屬呵腎屬吹, 심배속가신속취
脾呼肺呬聖皆知, 비호폐희성개지
肝臟熱來噓字治, 간장열래허자치
三焦壅處但言嘻, 삼초옹처단언희

사시(四時), 오장과 육자결 당나라의 명의(名醫) 손사막(孫思邈)은 오행의 상생순서와 사시를 결합하여 육자결 가결을 아래와 같이 편집하여 썼다.

봄에는 쉬(噓)로 눈을, 여름에는 허(呵)로 심장을, 가을에는 쓰(呬)로 폐를, 겨울에는 추이(吹)로 신장을 다스린다. 사계절 후(呼)로 비장의 소화를 돕고 시(嘻)로 삼초의 열을 친다. 기(氣)를 소통시키려면 이빨을 맞부딪치고 침을 삼키라. 오래살고 늙지 않으려면 곤륜을 다스리고 두 손을 비벼 열을 낸 후 얼굴을 쓰다듬으라.
春噓明目夏呵心, 秋呬冬吹肺腎寧, 춘허명목하가심, 추희동취폐신녕
四季常呼脾化食, 三焦嘻却熱難停, 사계상호비화식, 삼초희각열난정
發宜常梳氣宜斂, 齒宜頻叩津宜咽, 발의상소기의렴, 치의빈고진의연
子欲不死修昆侖, 雙手揩摩常在面, 자욕불사수곤륜, 쌍수개마상재면

과 같고 噓자를 呵자로 바꾸면 된다. 만일 심장이 약하면 남쪽을 향하여 단정히 앉은 뒤 이빨을 9회 부딪치고 침을 3회 휘젓고 삼킨 후 의념으로 남방의 적기(赤氣 : 心氣는 적기로서 남방에 있다)를 뱃속에 삼킨다. 이와 같이 3회 진행한 뒤 30회 숨을 멈춘다.

    3. 비장을 다스리는 후(呼)자결의 공법 : 공법은 간을 다스리는 공법과 같고 噓자를 呼자로 바꾸면 된다. 만일 비장이 약하면 기를 빨아들여 비장을 보충하면 된다.

    4. 폐장을 다스리는 쓰(呬)자결의 공법 : 공법은 간을 다스리는 공법과 같고 噓자를 呬자로 바꾸면 된다. 서쪽을 향하여 단정히 앉은 후 의념으로 서쪽의 백기(白氣 : 肺氣는 백기로서 서쪽에 있다)를 뱃속에 삼켜 폐기를 보충한다.

    5. 신장을 다스리는 추이(吹)자결의 공법 : 공법은 간을 다스리는 공법과 같고 噓자를 吹자로 바꾸면 된다. 만일 콩팥이 약하면 북쪽을 향하여 단정히 앉아서 이빨을 7회 부딪치고 침을 3회 휘젓고 삼킨 후 의념으로 북쪽의 흑기(黑氣 : 腎氣는 흑기로서 북쪽에 있다)를 뱃속에 삼켜 신기를 보충한다.

    6. 담낭을 다스리는 시(嘻)자결의 공법 : 코로 천천히 들숨을 쉰 후 입으로 嘻자를 읽으면서 숨을 내쉰다. 들숨과 날숨은 모두 가볍고 느리게 쉬어 소리가 나지 않게 한다.

오시(五時)와 연공

    오장육부와 오시는 서로 대응된다. 즉 봄 3개월(1~3월)에 간을 다스리는 공법을 시행하고 여름 2개월(4~5월)에 심장을 다스리는 공법을 시행한다. 한여름 6월과 사계절에는 비장을 다스리는 공법을 시행하고 가을 3개월(7~9월)에는 폐를 다스리는 공법을 시행하고 겨울 3개월(10~12월)에는 신장을 다스리는 공법을 시행한다.

19 노자안마법
기의 막힘을 풀고 혈액 순환을 도우며 경락을 소통시키는 동공법

>>> 노자안마법은 동공으로서 49부분의 동작으로 구성되었으며 주로 지체 도인, 두드리기, 안마 등 동작을 통하여 기를 조절하고 혈을 활성화하고 경락을 소통시켜 질병을 예방, 치료한다.

노자안마법(老子按摩法)은 당나라 손사막이 쓴 『비급천금요방(備急千金要方)·안마법(按摩法)』에서 왔다. 이 공법은 모두 49개의 동작으로 구성되었으며 이 책에 수록된 「천축국안마법(天竺國按摩法)」처럼 비록 '안마법'이라고 불리지만 사실 그 내용이 주로 지체운동이며 고도인술(古導引術)에 해당된다. 이 공법에 동작이 많기는 하지만 모두 간단하고 실용적인 동작들로서 고대에 많은 관심을 받았던 도인법의 하나였다. 후에 송나라 시대의 『성제총록(聖濟總錄)』, 명대(明代)의 『준생팔전』 등은 모두 이 공법을 수록하였다. 『성제총록』은 이 공법을 '태상혼원안마법(太上混元按摩法)'이라고 고쳤는데 이는 노자의 시호(謚號)에 근거하여 고친 것이며 『준생팔전』에서도 『성제총록』의 명칭을 사용하였다. 두 책에서 기록한 내용은 『비급천금요방』과 좀 다르며 또 이 공법이 노자가 만든 것인지도 확실하지 않다.

기본 공법
만일 특별한 설명이 없을 경우 좌식 혹은 입식 어떤 것이든 모두 가능하다.

1. 좌식, 두 손으로 허벅지를 누르고 좌, 우로 몸을 14회 돌린다.
2. 좌식, 두 손으로 허벅지를 주무르면서 좌, 우로 어깨를 14회 돌린다.
3. 두 손으로 머리를 감싸 안고 좌, 우로 허리를 14회 돌린다.
4. 좌, 우로 머리를 14회 돌린다.
5. 한 손으로 머리를 감싸고 다른 한 손은 무릎을 받치고 허리를 굽혔다 폈다

한다. 이렇게 좌, 우 각각 3회 진행한다.
6. 두 손으로 머리를 받치고 위로 3회 받쳐 든다.
7. 좌식, 한 손으로 머리를 받치고 다른 한 손으로 같은 쪽의 무릎을 들어서 위로 3회 올린다. 이렇게 좌, 우 같은 동작을 한다.
8. 두 손으로 머리를 감싸 안고 아래로 누르면서 발로 땅을 3회 구른다.
9. 두 손을 서로 맞잡고 손을 머리 위까지 들고 좌, 우로 3회씩 몸을 편다.
10. 손바닥이 밖으로 향하게 두 손을 깍지 끼고 앞으로 내밀었다가 다시 가슴 쪽으로 거두어들이기를 3회 진행한다.
11. 두 손을 깍지 끼고 가슴 앞을 가볍게 3회 누르거나 두드린다.
12. 손목, 팔꿈치를 굽혀서 팔꿈치로 좌, 우 허리를 각각 3회 두드린다.
13. 왼손을 왼쪽, 앞으로 펴고 오른손을 오른쪽, 뒤로 편다. 이렇게 좌, 우 번갈아가면서 3회씩 진행한다.
14. 한 쪽 손으로 목을 3회 끌어당긴다. 이렇게 좌, 우 각각 3회씩 진행한다.
15. 좌식, 왼손을 손바닥이 위로 향하게 같은 쪽의 무릎 위에 올려놓고 오른손으로 왼쪽 팔꿈치를 당겨서 왼손 손바닥이 오른쪽 무릎에 대이게 하였다가 다시 원래의 자세를 회복한다. 이와 같이 좌, 우 번갈아 가면서 3회씩 진행한다.
16. 한쪽 손으로 다른 쪽의 어깨를 상하로 어루만진다.
17. 두 손을 주먹 쥐고 앞으로 3회 내지른다.
18. 두 팔을 양측으로 들었다가 내리되 손바닥이 위로 향하게 3회 진행하고 손바닥이 아래로 향하게 3회 진행한다.
19. 두 손을 깍지 껴서 손목 관절을 10회 갔다 왔다 한다.
20. 두 손을 비비고 열 손가락을 비틀기를 3회씩 진행한다.
21. 두 손바닥을 3회씩 뒤집는다.
22. 두 손을 깍지 껴서 등에 가져다가 상하운동을 시켜 두 팔꿈치가 흔들거리게 한다. 횟수는 임의로 할 수 있으며 동작에 호흡을 결합하되 날숨을 10회 하는 것이 좋다.
23. 두 손을 깍지 껴서 위로 3회 편다.

24. 두 손을 깍지 껴서 아래로 3회 누른다.
25. 두 손을 깍지 껴서 머리 위에 올린 후 좌, 우로 10회씩 기지개 켠다.
26. 두 손을 주먹 쥔 후 등을 상하로 3회씩 두드린다.
27. 두 손을 등에 가져다가 서로 맞잡은 후 상하로 왔다 갔다 하면서 3회씩 쓰다듬는다.
28. 한 손으로 다른 한 손의 손목을 잡아 손목을 안으로 굽혔다 펴기를 좌, 우 각각 3회씩 진행한다.
29. 두 손바닥이 아래로 향하게 앞으로 올렸다가 내리기를 각각 3회씩 진행한다.
30. 손바닥이 아래로 향하게 두 손을 위로 들어서 수평으로 교차하고 벌리기를 3회 진행한다.
31. 손바닥이 아래로 향하게 두 팔을 밖으로 편 후 위로 들었다 내리기를 각각 3회씩 진행한다.
32. 한 손을 위에서 아래로 내리면서 다른 손을 두드려 뜨거워지게 하여 팔뚝의 추위를 다스린다.
33. 좌식, 오른손으로 왼발을 받치고 몸을 느슨히 한 뒤 왼손으로 왼다리를 누른다. 이렇게 좌, 우 번갈아 가면서 각각 3회씩 진행한다.
34. 두 발을 번갈아 가면서 전, 후로 각각 3회씩 돌린다.
35. 두 발을 번갈아 가면서 좌, 우로 각각 3회씩 돌린다.
36. 두 발을 다시 번갈아 가면서 전, 후로 각각 3회씩 돌린다.
37. 두 다리를 번갈아 가면서 각각 3회씩 편다.
38. 좌, 우 번갈아 가면서 허벅지를 각각 3회씩 돌린다.
39. 입식, 두 다리를 번갈아 가면서 각각 3회씩 밖으로 폈다 굽혔다 한다.
40. 좌식, 손으로 다리를 두드려서 뜨거워지게 하여 다리의 추위를 다스린다.
41. 허벅지를 각각 십여 회 돌린 후 발을 3회 구르되 좌, 우 번갈아 가면서 진행한다.
42. 입식, 두 발을 번갈아 가면서 뒤로 3회씩 편다.
43. 입식, 두 손으로 땅을 짚고 좌, 우로 어깨를 각각 3회씩 돌린다.
44. 한 손을 위로 받쳐 드는 동시에 다른 한 손을 아래로 누른다. 이렇게 좌,

우 번갈아 가면서 각각 3회씩 진행한다.

45. 두 손과 어깨로 산을 미는 동작, 무거운 짐을 든 동작, 나무를 뽑는 동작을 한다. 이렇게 좌, 우 3회씩 같은 동작을 한다.
46. 두 손을 느슨하게 하고 전, 후로 각각 3회씩 편다.
47. 두 손과 두 무릎을 3회씩 느슨하게 편다.
48. 좌식, 두 다리를 느슨하게 펴고 두 손을 뒤로 펴는 동작을 3회 한다.
49. 등을 내, 외로 각각 3회씩 돌린다.

구체적인 응용

이 공법은 여러 가지 만성 질병과 부분적인 감기, 오한을 치료하는 데 사용되며 특히 경추염(頸椎炎), 견주염(肩周炎), 요근(腰筋)의 손상, 요추간반돌출(腰椎間盤突出), 풍습성 관절염 등 관절 질병과 연조직(軟組織)의 손상 치료에 많이 적용된다.

전신의 질병을 전부 치료하려면 모든 동작을 수련하고 국부적인 질병은 그 질병에 대응하는 몇 개의 동작만을 수련해도 된다. 목병에는 제4, 6, 8, 14절을 수련하고 어깨 질병에는 제2, 16, 18, 19, 21, 23, 24, 30, 43절을 수련하고 허리 질병에는 제1, 3, 5, 7, 26, 45절을 수련하고 무릎 관절염에는 제7, 33, 37, 47절을 수련한다.

주의사항

1. 이 공법을 수련할 때 편안하고 자연스럽게 진행하며 동작의 폭은 작은 것으로부터 시작해서 점차 키워야 하며 갑자기 강하게 해서는 안 된다.
2. 견딜 수 있는 체력이면 될수록 입식을 행하는 것이 좋다.
3. 이 공법은 공복이나 포식 후에는 수련하지 말아야 하며 적어도 식후 반 시간 이상 지나서 수련하는 것이 좋다.

노자안마법으로 치료되는 질병의 리스트

전신의 질병	목 질병	어깨 질병	팔꿈치 질병	척추 질병	흉부 질병	겨드랑이 질병	허리 질병	엉덩이 관절 질병	무릎 관절 질병
전부 수련	제4, 6, 8, 14절을 수련	제2, 16, 18, 19, 21, 23, 24, 30, 43절을 수련	제15, 17, 22절을 수련	제1, 5, 26, 27, 45, 49절을 수련	제1, 9, 11, 13, 17, 44, 45, 48절을 수련	제1, 9, 12, 25절을 수련	제1, 3, 5, 7, 26, 45절을 수련	제33, 38, 39, 41, 42절을 수련	제7, 33, 37, 47절을 수련

노자 안마법 동작 ①

'노자안마법'은 원래 당나라 약왕藥王인 손사막의 저서『천금방千金方』에 수록되었었다. 노자안마법은 아주 간단하고 실용적인 안마양생술로서 '천축국안마법'이라는 도인법 명칭도 있다. 후세 사람들은 이 두 가지 양생술을 수정하고 알짜를 골라서 정리하여 유명한 저서인『역근세수경易筋洗髓經』을 펴내었다.

제1식
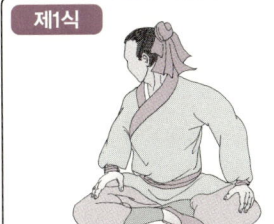
안퇴뉴신(按腿扭身 : 다리를 누르고 몸 돌리기)
두 손으로 허벅지를 누르고 좌, 우로 몸을 돌린다.

제3식
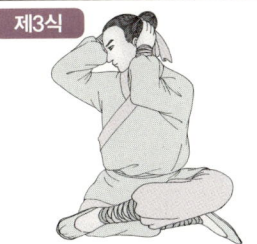
포두뉴요(抱頭扭腰 : 머리 감싸 안고 허리 돌리기)
두 손으로 머리를 감싸 안고 좌, 우로 허리를 돌린다.

제5식
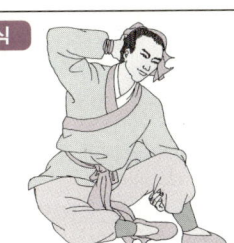
포두탁슬(抱頭托膝 : 머리 감싸 안고 무릎 받치기)
한 손으로 머리를 감싸고 다른 한 손으로 무릎을 받치고 허리를 굽혔다 폈다 한다.

제6식
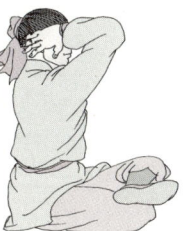
탁두향상(托頭向上 : 머리를 위로 받치기)
두 손으로 머리를 받치고 위로 추켜든다.

제7식
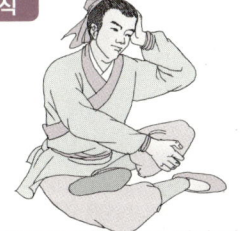
탁슬상반(托膝上扳 : 무릎 받쳐 위로 끌어당기기)
한 손으로 머리를 받치고 다른 한 손으로 같은 쪽의 무릎을 들어서 위로 올린다.

제8식
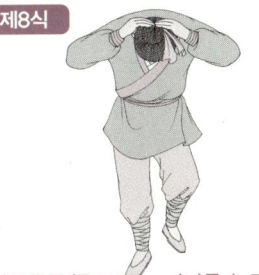
반두돈족(扳頭頓足 : 머리를 누르고 발을 구르기)
두 손으로 머리를 감싸 안고 아래로 누르면서 발을 구른다.

제9식
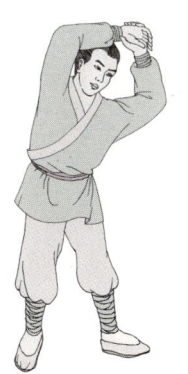
두후수랍신(頭後手拉伸 : 손을 머리 뒤로 가져가서 몸 펴기)
두 손을 서로 맞잡고 손을 머리 위까지 들고 좌, 우로 몸을 편다.

제10식
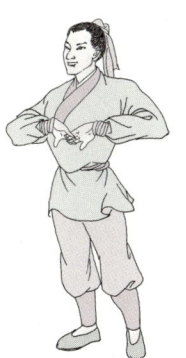
차수추수(叉手推收 : 손을 깍지 끼고 밀었다 거두기)
손바닥이 밖으로 향하게 두 손을 깍지 끼고 앞으로 내밀었다가 다시 가슴 쪽으로 거두어 들인다.

노자 안마법 동작 ②

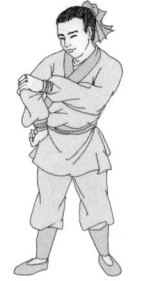

제12식

곡완추륵(曲腕捶肋 : 손목을 굽혀서 허리 두드리기)
오른손 손목과 팔꿈치를 굽혀서 허리를 두드리고 왼손으로 오른쪽 팔꿈치를 감싼다.

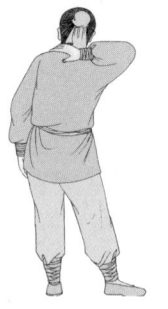

제14식

단수인경(單手引頸 : 한 손으로 목 당기기)
한 손을 이용하여 좌, 우로 목을 당긴다.

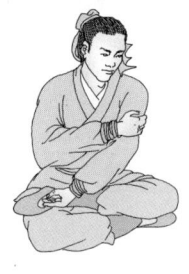

제15식

착슬만주(著膝挽肘 : 무릎을 붙이고 팔꿈치 당기기)
왼손을 손바닥이 위로 향하게 오른쪽 무릎 위에 올려놓고 오른손으로 왼쪽 팔꿈치를 당긴다.

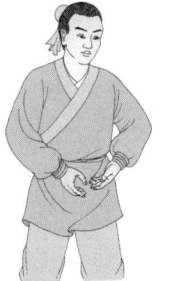

제18식

장비대락(掌臂擡落 : 손을 들었다 내리기)
손바닥이 위로 향하게 하고 두 팔을 들었다가 손바닥이 아래로 향하게 하고 내린다.

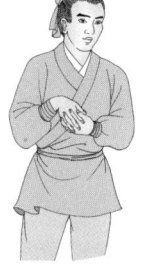

제19식

차수전완(叉手轉腕 : 손을 깍지 끼고 손목 돌리기)
두 손을 깍지 껴서 수평으로 갔다 왔다 움직인다.

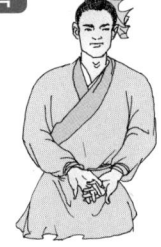

제22식

반차수뉴주(反叉手扭肘 : 밖으로 손을 깍지 껴서 팔꿈치 돌리기)
두 손을 밖으로 향하게 깍지 껴서 상하운동을 시켜 두 팔꿈치가 흔들거리게 한다.

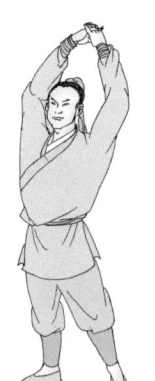

제23식

차수향상(叉手向上 : 손을 깍지 껴서 위로 올리기)
두 손을 깍지 껴서 머리 위로 든다.

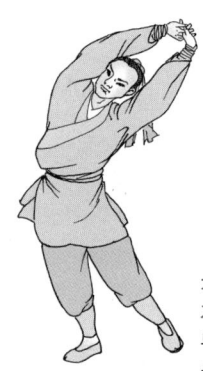

제25식

차수신륵(叉手伸肋 : 손을 깍지 끼고 기지개 켜기)
두 손을 깍지 껴서 머리 위에 올린 후, 좌, 우로 기지개 켠다.

제27식
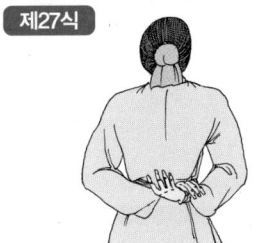
배후추척(背後推脊 : 손을 뒤로 가져다 척추 쓰다듬기)
두 손을 등에 가져다가 서로 맞잡은 후 상하로 왔다 갔다 하면서 쓰다듬는다.

제28식
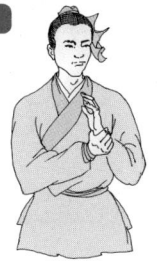
악완진동(握腕振動 : 손목을 잡고 진동시키기)
한 손으로 다른 한 손의 손목을 잡아 손목 관절을 밖으로 진동시킨다.

제30식
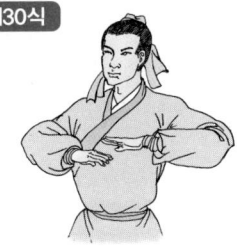
분수교차(分手交叉 : 두 손을 교차시켜 갈라놓기)
손바닥이 아래로 향하게 두 손을 위로 들어서 교차되게 수평으로 갈라놓는다.

제33식
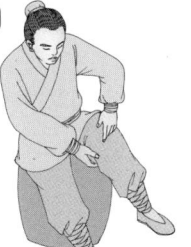
탁슬안퇴(托膝按腿 : 무릎을 받치고 다리 누르기)
왼다리를 편 후 오른손으로 왼쪽 무릎 안쪽을 받치고 왼손으로 다리를 누른다. 오른 다리도 같은 동작을 한다.

제34식
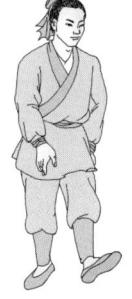
뉴전족과(扭轉足踝 : 복사뼈 돌리기)
서서 전, 후, 좌, 우로 발목 관절을 돌린 후 반대방향으로 돌린다.

제37식
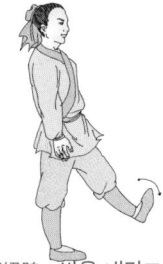
신각뉴비(伸脚扭髀 : 발을 내밀고 허벅지 돌리기)
발을 내밀고 허벅지 엉덩이 관절을 돌리면서 복사뼈를 안과 밖으로 돌린다. 관절을 움직일 때 발을 굴렀다가 다시 내민다.

제40식
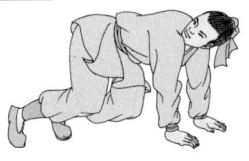
안지뉴견(按地扭肩 : 땅 짚고 어깨 돌리기)
호랑이가 쭈그리고 앉은 듯이 두 손으로 땅을 짚고 머리를 좌, 우로 돌려 어깨를 본다.

제44식
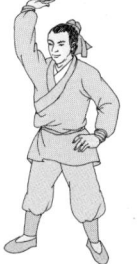
탁천안지(托天按地 : 하늘을 받치고 땅 누르기)
한 손을 위로 받쳐 들고 다른 한 손을 아래로 누른다.

제45식
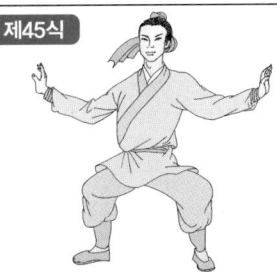
추산부중(推山負重 : 무거운 짐 메고 산을 밀기)
손을 좌우로 산을 밀듯 민다. 등에는 산을 짊어진 듯이 하고, 두 손은 나무를 뽑듯이 끌어당긴다.

20 | 계절에 따라 운동을 하는 단련 공법
영검자도인법

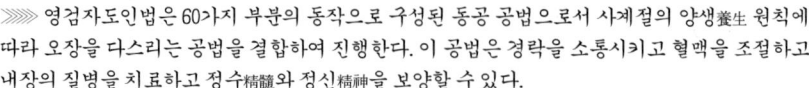

▶▶▶ 영검자도인법은 60가지 부분의 동작으로 구성된 동공 공법으로서 사계절의 양생養生 원칙에 따라 오장을 다스리는 공법을 결합하여 진행한다. 이 공법은 경락을 소통시키고 혈맥을 조절하고 내장의 질병을 치료하고 정수精髓와 정신精神을 보양할 수 있다.

개관

영검자도인법(靈劍子導引法)은 계절에 따라 진행하는 동공 보건법으로서 오장이 사계절과 대응되는 점을 이용하여 매 계절마다 방향성 있는 단련을 진행한다. 영검자도인법의 목적은 1년 사계절 기후의 변화에 따라 오장육부의 경락에 기를 운행시킴으로써 자연계의 음양성쇠 변화에 적응하여 신체를 튼튼하게 하고 질병을 치료하기 위한 것이다. 영검자도인법은 모두 60개의 동작으로 구성되었다. 매 동작마다 구체적인 공법과 그 작용이 상세히 서술되었으며 간단하고 수련하기 쉽다.

이 공법은 『영검자(靈劍子)』라는 저서에 최초로 수록되었으며 정양(旌陽)의 허진군(許眞君)이 쓴 것이라고 한다. 허진군이 바로 허손(許遜)이며, 허손(239~374년)은 자가 경지(敬之)이고 동진(東晉) 시대의 예장(豫章) 남창(南昌) 사람으로서 '영검자'는 그의 호(號)라고 전해지고 있다. 그는 경서, 역사, 천문, 지리, 음양오행설에 정통하였으며 특히 도가 공법에 정통하였다. 그는 문학가이며 지리학자인 곽박(郭璞)과 함께 명산대천을 찾아다니다가 나중에 남창성(南昌城) 서쪽의 소요산(逍遙山 : 지금의 남창 서산) 아래의 동원(桐園)에 은거하였다. 그는 수련에만 몰두하면서 명예와 이익을 추구하지 않고 도교 '정명도파(淨明道派)'의 창시자가 되었다. 사람들에 의하여 허진군 혹은 허정양(許旌陽)이라 불리었다. 또 송나라 시대에는 '신공

사계절에 오장을 보양하는 동공법 : 영검자도인법

중의학에서는 사계절에 바람風, 불火, 더위暑, 건조燥, 습함濕, 추위寒의 '육기六氣'가 음양의 기화氣化에 의하여 만들어지며 사람의 생명 활동은 이 자연계의 육기를 떠날 수 없다고 한다. 비정상적인 육기는 또 육음六淫이라고 한다. 육음은 비정상적인 기후 때문에 형성되며 인체에 질병이 생기게 한다.

사계절, 육기와 오장

사계절	봄	여름			가을	겨울	
육기	풍기(風氣)	화기(火氣)	습기(濕氣)	서기(署氣)	조기(燥氣)	한기(寒氣)	정상
오장	간	심장	비장		폐	신장	
육음	풍기	화기	습기	서기	조기	한기	비정상

영검자도인법

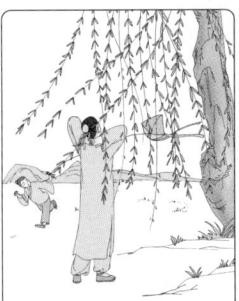

봄에 간을 보양하여 풍을 없앤다.
오행학설에서 간은 목(木)에 해당하며, 소설(疏泄)과 조달(條達)을 주관하고 봄에 대응하여 주로 생겨나는 것을 주관한다. 이 공법은 간을 다스려서 간에 쌓인 병의 기운을 흩어 버리고 간을 보양하는 것에 그 목적을 둔다.

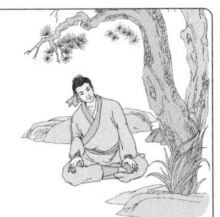

여름에 심장을 보양하여 마음을 안정시킨다.
여름은 화(火)에 해당하며 화사(火邪)는 양사(陽邪)로서 사람이 화사에 상하게 되면 심장이 먼저 상한다. 게다가 심장은 화에 해당하는 기관이고, 또 화가 양사여서 두 화가 서로 만나면 마음이 가장 쉽게 스트레스를 받게 되어 짜증이 나고, 불면증에 걸리며, 쉽게 광란을 일으키게 된다. 그래서 여름에는 정신수양에 더욱 신경을 써야 한다.

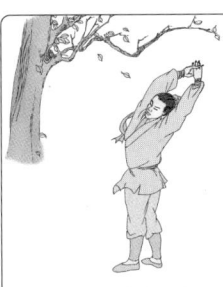

가을에 폐를 자양한다.
가을엔 건조하다. 이런 건조한 기운은 오장 중의 폐와 가장 밀접하게 관계된다. 이런 건조함은 폐에 영향을 미쳐 기가 역으로 흐르며, 기침이 나고 코와 입이 마르고 가래가 생기는 등 폐가 건조함으로 인한 병증이 나타난다. 그래서 가을에는 폐의 자양(滋養)에 신경을 써야 한다.

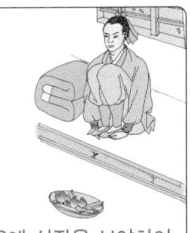

겨울엔 신장을 보양하여 정(精)을 축적한다.
겨울에는 한기가 심하다. 사람을 상하게 하는 한기를 한사(寒邪)라고 한다. 한사에 가장 상하기 쉬운 것이 신장이다. 신장의 양기가 상하면 추위를 많이 타고, 사지가 시리거나 맥박이 침침하고, 무력한 증상이 나타나며, 심지어 허리, 다리가 붓는 현상도 나타난다. 때문에 겨울에는 신장을 보양해야 한다.

묘제진군(神功妙濟眞君)'으로 임명되었으며『태상영보정명비선도인경법(太上靈寶淨明飛仙度人經法)』,『영검자』,『석함기(石函記)』등을 펴냈다. 민간에서는 허손이 136세에 서산(西山)에서 득도하여 40여명의 식구들을 데리고 저택이나 가금, 가축까지 다 가지고 승천하였다고 전해지고 있다. "한 사람이 득도하니 닭, 개도 승천한다.(一人得道, 鷄犬升天일인득도, 계견승천)"는 속어가 바로 이렇게 해서 나왔다.

『영검자』라는 책에 대하여 학술계에서는 후세 사람들이 허손의 이름을 빌어서 쓴 것이라고 주장하고 있다. 그것은 이 책에 대한 기록을 육조(六朝), 수당(隋唐) 5대의 도경(道經)과 사서(史書)의 기록 어디에서도 찾아 볼 수 없고 기타 저작들에서도 이 책에 대하여 언급한 것이 없기 때문이다. 남송(南宋) 때에 와서야『영검자』가 수록되고 저서들에서 언급되었는데『비서성속편도사고궐서목(秘書省續編到四庫闕書目)』의 제2권『도서(道書)』에서 "허진군이『영검자』2권을 펴냈다."고 서술하였다. 이로 보아『영검자』가 나온 시기는 남송 고종(高宗) 소흥(紹興) 시기(1131~1162년)보다 빨랐을 것으로 짐작된다. 임계유(任繼愈)가 쓴『도장제요(道藏提要)』는 "이 책은 양송(兩宋) 대에 정명종(淨明宗) 도사가 쓴 것일 수도 있다."고 하였다. '영검자도인법', '노자안마법'의 일부 도인동작은 기본적으로 비슷하다. 북송(北宋)의 진종(眞宗) 때 사람인 장군방(張君房)은『운급칠첨(雲笈七籤)』에『천금요방(千金要方)』의 내용만 수록하고 '영검자도인법'은 수록하지 않았다. 이 책은 당시 도를 닦는 사람들이 신체를 단련하기 위하여 이전의『천금요방』등의 의학양생 저작들을 참조하여 편집한 것일 수 있다.

공법의 원리 : 사시섭양(四時攝養)

사시섭양은 도교 양생술의 주요내용의 하나이다. 도교는 "사람은 땅을 본받고 땅은 하늘을 본받고 하늘은 도를 본받고 도는 자연을 본받는다.(人法地, 地法天, 天法道, 道法自然인법지, 지법천, 천법도, 도법자연)"는 천인합일(天人合一)의 우주생명관으로부터 출발하여 우주자연과 생명 사이에 공통된 변화 리듬이 존재한다고 생각하였다. 사람은 자연의 자식으로서 천지의 기(氣)가 양육되어 생겨났기 때문에 사람의 생명운동 변화 리듬과 바깥세계 우주자연의 음양변화 법칙에는 일치성과 연결성이 존재한다. 때문에 '사법자연(師法自然 : 자연을 스승으로 삼다.)'이 도교의 가장 중요한 양생 기본원칙이 된다. 사시섭양이란 바로 이러한 우주생명 인식의 산물이다. 『소문(素問)』「사기조신론(四氣調神論)」은 "사시의 음양이란 것은 만물의 근본이므로 성인은 봄과 여름에 양을 기르고 가을과 겨울에 음을 길러 그 뿌리를 따른다. 고로 만물과 더불어 낳고 기르는 문에서 상하기도 하고 쇠하기도 한다.(夫四時陰陽者, 萬物之根本也, 所以聖人春夏養陽, 秋冬養陰, 以從其根, 故與萬物浮沈於生長之門. 부사시음양자, 만물지근본야, 소이성인춘하양양, 추동양음, 이종기근, 고여만물부침어생장지문.)"고 하였다. 1년 사계절의 기후변화를 살펴보면 봄에 따스하고 여름에 덥고 가을에 서늘하고 겨울엔 춥다. 이런 법칙은 인체의 오장육부, 경락, 기혈 등 각 면에 일정한 영향을 미친다. 때문에 사계절의 변화에 순응하여 인체의 음양평형을 이루는 것은 중의학 양생보건의 기본원칙 중 하나가 된다.

    사계절의 변화에 근거하여 인체 자체의 기혈운행 상태도 다르다. 즉 예를 들면 춘기(春氣 : 봄의 기운)는 경맥(經脈)에 있고 하기(夏氣 : 여름의 기운)는 낙맥(絡脈)에 있고 장하기(長夏氣 : 6월의 기운)는 근육에 있고 추기(秋氣 : 가을의 기운)는 피부에 있고 동기(冬氣겨울의 기운)는 골수에 있다.

    봄에는 바람이 많이 불고 여름에는 무덥고 장하(長夏6월)엔 습하고 가을엔 건조하고 겨울엔 춥다. 옛 사람들은 바람(風), 추위(寒), 더위(暑 혹은 熱), 조습(濕), 건조(燥), 불(火), 이 6종의 기후현상을 '육기(六氣)'라고 하였다. 이 육기는 '자연계의 기본적인 기운(天之常氣천지상기)'으로서 인체의 태양(太陽), 소양(少陽), 양명(陽明), 태음(太陰), 소음(少陰), 궐음(闕陰) 등 육경(六經)과 대응된다. 육기가 넘치거나 부족하여 인체에 해가 될 때 이를 '육음(六淫)'이라고 한다. 사람들은 이런 인체에 불리한 기후현상을 피해야 한다. 즉 '바람 피하기를 화살 피하듯 하고(避風如避箭피풍여피전)', '한 여름에 밖에서 자지 말고', '습한 곳에 거주하지 말고', '서늘하되 얼지 말아야 하고 따스하되 건조하지 말아야 한다.'

    양생은 반드시 하늘과 땅의 법칙에 따라 사계절 진행해야 하며 사계절의 음양변화에 순응하여 생명을 섭양해야 한다. 갈홍(葛洪), 도홍경(陶弘景), 손사막(孫思邈) 등 득도한 도사들은 사계절의 조섭(調攝몸조리)을 매우 중시하였다. 송원(宋元)

이후 사시섭양은 도교 양생학 중의 주요 학파가 되어 그 이론방법이 체계를 이루게 되었으며 민간에 광범위하게 영향을 미쳤다.

도교 사시섭양법의 특징 : 음양오행의 운수에 따르면 오장육부의 매커니즘과 사계절 기상이 서로 대응된다. 도교 사시섭양법은 이런 법칙에 음식(五味오미), 토납, 도인(영검자도인법, 이십사기좌공법二十四氣坐功法 등), 금기(禁忌) 등을 조합하여 체계적이고 완전한 보양체계를 형성하였다. 따라서 매우 높은 실천 가치를 갖추고 있고 높은 양생효과를 가져온다.

구체적인 수련 방법

• 봄에 간을 보양하는 세 가지 동작

오행학설에서 간은 나무(木)에 해당되며 봄에 대응하여 주로 생겨나는 것을 주관한다. 때문에 춘기는 간과 통하며 간은 소설(疏泄)과 조달(條達)을 주관한다. 이 공법은 간을 다스려서 간에 쌓인 병의 기운을 흩어 버리고 간을 보양하기 위한 것에 그 목적을 둔다.

1. 매일 오후 밥을 먹은 후 좀 지나서 가부좌를 틀고 두 손으로 입을 막아 열기와 타액을 취한 후 숨을 죽이고 얼굴을 30~50번 쓰다듬어 열이 나게 한다. 혹은 손바닥을 비벼서 열이 나게 한 뒤 두 손으로 얼굴을 쓰다듬는다. 이 공법은 혈맥을 소통시키고 얼굴에 광택이 돌게 하며 눈이 밝아지게 하고 각종 내상(內傷)과 잡다한 질병들을 치료할 수 있을 뿐만 아니라 원화지기(元和之氣)를 섭취하여 간을 보양할 수 있다.

2. 단정히 앉아서 두 손을 깍지 낀 후 힘을 줘서 양쪽으로 당긴다. 이 동작은 간에 쌓인 병의 기운을 몰아 낼 수 있다. 이어 깍지 낀 두 손을 목뒤에 가져간 뒤 머리를 뒤로 젖혀서 목과 손이 서로 밀게 한다. 이 동작은 간의 풍독과 열독을 제거할 수 있고 견주염과 관절통을 치료할 수 있으며 또 두 눈이 가물가물하고 머리가 어지러운 증상도 치료할 수 있다.

3. 앉은 자세로, 두 손바닥을 포개어 한 쪽 허벅지를 힘껏 내리누른다. 이렇

오장(五臟), 정지(情志), 오미(五味)의 대응관계

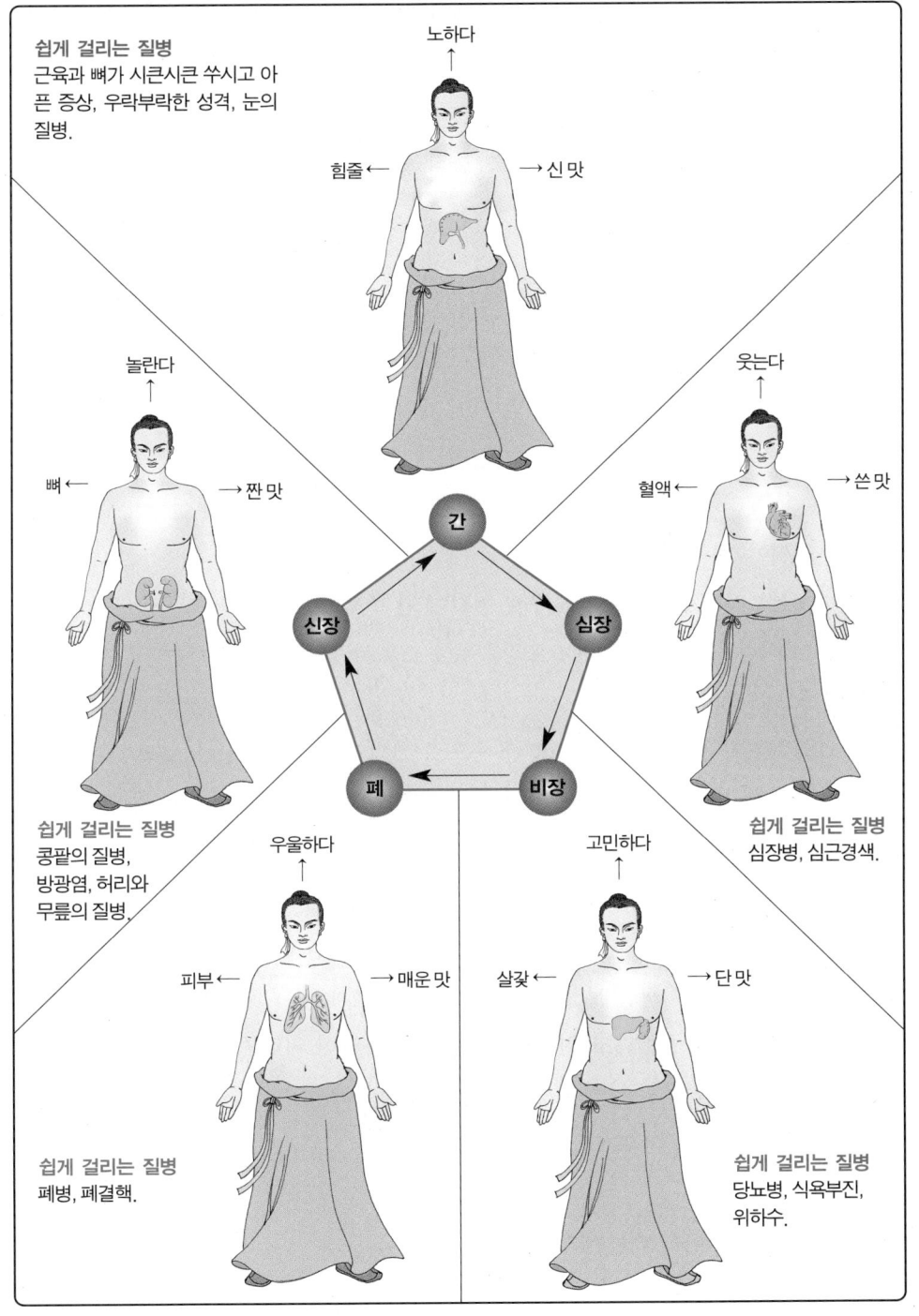

게 좌, 우 허벅지를 번갈아가면서 진행하면 허리와 횡경막에 쌓인 풍독을 몰아내고 간을 보양하고 눈이 밝아지게 할 수 있다.

첨부 : 봄에 비장을 보양하기(봄에 적용한다). 앉거나 서서 숨을 죽이고 두 손을 번갈아 가면서 힘을 주어 활을 당기는 동작을 한다. 이 동작은 가슴 답답증과 감기, 비장의 여러 가지 질병을 치료한다.

• 여름에 심장을 보양하는 세 가지 동작

사계절 중, 여름에 대자연의 화기와 열기가 가장 크며 이때의 화사(火邪)는 양사(陽邪)로서 심장이 먼저 상처를 받는다. 게다가 심장은 불(火)을 저장하는 곳이므로 두 불이 서로 만나면 마음이 가장 쉽게 스트레스를 받게 되어 짜증이 나고 불면증에 걸리며 쉽게 광란을 일으키게 된다. 때문에 여름에는 정신수양에 더욱 신경을 써야 한다.

1. 앉은 자세로, 윗몸을 좌, 우로 번갈아 한 쪽으로 기울인다. 이 동작은 허리와 등이 시린 증상을 치료하고 오장육부를 소통시키고 심장을 보양하고 지혜를 늘려주고 무좀을 제거한다.

2. 앉은 자세로, 숨을 죽이고 한 손으로 허벅지 근부(根部)를 누르고 다른 한 손은 돌을 받치듯 위로 든다. 이 동작은 두 겨드랑이에 쌓인 병의 기운을 없애고 혈맥을 통하게 하고 심장의 질병을 치료한다.

3. 앉거나 선 자세로, 두 손바닥을 번갈아 앞으로 내지른다. 관절에 응어리졌던 기운을 흩어놓고 팔에 쌓인 병의 기운을 제거하고 심장의 질병을 치료한다.

첨부 : 여름에 비장을 보양하기(음력 6월 14일 이후에 적용) : 단정히 앉아서 두 손의 손가락을 편안하게 펴고 위와 뒤로 든다. 손바닥이 위로 향하게 드는 동시에 윗몸을 앞으로 굽힌다. 이렇게 3회 진행한다. 허리와 척추, 발, 무릎이 저린 것을 치료하고 방광의 사기(邪氣)를 흩어 놓을 수 있다.

• 가을에 폐를 보양하는 세 가지 동작

가을엔 건조하다. 이런 건조한 기운은 오장 중의 폐와 가장 밀접히 관계된다.

이런 건조함은 양사(陽邪)로서 성질이 건조하고 늘 먼저 폐에 영향을 미쳐 기가 역으로 흐르고 기침이 나고 코와 입이 마르고 가래가 생기는 등 폐가 건조함으로 인한 병증이 나타나게 한다. 때문에 가을에는 폐의 자양에 신경을 써야 한다.

1. 앉거나 선 자세로, 두 손으로 목 뒤를 감싼 후 먼저 좌, 우로 몸을 돌리고 다음엔 전, 후로 몸을 굽혔다 폈다 한다. 이 동작은 가슴, 등의 근골에 쌓인 풍기와 폐의 여러 가지 질병을 치료하고 목의 경맥을 소통시킨다.

2. 앉거나 선 자세로, 두 손을 깍지 껴서 머리 위에 쳐들고 좌, 우 각각 10회씩 기지개를 켠다. 이 동작은 관절에 쌓인 풍기를 제거하고 폐의 여러 가지 질병을 치료할 수 있다.

3. 앉은 자세로, 숨을 죽이고 두 주먹을 쥔 후 좌, 우 교체하면서 정강이를 각각 10회씩 힘껏 두드리고 이빨을 36회 부딪친다. 이 동작은 횡경막을 넓혀주고 겨드랑이의 사기를 물리치고 폐의 여러 가지 질병을 치료한다.

첨부 : 가을에 비장을 치료하기(음력 9월 12일 이후에 적용) : 좌식이나 입식으로 한다. 숨을 죽이고 두 손을 깍지 껴서 머리 위에 붙여서 머리와 손이 서로 밀게 한다. 이 동작은 비장과 사지의 질병을 치료하고 겨드랑이 밑에 쌓인 풍기, 횡경막의 사기를 몰아 낼 수 있다.

• 겨울에 신장을 보양하는 세 가지 동작

겨울에는 한기가 심하다. 사람을 상하게 하는 한기를 한사(寒邪)라고 한다. 한사에 가장 상하기 쉬운 것이 신장이다. 신장은 물(水)에 해당되므로 그 성질이 원래 차갑다. 만일 자연계의 한기와 신장의 한기가 서로 만나면 설상가상이 되어 신장의 양기가 쉽게 상하며 추위를 많이 타거나 사지가 시리거나 맥박이 침침하고 무력한 증상이 나타나며 심지어 허리, 다리가 붓는 현상도 나타난다. 때문에 겨울에는 신장을 보양해야 한다.

1. 앉거나 선 자세로, 두 손을 깍지 낀 후 두 발을 교체하면서 손을 찬다. 이 동작은 허리와 다리의 구급(拘急 : 팔다리나 몸이 오그라들면서 활동에 지장을 주는 증상. 흔히 팔다리와 양 옆구리, 아랫배 등에서 나타난다.), 신장이 시리고 저린 증상, 손발의 풍독

과 사기, 무릎의 통증 등을 치료한다.

2. 앉은 자세로, 두 손으로 같은 쪽의 발가락을 당긴다. 이 동작은 발이 저린 증상과 신장의 여러 가지 독기, 먼 길을 걸었을 때 발이 아픈 것을 치료한다.

3. 앉은 자세로, 한 손으로 같은 쪽의 무릎을 받치고 다른 한 손으로 머리를 싸안고 몸을 앞으로 굽혀 무릎과 가슴이 접근하게 하였다가 다시 편다. 이렇게 좌, 우 교대로 진행한다. 이 동작은 관절의 풍사를 제거하고 혈맥을 소통시키고 방광, 신장의 여러 가지 질병을 치료한다.

첨부 : 겨울에 비장을 보양하기(겨울에 적용한다.) : 앉거나 서서 두 손을 힘껏 위로 15회 편다. 이 동작은 비장의 여러 가지 질병을 치료한다.

주의사항

1. 이 공법은 1년 사계절 순서에 따라 수련해도 되고 계절과 관계없이 질병의 상태에 따라 몇 가지를 선택하여 수련해도 된다.

2. 이 공법에서 '숨을 죽인다'고 밝힌 동작 외에 기타의 동작들도 숨을 죽이고 수련할 수 있다. 그러나 숨을 죽이는 시간은 점차 늘려야 한다. 고혈압, 녹내장(綠內障), 뇌동맥경화, 간경화 등 질병이 있는 환자는 조심해서 수련해야 한다.

3. 수련할 때 운동 폭을 작은 것으로부터 점차 키워나가야 하며 갑작스럽게 큰 힘을 써서는 안된다.

21 | 24절기에 따라 단련하는 공법
진희이 이십사절기 도인좌공법

≫≫ '진희이 이십사절기 도인좌공법陳希夷二十四氣導引坐功法'은 북송 초기의 유명한 도가 은사隱士 인 진단陳摶이 1년 이십사절기의 운수 및 그 운수와 인체 경맥의 대응관계에 근거하여 창안한 좌공 도인 치료법으로서 장기간 수련하면 양생과 치료의 효과를 볼 수 있다.

중국이 양송(兩宋) 시기에 들어선 후 도교 분야에 저명한 인물들이 나타났고 도가학파가 한 단계 더 발전하여 강대해졌다. 따라서 사시섭생(四時攝生)과 계절 도인을 주장하는 도교양생가들이 출현하였고 그들은 『소문(素問)』「사기조신론(四氣調神論)」등의 의학경전을 기초로 민간의 경험과 저자 본인이 축적한 양생경험을 결합하여 사시양생을 한걸음 더 나아가 보완하고 체계적으로 총결하였다. 이 책에서는 비교적 사람들의 주목을 받는 공법으로 '진희이 이십사절기 도인좌공법'을 들 수 있다. 여기에는 이십사절기에 대응한 24종의 공법이 수록되었으며 24종의 질병을 치료할 수 있다. 이는 명청(明淸) 이후의 양생저작에 인용되거나 전재되어 널리 전해졌다. 1년 이십사절기에 따라 방향성 있게 수련을 진행하는 이 공법은 옛 사람들의 '천인합일' 원리를 결합하였을 뿐만 아니라 어떤 질병을 치료할 수 있는지에 대해서도 상세히 소개하였다.

이런 공법은 송나라 시대에는 다만 『12개월 좌공(十二月坐功)』이라고 불리었고 또 수련방법과 치료할 수 있는 질병에 대해서도 상세히 기록되어 있지 않는데 망실되었을 가능성도 없지 않다. 후에 명대(明代) 가정(嘉靖) 연간에 왕은(王圻), 왕사의(王思義) 부자가 쓴 백과전서식의 저서 『삼재도회(三才圖會)』「인사권(人事卷)」이 나와서야 비로소 상세한 설명과 그림들이 있게 되었다. 『삼재도회』「인사권」에 실린 이 공법은 『준생팔전』의 '12개월 좌공'과 내용이 같았으나 명칭은

'이십사절기 수진도(二十四氣修眞圖)'로 되어 있었다. 이런 상황으로 보아 이 공법이 도가와 밀접한 연관성을 가지고 있음을 알 수 있다.

구제적인 공법

- **입춘 정월절 좌공도(立春正月節坐功圖)**

궐음초기(闕陰初氣)로써 수소양삼초(手少陽三焦)의 상화(相火)를 다스린다.

공법 : 매일 자시와 축시에 수련한다. 두 손을 서로 포갠 후 허벅지 위를 누르면서 몸과 목을 좌, 우로 각각 3~5회 돌리고 고치(叩齒), 토납, 수연(漱咽 : 양치질하여 삼킴)을 3회 시행한다.

치료되는 질병 : 감기로 인한 정수리 통증, 귀 뒤 통증, 어깨 통증 및 기타 여러 가지 통증.

- **우수 정월중 좌공도(雨水正月中坐功圖)**

궐음초기로써 수소양삼초의 상화를 다스린다.

공법 : 매일 자시와 축시에 수련한다. 두 손을 서로 포개어 허벅지 위를 누르면서 몸과 목을 좌, 우로 각각 3~5회 돌리고 고치, 토납, 수연을 한다.

치료되는 질병 : 삼초 경락에 사독(邪毒)이 엉키어 생기는 부종, 구토, 인후 통증, 귀막힘, 얼굴 통증 및 기타 여러 가지 통증.

- **경칩 이월절 좌공도(驚蟄二月節坐功圖)**

궐음초기(闕陰初氣)로써 수양명대장(手陽明大腸)의 조금(燥金)을 다스린다.

공법 : 매일 축시와 인시에 수련한다. 악고한 후 팔꿈치를 굽히고 목을 뒤로 돌렸다 가져오기를 5~6회 하고 고치를 36회, 토납과 수연을 각각 9회 진행한다.

치료되는 질병 : 허리, 등골, 폐, 위에 사독(邪毒)이 엉키어서 나타나는 목황(目黃 : 눈의 흰자위가 누런 빛을 띤 것), 입이 마르는 증상, 코 막힘, 코피, 인후 통증, 얼굴 부스럼, 폭아(暴啞 : 갑자기 목이 쉬거나 말을 못하는 통증을 말한다), 두풍(頭風 : 두통의 하나,

두통이 낫지 않고 오래 계속되면서 때에 따라 아팠다 멎었다 하는 것을 말한다), 전신의 두드러기 등.

- **춘분 이월중 좌공도(春分二月中坐功圖)**

소음이기(少陰二氣)로써 수양명대장의 조금을 다스린다.

공법 : 매일 축시와 인시에 수련한다. 손을 앞으로 내밀고 머리를 좌, 우로 6~7회 돌리고 고치 36회, 토납과 수연을 각각 9회 진행한다.

치료되는 질병 : 가슴, 어깨, 등의 경락에 사독이 엉키어서 나타나는 치통, 경종(頸腫), 몸서리, 열종(熱腫 : 열로 생긴 부스럼), 귀머거리, 이명(耳鳴), 어깨 통증, 가려움증 등.

- **청명 삼월절 좌공도(淸明三月節坐功圖)**

소음이기로써 수태양소장(手太陽小腸)의 한수(寒水)를 다스린다.

공법 : 매일 축시와 인시에 수련한다. 단정히 앉아서 좌, 우로 활 당기는 동작을 각각 7~8회씩 하고 고치, 토납, 침 삼키기를 각각 3회씩 진행한다.

치료되는 질병 : 허리, 콩팥, 대장, 소장, 위가 허약하여 나타나는 귀 앞의 열, 오한, 귀머거리, 인후 통증, 목이 아파서 목을 돌리지 못하는 증상, 어깨 결림, 요연(腰軟 : 허리에 힘이 없는 증상) 및 팔의 통증.

- **곡우 삼월중 좌공도(穀雨三月中坐功圖)**

소음이기로써 수태양소장의 한수를 다스린다.

공법 : 매일 축시와 인시에 수련한다. 한 손을 위로 받쳐 들고 다른 한 손으로 젖가슴을 덮는다. 이렇게 좌, 우 번갈아 가면서 5~7회 진행하고 고치, 토납, 수연을 한다.

치료되는 질병 : 비장, 위에 어혈이 생겨서 나타나는 목황, 코피, 얼굴 종기, 턱의 종기, 팔의 부종과 통증, 손바닥이 뜨거운 증상.

- **입하 사월절 좌공도(立夏四月節坐功圖)**

소음이기로써 수궐음심포락(手闕陰心包絡)의 풍목(風木)을 다스린다.

24절기와 72후(候)

진희이(陳希夷)

진희이(? - 989), 원명은 진단(陳摶)이며 또 진단노조(陳摶老祖)라고도 불린다. 자는 '도남(圖南)'이고 호는 '부요자(扶搖子)'이며 유명한 도교 양생가로서 『지현편(指玄篇)』, 『선천도(先天圖(無極圖))』, 『태극도(太極圖)』 등 저서를 지었고 후세 사람들에게 『진희이 수공도(陳希夷睡功圖)』가 가장 널리 알려졌다. 그러나 『진희이 이십사절기 도인좌공도세(陳希夷二十四氣導引坐功圖勢)』가 『송사(宋史)』나 기타 관계 서적에 모두 실려 있지 않다. 이로 보아 다른 사람이 그의 이름을 빌려서 쓴 것일 수도 있다.

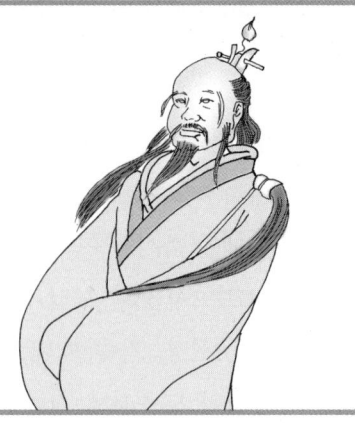

24절기와 72후

계절	월분	절기	함의	72후		
				제1후	제2후	제3후
봄	맹춘(孟春)	입춘 2월 3~5일	겨울이 끝나고 봄이 온다.	동풍에 언 것이 풀린다(東風解凍 동풍해동).	벌레가 겨울잠을 깬다(蟄蟲始振 칩충시진).	물고기가 얼음조각 위에 있다(魚上冰어상빙).
		우수 2월 18~20일	날씨가 점차 따스해지고 비가 많아진다.	복숭아꽃이 핀다(桃始花도시화).	꾀꼬리가 운다(倉庚鳴창경명).	매가 없어지고 비둘기가 나타난다(鷹化爲鳩응화위구).
	중춘(仲春)	경칩 3월 5~7일	동면하던 동식물이 봄 우레 소리에 놀라 깨어난다.	수달이 물에서 고기를 잡는다(獺祭魚달제어).	기러기가 북쪽에서 온다(鴻北來홍북래).	초목에 싹이 튼다(草木萌動초목맹동).
		춘분 3월 20~21일	낮과 밤의 길이가 같고 봄이 한창이다.	제비가 온다(玄鳥至현조지).	천둥이 마침내 소리를 낸다(雷乃發聲뢰내발성).	비로소 번개가 친다(始電시전).
	계춘(季春)	청명 4월 4~6일	봄빛이 무르익고 만물이 물기를 머금는다.	버들꽃이 핀다(萍始生평시생).	비둘기가 날개를 치며 운다(鳴鳩拂其羽명구불기우).	뻐꾸기가 뽕나무에 내린다(戴勝降於桑 재승강어상).
		곡우 4월 19~21일	비가 많아지고 곡물이 푸르고 무성하게 자란다.	오동꽃이 핀다(桐始生동시생).	들쥐는 자취를 감추고 종달새가 운다(田鼠化爲鴽전서화위여).	무지개가 나타나기 시작한다(虹始見홍시견).
여름	맹하(孟夏)	입하 5월 5~7일	봄이 지나가고 여름이 시작된다.	땅가아지와 청개구리가 운다(螻蟈鳴루괵명).	지렁이가 나온다(蚯蚓出구인출).	쥐참외가 나온다(王瓜生왕과생).
		소만 5월 20~22일	보리가 누렇게 되고 하기작물(夏熟作物)이 살찐다.	씀바귀 이삭이 핀다(苦菜秀고채수).	냉이 잎이 마른다(靡草死미초사).	보리가 익는다(麥秋至맥추지).

여름	중하 (仲夏)	망종 6월 5일~7일 하지 6월 21~22일	보리에 이삭이 생기고 하기 작물이 여물고 가을철 작물을 심는다. 한여름이 시작되고 날이 짧아진다.	사마귀가 나온다(螳螂生 당랑생). 사슴뿔이 빠진다(鹿角解 녹각해).	왜가리가 울기 시작한다(鵙始鳴 격시명). 매미가 비로소 운다(蜩始鳴 조시명).	때까치가 소리 없이 운다(反舌無聲 반설무성). 끼무릇풀이 난다(半夏生 반하생).
	계하 (季夏)	소서 7월 6일~8일 대서 7월 22~24일	날씨가 무더워지기 시작한다. 날씨가 더욱 무더워지며 이는 1년 중 가장 무더운 계절이다.	더운 바람이 불어온다(溫風至 온풍지). 썩은 풀에서 반딧불이 나타난다(腐草爲螢 부초위형).	귀뚜라미가 벽에서 운다(蟋蟀居壁 실솔거벽). 흙이 축축해지고 무덥다(土潤溽暑 토윤욕서).	매 새끼가 날갯짓을 배운다.(鷹乃學習 응내학습) 큰비가 때때로 온다(大雨時行 대우시행).
가을	맹추 (孟秋)	입추 8월 7~9일 처서 8월 22~24일	여름이 끝나고 가을이 온다. 더위가 끝나고 기온이 내려간다.	서늘한 바람이 분다(涼風至 량풍지). 매가 새를 잡는다(鷹乃祭鳥 응내제조).	흰 이슬이 내린다(白露降 백로강). 천지가 비로소 숙연해진다(天地始肅 천지시숙).	쓰르라미가 운다(寒蟬鳴 한선명). 벼가 익는다(禾乃登 화내등).
	중추 (仲秋)	백로 9월 7~9일 추분 9월 22~24일	날씨가 점차 서늘해지고 아침에 이슬이 보인다. 밤과 낮의 길이가 같고 가을의 중기에 이른다.	기러기가 온다(鴻雁來 홍안래). 천둥이 비로소 소리를 거둔다(雷始收聲 뢰시수성).	제비가 돌아간다(玄鳥歸 현조귀). 겨울잠 자려는 벌레가 흙으로 문 바른다(蟄蟲坏戶 칩충배호).	새들이 잘 먹는다(群鳥養羞 군조양수). 물이 마르기 시작한다(水始涸 수시학).
	계추 (季秋)	한로 10월 8~9일 상강 10월 23~24일	날씨가 더욱 차가워지고 이슬이 차갑다. 서리가 나타나기 시작한다.	기러기가 온다(鴻雁來賓 홍안래빈). 승냥이가 짐승을 잡는다(豺乃祭獸 시내제수).	참새가 줄어들고 강에 조개가 흔해진다(雀入大水爲蛤 작입대수위합). 초목에서 누런 잎이 떨어진다(草木黃落 초목황락).	국화가 노랗게 된다(菊有黃華 국유황화). 벌레가 구부리고 잠잔다(蟄蟲咸俯 칩충함부).
겨울	맹동 (孟冬)	입동 11월 7~8일 소설 11월 22~23일	가을이 끝나고 겨울이 시작된다. 작은 눈이 내리기 시작한다.	물이 얼기 시작한다(水始冰 수시빙). 무지개는 보이지 않는다(虹藏不見 홍장불견).	땅이 언다(地始凍 지시동). 천기는 오르고 지기는 내려간다(天氣上騰地氣下降 천기상등지기하강).	꿩이 드물어지고 큰물에서 조개가 잡힌다(雉入大水爲蜃 치입대수위신). 천지가 꽉 막혀 겨울을 이룬다(閉塞而成多폐색이성동).
	중동 (仲冬)	대설 12월 6~8일 동지 12월 21~23일	눈이 많이 내려서 눈이 쌓인다. 추운 겨울이 한창이다.	갈단새가 울지 않는다(鶡旦不鳴 갈단불명). 지렁이가 땅 속에 든다(蚯蚓結 구인결).	범이 비로소 교미한다(虎始交 호시교). 외뿔사슴의 뿔이 빠진다(麋角解 미각해).	타래불꽃이 싹이 튼다(荔挺出 려정출). 샘물이 솟는다(水泉動 수천동).
	계동 (季冬)	소한 1월 5~7일 대한 1월 20~21일	엄한이 시작된다. 1년 중 가장 추운 시각이다.	기러기가 북쪽으로 간다(雁北向 안북향). 닭이 알을 깐다(鷄始乳 계시유).	까치가 집을 짓는다(鵲始巢 작시소). 매가 사나워진다(鷙鳥厲疾 지조려질).	꿩이 운다(雉始雊 치시구). 물의 얼음이 더욱 단단해진다(水澤腹堅 수택복견).

공법 : 매일 인시와 묘시에 수련한다. 눈을 감은 후 숨을 죽이고 깍지 낀 두 손으로 두 무릎을 각각 5~7회 누르고 고치, 토납, 침 삼키기를 한다.

치료되는 질병 : 풍습으로 인한 경락의 통증, 팔 경련, 겨드랑이 종기, 손바닥이 뜨거운 증상, 헛웃음, 잡다한 증상.

• 소만 사월중 좌공도(小滿四月中坐功圖)

소양삼기(少陰三氣)로써 수궐음심포락의 풍목을 다스린다.

공법 : 매일 인시와 묘시에 수련한다. 단정히 앉아서 한 손을 위로 받쳐 들고 다른 한 손을 아래로 내리 누른다. 이렇게 좌, 우 번갈아 가면서 3~5회 진행하고 고치, 토납, 침 삼키기를 한다.

치료되는 질병 : 폐에 사독이 쌓이어서 나타나는 가슴과 겨드랑이의 지만(支滿 : 속이 치받는 것 같으면서 그득한 증상), 심장의 떨림, 붉은 얼굴, 붉은 코, 목황, 짜증과 가슴앓이, 손바닥이 뜨거운 증상 및 여러 가지 통증.

• 망종 오월절 좌공도(芒種五月節坐功圖)

소양삼기로써 수소음심(手少陰心)의 군화(君火)를 다스린다.

공법 : 매일 인시와 묘시에 수련한다. 단정히 서서 몸을 뒤로 젖히고 좌, 우 손을 각각 5~7회 위로 힘껏 받치고 정식(定息 : 숨을 들이쉰 후 단전에 내려 보내는 것), 고치, 토납, 침 삼키기를 한다.

치료되는 질병 : 허리, 콩팥이 약하여 생기는 가슴앓이, 옆구리 통증, 소갈증, 웃음이 많은 증상, 쉽게 놀라는 증상, 건망증, 기침, 구토, 설사, 신열(身熱 : 발열의 다른 이름), 허벅지 통증, 우울증, 머리와 목의 통증, 붉은 얼굴.

• 하지 오월중 좌공도(夏至五月中坐功圖)

소양삼기로써 수소음심의 군화를 다스린다.

공법 : 매일 인시와 묘시에 수련한다. 무릎을 꿇고 앉아서 손을 내밀어 깍지 낀 후 좌, 우 발로 각각 5~7회 차고 고치, 토납, 침 삼키기를 한다.

치료되는 질병 : 풍습으로 인한 손목과 무릎관절의 통증, 손바닥이 뜨거운 증

상, 두 콩팥의 통증, 허리와 등의 통증, 몸이 무거운 증상.

• 소서 유월절 좌공도(小暑六月節坐功圖)

소양삼기로써 수태음폐(手太陰肺)의 습토(濕土)를 다스린다.

공법 : 매일 축시와 인시에 수련한다. 두 손을 뒤로 가져다가 땅을 짚고 앉은 뒤 한 다리를 굽히고 다른 다리를 편다. 이렇게 좌, 우 각각 3~5회 하고 고치, 토납, 침 삼키기를 한다.

치료되는 질병 : 다리, 무릎, 허리, 허벅지의 풍습으로 인한 폐창(肺脹 : 기침을 하고 가슴이 답답하며 숨이 차고 결분 속이 아프다), 천해(喘咳 : 열이 나고 숨이 차면서 기침을 하고 심하면 콧망울을 벌름거리고 얼굴이 창백하다), 결분(缺盆 : 족양명위경의 혈자리. 중쇄골 선상에서 쇄골상와의 제일 우묵한 곳이다)의 통증, 재채기, 배꼽 오른쪽 아랫배가 무거운 증상과 통증, 손 경련, 몸이 무거운 증상, 반신불수, 편두통, 건망증, 천식, 탈항(脫肛 : 항문 및 직장 점막 또는 전층이 항문 밖으로 빠져 나오는 병증), 손목 무력증, 변덕스러운 정서.

• 대서 유월중 좌공도(大暑六月中坐功圖)

태음사기(太陰四氣)로써 수태음폐의 습토를 다스린다.

공법 : 매일 축시와 인시에 수련한다. 두 손으로 땅을 짚고 앉은 뒤 머리를 돌려 좌, 우 어깨를 각각 3~5회 노려보고 고치, 토납, 침 삼키기를 한다.

치료되는 질병 : 머리와 목, 가슴, 등에 풍독이 쌓이어 생기는 기침, 천식, 짜증, 횡경막 막힘, 손바닥이 뜨거운 증상, 배꼽 위 혹은 어깨와 등의 통증, 식은 땀, 중풍, 빈뇨증, 설사, 피부 통증, 건망증.

• 입추 칠월절 좌공도(立秋七月節坐功圖)

태음사기로써 족소양담(足少陽膽)의 상화를 다스린다.

공법 : 매일 축시와 인시에 수련한다. 단정히 앉아서 두 손으로 땅을 짚고 몸을 옹크리고 숨을 죽이고 몸을 위로 7~8회 으쓱이고 고치, 토납, 침 삼키기를 한다.

치료되는 질병 : 허한 것과 부족한 것을 보완하고 허리, 콩팥에 쌓인 병의 기

운을 몰아낸다. 또 입이 쓴 증상, 한숨, 옆구리가 아파서 몸을 돌리지 못하는 증상, 얼굴에 광택이 없는 증상, 몸에 광택이 없는 증상, 발이 뜨거운 증상, 두통, 턱의 통증, 눈구석의 통증, 겨드랑이 종기, 식은땀이 나면서 오한이 나는 증상.

- **처서 칠월중 좌공도(處暑七月中坐功圖)**

태음사기로써 족소양담의 상화를 다스린다.

공법 : 매일 축시와 인시에 수련한다. 단정히 앉아서 머리를 좌, 우로 돌리면서 손을 뒤에 가져다가 등을 각각 5~7회 두드리고 고치, 토납, 침 삼키기를 한다.

치료되는 질병 : 풍습으로 인한 어깨와 등의 통증, 가슴앓이, 척골의 통증, 겨드랑이에서 내려가면서 허벅지와 무릎을 따라 복사뼈까지 다 아픈 증상, 기(氣)가 허하고 부족한 증상, 기침, 천해, 가슴과 등, 척추, 등뼈에 쌓인 질병.

- **백로 팔월절 좌공도(白露八月節坐功圖)**

태음사기로써 족양명위(足陽明胃)의 조금을 다스린다.

공법 : 매일 축시와 인시에 수련한다. 단정히 앉아서 두 손으로 무릎을 누르고 머리를 좌, 우로 각각 3~5회 돌리고 고치, 토납, 침 삼키기를 한다.

치료되는 질병 : 바람이 허리와 등의 경락을 침범하여 생기는 학질, 식은땀, 코피, 입 돌아감, 입술 궤양, 목 부종, 인후 통증, 소리가 나가지 않는 증상, 얼굴색이 검은 증상, 구토, 하품, 미친 병.

- **추분 팔월중 좌공도(秋分八月中坐功圖)**

양명오기(陽明五氣)로써 족양명위의 조금을 다스린다.

공법 : 매일 축시와 인시에 수련한다. 가부좌를 틀고 앉아서 두 손으로 귀를 막은 후 좌, 우로 각각 3~5회 머리를 돌리고 고치, 토납, 침 삼키기를 한다.

치료되는 질병 : 겨드랑이, 허리, 허벅지에 풍습이 쌓이어서 생기는 복수(腹水), 무릎, 정강이뼈의 부종과 통증, 허벅지의 부종과 통증, 유뇨증, 잦은 방귀, 복창(腹脹 : 배가 몹시 불러 오르면서 배가 그득한 감을 주 증상으로 하는 병증), 장명(腸鳴 : 뱃속에서 꾸르륵꾸르륵 소리가 나는 증상), 허벅지를 돌리지 못하는 증상, 쉽게 배고픈 증상,

경락과 4시5운6기표(四時五運六氣表)

사시란 사계절을 가리키며 오운이란 금, 목, 수, 화, 토 오행의 기氣가 천지음양 속에서 운행되고 변화하는 것을 말한다. 육기란 변화가 가장 선명한 6종의 기후, 즉 바람風, 추위寒, 더위暑, 습함濕, 건조燥, 불火을 가리키며 육기는 주기主氣, 객기客氣, 주객가림主客加臨 등 세 가지로 분류된다. 주기를 지기地氣라고도 부르며 오행의 금, 목, 수, 화(군화, 상화로 구분), 토와 결합되어 풍목, 군화, 상화, 습토, 조금, 한수를 구성한다.

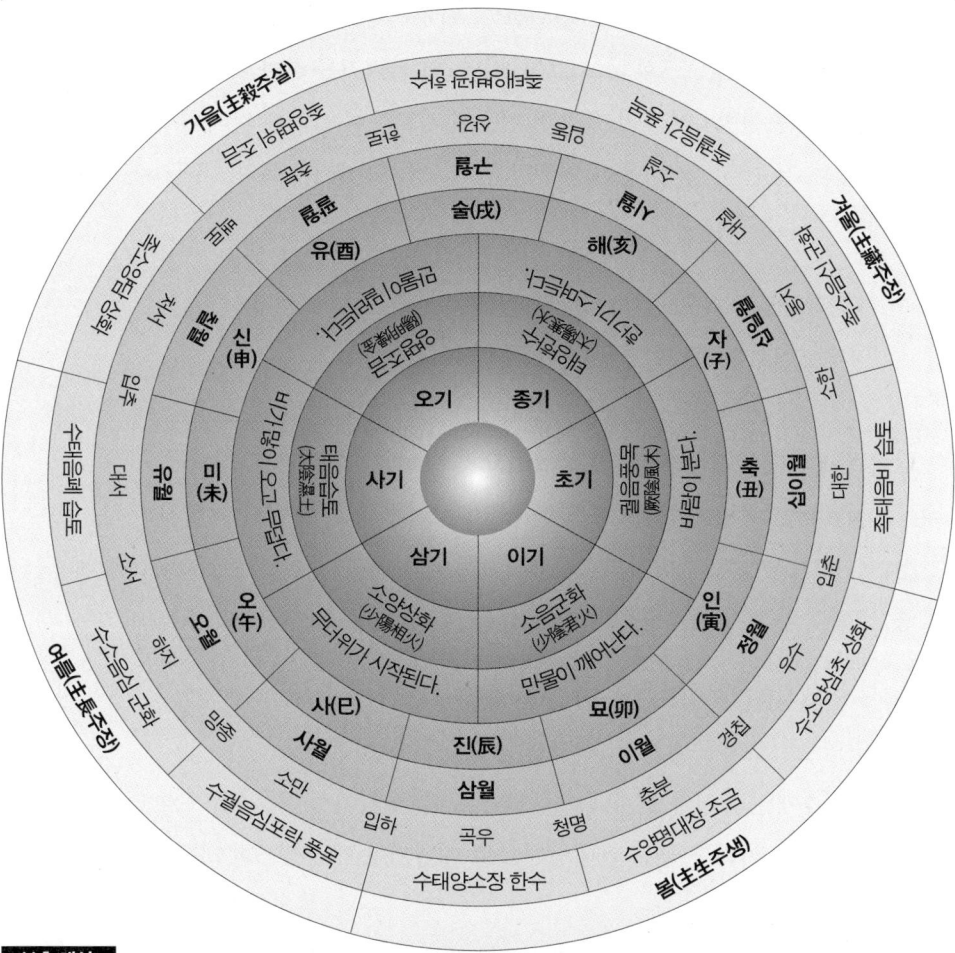

보충 해설

도인양생공법에서는 년(年), 계절(季), 월(月), 일(日)의 4개 순서로 나누며 하루를 12개 시진(時辰)으로 나눈다. 여러 양생공법 중에서 시진의 선택이 비교적 합리적인 것은 '진희이 이십사절기 도인좌공법'으로서 수련시간을 자시와 축시, 축시와 인시, 인시와 묘시로 정하였다. 그러나 전통적인 도가양생공법에서는 일반적으로 자시, 오시, 묘시, 유시를 수련에 가장 좋은 시간으로 한다. 근대 임상실험의 자료에는 축시에 질병의 악화율이 가장 낮고 사시에 질병 호전율이 가장 높은 것으로 나타났으며 만성질병에 대한 약물실험 수치에서는 인시에 약을 사용하면 효과가 가장 좋은 것으로 나타났다. 상기의 양생이론 및 실험 사례에 근거하여 자시, 축시, 인시, 사시를 수련하기 가장 좋은 시간으로 총결지을 수 있으며 이것이 바로 송나라 초 진희이가 '이십사절기 도인좌공법'에서 자시, 축시에 수련할 것을 주장하는 이유이다.

위한(胃寒 : 위가 찬 증상. 비위의 양기가 허하거나 지나치게 찬 것을 많이 먹어서 생긴다.).

• **한로 구월절 좌공도(寒露九月節坐功圖)**

양명오기로써 족태양방광(足太陽膀胱)의 한수를 다스린다.

공법 : 매일 축시와 인시에 수련한다. 단정히 앉아서 두 팔을 쳐들고 몸을 위로 솟구치기를 각각 3~5회 하고 고치, 토납, 침 삼키기를 한다.

치료되는 질병 : 여러 가지 감기 기운이 겨드랑이 경락에 쌓이어서 생기는 눈이 빠지는 것 같은 감각, 목이 뻣뻣한 감각, 정수리 통증, 목황, 루출(淚出), 코피, 콜레라의 각종 증상.

• **상강 구월중 좌공도(霜降九月中坐功圖)**

양명오기로써 족태양방광의 한수를 다스린다.

공법 : 매일 축시와 인시에 수련한다. 단정히 앉아서 두 손을 내밀어 두 발을 잡은 후 각기 5~7회 굽혔다 폈다 하고 고치, 토납, 침 삼키기를 한다.

치료되는 질병 : 풍습으로 인한 허리와 발의 통증, 허벅지 굽히지 못하는 증상, 목 등 허리 엉덩이 허벅지 무릎의 통증, 근육 위축, 발의 부종, 혈변, 아랫배 통증, 소변이 나오지 않는 증상, 장독(臟毒), 근한(筋寒), 무좀, 치질, 탈항(脫肛).

• **입동 시월절 좌공도(立冬十月節坐功圖)**

양명오기로써 족궐음간(足厥陰肝)의 풍목을 다스린다.

공법 : 매일 축시와 인시에 수련한다. 단정히 앉아서 목을 좌, 우로 돌려 뒤를 보며 두 손을 머리를 돌린 반대방향으로 내밀기를 각각 3~5회 하고 고치, 토납, 침 삼키기를 한다.

치료되는 질병 : 가슴과 겨드랑이에 사독이 쌓이어서 생기는 요통, 부연 얼굴, 가슴이 가득 찬 것 같고 구역질이 나는 증상, 식체(食滯), 두통, 귀가 들리지 않는 증상, 얼굴 종기, 간역(肝逆), 검푸른 얼굴, 눈이 붉고 아픈 증상, 두 옆구리에서 아랫배까지 아픈 증상, 사지가 묵직한 증상, 어지럼증, 눈이 붓고 아픈 증상.

• 소설 시월중 좌공도(小雪十月中坐功圖)

태양종기(太陽終氣)로써 족궐음간의 풍목을 다스린다.

공법 : 매일 축시와 인시에 수련한다. 단정히 앉아서 한 손으로 무릎을 누르고 다른 한 손으로 팔꿈치를 잡는다. 이렇게 좌, 우 각각 3~5회 진행하고 고치, 토납, 침 삼키기를 한다.

치료되는 질병 : 탈항, 풍습성 열독, 여자들의 아랫배 부종, 유뇨증, 고환 부종, 고환 통증, 경련, 음축(陰縮), 경련, 설사, 겁이 많은 증상, 숨이 찬 증상.

• 대설 십일월절 좌공도(大雪十一月節坐功圖)

태양종기로써 족소음신(足少陰腎)의 군화를 다스린다.

공법 : 매일 자시와 축시에 수련한다. 서서 한 쪽 무릎을 올리고 두 손을 좌, 우 양측으로 든다. 이렇게 좌, 우 각각 3~5회 하고 고치, 침 삼키기, 토납을 한다.

치료되는 질병 : 발과 무릎의 풍습으로 인한 구열(口熱), 혀가 마르는 증상, 인후 부종, 짜증, 가슴앓이, 황달, 장벽(腸澼 : 이질의 다른 이름. 배가 아프고 속이 켕기면서 뒤가 묵직하고 곱이나 피고름이 섞인 대변을 자주 누는 병증), 음하습(陰下濕), 식욕부진, 얼굴색이 어두운 증상, 기침을 하면서 피가래가 나오는 증상, 천식, 눈이 안 보이는 증상, 우울증, 겁이 많은 증상, 늘 누구한테 쫓기는 것 같은 느낌 등.

• 동지 십일월중 좌공도(冬至十一月中坐功圖)

태양종기로써 족소음신의 군화를 다스린다.

공법 : 매일 자시와 축시에 수련한다. 단정히 앉아서 두 다리를 편 후 두 손을 내밀어 두 무릎을 누른다. 이렇게 좌, 우 각각 3~5회 하고 토납, 고치, 침 삼키기를 한다.

치료되는 질병 : 손발 경락의 한습(寒濕)으로 인한 족위궐(足痿厥 : 발의 근육이 약해져서 걷지 못하는 증상), 잠이 계속 오는 증상, 발바닥이 뜨거운 증상, 배꼽이 아픈 증상, 왼쪽 옆구리 등 어깨 허벅지 사이가 아픈 증상, 가슴이 답답한 증상, 윗배와 아랫배의 통증, 변비, 복대(腹大), 경종(頸腫), 기침, 허리가 얼음장처럼 차갑고 붓는 증상, 아랫배 기운(氣運)이 위로 치밀어 오르는 병, 아랫배 통증, 설사, 발의 부종, 동창(凍瘡 : 겨울에 몸이 얼어서 피부에 헌데가 생긴 것), 이질.

봄의 6기 좌공도

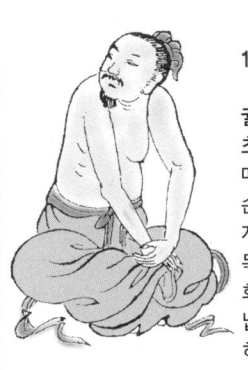

1. 입춘 정월절 좌공도
(立春正月節坐功圖)
궐음초기로써 수소양삼초의 상화를 다스린다.
매일 자시와 축시에 두 손을 서로 포갠 후 허벅지 위를 누르면서 몸과 목을 좌, 우로 각각 3~5회 돌리고 고치(叩齒), 토납, 수연(漱咽 : 양치질 하여 삼킴)을 3회 한다.

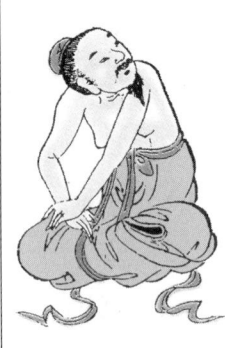

2. 우수 정월중 좌공도
(雨水正月中坐功圖)
궐음초기로써 수소양삼초의 상화를 다스린다.
매일 자시와 축시에 두 손을 서로 포개어 허벅지 위를 누르면서 몸과 목을 좌, 우로 각각 3~5회 돌리고 고치, 토납, 수연을 한다.

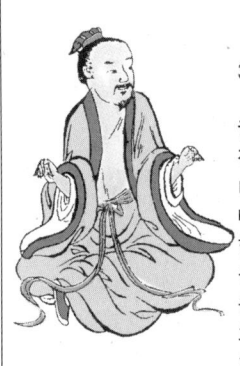

3. 경칩 이월절 좌공도
(驚蟄二月節坐功圖)
궐음초기로써 수양명대장(手陽明大腸)의 조금을 다스린다.
매일 축시와 인시에 악고한 후 팔꿈치를 굽히고 목을 뒤로 돌렸다 가져오기를 5~6회 하고 고치를 36회, 토납과 수연을 각각 9회 진행한다.

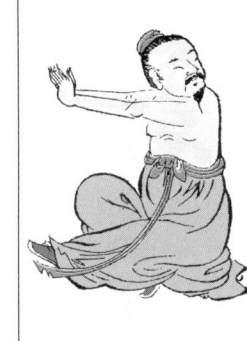

4. 춘분 이월중 좌공도
(春分二月中坐功圖)
소음이기로써 수양명대장의 조금을 다스린다.
매일 축시와 인시에 손을 앞으로 내밀고 머리를 좌, 우로 6~7회 돌리고 고치 36회, 토납과 수연을 각각 9회 진행한다.

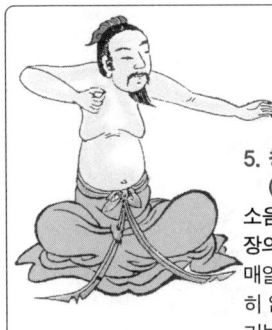

5. 청명 삼월절 좌공도
(淸明三月節坐功圖)
소음이기로써 수태양소장의 한수를 다스린다.
매일 축시와 인시에 단정히 앉아서 좌, 우로 활 당기는 동작을 각각 7~8회씩 하고 고치, 토납, 침 삼키기를 각각 3회씩 진행한다.

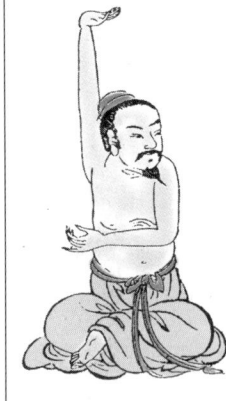

6. 곡우 삼월중 좌공도
(穀雨三月中坐功圖)
소음이기로써 수태양소장의 한수를 다스린다.
매일 축시와 인시에 한 손을 위로 받쳐 들고 다른 한 손으로 젖가슴을 덮는다. 이렇게 좌, 우 번갈아 가면서 5~7회 진행하고 고치, 토납, 수연을 한다.

여름의 6기 좌공도

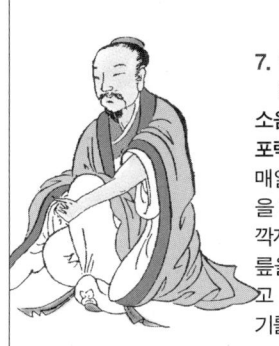

7. 입하 사월절 좌공도
(立夏四月節坐功圖)
소음이기로써 수궐음심
포락의 풍목을 다스린다.
매일 인시와 묘시에 눈
을 감은 후 숨을 죽이고
깍지 낀 두 손으로 두 무
릎을 각각 5~7회 누르
고 고치, 토납, 침 삼키
기를 한다.

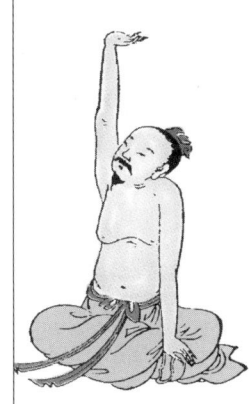

8. 소만 사월중 좌공도
(小滿四月中坐功圖)
소양삼기로써 수궐음심
포락의 풍목을 다스린다.
매일 인시와 묘시에 단정
히 앉아서 한 손을 위로
받쳐 들고 다른 한 손을
아래로 내리 누른다. 이
렇게 좌, 우 번갈아 가면
서 3~5회 진행하고 고치,
토납, 침 삼키기를 한다.

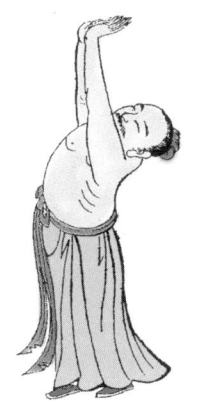

9. 망종 오월절 좌공도
(芒種五月節坐功圖)
소양삼기로써 수소음심
의 군화를 다스린다.
매일 인시와 묘시에 단정
히 서서 몸을 뒤로 젖히
고 좌, 우 손을 각각 5~7
회 위로 힘껏 받치고 정
식(定息), 고치, 토납, 침
삼키기를 한다.

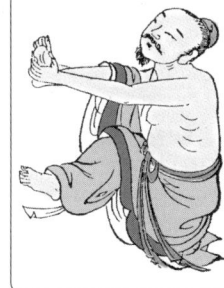

10. 하지 오월중 좌공도
(夏至五月中坐功圖)
소양삼기로써 수소음심
의 군화를 다스린다.
매일 인시와 묘시에 무릎
을 꿇고 앉아서 손을 내밀
어 깍지 낀 후 좌, 우 발로
각각 5~7회 차고 고치, 토
납, 침 삼키기를 한다.

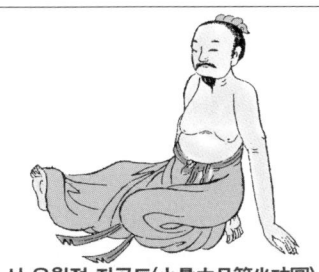

11. 소서 유월절 좌공도(小暑六月節坐功圖)
소양삼기로써 수태음폐의 습토를 다스린다.
매일 축시와 인시에 두 손을 뒤로 가져다가 땅을 짚
고 앉은 뒤 한 다리를 굽히고 다른 다리를 편다. 이렇
게 좌, 우 각각 3~5회 하고 고치, 토납, 침 삼키기를
한다.

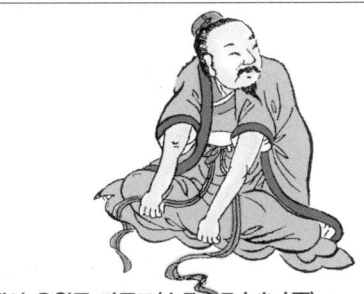

12. 대서 유월중 좌공도(大暑六月中坐功圖)
태음사기로써 수태음폐의 습토를 다스린다.
매일 축시와 인시에 두 손으로 땅을 짚고 앉은 뒤 머
리를 돌려 좌, 우 어깨를 각각 3~5회 노려보고 고치,
토납, 침 삼키기를 한다.

가을의 6기 좌공도

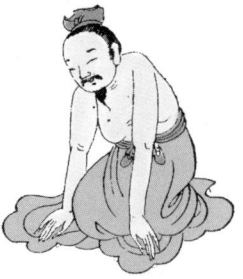

13. 입추 칠월절 좌공도(立秋七月節坐功圖)
태음사기로써 족소양담의 상화를 다스린다.
매일 축시와 인시에 단정히 앉아서 두 손으로 땅을 짚고 몸을 옹크리고 숨을 죽이고 몸을 위로 7~8회 으쓱이고 고치, 토납, 침 삼키기를 한다.

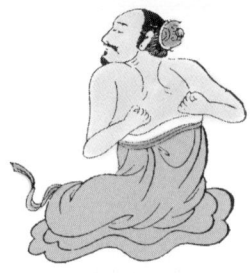

14. 처서 칠월중 좌공도(處暑七月中坐功圖)
태음사기로써 족소양담의 상화를 다스린다.
매일 축시와 인시에 수련한다. 단정히 앉아서 머리를 좌, 우로 돌리면서 손을 뒤에 가져다가 등을 각각 5~7회 두드리고 고치, 토납, 침 삼키기를 한다.

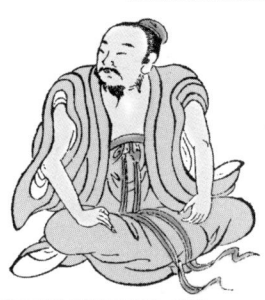

15. 백로 팔월절 좌공도(白露八月節坐功圖)
태음사기로써 족양명위의 조금을 다스린다.
매일 축시와 인시에 단정히 앉아서 두 손으로 무릎을 누르고 머리를 좌, 우로 각각 3~5회 돌리고 고치, 토납, 침 삼키기를 한다.

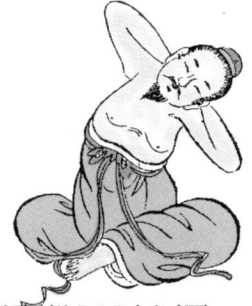

16. 추분 팔월중 좌공도(秋分八月中坐功圖)
양명오기로써 족양명위의 조금을 다스린다.
매일 축시와 인시에 가부좌를 틀고 앉아서 두 손으로 귀를 막은 후 좌, 우로 각각 3~5회 머리를 돌리고 고치, 토납, 침 삼키기를 한다.

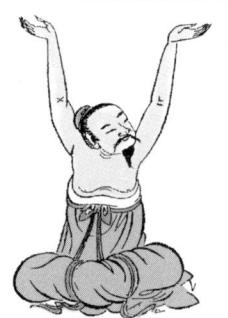

17. 한로 구월절 좌공도(寒露九月節坐功圖)
양명오기로써 족태양방광의 한수를 다스린다.
매일 축시와 인시에 단정히 앉아서 두 팔을 쳐들고 몸을 위로 솟구치기를 각각 3~5회 하고 고치, 토납, 침 삼키기를 한다.

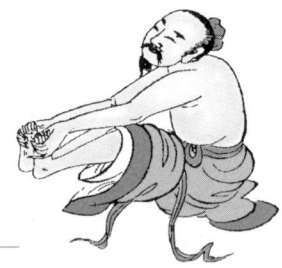

18. 상강 구월중 좌공도(霜降九月中坐功圖)
양명오기로써 족태양방광의 한수를 다스린다.
매일 축시와 인시에 단정히 앉아서 두 손을 내밀어 두 발을 잡은 후 각기 5~7회 굽혔다 폈다 하고 고치, 토납, 침 삼키기를 한다.

겨울의 6기 좌공도

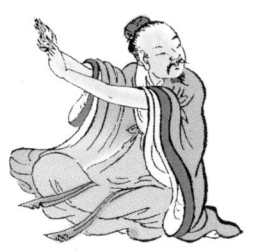

19. 입동 시월절 좌공도(立冬十月節坐功圖)
양명오기로써 족궐음간의 풍목을 다스린다.
매일 축시와 인시에 단정히 앉아서 목을 좌, 우로 돌려 뒤를 보며 두 손을 머리를 돌린 반대방향으로 내밀기를 각각 3~5회 하고 고치, 토납, 침 삼키기를 한다.

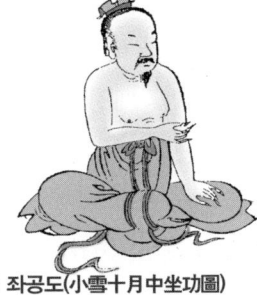

20. 소설 시월중 좌공도(小雪十月中坐功圖)
태양종기로써 족궐음간의 풍목을 다스린다.
매일 축시와 인시에 단정히 앉아서 한 손으로 무릎을 누르고 다른 한 손으로 팔꿈치를 잡는다. 이렇게 좌, 우 각각 3~5회 진행하고 고치, 토납, 침 삼키기를 한다.

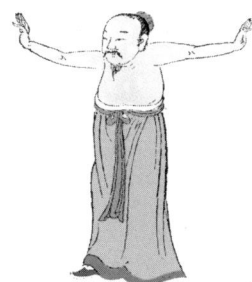

21. 대설 십일월절 좌공도(大雪十一月節坐功圖)
태양종기로써 족소음신의 군화를 다스린다.
매일 자시와 축시에 서서 한 쪽 무릎을 올리고 두 손을 좌, 우 양측으로 든다. 이렇게 좌, 우 각각 3~5회 하고 고치, 침 삼키기, 토납을 한다.

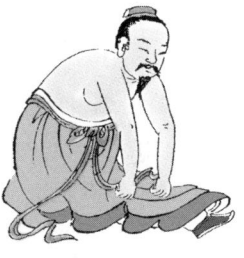

22. 동지 십일월중 좌공도(冬至十一月中坐功圖)
태양종기로써 족소음신의 군화를 다스린다.
매일 자시와 축시에 단정히 앉아서 두 다리를 편 후 두 손을 내밀어 두 무릎을 누른다. 이렇게 좌, 우 각각 3~5회 하고 토납, 고치, 침 삼키기를 한다.

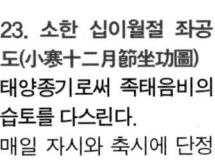

23. 소한 십이월절 좌공도(小寒十二月節坐功圖)
태양종기로써 족태음비의 습토를 다스린다.
매일 자시와 축시에 단정히 앉아서 한 손으로 발을 누르고 다른 한 손을 위로 쳐들고 고개를 숙인다. 이렇게 힘을 줘서 좌, 우 3~5회 진행하고 토납, 고치, 침 삼키기를 한다.

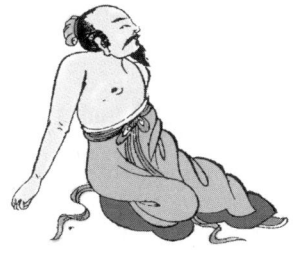

24. 대한 십이월중 좌공도(大寒十二月中坐功圖)
궐음초기로써 족태음비의 습토를 다스린다.
매일 자시와 축시에 두 손을 뒤로 가져다가 땅을 짚고 꿇어앉았다가 한 발을 앞으로 펴고 다른 한 발에 힘을 준다. 이렇게 좌, 우 3~5회 하고 고치, 수연, 토납을 한다.

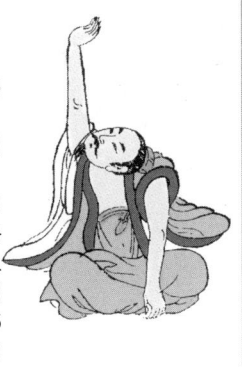

- **소한 십이월절 좌공도(小寒十二月節坐功圖)**

태양종기로써 족태음비(足太陰脾)의 습토를 다스린다.

공법 : 매일 자시와 축시에 수련한다. 단정히 앉아서 한 손으로 발을 누르고 다른 한 손을 위로 쳐들고 고개를 숙인다. 이렇게 힘을 줘서 좌, 우 3~5회 진행하고 토납, 고치, 침 삼키기를 한다.

치료되는 질병 : 위기(衛氣)가 성함으로 인해 음식을 먹기만 하면 구토하는 증상, 위완통(胃脘痛), 복창(腹脹), 구토, 학질, 중만(中滿:뱃속이 그득한 것), 식감(食減), 트림, 몸이 무거운 증상, 식욕부진, 짜증, 심하통(心下痛), 황달, 대소변이 어려운 증상, 누런 얼굴, 갈증, 움직이기 싫은 증상, 쉽게 배고파하는 증상, 자극이 짙은 음식을 먹기 좋아 하는 증상, 식욕부진.

- **대한 십이월중 좌공도(大寒十二月中坐功圖)**

궐음초기로써 족태음비의 습토를 다스린다.

공법 : 매일 자시와 축시에 수련한다. 두 손을 뒤로 가져다가 땅을 짚고 꿇어앉았다가 한 발을 앞으로 펴고 다른 한 발에 힘을 준다. 이렇게 좌, 우 3~5회 하고 고치, 수연, 토납을 한다.

치료되는 질병 : 경락에 기가 쌓이어 생기는 혀뿌리 통증, 몸을 흔들 수 없거나 눕지 못하는 증상, 강립(强立), 허벅지와 오금이 붓는 증상, 항문과 발등의 통증, 복창, 장명(腸鳴), 설사와 소화불량, 족불수행(足不收行), 구혈불통(九竅不通) 등.

경락과 사시(四時), 오운(五運), 육기(六氣)

사시란 사계절을 가리키며 오운이란 금, 목, 수, 화, 토 오행의 기(氣)가 천지 음양 속에서 운행되고 변화하는 것을 말한다. 육기란 변화가 가장 선명한 6종의 기후, 즉 바람(風), 추위(寒), 더위(暑), 습함(濕), 건조(燥), 불(火)을 가리키며 육기는 주기(主氣), 객기(客氣), 주객가림(主客加臨) 등 세 가지로 분류된다. 주기를 지기(地氣)라고도 부르며 오행의 금, 목, 수, 화(군화, 상화로 구분), 토와 결합되어 풍목, 군화, 상화, 습토, 조금, 한수를 구성한다. 또 1년의 기후는 음양의 증감에 근거하여

궐음(厥陰), 소음(少陰), 태음(太陰), 소양(少陽), 양명(陽明), 태양(太陽)으로 구분되며 육기, 오행과 서로 결합되어 1년 중의 정상적인 기후변화 순서를 나타낸다. 즉 초기는 궐음, 이기는 소음, 삼기는 소양, 사기는 태음, 오기는 양명, 육기인 종기는 태양이다. 또 주기(主氣)마다 4절기를 주관한다.

이 '진희이 이십사절기 도인좌공법'은 '서로 다른 시간에 다른 공법으로써 경락을 소통시켜 질병을 치료한다.' 즉 다른 계절에 다른 공법을 시행하고 그 계절에 대응되는 경락을 조절하기 때문에 매 계절에 대응되는 경락과 그 경락의 오행 속성을 밝히었다. 예를 들면 입춘 절기에 수소양삼초경을 다스리는데 이 경락이 상화에 해당되기 때문에 공법에서는 '수소양삼초의 상화를 다스린다.'고 하였다.

십이경락에 오행을 결합시키면 육기와 마찬가지로 각각 궐음풍목(厥陰風木), 소음군화(少陰君火), 소양상화(少陽相火), 태음습토(太陰濕土), 양명조금(陽明燥金), 태양한수(太陽寒水)가 된다. 이 공법은 매 2절기마다 한 개의 경락을 조절하며 또 주로 소통되는 경락 외에 기타의 경락도 따라서 조절된다.

이 공법은 모두 이십사절의 동작으로 구성되었고 매 절기에 1절의 동작이 대응되며 매절마다 '주운(主運)', '시배(時配)', '좌공(坐功)', '치료(治病)' 등 4개의 내용이 포함되어 있다. 그리고 공법의 원리, 공법, 효과를 교묘하게 결합시켜 한 세트의 도인체계를 형성하였다. 이 공법의 이러한 특징은 중국의 도인 발전 역사에서 비교적 독특한 것이다. 또한 '좌공'에 고치, 토납, 침 삼키기를 결합한 것도 이 공법의 특징이라고 할 수 있다.

이 공법은 절기에 구애되지 않고 수련해도 마찬가지의 효과를 거둘 수 있으며 이 공법의 가장 큰 장점은 질병을 예방, 치료할 수 있다는 것이다.

22 소요자도인법
동공과 정공을 결합하여 정기신(精氣神)을 길러내는 공법

≫ 소요자도인법은 간단한 호흡토납 공법으로서 동공을 결합하여 진행하며 배우기 쉽다. 이 공법을 꾸준하게 수련하면 평생 그 혜택을 입게 되고 장수하게 된다.

개관

소요자도인법(逍遙子導引法)은 도인안마를 위주로 하는 건신 공법이다. 소요자도인법이 최초로 실린 저서는 명대(明代) 냉겸(冷謙)의 이름으로 쓰여진 『수령요지(修齡要旨)』로서 원명은 『소요자도인결(逍遙子導引訣)』이었다. '소요자'는 원(元)나라 우도순(牛道淳)의 호이다. 그러나 『수령요지』의 저자라고 알려진 사람이 8~10명이나 되어 정말로 우씨의 작품인지는 확실하지 않다. 우씨의 다른 저서로는 『석의지미론(析疑指迷論)』이 있다. 우씨가 원나라 원정(元貞 : 1295~1297년) 대덕(大德 : 1297~1307년) 연간의 사람이라고 전해지고 있으나 일생에 대한 사적도 역시 확실치 않다.

이 공법은 모두 16식(十六式)으로 구성되었으며 식(式)마다 가결이 있어서 간결하고 기억하기 쉽다. 이는 의수(意守), 존상(存想), 연기(咽氣 : 기 삼키기), 연진(咽津 : 침 삼키기), 고치(叩齒), 운목(運目 : 눈 돌리기), 엄이(掩耳 : 귀 막기), 안마(按摩), 도인(導引) 등의 정공과 동공이 서로 결합된 도인 건신 공법으로서 호흡토납과 침 삼키기를 중시하며 외부적인 신체동작이 비교적 적다. 이 공법을 꾸준하게 수련하면 기혈을 순화시킬 수 있고 음양의 평형을 이루고 정, 기, 신을 기르고 질병을 치료하여 건강을 지킬 수 있다.

소요자도인법 ①

1. 장안가(壯顏歌)
津液頻生在舌端, 타액을 자주 혀끝에 생겨나게 하여
尋常漱咽下丹田. 양치질하고 삼켜 의념으로 단전에 내려 보낸다.
於中暢美無凝滯, 하면 기혈이 막히지 않고 원활이 통하게 되고,
百日功靈可駐顏. 백일을 계속하면 하면 영기가 얼굴에 머물게 된다.
진액빈생재설단, 심상수연하단전. 어중창미무응체, 백일공령가주안.

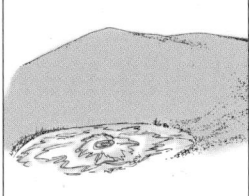

수조제후환(水潮除後患)

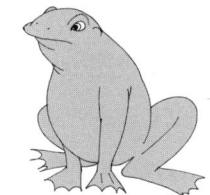

고가소적취(鼓呵消積聚)

5. 소식가(消食歌)
氣滯脾虛食不消, 기가 막혀 비장이 허하면 소화가 아니 되고,
胸中膨悶最難調, 가슴이 부풀어 답답해지면 치료하기 가장 어렵다.
徐徐呵鼓潛通泰, 천천히 배를 불룩하게 내보내면서 천천히 숨을 쉬면
疾退身安莫久勞. 병이 물러가고 몸이 편안해져 수고롭지 않게 된다.
기체비허식불소, 흉중팽민최난조. 서서가고잠통태, 질퇴신안막구로.

2. 양원가(養元歌)
陽火須知自下生, 원기가 저절로 하단전에서 생겨나는 것을 알아야 하니,
陰符上降落黃庭. 음부와 황정 사이를 오르내린다.
周流不息精神固, 두루 물 흐르듯 쉼 없이 수련하면 정과 신이 굳어지니,
此是眞人大煉形. 이는 진인이 몸을 단련하는 법과 같은 것이다.
양화수지자하생, 음부상강락황정. 주류불식정신고, 차시진인대련형.

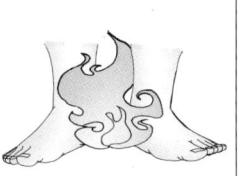

기화득장안(起火得長安)

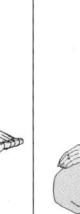

두체치상한(兜體治傷寒)

6. 산풍한가(散風寒歌)
跏趺端坐向蒲團, 부들로 짠 방석 위에 가부좌를 틀고 앉아서
手握陰囊意要專. 손으로 음낭을 잡고 정신을 가다듬고
運氣叩齒三五遍, 기를 운행시키면서 머리를 3~5회 조이리면,
頓令寒疾立時安. 한기가 삽시간에 날아가 금방 편안해진다.
가부단좌향포단, 수악음낭의요전. 운기고두삼오편, 돈령한질립시안.

3. 익정가(益精歌)
精滑神疲欲火攻, 정이 흘러나오고 신이 피로하게 되는 것은 욕념 때문이니.
夢中遺失致傷生. 꿈속에서도 정(精)을 유실하면 몸이 상하게 된다.
搓摩有訣君須記, 요령에 따라 비비고 쓰다듬는 것을 그때는 명심하라.
絕慾除貪是上乘. 욕념을 끊고 탐욕을 제거하면 최상의 경지에 오르게 된다.
정활신피욕화공, 몽중유실치상생. 차마유결군수기, 절욕제탐시상승.

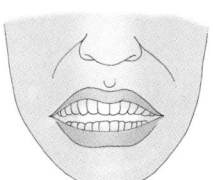

몽실봉금궤(夢失封金櫃)

고치아무질(叩齒牙無疾)

7. 건치가(健齒歌)
熱極風生齒不寧, 열이 극에 이르고 풍이 생겨나 이빨이 아플 때,
侵晨叩漱自惺惺. 아침에 이빨을 부딪치고 침을 삼키면 저절로 낫는다.
若教運用無睱隔, 만일 가르침에 따라 어김없이 매일 수련하면,
還許他年老復中. 늙어도 여전히 쇠못과 같은 튼튼한 이빨을 가지게 된다.
열극풍생치불녕, 침신고수자성성. 약교운용무규격, 환허타년노복정.

4. 방로가(防老歌)
却老扶衰別有方, 늙고 쇠약해짐을 물리치는 데 특별한 방법이 있으니,
不須身外覓陰陽. 몸 밖에서 음양을 찾으려하지 마라.
玉關謹守常淵默, 옥관을 묵묵히 의수하여 항상 연못과 같이 고요하면,
氣足神全壽更長. 기가 몸에 넘치고 신이 온전하게 되어 건강하고 장수하게 된다.
각로부쇠별유방, 불수신외멱음양. 옥관근수상연묵, 기족신전수갱강.

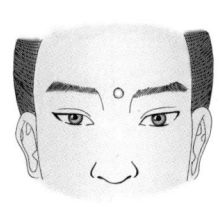

형쇠수옥관(形衰守玉關)

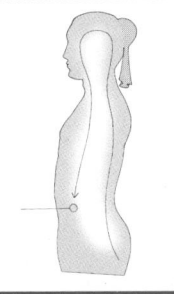

승관빈불반(升觀鬢不斑)

8. 오발가(烏髮歌)
神氣沖和精自全, 신과 기가 충만하고 조화로우며 정이 저절로 온전해지면,
存無守有養胎仙. 지키려하지 않아도 신선을 잉태하여 기를 수 있다.
心中念慮皆消滅, 마음속의 근심걱정이 모두 소멸되니,
要學神仙也不難. 신선이 되는 경지에 이르는 것을 배우는 것도 어렵지 않다.
신기충화정자전, 존무수유양태선. 심중념려개소멸, 요학신선야불난.

구체적인 공법

- **수조제후환(水潮除後患)**: 아침에 일어난 후 침대에 단정히 앉아서 잡념을 버리고 마음을 가다듬는다. 혀를 입천장에 붙이고 입을 다물고 호흡을 조절하여 침이 입에 가득 차면 세 번에 나누어 삼킨 후 의념으로 아래에 내려 보낸다. 이 공법은 주로 얼굴을 보양할 수 있으며 장기간 수련하면 질병을 예방하여 나이를 먹어도 몸이 쇠하지 않는다.

- **기화득장안(起火得長安)**: 자시와 오시에 수련하며 불이 용천혈(湧泉穴)에서부터 출발하여 먼저 왼쪽의 발에서부터 옥침(玉枕)까지 올라가서 니환(泥丸)을 경과하고 다시 단전에 내려오는 것을 존상한다. 이렇게 좌우 각각 3회 진행하고 또 미려(尾閭)에서부터 단전에 내려오는 과정을 3회 존상한다. 이 공법을 장기간 수련하면 백맥이 원활히 통하게 되고 사지의 골격이 튼튼해진다.

- **몽실봉금궤(夢失封金櫃)**: 욕망이 강하면 정신이 쉽게 피로해진다. 잠자기 전에 호흡을 조절하고 좌, 우 두 손으로 각각 14회씩 배꼽을 비빈 후 두 손으로 옆구리를 비빈다. 두 손을 7회 흔들고 숨을 들이쉬어 단전에 내려 보내고 손을 오래동안 악고 하였다가 몸을 구부려서 측면으로 눕는다. 이 공법으로 유정, 몽정을 치료한다.

- **형쇠수옥관(形衰守玉關)**: 과로하면 쉽게 늙는다. 정신을 집중하여 단전을 의수(意守)하고 묵묵히 기를 운행시켜 삼관을 통과시키면 정(精), 기(氣)가 생기고 신체가 튼튼해진다. '옥관'은 상단전의 다른 이름으로서 바로 인당혈(印堂穴)을 가리킨다.

- **고가소적취(鼓呵消積聚)**: 음식에 장기간 체하면 비장과 위가 상하여 치료하기 힘들다. 이런 환자는 단정히 서서 숨을 죽이고 가슴과 배를 불룩하게 확장하면서 숨을 들이쉬었다가 천천히 내쉬기를 5~7회 진행하면 막혔던 것이 통하고 시원해진다.

- **두체치상한(兜體治傷寒)**: 자체 원기가 부족하면 감기에 걸리기 쉽다. 이런 환자는 가부좌를 틀고 앉아서 두 손으로 콩팥을 덮고 입을 다물고 숨을 죽인 후 진기(眞氣)가 미려(尾閭)에서 출발하여 위로 올라가 협척(夾脊)을 지나 니환(泥丸)을

꿰뚫고 사기(邪氣)를 쫓아낸다고 존상하면서 땀이 날 때까지 머리를 조아려 절하듯이 머리를 숙였다 젖혔다 하면 병을 치료할 수 있다.

- **고치아무질(叩齒牙無疾)** : 이빨에 질병이 생기는 것은 비장과 위에 열이 세기 때문이다. 이런 환자는 매일 아침에 깨어난 후 고치를 36회 하고 혀를 잇몸 위에 휘둘러 입에 침이 가득 생기게 한 뒤 세 번에 나누어서 삼킨다. 이 공법은 이빨의 질병을 예방하고 이빨을 튼튼하게 해준다.

- **승관빈불반(升觀鬢不斑)** : 옛 사람들은 '머리카락이 기혈의 상태를 반영한다.'고 생각하였다. 만일 기혈이 허하면 머리가 쉽게 희어진다. 자시와 오시에 단정히 앉아서 손을 악고 하고 정신을 가다듬어 잡념을 없애고 두 눈은 니환을 쳐다보면서 이기(二氣, 음기와 양기를 가리킴)가 미려에서 위로 올라갔다가 내려와 원해(元海)로 돌아간다고 존상한다. 이렇게 매번 9회 진행한다. 이 공법을 장기간 수련하면 정신이 맑아지고 기혈이 충족해질 뿐만 아니라 흰 머리가 검어진다.

- **운정제안예(運睛除眼翳)** : 간과 콩팥이 허하면 눈이 어두워진다. 이런 환자는 매일 잠에서 깨어난 후 등을 기대고 앉아서 수시반청(收視返聽 : 눈을 감고 소리를 듣지 아니)하며 두 눈알을 14회씩 굴리고 잠깐 꼭 감았다가 갑자기 번쩍 뜬다. 이렇게 장기간 수련하면 백내장이 없어진다.

- **엄이거두현(掩耳去頭眩)** : 중의학은 간의 양기가 위로 치받으면 혈압이 올라가고 머리가 어지럽고 눈이 가물거리고 중풍이 오거나 반신불수가 된다고 한다. 이런 환자는 조용히 앉아서 숨을 죽이고 두 손으로 귀를 막은 뒤 머리를 5~7회 앞으로 숙였다 뒤로 젖혔다 하면서 원신(元神)이 니환궁(泥丸宮)까지 올라가 풍사(風邪)를 몰아낸다고 존상한다.

- **탁답응경골(托踏應輕骨)** : 사지를 쉬게 하려면 두 손을 위로 받쳐 들고 두 발을 앞으로 내디디면서 신기(神氣)가 사지를 따라 흐른다고 존상하는 한편 쉬(噓)와 허(呵)를 14회씩 외친다. 이렇게 하면 몸이 가벼워지고 튼튼해지며 발이 추위와 더위에 잘 견딘다.

- **차도자미안(搓塗自美顔)** : 얼굴이 초췌한 것은 과로 때문이다. 이런 사람은 매일 아침 정좌(靜坐)하고 눈을 감고 정신을 가다듬은 후 신기(神氣)를 존양(存養)하

면서 신기로 하여금 담낭에서 빠져나오게 하고 두 손을 비벼 열을 낸 후 얼굴을 쓰다듬는다. 이렇게 7회 진행한 뒤 침을 얼굴에 바르고 얼굴을 여러 번 쓰다듬는다. 이렇게 보름동안 진행하면 얼굴 피부가 매끈해지고 광택이 돈다.

- **폐마통체기(閉摩通滯氣)**: 기(氣)가 막히면 아프고 혈이 막히면 붓는다. 이런 질병을 치료하려면 마음을 비우고 숨을 죽인 후 왼손과 오른손으로 문제 부위를 각각 49회씩 쓰다듬는다. 그런 다음 또 침을 그 부위에 바른다. 이렇게 장기간 수련하면 기혈이 원활히 통하고 막히지 않는다. 양생가들이 말하는 마른 목욕(건목욕乾沐浴)이란 바로 이런 공법을 가리킨다.

- **응포고단전(凝抱固丹田)**: 원신(元神)이 튼튼해지게 하려면 평상시에 정좌한 후 원신이 단전에 들어가는 것을 존상하면서 자유호흡을 한다. 장기간 수련하면 단전이 튼튼해지고 머리가 지혜로워진다.

- **담식능다보(淡食能多補)**: 오미(五味)는 각각 오장에 대응되기 때문에 음식을 부적절하게 먹으면 오장이 상하게 된다. 이러한 것을 피하려면 담백하게 먹는 것이 좋다. 담백하게 먹는다고 해서 오미를 절대 금하는 것이 아니라 진한 맛에 비해서 담백하게 먹는 것을 말한다.

- **무심득대환(無心得大還)**: 대환(大還: 단약)을 얻는 것은 성인의 도(道)를 얻는 것이며 무심(無心)이란 바로 고요한 마음이다. 명예와 이익을 얻는 일에 몸과 마음을 수고롭게 하지 않는 것이 양생에서는 중요한 원칙이 된다. 수련자가 만일 이런 원칙을 버리지 않는다면 순결한 경지에 도달하여 속세의 허무한 것에 귀를 기울이지 않게 된다.

소요자도인법 ②

9. 명목가(明目歌)
喜怒傷神目不明, 지나치게 기뻐하거나 노하면 신을 상해 눈이 어두워지니,
垂簾塞兌養元精, 지긋이 눈을 내리감고 원정을 기른다.
精生氣化神來復, 정이 생기고 기가 퍼지면 신이 다시 회복되고,
五內陰魔盡失驚. 오장 내의 음마가 깜짝 놀라 사라진다.
희로상신목불명, 수렴색태양원정. 정생기화신래복, 오내음마진실경.

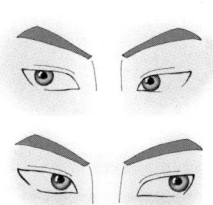

운정제안예(運睛除眼翳)

10. 치현가(治眩歌)
視聽無聞意在心, 들어도 들림이 없이 여기고 뜻을 마음에 두면,
神從髓海逐邪össa. 신이 척수를 따라 돌며 삿된 기운을 몰아낸다.
更兼精氣無虛耗, 여기에 정과 기를 허비하지 않으면,
可學蓬萊境上人. 봉래산 신선의 경지를 배울 수 있다.
시청무문의재심, 신종수해축사분. 갱겸정기무허모, 가학봉래경상인.

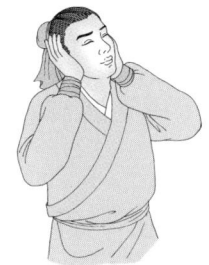

엄이거두현(掩耳去頭眩)

11. 강신가(强身歌)
精氣衝和五臟安, 정기가 충만하고 조화로우면 오장이 편안해지고,
四肢全固骨强堅. 사지가 모두 견고해지면 뼈도 강건해진다.
雖然未得刀圭餌, 비록 경단을 얻지는 못하더라도,
且住人間作地仙. 인간세계에 머물며 땅의 신선이 된다.
정기충화오장안, 사지전고골강견. 수연미득도규이, 의주인간작지선.

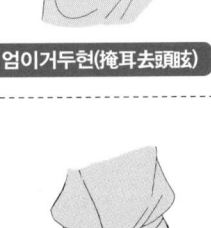

탁답응경골(托踏應輕骨)

12. 청심과욕가(淸心寡欲歌)
寡欲淸心氣自盈, 욕심을 줄이고 마음을 맑게 하면 기가 저절로 채워지니,
自然五臟得和平. 자연스레 오장육부도 편안함을 얻는다.
衰顏從此增光澤, 그리되면 핏기없던 얼굴도 윤택을 더하게 되니,
不羨人間五等榮. 인간세계의 다섯 등급의 영화를 부러워하지 않는다.
과욕청심기자영, 자연오장득화평. 쇠안종차증광택, 불선인간오등영.

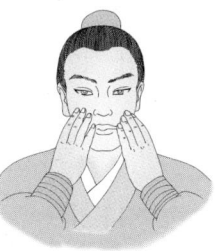

차도자미안(搓塗自美顔)

13. 소종가(消腫歌)
榮衛流行不暫休, 기혈의 순환은 잠시도 쉬이 않고,
一才凝滯便堪憂. 한 군데라도 막히면 근심이 찾아든다.
誰知閉息能通暢, 하지만 숨을 닫으면 활연히 통할 수 있으니,
此外何須別討求. 이것 이외에 다른 방법을 찾을 필요도 없다.
영위류행불잠휴, 일재응체변감우. 수지폐식능통창, 차외하수별토구.

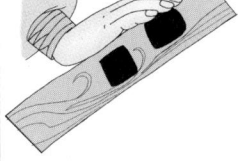

폐마통체기(閉摩通滯氣)

14. 호흡가(呼吸歌)
丹田全固氣歸根, 단전이 굳건하면 기가 뿌리로 돌아오니,
氣聚神凝道合眞. 기와 신이 모이면 도가 참된 경지와 합해진다.
久視定須從此始, (단전을) 오랫동안 주시하는 것으로부터 시작해야 하나니,
莫敎虛度好光陰. 귀중한 시간을 하릴없이 낭비하지 말라.
단전전고기귀근, 기취신응도합진. 구시정수종차시, 막교허도호광음.

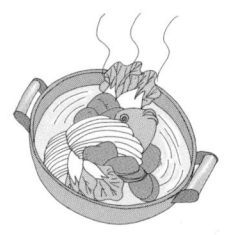

응포고단전(凝抱固丹田)

15. 식담가(食淡歌)
厚味傷人衆所知, 진한 맛이 사람을 상하게 하는 것은 모두가 아는 바이니,
能甘淡泊是吾師, 담백한 맛을 즐길 수 있다면 그게 바로 스승이다.
三千功從茲始, 삼천 가지 행공이 이것을 기초로 해서 시작되나니,
天鑒行藏信有之. 세상을 돌아보면 세간에 나서던 산속으로 은둔하던 늘 지켜야 하는 일이다.
후미상인중소지, 능감담박시오사. 삼천공행종자시, 천감행장신유지.

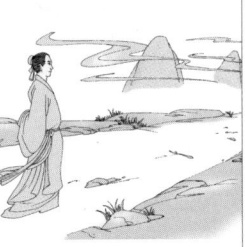

담식능다보(淡食能多補)

16. 청정가(淸靜歌)
有作有爲云至要, 유작과 유위가 요긴하다 말하나,
無聲無臭語方奇, 소리도 없고 냄새도 없는 것이 그 방법이 기이하다 할 것이다.
中秋午夜通消息, 중추절 오밤중 천지의 시운에 통하여,
明月當空造化基. 밝은 달이 허공에 걸리니 조화의 근본이로다.
유작유위운지요, 무성무취어방기, 중추오야통소식, 명월당공조화기.

무심득대환(無心得大還)

23 왕자교 팔신도인법
만병을 치료하는 비법

>>>> 왕자교 팔신도인법은 호흡과 토납을 결합한 동공 공법으로서 매절의 동작마다 치료되는 병증을 명확히 밝혔으므로 환자들이 합당한 동작을 선택, 수련하도록 도움을 준다.

개관

왕자교 팔신도인법(王子喬八神導引法)이 최초로 수록된 것은 수나라(隋朝) 경흑(京黑) 선생이 쓴 『신선식기금궤묘록(神仙食氣金櫃妙錄)』으로서 '만병을 치료하는 비법(治萬病訣치만병결)'이라는 이름으로 실려 있다. 그러나 송나라 장군방(張君房)은 『운급칠첨(雲笈七籤)』에 이 공법을 전재하면서 '왕자교 도인법'이라고 명명하였다. '왕자교'는 전설상의 신선이다. 이로 보아 이 공법은 다른 사람이 그 이름을 빌어서 쓴 것이 분명하다. 명나라 고렴(高濂)은 『준생팔전』에 이 공법을 전재하면서 '만병을 치료하는 좌공결(治萬病坐功訣치만병좌공결)'이라고 명명하였다. 그러나 사실 이 공법에 좌공이 많기는 하지만 3분의 1 이상은 좌공이 아니다. 그러므로 '좌공'이라고 명명한 것은 적합하지 않다. '만병을 치료한다'고 한 것은 과장법으로 치료되는 범위가 넓다는 뜻이다.

이 공법의 특징은 토납행기(吐納行氣)에 치중한 것이다. 거의 매 동작마다 다 호흡토납을 유기적으로 결합하였으므로 이 공법을 기공의 동공(動功)으로도 간주할 수 있다.

이 공법에 비록 30여절의 동작들이 있기는 하나 알맹이는 '팔신도인법'이라고 할 수 있다. '팔신'이란 심장(心), 간(肝), 비장(脾), 폐(肺), 신장(腎), 담낭(膽), 위(胃), 소장(小腸)을 가리킨다. 간장은 혼(魂), 폐장은 백(魄), 심장은 신(神), 비장은 의

왕자교 팔신 도인법

왕자교 호흡토납법

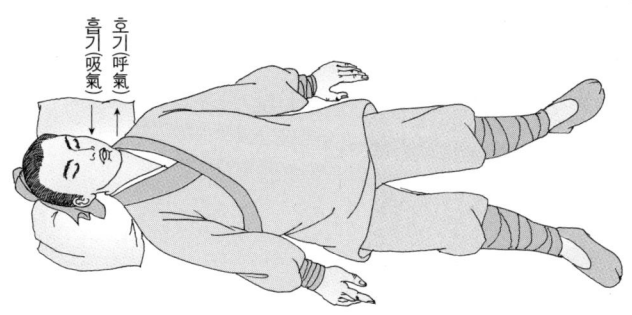

1. 호흡토납의 기교
반듯이 눕되 베개의 높이를 4촌으로 하고 두 발의 거리는 5촌을 띄우고, 손과 몸의 거리는 각각 3촌을 띄운다. 널찍한 옷을 입고 머리를 풀고 누워서 잡념을 버리고 마음을 가다듬은 후 코로 천천히 숨을 들이쉬었다가 입으로 내쉰다.

2. 기를 운행시키는 순서
목구멍 → 기관(氣管) → 폐 → 심장 → 간 → 담낭 → 비장 → 위 → 신장의 순서에 따라 기를 한 장부(臟腑)에서 다른 장부에 보내면서 팔장부(八臟腑)에 모두 도달되게 한다. 이렇게 여러 번 반복하여 진행한다.

왕자교 인물 소개

왕자교(王子喬)는 동주(東周) 사람으로서 왕씨 성의 시조이며, 본명은 희진(姬晉)이고, 자는 자교이다. 그가 주영왕(周靈王)의 태자였기 때문에 사람들이 태자진(太子晉)이라고 불렀다. 후에 점차 신화 전설 중의 신선이 되었으며, 한나라(漢代)의 유향(劉向)이 쓴 『열선전(列仙傳)』「왕자교(王子喬)」에 기록되었다.

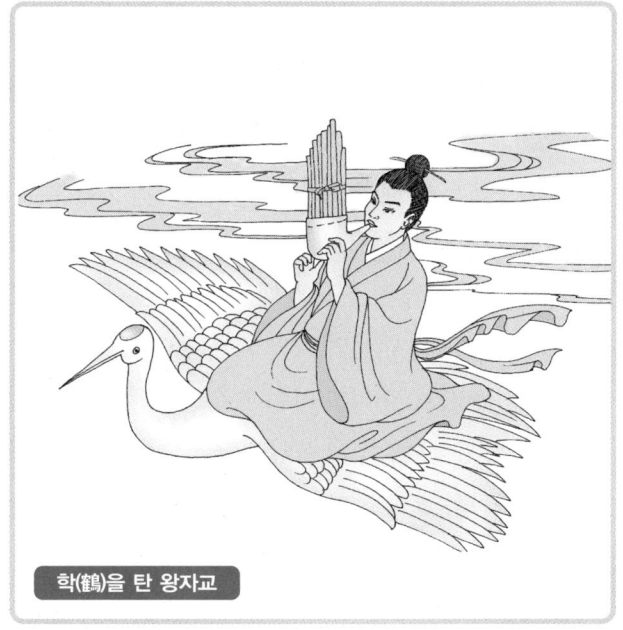

학(鶴)을 탄 왕자교

(意), 콩팥은 정(精)을 저장한다. 이 팔신은 신(神)을 저장하는 곳이기 때문에 신사(神舍), 신장(神臟)이라고 불린다. 담낭과 간이 서로 표리(表裏)를 이루어 혼이 출입하는 길이 되며 소장과 심장이 서로 표리를 이루어 신이 출입하는 길이 된다. 위와 비장이 서로 표리를 이루어 의가 출입하는 길이 되기 때문에 이들을 통틀어 팔신장(八神臟)이라고 부른다.

연공자세

전체 공법에서 각 절의 자세는 서로 다르며 입식, 좌식, 와식의 세 가지가 있다. 반듯이 눕는 자세를 취할 때는 베개의 높이를 질병의 부위에 근거하여 결정한다. 만일 질병이 후두나 뇌에 있으면 베개의 높이를 7촌으로 하고 만일 질병이 심하(心下)에 있으면 베개의 높이를 4촌으로 하며 질병이 배꼽아래(臍下제하)에 있으면 베개를 베지 않는다. 수련할 때 일반적으로 머리를 풀고 옷은 넉넉한 것을 입고 잡념을 제거한다.

호흡방식

주로 다섯 종류의 호흡방식이 있다. 즉 ①비흡비호법(鼻吸鼻呼法 : 코로 들이쉬고 코로 내쉬는 방법) ②비흡구호법(鼻吸口呼法 : 코로 들이쉬고 입으로 내쉬는 방법) ③구흡비호법(口吸鼻呼法 : 입으로 들이쉬고 코로 내쉬는 방법) ④연기법(咽氣法) : 코로 숨을 들이쉬어 구강을 꽉 채운 뒤 음식을 삼키듯이 구강 속의 기를 배속에 삼킨다. ⑤폐식법(閉息法) : 코로 천천히 숨을 최대한 들이쉰 후 숨을 최대한 멈췄다가 천천히 내쉰다. 옛 사람들은 호흡에 대하여 '한 번 들이쉬면 천지지기(天地之氣)가 나에게 들어오고 한 번 내쉬면 나의 기가 천지에 돌아가며', '입기(入氣)는 음(陰)이고 출기(出氣)는 양(陽)'이라고 하여 호흡은 '허한 것을 보충하고 넘쳐나는 것을 내보내는 것'을 원칙으로 삼고 음양을 조절할 것을 주장하였다. 즉 양이 허하고 기가 부족한 사람은 많이 들이쉬고 적게 내쉬는 것이 좋고 음이 허하고 정(精)이 부족한 사람은 적게 들이 쉬고 많이 내쉬는 것이 좋다. 입으로 들이쉬고 코로 내쉬면 보충(補보)이 되고 입을 다물어 기를 덥힌 후 삼키면 배출(瀉사)이 된다.

도인과 호흡의 결합 원칙

①실증(實證)에는 연기법을 적용하며 눈을 감고 도인한다. ②허증(虛證)에는 구흡비호법을 적용하며 눈을 뜨고 도인한다. ③머리에 질병이 있는 사람은 머리를 제치고 도인한다. ④허리나 발에 질병이 있는 사람은 도인할 때 열 발가락을 곧게 편다. ⑤가슴에 질병이 있는 사람은 도인할 때 열 발가락을 굽힌다. ⑥손등에 질병이 있거나 배에 바람을 맞았을 때 혹은 다른 불편한 상황이 있을 때 모두 폐식법을 적용한다.

구체적인 공법

- **가슴, 폐의 통증이 실증 때문에 생겼을 경우** : 편안히 앉아서 눈을 감고 허리와 다리를 편 후 두 팔을 곧게 펴서 두 손으로 땅을 짚고 연기법을 수십 번 수련한다.
- **허증으로 인한 어지럼증을 치료할 때** : 단정히 앉아서 허리를 펴고 눈을 감고 코로 숨을 쉰 후 숨을 죽이고 앞, 뒤 왕복으로 각각 30회 머리를 흔든다.
- **가슴의 답답증을 치료할 때** : 왼쪽 옆으로 누워서 눈을 뜨고 비흡구호법을 수십 번 수련한다.
- **상한(傷寒)으로 인한 두통, 눈이 어두운 증상과 눈물이 나는 증상, 비치(鼻痔 : 콧속에 군살이 생긴 병증), 기능성 귀머거리 등을 치료할 때** : 앉아서 허리를 펴고 코로 숨을 들이쉰 후 오른손으로 코를 잡고 땀이 날 때까지 숨을 멈춘다.
- **복통과 헛구역질, 한증을 치료할 때** : 식후 반듯이 누워서 나을 때까지 연기(咽氣)를 수십 번 한다.
- **두 옆구리 피부 통증 치료** : 오른쪽으로 누워서 비흡구호법을 수십 번 한 뒤 두 손을 서로 비벼 뜨거워지게 한 후 배를 쓰다듬고 (옆구리의 기를 막아서 아래로 배출한다) 폐식한다. 이렇게 7회 진행한다.
- **옆구리에 쌓인 병의 기운을 제거** : 단정히 앉아서 허리를 펴고 두 팔을 위로 펴서 손바닥이 위로 향하고 손가락이 뒤를 향하게 한 뒤 폐식한다. 이렇게 7회 진행한다.
- **몸에 열이 나고 등이 아픈 것을 치료할 때** : 두 발로 선 후 윗몸을 침대나 책상,

걸상에 엎드리되 베개를 베지 않고 비흡비호법을 약 16회 진행한다. 호흡을 될수록 가늘게 하여 코로 기가 출입되는 감을 느끼지 못하게 한다.

- **두 팔과 등의 통증을 치료할 때** : 단정히 앉아서 허리를 펴고 왼손을 위로 들되 손바닥이 위로 향하고 손가락이 뒤를 향하게 하고 오른손 손바닥은 아래로 향하게 한다. 이렇게 좌, 우 손을 바꾸면서 몇 번 진행한다.

- **노화 방지** : 단정히 앉아서 두 손을 깍지 낀 후 무릎을 그러안고 숨을 최대한 들이쉰 후 배에 들여보내어 배가 튀어나오게 하고 숨을 최대한 멈췄다가 내쉰다. 이렇게 14~21회 폐식한다.

- **두풍(頭風) 치료** : 단정히 앉아서 눈을 감고 허리를 편 후 좌, 우 교대로 옆으로 몸을 기울이고 7회 폐식한다.

- **복창(腹脹), 복만(腹滿), 중한(中寒)을 치료할 때** : 앉아서 허리를 펴고 대변이 통할 때까지 코로 호흡을 수십 번 한다. 만일 대변이 통하지 않으면 반복적으로 계속한다.

- **사지가 뻣뻣하고 등이 갑갑한 증상을 치료할 때** : 단정히 앉아서 좌, 우 손을 교체하면서 활을 당기는 동작을 한다. 이렇게 시간이 있을 때마다 한다.

- **위한(胃寒)과 소화불량을 치료할 때** : 단정히 앉아서 허리를 펴고 오른손을 위로 쳐들되 손바닥이 위로 향하고 손가락이 뒤를 향하게 한다. 왼손으로는 왼쪽 옆구리를 받치고 7회 폐식한다.

- **어혈과 기(氣)가 막힌 것을 치료할 때** : 단정히 앉아서 허리를 펴고 왼손을 위로 쳐들되 손바닥이 위로 향하고 손가락이 뒤를 향하게 한다. 오른손으로는 오른쪽 옆구리를 받치고 7회 폐식한다.

- **상한 근육과 죽은 근육, 발열을 치료할 때** : 서서 두 손을 뒤로 밀고 머리를 제치고 입으로 숨을 최대한 들이쉰 후 배속에 삼킨다. 이와 같이 수십 번을 진행한다.

- **가슴의 중한(中寒), 전신의 통증, 궐역(厥逆 : 팔다리가 싸늘해지는 병증), 기침을 치료할 때** : 반듯이 누워서 손과 발을 펴고 7회 폐식하면서 두 발을 30회 흔든다.

- **풍습으로 인한 발열, 두 다리의 통증, 활동이 불편한 증상을 치료할 때** : 반듯이

팔신(八神)

신사(神舍)

- **폐**: 백색으로서 광택이 풍족하고 앞의 두 개는 높고 뒤의 두 개는 낮다. — 백(魄)을 저장한다.
- **심장**: 폐의 아래에 위치하여 있으며 윗부분이 크고 아래 부분이 뾰족하여 마치 아직 피지 않은 연꽃 봉오리가 거꾸로 폐의 아래에 걸려 있는 듯하다. — 신(神)이 출입하는 길이다.
- **소장**: 길이가 아홉 자(尺)이며 구주(九洲)를 다스린다.
- **위**: 빈 주머니처럼 생겼고 좌, 우에 주름이 졌다. — 의(意)가 출입하는 길이다.
- **비장**: 정중앙에 위치하여 위를 감싸고 있으며 황금처럼 색깔이 선명한 노란색이다.
- **신장**: 두 마리의 엎드려 있는 쥐처럼 생겼으며 척추의 양측에 위치하여 있다. 색상이 검고 외면이 백색의 두꺼운 지방(脂肪)에 포위되어 있다. — 정(精)을 저장한다.
- **간**: 심장의 아래에 걸려 있으며 색깔은 푸른색이고 들오리의 목털처럼 6개의 잎으로 구성되었으며 위의 옆을 포위하고 있다. 앞의 두 개는 높고 뒤의 네 개는 낮다. — 혼(魂)이 출입하는 길이다.
- **담낭**: 간의 아래에 걸려 있으며 녹색의 비단 주머니처럼 생겼다.

공법의 자세와 치료되는 질병

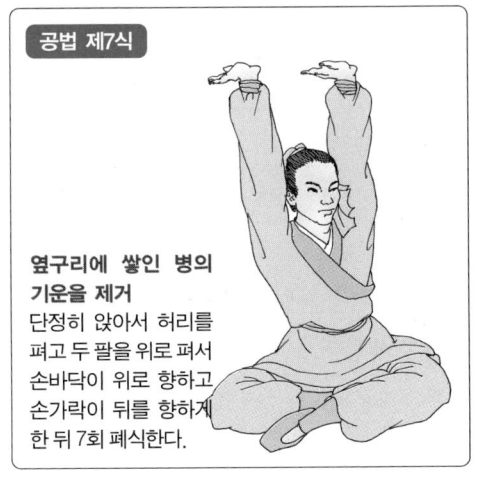

공법 제7식

옆구리에 쌓인 병의 기운을 제거
단정히 앉아서 허리를 펴고 두 팔을 위로 펴서 손바닥이 위로 향하고 손가락이 뒤를 향하게 한 뒤 7회 폐식한다.

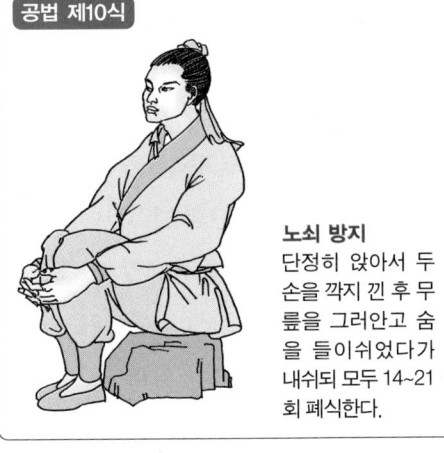

공법 제10식

노쇠 방지
단정히 앉아서 두 손을 깍지 낀 후 무릎을 그러안고 숨을 들이쉬었다가 내쉬되 모두 14~21회 폐식한다.

누워서 허리를 편 후 무릎을 굽혀 무릎 내측이 서로 마주 향하게 하고 두 손으로 같은 쪽의 발을 잡아서 밖으로 회전시키면서 7회 폐식한다.

- **몸이 가라앉는 것 같은 증상, 가슴이 답답한 증상을 치료할 때** : 앉거나 서서 두 손으로 머리를 감싼 후 몸을 상하좌우 시계바늘의 방향과 반대방향으로 바꾸면서 증상이 호전될 때까지 회전시킨다.

- **풍습으로 인한 통증, 어혈로 인한 통증, 하지를 굽히기 어려운 증상을 치료할 때** : 앉아서 오른발을 내밀고 두 손으로 왼쪽 무릎을 안은 후 허리를 펴고 7회 폐식한다.

- **다리 통증, 다리를 굽히기 어려운 증상을 치료할 때** : 앉아서 왼쪽 발을 내밀고 두 손으로 오른쪽 무릎을 끌어안은 후 허리를 펴고 7회 폐식한다.

- **음낭의 습진, 소변이 어려운 증상, 아랫배가 무거운 증상을 치료할 때** : 반듯이 누워서 두 발을 곧게 펴고 두 손으로 방광이 있는 부위를 붉게 될 때까지 주무른다. 만일 배에서 열이 나면 입으로 숨을 내쉬고 코로 숨을 들이쉰다. 이와 같이 수십 번 하고 만일 배에서 열이 나지 않으면 7회 폐식한다. 다음 다시 코로 숨을 들이쉬고 좀 멈췄다가 숨을 삼킨다. 이렇게 10회 좌우 진행한다.

- **허리와 등이 저리고 시큰시큰 아픈 것을 치료할 때** : 앉아서 두 손으로 무릎을 그러안고 7회 폐식한다.

- **발의 통증과 경련을 치료할 때** : 엎드린 후 허리를 펴고 좌, 우 번갈아 두 발뒤축을 보는 동시에 7회 폐식한다.

- **하지가 차가운 것과 저린 것을 치료할 때** : 반듯이 누워서 두 손을 펴고 발뒤축을 밖으로 벌려 발가락이 서로 마주하게 한 뒤 7회 폐식한다.

- **위병, 식후의 구역질을 치료할 때** : 반듯이 누워서 두 손과 다리, 좌우 어깨와 두 발뒤축을 펴고 7회 폐식한다.

- **풍습, 구역질을 치료할 때** : 앉아서 허리를 펴고 두 무릎을 편 후 두 손을 두 발뒤축에 가져가면서 폐식한다. 이와 같이 7회 진행한다.

- **심한 복통을 치료할 때** : 반듯이 누워서 두 손과 두 발을 펴고 발가락을 펴서 위로 젖히고 7회 폐식한다

공법의 자세와 치료되는 질병

공법 제16식

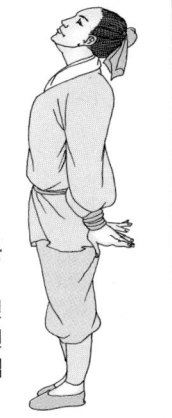

상한 근육과 죽은 근육, 발열을 치료
서서 두 손을 뒤로 밀고 머리를 젖힌 후 입으로 숨을 최대한 들이쉰 후 배속에 삼킨다. 이와 같이 수십 번을 진행한다.

공법 제18식

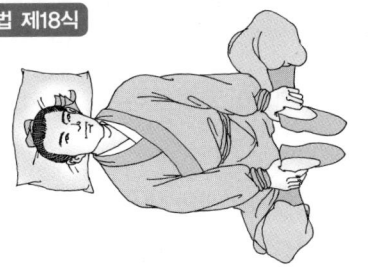

풍습으로 인한 발열, 두 다리의 통증, 활동이 불편한 증상을 치료
반듯이 누워서 허리를 펴고 무릎을 굽힌다. 두 무릎 내측이 서로 마주 향하게 하고 두 손으로 같은 쪽의 발을 잡아서 밖으로 회전시키면서 7회 폐식한다.

공법 제20식

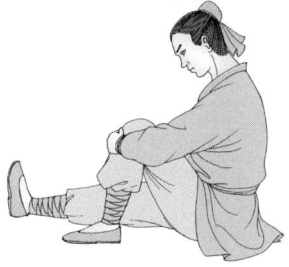

풍습으로 인한 통증, 어통(瘀痛), 하지를 굽히기 어려운 증상을 치료
앉아서 오른발을 내밀고 두 손으로 왼쪽 무릎을 안은 후 허리를 펴고 7회 폐식한다.

공법 제24식

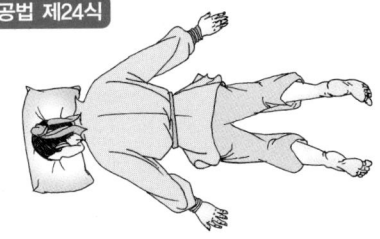

발의 통증과 경련을 치료
엎드린 후 허리를 펴고 좌, 우 교체하면서 두 발뒤축을 보는 동시에 7회 폐식한다.

공법 제25식

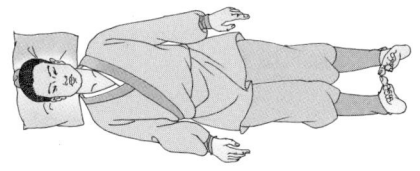

하지가 차가운 것과 저린 것을 치료
반듯이 누워서 두 손을 펴고 발뒤축을 밖으로 벌려 발가락이 서로 마주하게 한 뒤 7회 폐식한다.

공법 제29식

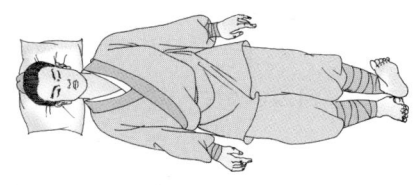

사지의 역랭(逆冷)을 치료
반듯이 누워서 왼쪽 발뒤축으로 오른쪽 엄지발가락을 잡아당기거나 두 발뒤축을 교차시키고 7회 폐식한다.

- **사지의 역랭(逆冷)을 치료할 때** : 반듯이 누워서 왼쪽 발뒤축으로 오른쪽 엄지발가락을 잡아당기거나 두 발뒤축을 교차시키고 7회 폐식한다.
- **전신이 저리고 아픈 것을 치료할 때** : 반듯이 누워서 오른발 뒤축으로 왼쪽 엄지발가락을 잡아당기면서 7회 폐식한다
- **왼쪽 반신의 질병을 치료할 때** : 단정히 앉아서 허리를 펴고 두 눈으로 오른쪽을 보면서 코로 숨을 최대한 들이쉰 후 내쉬기를 수십 번 한다.
- **심하(心下)에 쌓인 병의 기운을 제거할 때** : 단정히 앉아서 허리를 펴고 눈을 뜨고 머리를 젖혀서 태양을 향하여 코로 천천히 최대한 숨을 들이쉰 후 삼킨다. 이와 같이 모두 30회 진행한다.
- **오른쪽 반신의 질병을 치료할 때** : 단정히 앉아서 허리를 펴고 두 눈으로 왼쪽을 보면서 코로 천천히 최대한 숨을 들이쉰 후 삼킨다. 이와 같이 모두 수십 번 진행한다.

주의사항

1. 이 공법에서 폐기(閉氣 : 숨을 멈추기)를 요구하는 동작은 일반적으로 배불리 식사한 뒤에 바로 수련하지 말고 적어도 식후 1시간이 지난 후 수련해야 한다. 그리고 고혈압, 녹내장(綠內障), 뇌동맥경화 환자들은 조심해야 한다.

2. 수련할 때 편안하고 자연스럽게 해야 하며 동작의 폭은 작은 것으로부터 점차 키워야 하며 감당할 수 있는 부하를 초과하지 말아야 한다. 특히 심장병이 있는 환자는 조심해야 한다.

3. 이 공법은 대부분 감기, 기능성 질병에 적용되며 심한 기질성(器質性) 질병을 치료하려면 기타 치료법을 결합해야 한다.

24 복부를 스스로 안마하여 병을 없애고 몸을 튼튼하게 만드는 간단한 공법
연년구전법

≫≫≫ 연년구전법은 스스로의 안마가 위주이고 동공과 정공을 결합한 동공으로서 주로 단련하는 부위는 복부와 허리이다. 이 공법은 복부 안마를 위주로 하며 보조로 회전을 결합하였다. 이 공법은 수련할 때 몸은 움직이나 마음은 조용히 가라앉히며, 질병을 제거하고 건강하게 해주는 역할을 한다.

개관

'연년구전법(延年九轉法)'은 또 '각병연년법(却病延年法)'이라고도 부른다. 이 공법은 원래 청나라 방개(方開)가 쓴 『이신집(頤身集)』에 수록되었다가 후에 옹정(雍正) 연간에 안위(顔偉)가 방개의 공법 『회도열설(繪圖列說)』에 근거하여 이를 세상에 전파하였다. 이 공법은 '공법도(功法圖)'와 '전도설(全圖說)'로 구성되었다. 그중 공법도는 체계적인 안마도인법으로서 9개의 동작형태도와 간단한 행동설명으로 구성되었으며 이 공법의 주체가 되는 부분이다. 전도설은 주로 이 공법의 원리와 요점을 설명하였다. 즉 예를 들어 '복부안마법(摩腹之法마복지법)'은 '동(動)으로 정(靜)을 다스리고 정(靜)으로 동(動)을 불러내어 음양(陰陽)을 조절하고 오행(五行)을 따라야(以動化靜, 以靜運動, 合乎陰陽, 順乎五行 이동화정, 이정운동, 합호음양, 순호오행)'한다. 이렇게 해야만 "낡은 것을 없애고 새로운 것을 생기게 하여 오장을 충실하고 외부의 사기를 몰아냄으로써 체내의 백병을 없앨 수 있다.(去舊生新, 充實五臟, 驅外感之諸邪, 消內生之百症 거구생신, 충실오장, 구외감지제사, 소내생지백증)"

'복부 안마'는 보건 안마 중의 중요한 내용의 하나로서 역대 모든 도인양생가들의 관심을 모았으며 수나라 경흑 선생도 『신선식기금궤묘록(神仙食氣金櫃妙錄)』 「치만병결(治萬病訣)」에 이에 대하여 기록한 바가 있다. 또 당나라 손사막도 '식후 백걸음 걷고 손으로 복부를 안마하라'는 양생법을 제기하였다. 복부 안마의 작용은 경락의 기혈 운행, 장부 기능의 발휘, 음양조절, 보허사실(補虛瀉實 : 허한 것을 보충하고 성한 것을 방출함), 제구포신(除舊布新 : 낡은 것을 없애고 새 것이 생겨나게 함) 하기 위함이며 특히 비장과 위에 대한 조절에 큰 효과를 발휘한다.

방개는 청나라 안휘(安徽)성 신안(新安)현 사람으로서 강희(康熙), 옹정(雍正) 연간의 유명한 양생가였다. 그가 써낸 '연년구전법'은 심신의 보양과 질병 치료에서 탁월한 효과를 낸다. 아홉 부분의 동작으로 구성된 이 공법은 동작마다 모두 '회전운동'을 포함하고 있다. 이것을 장기간 수련하면 질병을 제거하고 장수할 수 있다. 때문에 '연년구전법'이라고 명명되었다.

안위에 대한 기록에 따르면 그는 원래 신체가 허약하였다. 그래서 방개를 청하여 질병을 치료하게 되었다. 백세에 가까운 방개는 목소리가 우렁차고 백발홍안이었으며 나는 듯이 걸어 다니었다. 방개는 안위에게 '연년구전법'을 전수하였다. 안위가 장기간 꾸준하게 수련하였더니 몸이 날마다 좋아졌다. 주위 사람들이 이를 보고 모두 이 공법이 기이한 효과를 낸다고 칭찬하였다. 따라서 '연년구전법'도 민간에 널리 퍼지게 되었다.

구체적인 공법

1. 두 손 중의 세 손가락(식지, 중지, 무명지)으로 명치(검돌하 : 劍突下)를 누르고 왼쪽에서 오른쪽으로 시계바늘의 방향을 따라 회전하면서 21회 쓰다듬는다.

2. 두 손 중의 세 손가락으로 명치에서부터 시계바늘의 방향을 따라 안마하면서 아래로 내려간다. 이렇게 곡골(曲骨 : 치골연합부)까지 21회 안마한다.

3. 두 손 중의 세 손가락으로 곡골에서 출발하여 양측으로 갈라서 안마(나선형으로 안마)하면서 위로 명치까지 올라가 두 손이 만난다. 이렇게 21회 진행한다.

4. 두 손 중의 세 손가락으로 명치에서 아래로 내려가면서 곡골까지 다시 곡골에서 명치까지 왕복 21회씩 안마한다.

5. 왼손을 사타구니에 놓고 오른손으로 배꼽을 중심으로 왼쪽에서 아래, 오른쪽, 위의 순서로 21회 돌면서 주무른다.

6. 오른손을 사타구니에 놓고 왼손으로 배꼽을 중심으로 오른쪽에서 아래,

연년구전 복부안마법

연년구전 복부안마법延年九轉摩腹法은 비교적 간단한 의료보건 공법으로서 배우기 쉽고 수련하기 쉬우며 남녀노소 모두에게 적용할 수 있다. 이 공법은 동動으로 정靜을 다스리고 정靜으로 동動을 불러내어 음양陰陽을 조절하고 기혈을 조화롭게 한다. 이 공법은 위장기능 문제 등 여러 가지 질병을 치료할 수 있고 건강장수의 효과를 낸다.

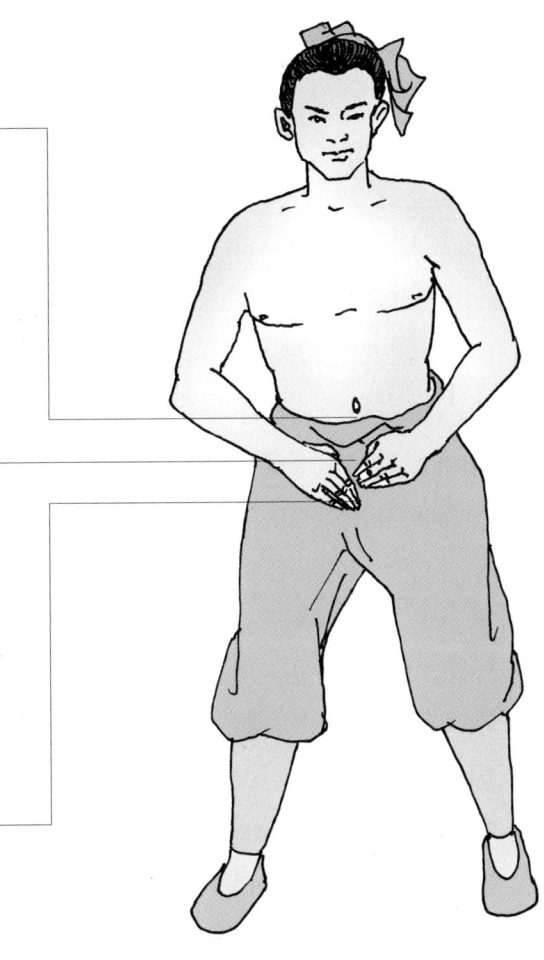

배꼽

배꼽 부근에 위치한 '단전'은 원기(元氣)의 발원 장소로서 인체의 발동기라고 할 수 있다. 배꼽은 십이경락, 기경팔맥, 오장육부, 사지, 전신의 뼈, 살과 모두 밀접한 연관성을 가지고 있다.

복부는 인체의 커다란 창고

위, 창자, 간, 비장, 콩팥, 방광 등 기관은 모두 복부에 집중되어 있으며 경맥 중의 족음경, 위, 담낭, 삼초, 임맥, 대맥(帶脈), 충맥(衝脈) 등도 모두 복부를 지나며 복부는 전신의 오장육부, 경락과 밀접한 관계를 광범위하게 가지고 있다. 복부는 기혈이 생화(生化)하는 장소로서 원기를 길러 기혈의 생화기능을 왕성하게 함으로써 전신의 질병을 예방, 치료할 수 있다. 때문에 '오장육부의 궁성(宮城)이고 음양기혈의 발원지'라고 불린다.

복부안마의 용도

복부를 쓰다듬으면 위와 창자, 복부의 근육이 튼튼해지고 위와 창자의 연동과 소화액의 분비를 촉진하여 음식물이 충분히 소화되고 흡수되게 한다.

보충 해설

남송(南宋)의 시인인 육유(陸遊)는 양생을 매우 중시하였다. 특히 복부안마는 그의 주요한 양생법이었다. 그는 시에서 '옷을 벗고 서쪽 창 아래서 배를 쓰다듬는다 해서 밥통이라 비웃지 마라(解衣摩腹西窓下, 莫怪人嘲作飯囊 해의마복서창하, 막괴인조작반낭)', '옷을 벗고 배를 쓰다듬어 또 한 번 신선이 되었노라(解衣許我閑摩腹, 又作幽窓夢一回 해의허아한마복, 우작유창몽일회)', '쓰다듬으니 배가 시원하다(摩挲便腹一欣然 마사편복일흔연)'라고 하였다. 복부안마는 그의 건강에 많은 도움을 주었다. 그는 또 시에서 "이빨이 튼튼해지고 빠졌던 머리가 다시 나고 걸음걸이가 나는 것 같아 지팡이를 버리게 되었다.(搖齒徐自定, 髮脫却重生, 意適簪花舞, 身輕舍杖行. 요치서자정, 발탈각중생, 의적잠화무, 신경사장행)"고 하였다. 육유는 이런 양생법으로 질병을 제거하고 몸을 튼튼하게 하여 85세까지 살았다.

왼쪽, 위의 순서로 21회 주무른다. (남자는 먼저 제6절을 한 다음 제5절을 행하고 여자는 먼저 제5절을 한 다음 제6절을 행한다.)

7. 왼손을 허리에 질러 왼쪽 옆구리 콩팥이 있는 부위에 놓되 엄지가 앞으로 향하고 네 손가락은 뒤로 향하게 하고 옆구리를 가볍게 주무른다. 이와 동시에 오른손 중의 세 손가락으로 왼쪽 젖가슴 아래에서 아래로 내려가면서 왼쪽 허벅지뿌리까지 안마한다. 이와 같이 모두 21회 진행한다.

8. 오른손을 허리에 질러 오른쪽 옆구리 콩팥이 있는 부위에 놓되 엄지가 앞으로 향하고 네 손가락은 뒤로 향하게 하고 옆구리를 가볍게 주무른다. 이와 동시에 왼손 중의 세 손가락으로 오른쪽 젖가슴 아래에서 아래로 내려가면서 왼쪽 허벅지뿌리까지 안마한다. 이와 같이 모두 21회 진행한다.

9. 자연스럽게 가부좌를 틀고 앉아서 남자는 왼쪽 발뒤축으로 회음(會陰)을 밀고 여자는 이와 반대로 한다. 두 손을 악고 하여 각각 두 무릎 위에 높고 발가락을 약간 구부린다. 윗몸을 왼쪽, 앞에서 오른쪽, 뒤로 21회 회전시킨 후 반대방향으로도 21회 회전시킨다. 회전할 때 몸을 앞과 뒤로 점차 더욱 세게 기울인다. 즉 앞으로 회전할 때 가슴과 어깨를 될수록 무릎 위에 가져다 대고 뒤로 회전할 때 될수록 몸을 더 많이 뒤로 젖힌다. 회전은 편안하게 하고 속도는 천천히 해야 하며 급하게 하거나 큰 힘을 쓰지 말아야 한다.

이 공법의 효과

이 공법은 이기관중(理氣寬中 : 기를 조절하여 중초를 편안히 하다), 화위강역(和胃降逆 : 위로 치밀어 오르는 기운을 덜어서 위를 편히 한다), 건비윤창(健脾潤腸 : 비장을 튼튼하게 하고 창자를 윤활시킨다)하게 하며 간편하여 배우기 쉽고 동작이 부드럽고 느리며 단련 시간, 장소 등 조건의 제약을 받지 않을 뿐만 아니라 편차도 생기지 않는다. 때문에 중, 노년에 적합하다. 이 공법은 위하수, 위염, 위신경 기능문란, 습관성 변비, 만성 결장염 등 소화계통 질병과 폐결핵, 고혈압, 신경쇠약, 만성간염 등의 질병에도 모두 좋은 효과를 낸다.

여러 가지 안마법

안마는 중국 전통 양생의 중요한 수단으로서 밀 추推, 당길 나拿, 누를 안按, 문지를 마摩, 주무를 유揉 등 다양한 방법이 있으며 매 방법마다 요구사항과 작용이 각기 다르다. 그러나 연년구전법에는 안마방법이 잘 구비되어 경락의 원활한 기혈 운행, 음양의 평형, 보허사실(補虛瀉實 : 허한 것을 보충하고 남는 것을 배출한다)을 촉진하며 특히 비장과 위의 조절에 아주 큰 효과를 낸다.

추법(推法)	지법(指法)	엄지 혹은 식지, 중지의 지복(指腹)을 일정한 부위나 혈위에 대고 일정한 방향을 따라 왕복으로 이동시키는 것을 추법이라고 하며 추법에는 직추법(直推法), 선추법(旋推法), 분추법(分推法)이 있다.
	요구사항	매1분에 약 200~300회의 속도로 힘을 부드럽고 적당하고 고르게 쓴다.
	작 용	허한 것을 보충하고 넘치는 것을 방출시키며 쌓이고 막힌 것을 통하게 하고 비장과 위를 튼튼하게 해준다.
나법(拿法)	지 법	엄지와 나머지 네 손가락의 앞면으로 대칭되게 힘을 쓰면서 당겨서 주무른다.
	요구사항	힘을 약한 데로부터 점차 세게 쓰며 동작은 느리면서도 연관성이 있어야 한다.
	작 용	풍기와 냉기를 제거하고 막힌 구멍을 열리게 하며 근육을 느슨히 풀어주고 경락을 소통시킨다.
안법(按法)	지 법	엄지나 손바닥에 점차 힘을 주면서 일정한 부위 혹은 혈위를 누르는 것을 안법이라고 하며 지안법(指按法)과 장안법(掌按法)으로 나뉜다.
	요구사항	천천히 침착하고 지속적으로 힘을 쓴다.
	작 용	정신을 진정시키고 경락을 소통시킨다.
마법(摩法)	지 법	손바닥 혹은 손가락을 일정한 부위와 혈위에 붙이고 고리형으로 이동시키는 것을 마법이라고 하며 지마법(指摩法)과 장마법(掌摩法)으로 나뉜다.
	요구사항	매1분에 120~160회의 속도로 힘을 가볍고 부드럽고 고르게 쓴다.
	작 용	가슴을 편안하게 하고 열을 치고 가래를 없애며 위를 돕고 막힌 것과 체한 것을 통하게 한다.
유법(揉法)	지 법	지복(指腹) 혹은 손바닥을 일정한 부위에 붙이고 나선형으로 돌리면서 이동시키는 것을 유법이라고 하며 지유법(指揉法)과 장유법(掌揉法)으로 나뉜다.
	요구사항	적당한 속도로 힘을 가볍고 부드럽고 고르게 쓴다.
	작 용	비장과 위를 튼튼하게 해주고 체한 것을 통하게 하고 소화시킨다.
운법(運法)	지 법	지복(指腹)을 일정한 부위에 붙이고 호형(弧形)으로 이동시키는 것을 운법이라고 한다.
	요구사항	매1분에 80~120회의 속도로 가볍게 천천히 진행한다.
	작 용	중초를 편안히 하고 비장을 튼튼하게 하며 열을 내리고 짜증을 없앤다.
겹법(掐法)	지 법	손톱으로 혈위를 자극하는 것을 겹법이라고 하며 단지겹(單指掐)과 쌍지겹(雙指掐)으로 나뉜다.
	요구사항	힘을 적당히 쓴다.
	작 용	정신을 맑게 하고 막힌 혈위를 열어준다.
날법(捏法)	지 법	손가락으로 일정한 부위의 피부를 집는 동작을 날법이라고 하며 양지날(兩指捏)과 다지날(多指捏)로 구분된다.
	요구사항	힘을 적당히 쓰고 부위가 정확해야 한다.
	작 용	열을 내리고 막힌 것을 열어준다.

연년구전법의 동작

연년구전법은 아침, 점심, 저녁의 어느 때나 수련할 수 있다. 아침에 잠에서 깨어난 후 수련하는 것을 조과早課라 하고 점심에 수련하는 것을 오과午課라고 하며 저녁에 잠자기 전에 수련하는 것을 만과晩課라고 한다. 시간이 허락되면 하루에 3회 수련할 수 있다. 그러나 아침과 저녁의 수련은 아무리 바빠도 거르지 말고 해야 한다.

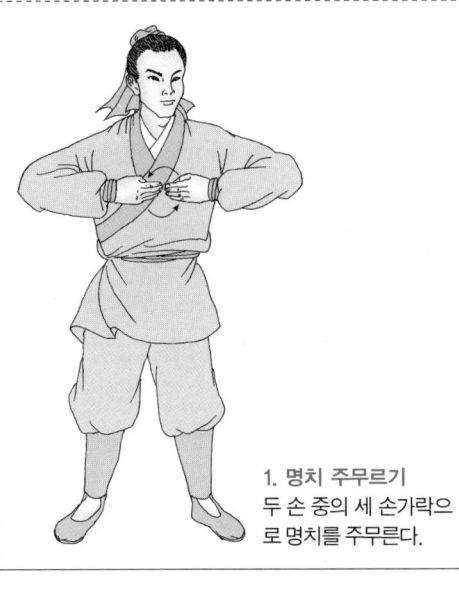

1. 명치 주무르기
두 손 중의 세 손가락으로 명치를 주무른다.

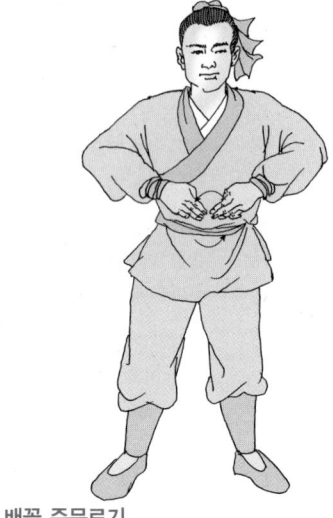

2. 배꼽 주무르기
두 손 중의 세 손가락으로 명치에서 시작하여 시계바늘의 방향으로 아래로 내려가면서 곡골(曲骨)까지 안마한다.

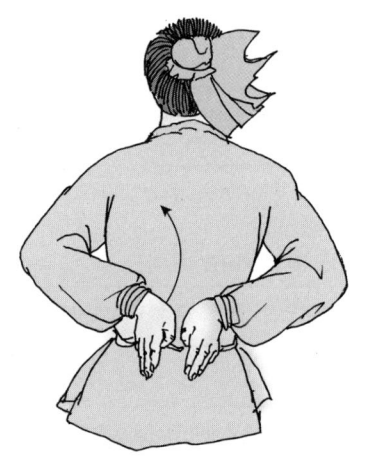

3. 곡골에서 명치까지
두 손 중의 세 손가락으로 아래 곡골에서 양측으로 명치까지 주물러 올라간다.

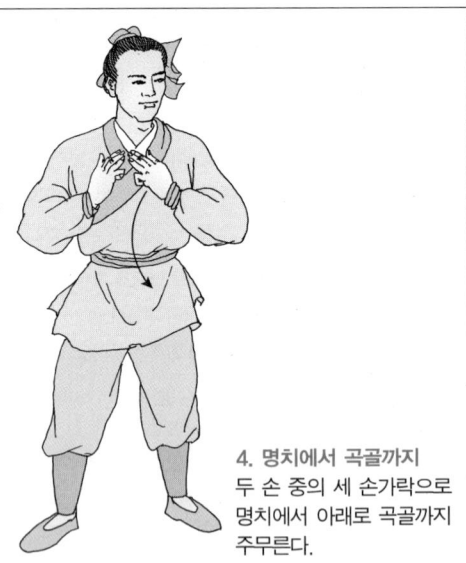

4. 명치에서 곡골까지
두 손 중의 세 손가락으로 명치에서 아래로 곡골까지 주무른다.

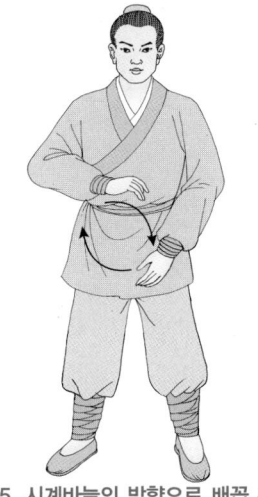

5. 시계바늘의 방향으로 배꼽 주위 주무르기
왼손을 샅아구니에 놓고 오른손으로 배꼽을 중심으로 시계바늘의 방향으로 배꼽 주위를 주무른다.

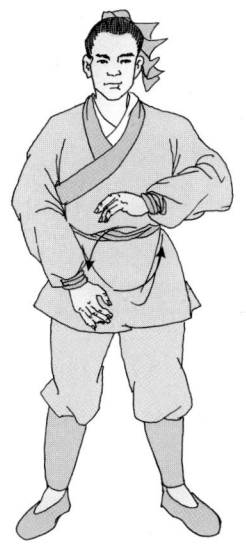

6. 시계바늘의 반대방향으로 배꼽 주위 주무르기
오른손을 샅아구니에 놓고 왼손으로 배꼽을 중심으로 시계바늘의 반대 방향으로 배꼽 주위를 주무른다.

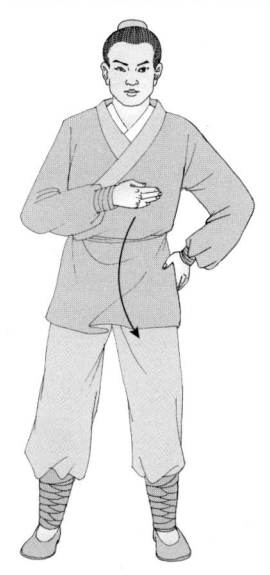

7. 왼쪽 젖가슴에서 왼쪽 허벅지 뿌리까지
왼손을 허리에 질러 왼쪽 옆구리 콩팥이 있는 부위에 놓되 엄지가 앞으로 향하고 네 손가락은 뒤로 향하게 한다. 오른손 중의 세 손가락으로 왼쪽 젖가슴 아래에서 아래로 내려가면서 왼쪽 허벅지뿌리까지 누른다.

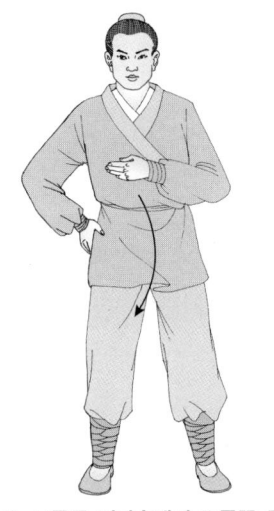

8. 오른쪽 젖가슴에서 오른쪽 허벅지 뿌리까지
오른손을 허리에 질러 오른쪽 옆구리 콩팥이 있는 부위에 놓되 엄지가 앞으로 향하고 네 손가락은 뒤로 향하게 한다. 왼손 중의 세 손가락으로 오른쪽 젖가슴 아래에서 아래로 내려가면서 오른쪽 허벅지뿌리까지 누른다.

『연년구전법』 중의 양생방법
선진(先秦)시기에 동공과 정공을 결합한 양생방법이 이미 제기되긴 하였으나 동공과 정공 결합의 양생 이론과 방법은 명청(明淸)시기에 와서야 더욱 명확하게 제기되었다. 방개의 『연년구전법』(또는 『마복운기도고摩腹運氣圖考』라고도 함)에서는 "인체의 음(陰)에는 정(靜)이 필요하고 인체의 양(陽)에는 동(動)이 필요하기 때문에 정공으로 음을 기르고 동공으로 양을 길러야 한다."고 주장하였다. 인체가 '음평양비(陰平陽秘)'의 건강상태를 유지하려면 반드시 동과 정이 알맞아야 하며 어느 한 쪽에 기울지 말아야 한다. 그렇지 않으면 음양편파(陰陽偏頗 : 음양의 불평형)되어 질병이 생기게 된다.

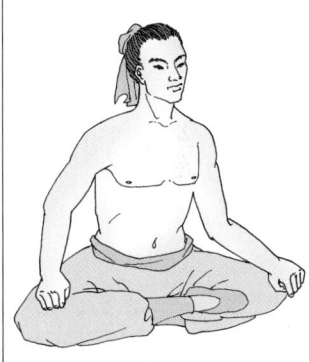

9. 자연스럽게 가부좌를 한다
가부좌를 틀고 앉아서 두 손을 악고 한 후 두 무릎을 누르고 윗몸을 좌, 우로 회전시킨다.

주의사항

1. 연공을 할 때 옷을 벗고 직접 안마하는 것이 좋다. 제1절부터 제8절까지 반드시 누워서 하거나 자연스럽게 서서 한다.

2. 배를 문지를 때 정신을 가다듬어 잡념을 없애야 하며 동작이 느리고 균일해야 한다.

3. 연공기간에 위와 창자의 연동이 강화되는 등 생리기능의 변화가 생기기 때문에 흔히 배에서 소리가 나거나 트림이 나고 배가 따뜻해지거나 쉽게 배고플 수 있다. 이는 모두 정상적인 효과로서 별도의 조치를 취하지 않아도 된다.

4. 제1절부터 제8절까지 순서대로 2~3회 진행한 뒤 마지막에 제9절을 완성하면 이 공법을 한 번 완성한 셈이다. 초학자는 아침, 저녁으로 한 번씩 하다가 3개월 뒤부터 하루에 한 번씩 하면 된다. 이렇게 거르지 않고 계속하면 반드시 효과를 본다.

5. 복부에 악성 종양, 내장출혈, 복벽(腹壁) 감염 등 질병이 있거나 여인의 임신기에는 이 공법을 수련하지 않는 것이 좋다.

25 참장공

외정내동(外靜內動)의 참립(站立) 공법

≫≫ 참장공은 간단한 기본공으로서 경락을 소통시키고 기혈을 조절하여 음양이 서로 교감하는 것을 이루게 할 수 있을 뿐만 아니라 정신을 보양하고 뼈를 단련시키고 힘을 기를 수 있다.

참장공(站樁功)은 중국 양생도인과 격투무술 기본공의 하나이다. 참장공은 선 자세를 적용하며 장소에 대한 요구 사항이 단순하고 배우기 쉽고 연공하기 쉽다. 참장공은 보건효과와 질병 예방치료 효과가 비교적 뚜렷하여 줄곧 중요한 연공방법으로 간주되어 왔다. 선인들은 자연을 관찰하는 과정에서 큰 나무가 외형적으로는 정지되어 움직이지 않는 것 같지만 내부적으로는 매 시각마다 자라나고 장대해지고 있다는 것을 발견하였다. 선인들은 이로부터 계발을 받아 점차 외형은 정지하나 내재적으로는 단련하는 연공방법 ─ 참장공을 창안하여 냈다.

현대의학은 이런 공법이 혈액 순환을 촉진할 뿐만 아니라 신진대사를 촉진하고 또 전신의 근육도 비교적 크게 단련시켜준다고 한다. 그리고 내향적인 충동이 생기기 때문에 동정상겸(動靜相兼), 내외온양(內外溫養)의 연공방법으로 마음의 소양을 쌓는 동시에 신체도 단련시킬 수 있다고 한다. (특히 참식이 그러하다.)

참장공은 주천순환(周天循環)에 대한 규정이 없기 때문에 아무런 부작용도 생기지 않으며 초학자들은 장소와 시간, 체질, 연령의 제한을 받지 않고 모두 좋은 효과를 볼 수 있다.

참장공의 자세는 대체적으로 참식(站式), 좌식(坐式), 와식(臥式), 행주식(行走式), 반복식(半伏式) 등 몇 가지로 분류할 수 있다.

참식

초학자들은 신체에 심한 질병이나 특수상황(신체장애 등)이 없기만 하면 모두 탱포식(撑抱式), 부안식(扶按式), 휴식식(休息式) 등 참식을 행할 수 있다. 이 책에서는 탱포식의 참장 자세만 소개하려 한다.

탱포식 : 두 발을 팔자형으로 어깨너비만큼 벌리고 두 발에 힘을 균일하게 준다. 두 무릎을 약간 굽히고 엉덩이를 아래로 내리고 윗몸은 곧게 펴고 어깨는 뒤로 좀 펴고 두 손을 가슴 앞으로 가져다가 손바닥이 안으로 향하게 큰 공을 안은 자세를 취한다. 이때 두 손의 손가락 거리는 약 두 주먹만큼 되고 머리와 목을 똑바로 하거나 뒤로 좀 젖힌다. 눈을 감거나 자연스럽게 뜨고 입을 약간 벌리고 겨드랑이에 틈이 생기게 좀 벌리고 어깨와 팔을 내리고 팔목과 전신을 편안하게 한다. 그러나 힘을 완전히 빼는 것은 아니고 웃을 듯 말 듯 하는 상태를 유지한다.

좌식

일반적으로 비교적 심한 질병이 있으나 신체적으로 일정한 부담능력을 가진 사람 및 신체장애자들에게 적용한다. 이외에 또 입식수련을 위주로 하면서 보조공법으로 적용할 수 있다.

의자에 단정히 앉아서 몸을 곧게 펴고 눈을 감고 입을 약간 벌린다. 두 발을 평행하게 혹은 팔자모양으로 벌려 네 주먹의 거리를 띄운다. 발바닥과 발뒤축을 땅에 붙이고 두 무릎을 약 90도 되게 굽힌 후 두 손을 허벅지 뿌리에 놓고 손가락은 경사지게 앞을 향하게 한다. 팔을 반원형으로 구부리고 겨드랑이를 비우고 전신을 편안히 한다.

주의할 점 : 식사 전, 후 1시간 내에는 수련하지 말아야 하며 점차 진보해야지 급하게 진행해서는 안 된다.

서서 연공하는 기본공 : 참장공

옛날이나 지금이나 양생과 무술 수련에서 참장공은 줄곧 중요한 수련방법으로 간주되었다. 2천여 년 전의 『황제내경黃帝內經』에 벌써 "상고上古 시대에는 진인眞人이 있었는데 진인은 천지의 대도를 파악하여 음양의 법칙에 따라 우주의 정기를 호흡하고, 홀로 서서 신을 지켜 생명력을 유지하여 심신이 함께 천지의 운행에 융합된 상태가 되었으므로 그 수명은 천지와 같이 무궁하였다.(上古有眞人者, 提挈天地, 把握陰陽, 呼吸精氣, 獨立守神, 肌肉若一, 故能壽敝天地. 상고유진인자, 제설천지, 파악음양, 호흡정기, 독립수신, 기육약일, 고능수폐천지)"라고 기록되어 있었다. 참장공은 공법이 간단하고 부작용이 없고 또 연공시간을 자유로 안배할 수 있다. 연공시간은 일반적으로 5분 이상으로 하며 최장 1시간까지 할 수 있다.

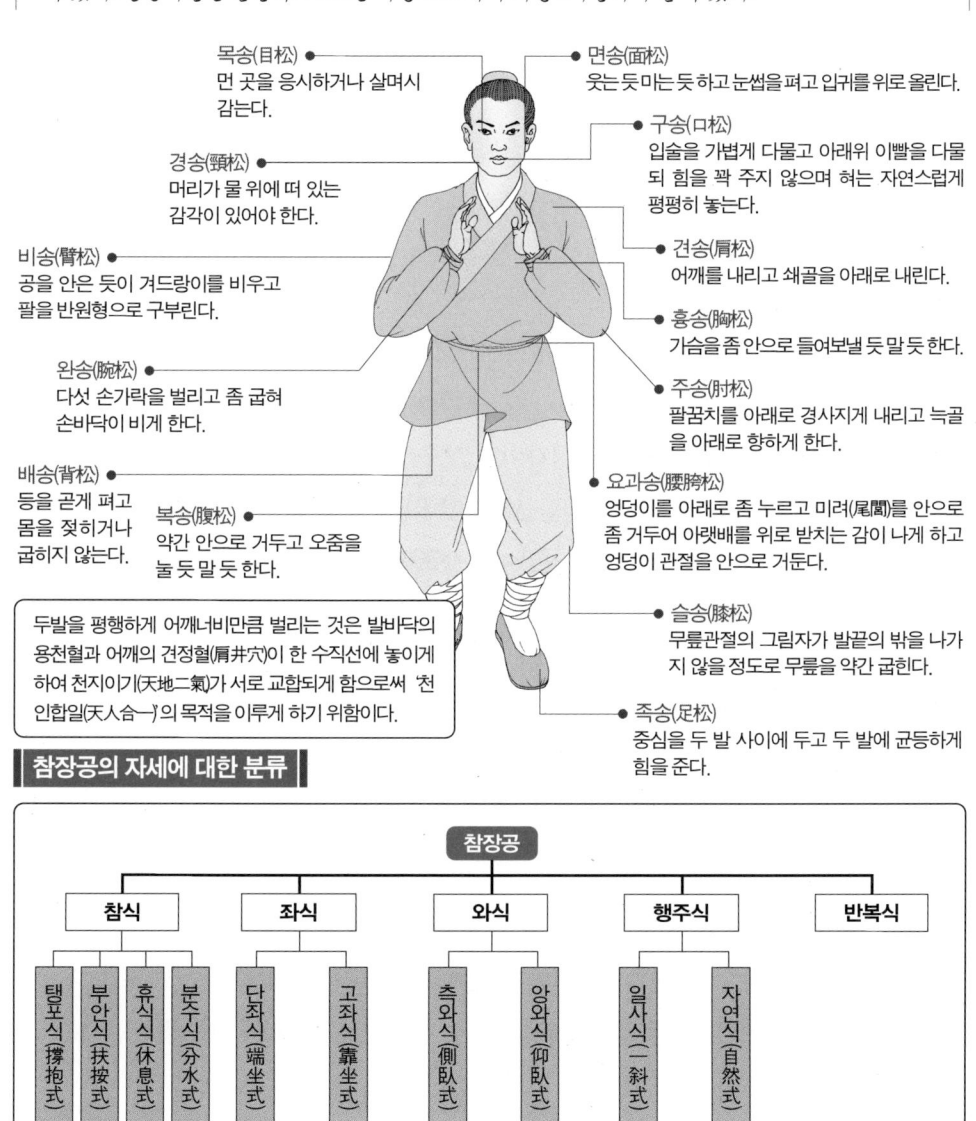

- 목송(目松) 먼 곳을 응시하거나 살며시 감는다.
- 면송(面松) 웃는 듯 마는 듯하고 눈썹을 펴고 입귀를 위로 올린다.
- 경송(頸松) 머리가 물 위에 떠 있는 감각이 있어야 한다.
- 구송(口松) 입술을 가볍게 다물고 아래위 이빨을 다물되 힘을 꽉 주지 않으며 혀는 자연스럽게 평평히 놓는다.
- 비송(臂松) 공을 안은 듯이 겨드랑이를 비우고 팔을 반원형으로 구부린다.
- 견송(肩松) 어깨를 내리고 쇄골을 아래로 내린다.
- 완송(腕松) 다섯 손가락을 벌리고 좀 굽혀 손바닥이 비게 한다.
- 흉송(胸松) 가슴을 좀 안으로 들여보낼 듯 말 듯 한다.
- 주송(肘松) 팔꿈치를 아래로 경사지게 내리고 늑골을 아래로 향하게 한다.
- 배송(背松) 등을 곧게 펴고 몸을 젖히거나 굽히지 않는다.
- 복송(腹松) 약간 안으로 거두고 오줌을 눌 듯 말 듯 한다.
- 요과송(腰胯松) 엉덩이를 아래로 좀 누르고 미려(尾閭)를 안으로 좀 거두어 아랫배를 위로 받치는 감이 나게 하고 엉덩이 관절을 안으로 거둔다.
- 슬송(膝松) 무릎관절의 그림자가 발끝의 밖을 나가지 않을 정도로 무릎을 약간 굽힌다.
- 족송(足松) 중심을 두 발 사이에 두고 두 발에 균등하게 힘을 준다.

두발을 평행하게 어깨너비만큼 벌리는 것은 발바닥의 용천혈과 어깨의 견정혈(肩井穴)이 한 수직선에 놓이게 하여 천지이기(天地二氣)가 서로 교합되게 함으로써 '천인합일(天人合一)'의 목적을 이루게 하기 위함이다.

참장공의 자세에 대한 분류

- 참장공
  - 참식
    - 탱포식(撑抱式)
    - 부안식(扶按式)
    - 휴식식(休息式)
    - 분수식(分水式)
  - 좌식
    - 단좌식(端坐式)
    - 고좌식(靠坐式)
  - 와식
    - 측와식(側臥式)
    - 앙와식(仰臥式)
  - 행주식
    - 일사식(一斜式)
    - 자연식(自然式)
  - 반복식

26 팽조 곡선와인법
침대에 누워서 의념으로 기를 운행시키는 도인공

≫≫ '팽조 곡선와인법彭祖谷仙臥引法'은 또 '팽조 도인법'이라고도 불리며 고대의 대표적인 양생법의 하나로서 동작이 간단하고 체력이 약한 사람이나 노인이 침대에 누워서 수련하기에 적합하며 질병 치료와 건강 장수의 효과를 거둘 수 있다.

개설(槪說)

팽조(彭祖)는 성이 전(錢)씨이고 이름이 갱(鏗)이며 상고시기 전욱제(顓頊帝)의 제3대 현손이며 헌원황제(軒轅黃帝)의 제8대 후예이다. 양생도인술에 정통한 그는 고대 전설상에서 가장 유명한 양생가이며 장수자로서 하(夏), 상(商) 두 대를 살다가 800세 때 어디론가 사라졌다고 전해지고 있다. 때문에 후세 사람들은 그를 '팽조'라고 부른다. '팽조 곡선와인법'은 '팽조도인법'이라고도 불리며, 여러 오래된 도인술 가운데 비교적 영향력 있는 종류의 하나였다. 이 도인법은 장군방의 『운급칠첨(雲笈七籤)』에 최초로 기재되었으며, 후세인들은 팽조에 의탁하여 지어진 것으로 보고 있다.

구체적인 공법

1. 옷을 벗고 침대에 반듯이 눕는다. 이 점은 아래의 동작도 마찬가지이다. 등, 엉덩이를 받침점으로 삼고 허리와 배를 펴고 혀를 입천장에 붙인 후 깊고 길게 복식호흡을 다섯 번 진행하되 5회 들이쉬고 1회 내쉬는 것을 한 번으로 한다. 다음 혀를 휘둘러 침이 생기게 한 뒤 삼킨다. 이 동작은 콩팥의 기운을 튼튼하게 해주며 소갈증을 제거하고 음양을 고르게 한다.

2. 왼 다리를 펴고 오른쪽 무릎을 굽혀서 오른쪽 무릎으로 왼쪽 다리 위를 누

팽조의 도인술과 양생경(養生經)

'팽조 도인법'은 고대의 대표적인 양생공법의 하나로서 동작이 간단하고 체력이 약한 사람이나 노인들이 침대에 누워서 수련하기에 적합하며 백병을 제거하고 장수하게 하는 효과를 낸다.

도인시간
한밤부터 닭이 울 때까지 혹은 날이 밝을 때까지 연습하면 좋다.

복식호흡
다섯 번 들이쉬고 한번 내쉬는 것을 1회의 호흡으로 하여 매절마다 연속 5회 진행한다. 때문에 10절의 동작에 모두 250회 숨을 들이쉰다.

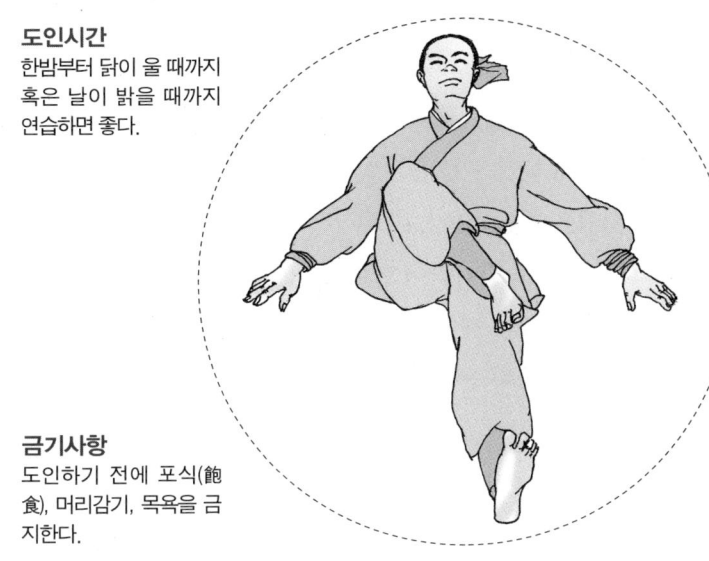

금기사항
도인하기 전에 포식(飽食), 머리감기, 목욕을 금지한다.

의념으로 기를 인도
의념으로 들이쉰 내기(內氣)가 질병이 생긴 장부 혹은 신체의 근골에 도달된다고 상상한다. '내기'가 장부에 들어가는 감을 느낀 후 기를 인도하여 질병이 생긴 부위로 흐르게 하면 그 장부나 신체의 질병을 치료할 수 있다.

팽조의 양생술

팽조는 고대에 널리 알려진 최초의 장수자이다. 때문에 후세에 많은 사람들이 팽조의 이름을 빌어 저작들을 써내었다. 비록 그 저서들이 팽조가 쓴 것은 아니지만 그 정신적인 내용은 일맥상통한다.
'팽조 양생술'은 중국 사람들의 생명철학을 반영하며 섭양술(攝養術), 도인술(導引術), 복기술(服氣術), 방중술(房中術), 팽조술(烹調術)의 5개 부분으로 나뉜다. 후세 사람들은 이를 팽조 복기술, 팽조 방중술, 팽조 식료술(彭祖食療術)로 개괄하였다.

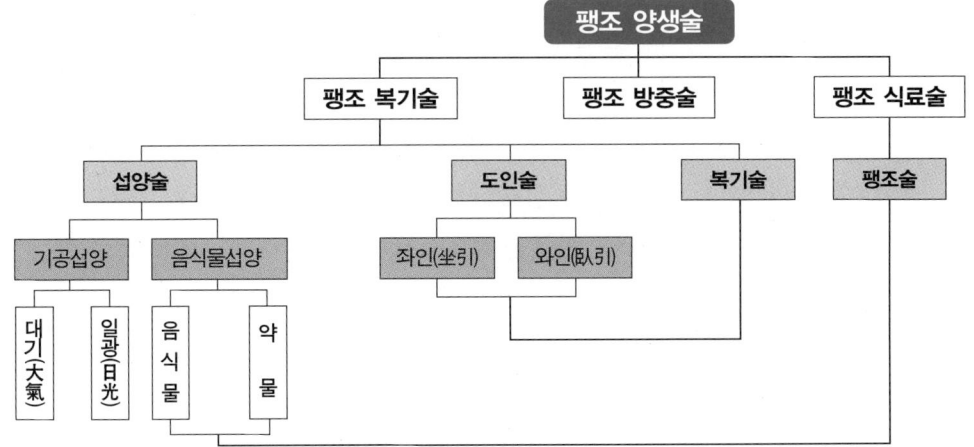

른다. 호흡은 앞의 동작과 같게 하고 기를 인도하여 비장에서 운행시킨다. 이 동작은 심장과 배 속의 한열사기(寒熱邪氣)를 제거한다.

3. 두 무릎을 좌, 우 양측으로 굽히고 두 손으로 두 발가락을 잡아서 안으로 당긴다. 호흡은 앞의 동작과 같게 하고 의념으로 뱃속의 기혈을 운행시킨다. 이 동작은 뱃속에 엉킨 덩어리를 제거하고 구규(九竅 : 사람에게 있는 아홉 개 구멍)를 소통시킨다.

4. 두 발가락에 힘을 주어 뒤로 돌린다. 호흡은 앞의 동작과 같게 하고 의념으로 기를 질병 부위에 끌어다가 기혈을 운행시킨다. 이 동작은 사지의 마비를 제거한다.

5. 두 다리를 안으로 회전시켜 두 발가락이 안에서 서로 대이게 하고 발뒤축을 밖으로 돌린다. 호흡은 앞의 동작과 같게 하고 의념으로 기를 폐에서 밖으로 방출시켜 외기와 서로 통하게 한다. 이 동작은 심장과 폐의 기를 다스리고 해역(咳逆)을 치료한다.

6. 두 발은 위의 동작과 반대되게 하고 호흡은 위의 동작과 같게 하며 의념으로 허벅지 내의 기혈을 운행시킨다. 이 동작은 다리의 경락에 엉킨 사기를 제거하고 창자와 위의 기능을 강화한다.

7. 왼 다리의 정강이를 아래에 놓고 오른쪽 무릎을 굽혀서 왼 다리 위에 올려놓는다. 호흡은 앞의 동작과 같게 하고 의념으로 기가 폐에서 나와 발바닥에 도착하게 하였다가 전신을 경과시켜 두 눈에 주입하였다가 다시 발바닥에 돌아오게 한다. 이렇게 왕복하면 풍허(風虛 : 눈앞이 캄캄하고 머리가 어지러운 증세)를 치료하고 눈이 밝아질 수 있다.

8. 두 다리를 곧게 펴고 열 발가락을 될수록 벌린 후 소리를 내면서 호흡한다. 숨을 내쉴 때 '하(哈)' 하고 뱉으면서 5회 반복한다. 이 동작은 경련을 치료한다.

9. 두 정강이를 굽히고 두 손으로 무릎을 힘껏 그러안아서 가슴에 가져오고 복식호흡을 5회 한다. 이 동작은 허리 통증을 해소한다.

10. 두 다리를 곧게 펴고 두 발끝을 밖으로 10회 회전한 뒤 다시 안으로 10회 회전하고 복식호흡을 5회 한다. 동시에 의념으로 기를 발바닥의 용천혈에 인도한다. 이 동작은 각종 노손(勞損 : 몸의 정기正氣와 기혈氣血이 허약해진 병증. 결핵, 빈혈, 신경쇠약을 비롯한 여러가지 소모성 질환에서 흔히 볼 수 있다) 질병을 치료할 수 있다.

27 | 기상 전에 하는 도인술
도홍경 도인안마법

>>>> '도홍경 도인안마법陶弘景導引按摩法'은 도씨의 저작인『양성연명록』에 수록되어 있으며 아침에 기상하기 전에 수련하는 공법으로서 간편하고 수련하기 쉽다. 이 공법을 장기간 수련하면 질병을 치료하고 몸을 튼튼하게 할 수 있으며 장수할 수 있다.

  도홍경(452~536년)의 자는 통명(通明)이고, 생전의 호는 화양도은거(華陽陶隱居)이며, 사후의 시호는 정백선생(貞白先生)이었다. 그는 단양말릉(丹陽秣陵 : 지금의 강소강녕현江蘇江寧縣)사람으로서 남조(南朝) 제량(齊梁) 시기의 도교사상가이자 의학자였다. 그의 사상은 노장철학(老莊哲學)과 갈홍(葛洪)의 신선도교(神仙道敎)를 기초로 형성되었으며, 유가와 불교의 관점도 섞여 있고, 저서로는『신농백초경집주(神農百草經集註)』,『진고(眞誥)』,『주후백일방(肘後百一方)』,『양성연명록』,『도인양생도(導引養生圖)』등이 있다.

  『양성연명록』이라는 책은 '염황(炎黃 : 신농씨와 헌원씨) 때부터 위진(魏晉)에 이르기까지의 양생에 유익하기만 하고 후환이 없는' 양생이론과 방법을 기록하였고, 대량의 고대 도인양생 데이터를 보존하였다. 이 책은 남북조 이전의 양생학자들이 거둔 성과들을 수집하여 양생학 역사의 전후를 잇는 역할을 한다.

  이전의 양생문헌에서는 다만 도인안마의 명칭만 기록하고 그 구체적인 내용은 없었다. 그러나 이 책에 실려 있는 '도인안마법'은 중국 양생문헌 역사상 최초로 고대 도인안마법들을 집성하였다. 여기에서는 그 중의 한 가지 도인술에 대해서만 소개하려고 한다.

구체적인 공법

　매일 아침 기상하기 전에 먼저 고치를 2회 한 뒤 두 눈을 살며시 감고, 두 손을 주먹 쥐고 혀를 입천장에 붙여서 타액이 생기도록 하고, 타액이 입안에 가득 찬 후 세 번에 나누어서 삼킨다. 그런 다음 가볍게 천천히 숨을 들이쉬되 최대한 들이쉰 후 숨을 멈추고 더 멈출 수 없을 때 입으로 천천히 숨을 내쉰다. 이렇게 연속 3회 진행한다.

　침대에 일어나 앉아서 승냥이가 웅크리는 동작과 매가 두리번거리는 동작을 모방하여 몸을 좌우로 흔들면서 두리번거리는 동시에 폐식한다. 이렇게 연속 3회 진행한다.

　침대에서 내려와 선 뒤 두 손을 주먹 쥐고 숨을 죽이고 발뒤축을 땅에 붙인 후 연속 3회 폐식한다. 그런 다음 한 손을 위로 받쳐 들고 다른 한 손을 아래로 내리 누르면서 폐식을 연속 3회 진행한다. 두 손을 깍지 껴서 목 뒤에 가져간 후 뒤통수와 목을 좌, 우로 회전하는 동시에 폐식을 연속 3회 진행한다. 그런 다음 두 다리를 곧게 펴고 두 손을 서로 깍지 껴서 손바닥이 아래로 향하게 한 후 몸을 아래로 최대한 굽힌다. 이렇게 연속 3회 진행한다.

　두 손을 서로 마찰시켜 손바닥이 뜨거워진 후 눈을 덮는다. 이렇게 3회 진행한 후 두 손을 각각 좌, 우 눈언저리에 덮어서 국부의 기혈 소통을 촉진한다.

　이 공법은 『양성연명록』에 수록된 고대 도인법의 하나로서 행하기 쉽다. 이 공법은 옛 사람들의 양생경험에 대한 총화로서 후세의 많은 도인양생 공법에 참조되었다. 이 공법을 매일 아침 몇 번씩 꾸준히 수련하면 아주 좋은 효과를 거둘 수 있다.

도홍경의 도인안마법

도홍경 도인안마법은 아주 완전한 도인 공법으로서 아래와 같이 4개 단계로 구분된다.

	공법의 명칭	효과
기상 전	앙와(仰臥 : 반듯이 눕기), 고치, 악고, 수연, 토납	오장의 기를 보양하고 간화(肝火)를 해소한다.
기상 후 좌식(坐式)	낭거(狼踞 : 승냥이처럼 웅크리기), 치고(鴟顧 : 매처럼 두리번거리기), 폐식(閉息)	주로 몸을 활동시킨다.
침대에서 내려온 후 입식(立式)	발뒤꿈치 구르기, 하늘 받치기, 손깍지 끼기, 발 내밀기, 몸 굽히기	주로 목과 사지를 활동시킨다.
마무리	눈을 덮기, 눈언저리 누르기, 얼굴 쓰다듬기, 마른 목욕	눈을 밝아지게 하고 얼굴색을 맑고 광택이 나게 한다.

제명대로 살지 못하는 9대 원인

도홍경의 유명한 양생 저작은 『양성연명록』으로서 그 속에 생명에 대한 소박한 인식이 들어 있다. 여기서 사람이 제명을 다하지 못하게 되는 9대 원인을 밝혔다. 이 9개의 측면은 양생에서 특히 주의해야 할 문제들이다.

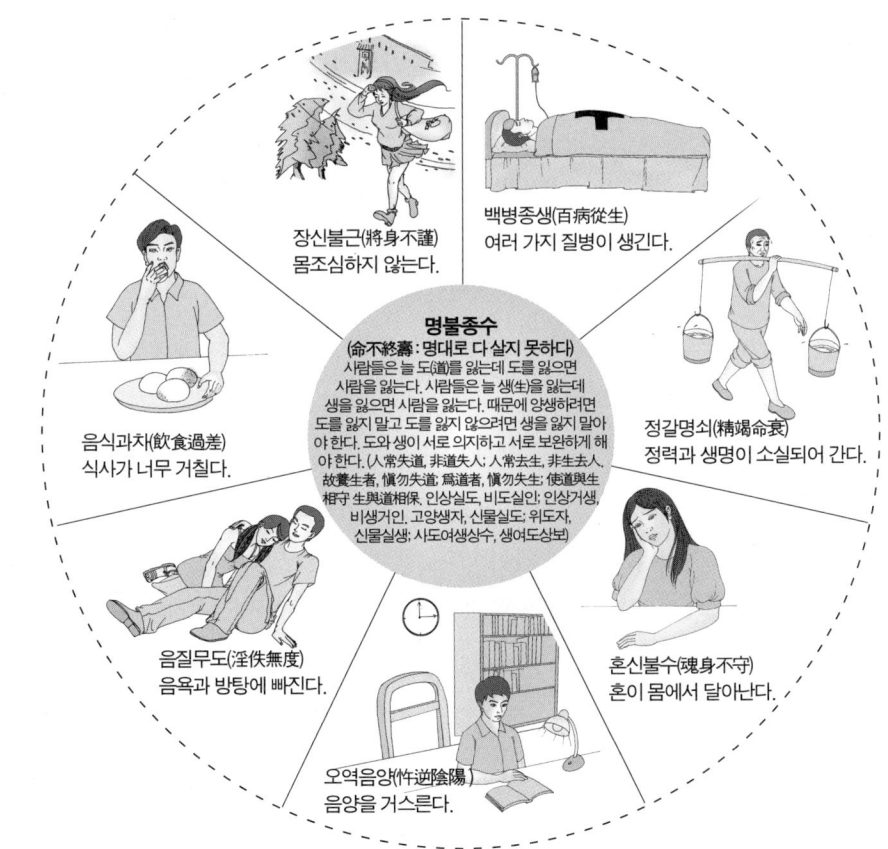

28 안면(顔面) 안마술
섭양침중도인법

>>> '섭양침중도인법攝養枕中導引法'은 손사막의 저작인 『섭양침중방攝養枕中方』 중의 도인 공법으로서 간편하고 배우기 쉽고 사람들의 일상생활과 밀접하게 관련되어 있으며 아주 좋은 효과를 거둘 수 있다.

손사막(약 581~682년)은 당대(唐代)의 유명한 의학자이자 양생가로서 경조화원(京兆華原=지금의 섬서陝西성 요耀현) 사람이며 경사(經史)에 정통하였고, 특히 노자와 장자를 좋아하였으며 수신양성(修身養性)하면서 의약으로 사람들을 구하였다. 그의 저작으로는 『비급천금요방(備急千金要方)』, 『천금익방(千金翼方)』이 있다. 그는 "사람의 목숨은 매우 소중하여 천금처럼 귀중하고 하나의 처방으로 사람을 살려내면 그 은덕이 천금을 뛰어 넘는다(人命至重, 有貴千金, 一方濟之, 德逾於此 인명지중 유귀 천금 일방제지 덕유어차)"고 하면서 두 개의 저작에 모두 '천금'이라는 이름을 넣었으며 사람들에 의하여 '약왕(藥王)'이라고 불리었다. 그의 다른 저작으로는 또 『섭생진록(攝生眞錄)』, 『섭양침중방(攝養枕中方)』 등 의학양생저작들이 있으며 많은 고대의 도인양생 공법을 수록하여 후세에 아주 큰 영향을 미쳤다.

『섭양침중방』은 비교적 유명한 도교양생 저서로서 『운급칠첨』제33권에 수록되어 있으며, 모두 5장(章)으로 되어 있다. 책의 도인 부분에 안마, 연액(咽液 : 침 삼키기) 등 방법들이 기록되어 당대 도교의 기공학과 양생학 연구에 진귀한 문헌 자료를 제공하여 주고 있다. '섭양침중도인법'이 바로 본 책에 수록된 도인 공법 중의 하나이다.

얼굴 안마로 청춘을 유지 : 섭양침중도인법

'섭양침중도인법'은 원래 의약양생학자 손사막의 저작 『섭양침중방』에서 온 공법으로서 손씨가 다년간 실천한 경험일 것으로 짐작된다. 비록 동작이 적고 간단하고 행하기 쉽지만 효과는 탁월하다. 이 공법을 앞에서 소개한 '도홍경 도인안마법'의 관련 공법과 융합하면 더욱 좋은 효과를 볼 수 있다.

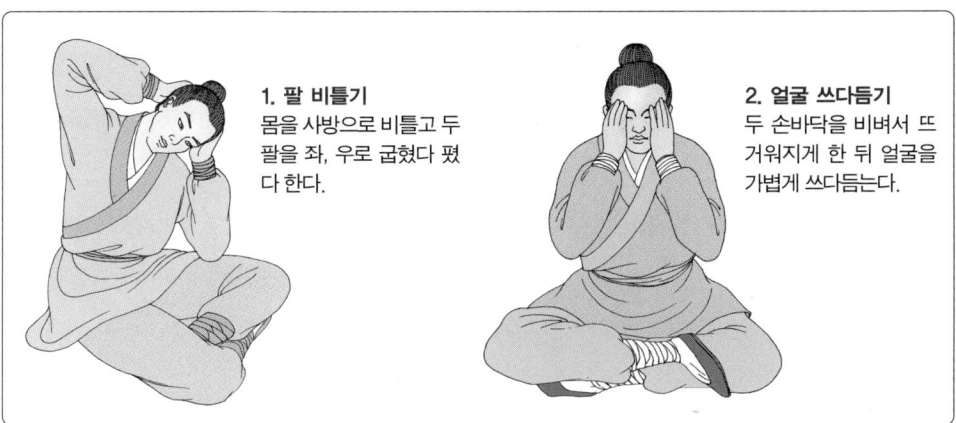

1. 팔 비틀기
몸을 사방으로 비틀고 두 팔을 좌, 우로 굽혔다 폈다 한다.

2. 얼굴 쓰다듬기
두 손바닥을 비벼서 뜨거워지게 한 뒤 얼굴을 가볍게 쓰다듬는다.

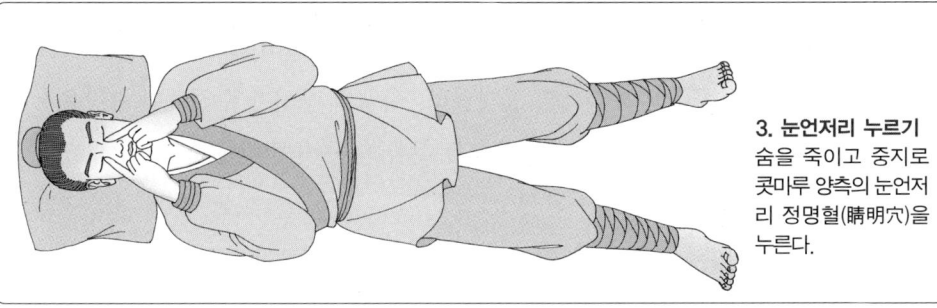

3. 눈언저리 누르기
숨을 죽이고 중지로 콧마루 양측의 눈언저리 정명혈(睛明穴)을 누른다.

『섭양침중방』

당대 손사막의 저서로서 모두 자신장(自慎章), 금기장(禁忌章), 도인장(導引章), 행기장(行氣章), 수일장(守一章)의 5장으로 되어 있다. 이 책은 도교양생을 논술한 경전으로서 양생 역사에서 앞과 뒤를 잇는 역할을 하며 그 중 자신장은 음식양생의 원리를 논술한 동시에 양생 12다(十二多)와 12소(十二少)를 제기하였다. 이는 개인 양생에 있어서 매우 중요한 지도적인 작용을 하였다.

양생 12소											
소사(少思)	소념(少念)	소욕(少欲)	소사(少事)	소어(少語)	소소(少笑)	소수(少愁)	소락(少樂)	소희(少喜)	소노(少怒)	소호(少好)	소악(少惡)
↑	↑	↑	↑	↑	↑	↑	↑	↑	↑	↑	↑
다사(多思)	다념(多念)	다욕(多欲)	다사(多事)	다어(多語)	다소(多笑)	다수(多愁)	다락(多樂)	다희(多喜)	다노(多怒)	다호(多好)	다악(多惡)
상생(喪生) 12다											

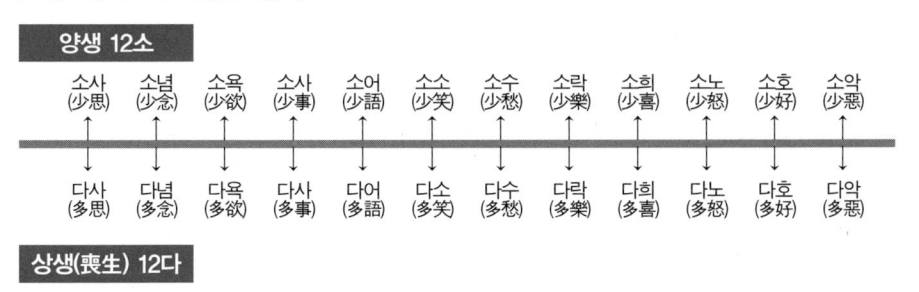

구체적인 공법

자주 두 손으로 얼굴을 14회 안마하면 얼굴에 광택이 나고 주름이 생기지 않는다.

매일 아침에 기상한 뒤 마음을 가라앉히고 두 손을 깍지 껴서 목뒤를 누르고 머리를 최대한 뒤로 젖히고 두 눈은 위를 바라본다. 이와 같이 12회 진행한 뒤 몸을 사방으로 각각 3회씩 돌리면 정기(精氣)의 조화가 이루어지고 혈맥이 원활하게 소통된다.

매일 아침 기상 후에 두꺼운 수건으로 목과 귀의 주위를 닦고 머릿결의 방향을 따라 머리와 목을 안마한다. 그런 다음 두 손을 비벼 뜨거워지게 한 뒤 얼굴을 가볍게 쓰다듬고 침으로 30회 양치질하고 천천히 넘긴다. 이 동작은 눈과 귀를 밝게 한다.

매일 아침 해가 솟은 후 수연(漱咽)을 14회 하고 신체의 아픈 부위를 안마하면 아주 좋은 효과를 볼 수 있다. 혹은 조용한 마음으로 단정히 앉아서 두 눈을 감고 체내의 상태와 오장육부의 형태를 상상한다. 이렇게 장기간 수련하면 오장육부의 형태와 활동 상태가 눈앞에서 보듯이 뚜렷해진다. 이 공법은 '내시법(內視法)'이라고 한다.

콧마루의 양측에 있는 눈언저리를 정명혈(睛明穴)이라고 부르는데 자주 중지로 누르고 주무르되 최대한으로 폐식한다. 이렇게 반복하여 수련하면 좋은 시력을 유지할 수 있다.

손가락으로 눈썹 뒤의 태양혈을 27회 누르고 손바닥과 손가락으로 두 눈과 이마를 누른 뒤 손으로 귀를 쥐어 전, 후로 30회 비튼다. 다음 눈썹 중간에서부터 이마를 향하여 머리카락이 있는 곳까지 손으로 밀고 누르기를 27회 진행한다. 이 동작을 행할 때 두 눈썹을 눌러서는 아니 되며 말을 해서도 안 된다. 이 동작은 노쇠를 방지하고 활력이 넘치게 한다.

29 성태도인법
병을 없애고 몸을 강하게 하는 가볍고 느린 공법

>>> '성태도인법'은 도교의 『도추道樞』에서 온 공법으로서 모두 여섯 부분의 동작으로 구성되었고 동작마다 독립적으로 수련할 수 있을 뿐만 아니라 세트로 묶어서 수련할 수도 있다.

'성태도인법(聖胎導引法)'은 증조(曾慥)의 저서 『도추(道樞)』「성태편(聖胎篇)」에 최초로 수록되었다. 증조(?~1155년)는 자가 백단(伯端)이고 호는 지유자(至遊子)이며 남송초의 유명한 도교학자로서 복건성 진강(福建晉江)의 사람이다. 그는 만년에 도를 닦는 일에만 몰두하여 저서 『집선전(集仙傳)』을 펴냈으며 또 많은 도서(道書)들에서 대량의 양생술 자료들을 수집하여 『도추』를 펴내었다.

이 공법은 입식과 좌식의 두 가지 자세를 적용하며 모두 6세로 구성되었고 질병을 치료하고 신체를 튼튼하게 하는 작용을 한다.

- **기천입지세(起天立地勢)**: 두 발을 나란히 하고 서서 두 손을 봉황이 날개를 편 듯이 느슨히 하고 앞뒤로 9회 흔든다. 다음 손을 깍지 껴서 안으로 회전시켰다가 손바닥을 뒤집어서 앞으로 최대한 민다. 그런 다음 다시 두 손을 위로 최대한 받쳐 든다. 이런 자세를 '기천(起天)' 혹은 '정천(頂天)'이라고 부른다. 다음 두 손을 좌, 우 양측으로 9회 당긴 후 원 자세를 회복하여 위로 받쳐 들고 허리와 등을 이와 동시에 곧게 편다. 다음 몸을 앞으로 굽혀 두 손으로 발을 누르는데 이런 자세를 입지(立地)라고 한다. 더 누를 힘이 없을 때 몸과 허리를 원래처럼 곧게 편다. 이와 같이 연속 9회 진행하고 원래의 자세를 회복한 뒤 호흡을 조절한다. 매일 이 동작을 수련하면 관절을 단련하고 모공을 소통시키고 콩팥을 보양하고 허리를 튼튼하게 할 수 있으며 장수할 수 있다.

- **괴백반룡세(怪柏蟠龍勢)** : 단정히 앉아서 두 발을 좌우로 벌리고 기타의 동작은 입식과 같다. 이 동작은 뱃속에 고인 물을 배출시키고 목과 팔의 한기를 몰아낼 수 있다.

- **만사(挽射)** : 단정히 앉아서 두 손으로 활을 가슴 앞에 들었다가 당기는 자세를 취한 후 다시 원래 활을 잡은 자세를 회복한다. 이렇게 좌, 우 번갈아가며 각각 3회 하는데 이런 동작을 '만사'라고 한다. 이런 공법은 수소양삼초경맥과 독맥 등 연관 혈위의 소통에 유리하며 전신에 질병이 없도록 한다.

- **창아고익세(蒼鴉鼓翼勢)** : 가부좌를 틀고 앉아서 혀를 둥그렇게 말고 좌, 우 두 팔을 펴서 새가 나는 것처럼 가슴과 배 높이 사이에서 가볍게 흔든다. 이런 동작을 '창아고익'이라고 하며 이런 동작은 근골을 편안하게 해주고 오장의 사기를 몰아내고 사지의 기혈을 조화롭게 한다.

- **마경섬전세(磨鏡閃電勢)** : 가부좌를 틀고 앉아서 두 손바닥을 비벼 뜨거워지게 한 뒤 두 눈을 쓰다듬어 따뜻해지게 한다. 그런 다음 손가락으로 안의 눈언저리에서 밖의 눈귀까지 9회 밀고 눈을 감고 손가락으로 눈을 누르되 번개처럼 9회 떴다 감았다 한다. 이런 동작을 '마경섬전'이라고 하며 눈 부위의 기혈순환을 촉진한다.

- **격경집신세(擊磬集神勢)** : 가부좌를 틀고 앉아서 두 눈을 감고 엄지를 손바닥에 붙여 악고한 후 허벅지뿌리를 누르고 마음을 가다듬은 후 수연, 고치를 10회 하고 나중에 뒤통수의 천고(天鼓 : 즉 이고耳鼓)를 26회 친다. 이런 동작을 '격경집신'이라고 한다.

『도추』에 있는 조합 도인공법 : 성태도인법

성태도인법은 공법이 간단하고 수련하기 쉽다. 이 공법에서는 동작을 가볍고 부드럽게 해야 하며 힘을 너무 세게 주어서는 안 된다. 이 공법은 수련자가 이 공법을 기억하기 쉽게 하기 위하여 매절의 동작마다 형상적인 이름을 붙여주어 동작요령의 이해와 공법의 숙달에 도움을 주고 있다. 이 공법은 수련자로 하여금 단련을 통하여 심성을 수련하고 성태聖胎를 기르게 한다. 즉 정, 기, 신을 응결시켜 범태凡胎를 벗어나 성태聖胎가 되게 한다.

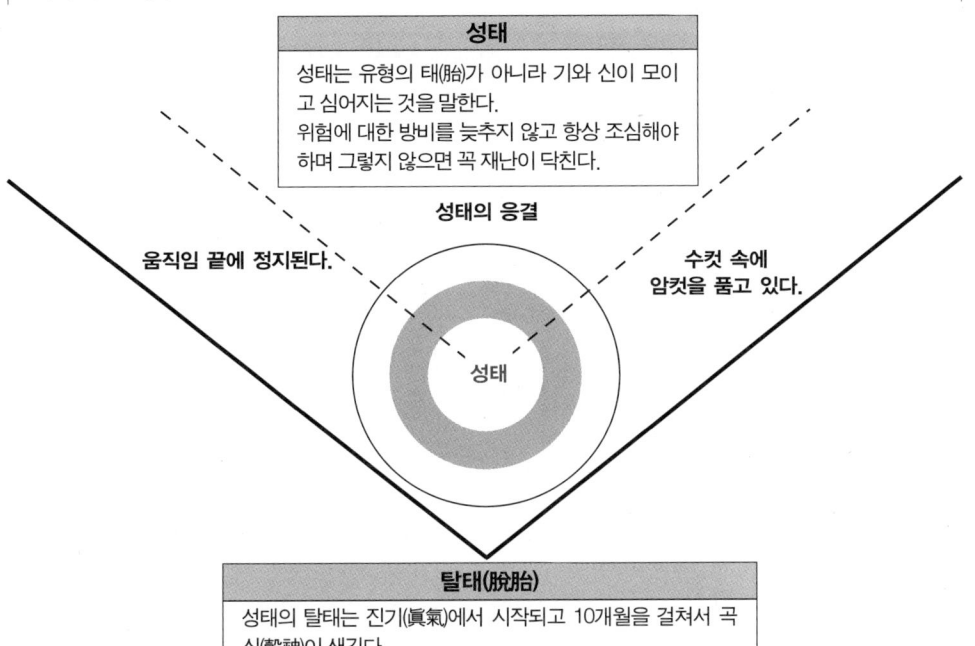

입식	좌식				
기천입지세(起天立地勢)	괘백반룡세(怪柏蟠龍勢)	만사(挽射)	창아고익세(蒼鴉鼓翼勢)	마경섬전세(磨鏡閃電勢)	격경집신세(擊磬集神勢)
관절을 단련하고 모공을 소통시키고 콩팥을 보양하고 허리를 튼튼하게 할 수 있으며 장수할 수 있다.	뱃속에 고인 물을 배출시키고 목과 팔의 한기를 몰아낼 수 있다.	수소양삼초경맥과 독맥 등 연관 혈위의 소통에 유리하며 전신에 질병이 없도록 한다.	근골을 편안히 하여주고 오장의 사기를 몰아내고 사지의 기혈을 조화롭게 한다.	눈 부위 기혈의 순환을 촉진한다.	가부좌를 틀고 앉아서 두 눈을 감고 마음을 가다듬을 수 있다.
			성태도인법		

보충 해설

『도추』 도교 서적으로서 남송 초기의 도교학자인 증조에 의하여 집필되었으며 모두 42권, 108편으로 구성되었다. 이 책의 이름은 『장자(莊子)』「제물론(齊物論)」의 "저것과 이것은 그 짝을 얻지 않으니(상대적이지 않으니), 이를 일러 대도(大道)의 관건(핵심)이라고 한다.(彼是莫得其偶, 謂之道樞피시막득기우, 위지도추)" 라는 구절에서 왔으며 도술의 정수라는 의미로 쓰인다. 이 책은 도교철학, 음부(陰符), 황정(黃庭), 태극(太極), 복기(服氣), 연정(煉精), 대단(大丹), 호흡(呼吸), 태식(胎息), 대환금단(大還金丹), 금벽룡호(金碧龍虎), 연홍오행(鉛汞五行), 참동계(參同契), 입약경(入藥鏡), 영보(靈寶) 등에 대한 전편(專篇)을 편집하고 여러 유파들의 학설을 모두 열거한 책으로서 도교 수련, 특히 내단술 연구에 있어서 중요한 저작이다.

30 여자들의 신체적 특성에 적합한 공법
여자 오금희

≫ 이 공법은 여자들의 신체적 특성에 의거하여 전문적으로 여자들을 위하여 설계한 양생도인법이다.

오금희(五禽戱)는 중국 역사에서 영향이 비교적 크고 광범위하게 전파된 양생술이다. '오금'이란 호랑이, 곰, 사슴, 원숭이, 새를 가리키며 구체적으로 선문호세희(羨門虎勢戱), 경상웅세희(庚桑熊勢戱), 사성기록세희(士成綺鹿勢戱), 비장방원세희(費長房猿勢戱), 항창자조세희(亢倉子鳥勢戱)로 나뉜다. 중화민국 시기에 이르러 석유강(席裕康)은 『내외공 도설집요(內外功圖說輯要)』에서 전문적으로 여자들에게 적용되는 여자 오금희를 소개하였다. 여자가 이 공법을 장기간 수련하면 "오장육부의 기(氣)가 서로 잘 순화되어 아침에 황정(중토의 으뜸)으로 모이게 되고 원기가 손실되지 않기 때문에 질병에 걸리지 않는다(五氣朝元, 六腑調和, 元氣無損, 從此百病不生 오기조원, 육부조화, 원기무손, 종차백병불생)"고 하였다.

『내외공 도설집요』는 기공양생 저작으로서 석유강이 집필하고 왕지혜(王知慧)가 삽화를 그려 넣어 1919년에 간행되었다. 이 책은 역대의 동공, 정공 이론과 방법 28종을 수집하여 기록하였고 그림 120여 폭을 첨가하였으며 상, 하 2권으로 나뉜다. 책은 이전의 의학문헌의 정수와 양생문헌의 정수들을 기록하였고 그림의 형식으로 각종 질병치료 방법을 상세히 설명하였다. 또한 그림과 문자설명을 병용한 오금희, 팔단금, 역근경 등 단련방법들을 기록하여 과거의 양생법을 모두 집대성한 대작이라고 할 수 있다.

여자 오금희의 술세(術勢)

여성이 신체를 단련할 때 주의해야 할 사항

①자신의 신체적인 특징에 근거하여 단련할 때 운동량을 지나치게 크게 하지 말아야 한다.
②중년 이상의 여성은 몸이 더워지고 좀 땀이 나는 정도로 단련하면 된다. 땀이 많이 나게 하지 않아야 한다.
③신체 면역력을 제고시키려고 맹목적으로 운동을 크게 해서는 안 된다. 많은 연구 자료에 의하면 적당한 단련은 신체의 면역력을 제고시킬 수 있으나 과도한 단련은 오히려 면역력을 저하시킨다.
④폐식을 과도하게 하지 말아야 한다.

호식(虎式): 숨을 죽이고 고개를 약간 숙인 후 두 손을 악고 하고 마음을 가라앉힌 뒤 호흡을 조절한다. 숨을 다 들이쉰 후 잠깐 숨을 멈췄다가 두 손에 힘을 주어 마치 천근무게의 물건을 들어올리듯이 몸을 펴면서 숨을 가볍게 내쉰다. 다음 몸을 곧게 편 채 숨을 배에 들이쉬고 의념으로 기를 위에서 아래로 내려 보내면서 배에서 우레 같은 소리가 나는 것을 감지한다. 이와 같이 반복하여 35회 수련한다. 이 동작은 백병을 물리치고 기맥을 조화롭게 하며 정신이 상쾌해지게 할 수 있다.

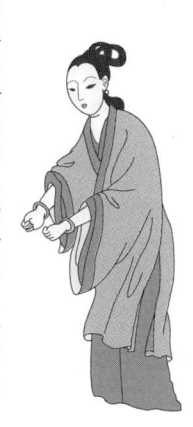

웅식(熊式): 서서 숨을 약간 멈췄다가 두 손을 악고 한 후 곰이 측면으로 일어나는 것을 본 따서 좌우로 발을 흔들었다가 전, 후로 서서 기를 체내에서 운행시켜 두 옆구리의 뼈에서 소리가 나는 것을 감각한다. 이와 같이 반복하여 35회 수련한다. 이 동작은 허리힘을 기르고 배가 붓는 감을 없애고 근골을 느슨하게 풀어주고 정신과 피를 길러준다.

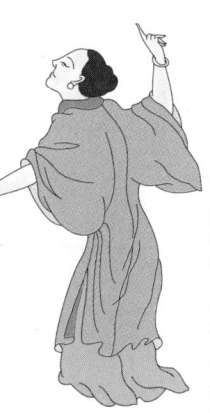

녹식(鹿式): 단정하게 서서 숨을 죽이고 고개를 숙인 후 두 손을 악고 하고 사슴이 머리를 돌려 꼬랑지를 보는 동작을 모방한다. 등을 수축하고 발끝으로 땅을 딛고 의념으로 내기를 인도하여 머리에서 발뒤축까지 운행시키고 전신이 진동하는 것을 감지한다. 이와 같이 반복하여 35회 수련한다. 매일 아침에 기상할 때 한 번씩 수련하면 좋은 효과를 볼 수 있다.

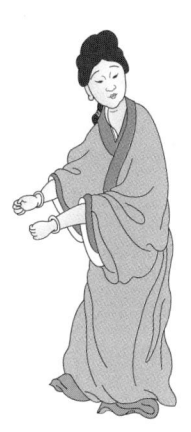

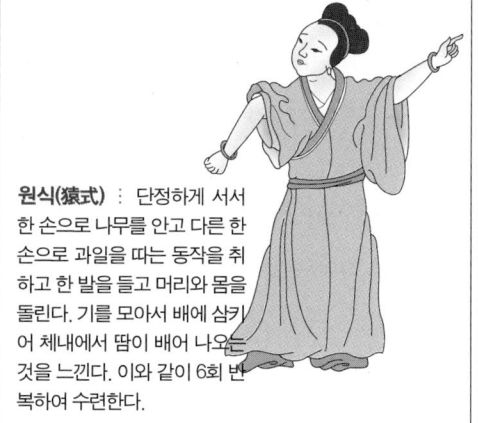

원식(猿式): 단정하게 서서 한 손으로 나무를 안고 다른 한 손으로 과일을 따는 동작을 취하고 한 발을 들고 머리와 몸을 돌린다. 기를 모아서 배에 삼키어 체내에서 땀이 배어 나오는 것을 느낀다. 이와 같이 6회 반복하여 수련한다.

조식(鳥式): 단정하게 서서 두 손을 높이 들어서 정수리 위에 가져가고 허리를 굽혀서 앞으로 몸을 숙이고 머리는 쳐든다. 호흡을 조절하고 기를 운행시키되 의념으로 기를 배에 삼켜서 미려(尾閭)에 내려 보낸 후 잠깐 숨을 죽였다가 다시 독맥을 따라 위로 정수리까지 올려 보낸다. 다음 다시 천천히 코로 숨을 내쉰다. 이와 같이 반복하여 6회 수련한다.

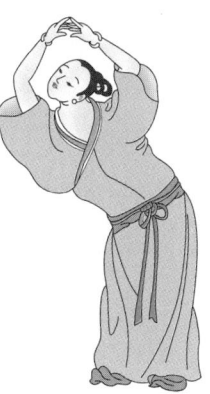

구체적인 공법

- **호형법(虎形法 : 호랑이 모방)** : 숨을 죽이고 고개를 약간 숙인 후 두 손을 악고 하고 마음을 가라앉힌 뒤 호흡을 조절한다. 숨을 모두 들이쉰 후 잠깐 숨을 멈췄 다가 두 손에 힘을 주어 마치 천근 무게의 물건을 들어올리듯이 몸을 펴면서 숨 을 가볍게 내쉰다. 다음 몸을 곧게 편 채 숨을 배에 들이쉬고 의념으로 기를 위에 서 아래로 내려 보내면서 배에서 우레 같은 소리가 나는 것을 감지한다. 이와 같 이 반복하여 35회 수련한다. 이 동작은 백병을 물리치고 기맥을 조화롭게 하며 마음이 상쾌해지게 할 수 있다.

- **웅형법(熊形法 : 곰 모방)** : 서서 숨을 약간 멈췄다가 두 손을 악고 한 후 곰이 측 면으로 일어나는 것을 본 따서 좌우로 발을 흔들었다가 전, 후로 서서 기를 체내 에서 운행시켜 두 옆구리의 뼈에서 소리가 나는 것을 느낀다. 이와 같이 반복하 여 35회 수련한다. 이 동작은 허리힘을 기르고 배가 붓는 감을 없애고 근골을 느 슨하게 풀어주고 정신과 피를 길러준다.

- **녹형법(鹿形法 : 사슴 모방)** : 단정히 서서 숨을 죽이고 고개를 숙인 후 두 손을 악고 하고 사슴이 머리를 돌려 꼬랑지를 보는 동작을 모방한다. 등을 수축하고 발끝으로 땅을 딛고 의념으로 내기를 인도하여 머리에서 발뒤축까지 운행시키 고 전신이 진동하는 것을 느낀다. 이와 같이 반복하여 35회 수련한다. 매일 아침 에 기상할 때 한 번씩 수련하면 좋은 효과를 볼 수 있다.

- **원형법(猿形法 : 원숭이 모방)** : 단정하게 서서 한 손으로 나무를 안고 다른 한 손으로 과일을 따는 동작을 취하고 한 발을 들고 머리와 몸을 돌린다. 기를 모아 서 배에 삼키어 체내에서 땀이 배어 나오는 것을 느낀다. 이와 같이 6회 반복하여 수련한다.

- **조형법(鳥形法 : 새 모방)** : 단정하게 서서 두 손을 높이 들어서 정수리 위에 가 져가고 허리를 굽혀서 앞으로 몸을 숙이고 머리는 쳐든다. 호흡을 조절하고 기를 운행시키되 의념으로 기를 배에 삼켜서 미려(尾閭)에 내려 보낸 후 잠깐 숨을 죽 였다가 다시 독맥을 따라 위로 정수리까지 올려 보낸다. 다음 다시 천천히 코로 숨을 내쉰다. 이와 같이 반복하여 6회 수련한다.

31 복기(服氣) 공법
환진운기법

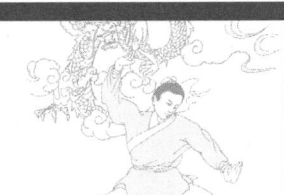

>>>> '환진운기법'은 당나라 시대 도교 인사가 쓴 복기 공법으로서 주로 체내 내기를 수련한다. 이 공법은 전신의 기의 운동을 조절하여 기가 막힘이 없이 원활히 운행하도록 할 수 있을 뿐만 아니라 막혔던 기를 소통시키고 질병을 제거하여 신체를 튼튼하게 만들어 준다.

이 공법은 최초로 『환진선생 복내원기결(幻眞先生服內元氣訣)』이라는 도교 기공 전문저서에 수록되었다. 저자에 대한 자료는 확실치 않으나 책에 기록된 내용에 따르면 환진 선생은 당나라 초기의 기공가였다고 한다. 이 책은 복기 공법 요결을 모두 다섯 종류 수록하였으며 '환진운기법(幻眞運氣法)'이 바로 그 중의 하나이다.

준비
조용하고 건조하고 바람이 없는 실내에서 깔개를 두텁게 깐 침대 위에 반듯하게 눕는다. 베개의 높이는 2촌 남짓한 것으로 하고 발은 약간 높게 받친다. 먼저 뱃속의 탁기를 9회 내뱉은 후 눈을 감고 고치를 36회 행하여 마음을 가다듬는다. 손가락으로 두 눈 언저리와 눈귀를 주물러 안마하고 콧마루의 양측과 귀, 얼굴도 안마한다. 다음 혀를 입천장에 붙이고 침이 입에 가득 차면 삼킨다. 이렇게 세 번 삼킨 뒤 두 눈으로 내시(內視)하고 귀는 바깥세계의 소리를 듣지 않고 두 손을 악고 하고 심신을 완전히 느슨히 풀어준다.

구체적인 공법
• 도기법(淘氣法) : 공복에 꿇어앉아서 두 손을 두 젖가슴 중간에 가져가고 두

무릎을 굽히고 몸을 일으키고 등, 엉덩이는 곧게 편다. 코로 숨을 들이쉬되 최대한 들이쉰 후 숨을 죽여서 기가 체내에서 운행되게 한다. 숨을 최대한 멈춘 후 다시 입으로 허(呵) 소리를 내면서 숨을 내쉰다. 이렇게 9회 혹은 18회 반복하여 진행한다.

- **조기법(調氣法)** : 코로 천천히 숨을 들이 쉬었다가 입으로 천천히 내쉬되 소리를 내지 않는다. 이와 같이 5회 혹은 7회 반복 진행하여 숨을 고르게 한다.
- **연기법(咽氣法)** : 숨을 내쉴 때 기해(氣海) 중의 내기를 동시에 위로 올려 보내어 목구멍에 도달시킨 후 입을 다물고 배속에 삼킨다. 남자는 왼쪽부터 시작하고 여자는 오른쪽부터 시작하여 기과 침을 아래로 보내어 기해에 도달시킨다. 일반적으로 한 번 입을 다물 때마다 연속 3회 기와 침을 삼킨다.
- **연기법(煉氣法)** : 옷을 편하게 입고 반듯이 누워서 숨을 죽이고 명상하면서 내기가 자유롭게 소통하게 한다. 숨을 최대한 멈추었다가 천천히 내쉰다. 이렇게 10회 반복 진행한다. 될수록 전신에 땀이 날 때까지 하면 좋다.
- **위기법(委氣法)** : 마음을 조용히 가라앉히고 내시한다. 조기법을 적용하여 코로 숨을 들이쉬고 입으로 내쉰다. 이렇게 일정한 시간 수련한 뒤 기가 모공으로 새어 나올 때 입으로 숨을 내쉬지 않는다.
- **조기액법(調氣液法)** : 입이 마르고 쓰고 떫을 때 입을 벌려 숨을 10~20회 내쉬고 명천고(鳴天鼓 : 손바닥으로 귀를 막고 식지와 중지로 뒤통수를 툭툭 쳐서 뇌에서 '펑, 펑'소리가 나게 하는 것을 말한다)를 7~9회 하고 침을 삼킨다. 이렇게 입안의 타액이 묽어지고 단 맛이 날 때까지 반복하여 숨을 내쉬고 침 삼키기를 한다. 이런 증상은 오장의 열이 내렸음을 나타내는 것이다.

도기결과 명천고

인체의 오장은 각각 자체 정기(正氣)를 가지고 있다. 저녁에 침대에 누워서 일정한 시간 동안 수면을 취하면 오장의 정기가 단련되지 않으므로 잠에서 깨어난 후 복기결을 수련하여 먼저 숙식(宿食)을 제거하고 하룻밤 동안 쌓인 폐기(廢氣)를 방출해야 한다.

도기결(淘氣訣)

공복에 꿇어앉아서 두 손을 두 젖가슴 중간에 가져가고 두 무릎을 굽히고 몸을 일으켜 등, 엉덩이는 곧게 펴고 코로 숨을 들이쉬되 최대한 들이쉰 후 숨을 죽여서 기가 체내에서 운행되게 한다. 숨을 최대한 멈춘 후 다시 입으로 허(呵) 소리를 내면서 숨을 내쉰다. 이렇게 9회 혹은 18회 반복하여 진행한다.

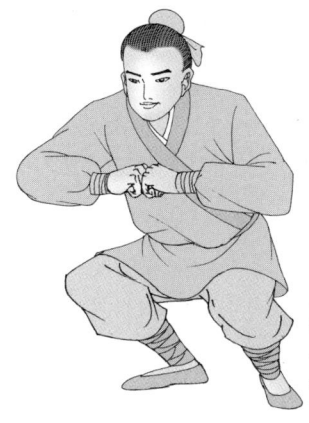

도기결을 수련하면 오장의 진기(眞氣)를 기르고 탁기를 배출하고 원기를 회복할 수 있다.

명천고(鳴天鼓)

명천고란 바로 손바닥으로 귀를 막고 식지와 중지로 뒤통수를 툭툭 쳐서 뇌에서 '펑, 펑' 소리가 나게 하는 것을 말한다. 이때 혀를 입 안에서 휘둘러 침이 생기게 한 뒤 침을 삼킨다. 이와 같이 숨을 내쉬고 침 삼키기를 반복 진행하여 입 안의 타액이 묽어지고 단맛이 나게 한다. 이런 증상은 오장의 열이 내렸음을 나타낸 것이다.

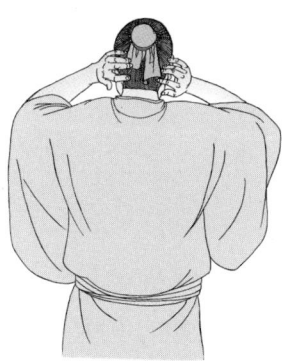

①명천고는 원래 『육지선경(陸地仙經)』 양생 공법의 하나로서 기를 기르고 근육을 순화하고 경락을 소통시키고 정신과 뇌를 튼튼하게 하고 기억력을 강화하고 장수하게 하는 작용을 한다.
②신경쇠약, 귀울림, 귀먹음, 어지럼증, 불면증, 전신 무력증, 기억력 감퇴 등에 모두 이 공법을 적용할 수 있다.

보충 해설

『환진선생 복내원기결』: 이 책은 당대 도교 기공의 복기(服氣) 저작으로서 환진 선생이 쓴 것이라고 전해지고 있으나 저자의 평생 사적은 확실치 않으며 저자가 당시의 도교 인사였을 수도 있다. 책은 모두 15장으로 되어 있고 열다섯 종류의 기공법 요결이 기록되어 있다. 그 중 1~5장은 한 세트의 복기법이고 6~11장은 6개의 독립적인 복기공법(服氣功法)이다. 12~14장은 복기법의 주의사항이며 15장은 복기태식결(服氣胎息訣)로서 몇 가지 공법들이 종합 수록되었다. 책은 체계적이고 문장이 막힘이 없다. 이 책은 당대(唐代) 복기 저작의 대표작이다. 이 15개 복기요결을 순차적으로 배열하면 각각 진취결(進取訣), 도기결(淘氣訣), 조기결(調氣訣), 연기결(咽氣訣), 행기결(行氣訣), 연기결(煉氣訣), 위기결(委氣訣), 폐기결(閉氣訣), 포기결(布氣訣), 육기결(六氣訣), 조기액결(調氣液訣), 식음조호결(食飮調護訣), 휴량결(休糧訣), 수진결(守眞訣), 복기태식결(服氣胎息訣)이다.

32 | 수면 공법
수공법

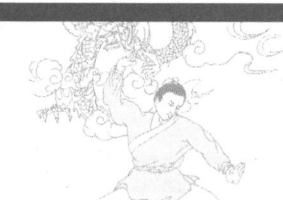

>>>> 수공법睡功法은 입정入定의 경지에서 수련하는 방법으로서 수면시간을 충분히 이용할 수 있는 정공定功이다. 이 공법은 도교에서 간편하고 효과가 좋기로 유명한 미묘한 법문이다.

생활 리듬이 빠른 현시대에 사람들은 매일 공부와 사업 때문에 바삐 보내느라 정공(定功)에 투자할 시간을 짜내기가 매우 어렵다. 전통적인 단학체계(丹學體系)의 '수공(睡功)'은 이런 점에서 매우 편리한 공법이라 할 수 있다. '수공'의 핵심은 잠을 잔다는 데 있다. 즉 잠으로 수련하고 수련하면서 잔다. 반드시 잠을 자야 하는 사람들의 생리적인 특징을 충분히 이용하므로 많은 양생학자들의 관심을 모으고 있다.

수공의 연원(淵源)

철룡수단공(蟄龍睡丹功)은 수단공(睡丹功)이라고도 불리며 또 '수공'으로도 약칭된다. 수공은 기원이 오래되었다. 공자는 "팔을 굽혀 베게삼아 잠을 청하니, 즐거움이 또한 그 가운데 있다.(曲肱而枕之, 樂亦在其中곡굉이침지, 락역재기중)"고 하였다. 이것이 바로 수공이다. 수공의 수련으로 유명한 사람으로 화산은사(華山隱士)인 진단(陳摶)을 들 수 있다. 그는 화산에 누워서 며칠 동안 깨어나지 않고 잠을 잔 적이 있으며 후에는 잠으로 득도하였다. 일반적으로 수련자가 잠을 자면서 수련하면 점차 정공(定功)이 생기고 심한 졸음을 참지 않아도 저절로 졸음이 사라진다.

수공법의 구결

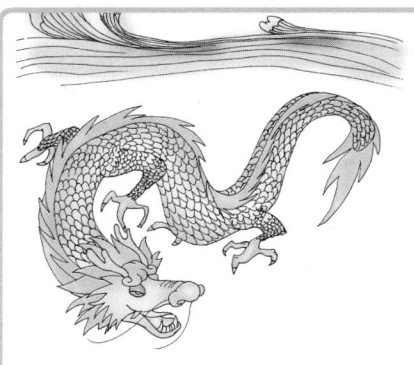

용이 원해로 돌아가고, 양은 음속에 숨어 있네.
사람들은 숨은 용이라고 말하나, 나는 물러나 숨은 마음이라 하네.
말없이 그 쓰임을 숨겨두니, 깊고 깊이 숨 쉬는 도다.
흰 구름 높이 누워 있는데, 세상 사람들은 아는 이가 없구나.

龍歸元海, 陽潛於陰. 용귀원해, 양잠어음.
人曰蟄龍, 我却蟄心. 인왈칩룡, 아각칩심.
默藏其用, 息之深深. 묵장기용, 식지심심.
白雲高臥, 世無知音. 백운고와, 세무지음.
— 진희이(陳希夷) 『칩룡법(蟄龍法)』

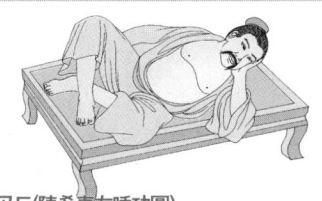

진희이좌수공도(陳希夷左睡功圖)
調和眞氣五朝元, 心息相依念不偏.
二物長居於戊巳, 虎龍蟠結大丹圓.
조화진기오조원, 심식상의념불편.
이물장거어무사, 호룡반결대단원.

진기를 조화시켜 오기조원(五氣朝元 : 오장五臟, 오행五行의 다섯 기운이 한데 어우러져 원을 이루는 모양이 나타나는 것. 결국 내단 수련에 있어서 일종의 고급 경지를 체현하는 것을 말한다)을 이루고,
마음과 호흡은 서로 의존하여 의념이 치우치지 않네.
음양이 펼쳐져 무사에 거하니,
수(水) 화(火)가 맺어져 큰 단을 이루게 되노라.

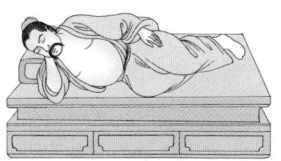

진희이우수공도(陳希夷右睡功圖)
肺氣長居於坎位, 肝氣却向到離宮.
脾氣呼來中位合, 五氣朝元入太空.
폐기장거어감위, 간기각향도리궁,
비기호래중위합, 오기조원입태공.

폐의 기는 감위(坎位 : 수와 신장에 해당되며, 하단전을 일컫기도 함)에 오래 거하며,
간의 기는 도리어 리궁(離宮 : 화와 심장에 해당되며, 상단전을 일컫기도 함)에 이르네.
비장의 기가 호흡되어 중위(여기서는 중단전을 일컬음)에 와서 합해지고,
오기조원이 이루어져 태공으로 들어간다네.

高臥終南萬慮空, 睡仙長臥白雲中. 고와종남만려공, 수선장와백운중.
夢魂暗入陰陽竅, 呼吸潛施造化功. 몽혼암입음양규, 호흡잠시조화공.
眞訣誰知藏混沌, 道人先要學癡聾. 진결수지장혼돈, 도인선요학치롱.
華山處士留眠法, 今與倡明醒衆公. 화산처사류면법, 금여창명성중공
— 여조(呂祖)의 『영칩룡법(詠蟄龍法)』

종남산 높은 곳에 누워 공허에 대해 수만 가지 생각하니,
잠든 신선이 흰 구름 속에서 길게 누워 있네.
꿈속의 넋이 음양의 구멍으로 몰래 들어오고,
들숨과 날숨이 가라앉아 조화공을 이루네.
진결이 혼돈 속에 감추어져 있음을 누가 알리오.
도인은 먼저 어리석은 듯 귀먹은 듯한 모습을 배워야 하네.
화산의 도사가 수면법을 남겨 놓았으니,
지금 더불어 이를 인도하고 밝혀 뭇사람들을 일깨워야 하네.

白雲深處學陳摶, 一枕淸風天地寬. 백운심처학진박, 일침청풍천지관.
月色似催人早起, 泉聲不放客安眠. 월색사최인조기, 천성불방객안면.
甫能蝴蝶登天去, 又被杜鵑驚夢殘. 보능호접등천거, 우피두견경몽잔.
開眼半窓紅日爛, 直疑道士夜煉丹. 개안반창홍일란, 직의도사야련단.
— 백옥섬(白玉蟾)

흰 구름 가라앉은 심처에서 진단의 내단술을 배우니,
한번 잠들면 청풍이 천지에 널리 퍼지네.
달빛이 사람을 재촉하는 듯하여 새벽녘 일어나려 하지만,
샘물 소리조차 들리지 않아 객은 편안히 잠드네.
나비 한 마리 막 하늘로 날아오르려 하는데,
두견새 소리에 놀라 꿈에서 깨어나네.
잠깨어 창문을 반쯤 여니 붉은 태양이 찬란하고,
다만 도사가 밤새 연단술을 행한 것이 아닌가 하네.

수단공결(睡丹功訣)

- **수단총결(睡丹總訣) – 심식상의, 대정진공(心息相依, 大定眞空)** : 옛 사람들은 호흡 조절이 마음의 조절에서 시작되며 마음을 가다듬으면 호흡이 자연 조절된다고 하였다. 때문에 이 결(訣)은 조심(調心)과 조식(調息)을 유기적으로 결합시켜 마음으로 호흡을 조절하고 호흡으로 마음을 가라앉히는 요결로서 '심식상의(心息相依)'라고 불린다. 마음과 호흡이 서로 의존하고 결합되면 성(性)과 명(命)도 하나가 된다.

- **제1구결 – 심식상의, 신정허공(心息相依, 神定虛空)** : 몸을 편안히 하고 조용히 침대 위에 누워서 자신의 의식을 몸 밖의 허공, 즉 콧구멍 밖의 1촌 이내에 집중시킨다. '신외허공(身外虛空)'에서 왕래되는 호흡을 식(息)이라고 한다. 심념(心念)과 호흡은 서로 의존하고 결합되기 때문에 '심식상의'라고 한다. 콧구멍 밖의 허공 1촌 이내는 신체에서 떨어진 허공의 구멍으로서 심념을 이곳에 집중하는 것을 '신정허공'이라고 한다. 수련은 '신정허공'을 목적으로 하며 '심식상의'는 이러한 목적을 달성하기 위한 수단이 된다.

- **제2구결 – 심식상망, 신기합일(心息相忘, 神氣合一)** : 신(神)은 그림자가 없고 기(氣)는 형태가 없기 때문에 신은 보이지 않고 마음에 저장하며 기는 얻을 수 없고 식(息)에서 구한다. 신기가 머무는 장소는 심식에 있고 심식은 신기가 들어 있는 곳이다. 신기합일(神氣合一)을 이루려면 반드시 심식상망(心息相忘 : 마음과 호흡을 모두 잊음)해야 한다.

- **제3구결 – 황연이수, 대정전주(恍然而睡, 大定前奏)** : 수면과 정(定)의 상태는 매우 비슷하다. 때문에 잠을 '상사정(相似定)'이라고 한다. 잠은 정(定)의 전주(서곡)가 되며 따라서 수공은 정결(定訣)을 떠날 수 없다. 만일 바로 잠이 들면 쉽게 '정(定)'의 상태에 들어가게 된다.

33 | 만성적인 질병을 치료하는 공법
현감도인법

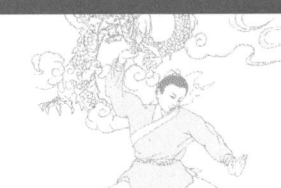

⋙ 현감도인법은 13부분의 동공으로 구성된 공법으로서 주로 도인에 폐식을 결합하여 질병을 예방, 치료하는 효과를 본다.

'현감도인법(玄鑒導引法)'이 최초로 수록된 저서로는 『운급칠첨』 36권이며 현감의 평생 사적에 대해서는 확실한 자료가 없다. 그러나 이 공법을 자세히 고찰하여 보면 많은 도인 동작이 수(隋)나라 소원방(巢元方)의 『제병원후론(諸病源候論)』에 수록된 일부 도인법과 출처가 같음을 알 수 있다. 이 공법은 도인을 통하여 체내의 음양을 순화하고 소화를 촉진하며 외부세계 병균의 침입에 저항하며 기혈을 충족시키고 정신이 왕성해지게 하는 등 좋은 효과들을 볼 수 있다.

구체적인 공법

1. 가부좌를 틀고 앉아서 두 손을 깍지 껴서 뒤통수에 가져다가 손바닥을 침골(枕骨)에 붙이고 머리를 당겨 몸을 굽혀서 머리가 땅에 닿게 하고 폐식을 5회 진행한다. 숨이 가쁜 증상을 치료한다.

2. 가부좌를 틀고 앉아서 왼손으로 오른손 손가락을 누르고 5회 폐식한 뒤 손을 바꿔서 5회 폐식한다. 대장 속의 악기(惡氣)를 치료한다.

3. 앉아서 왼손을 다섯 손가락이 하늘을 향하게 하고 5회 폐식한다. 다음 오른손의 다섯 손가락으로 지면을 집고 왼발을 내밀어 밖으로 최대한 펴고 5회 폐식한다. 설사를 치료한다.

4. 가부좌를 틀고 앉아서 왼손을 허리에 지르고 오른손을 다섯 손가락이 하

늘을 향하게 한 뒤 5회 폐식한다. 다음 좌, 우 손을 바꿔서 5회 폐식한다. 소장 속의 나쁜 기운을 치료한다.

5. 가부좌를 틀고 앉아서 두 손바닥을 서로 포개어서 왼쪽 무릎을 누르고 머리를 숙여서 얼굴이 오른쪽 무릎에 대이게 하고 5회 폐식한다. 다음 머리와 윗몸을 밖으로 돌려 왼쪽 무릎에 놓았다가 다시 회전하여 오른쪽 무릎에 가져온다. 이와 같이 모두 5회 진행한 뒤 좌, 우를 바꿔서 반대방향으로 5회 진행한다. 허리와 척추를 치료한다.

6. 앉거나 서서 두 손을 깍지 낀 후 왼쪽 옆구리를 쓰다듬고 두드린다. 그리고 오른손으로 왼쪽 가슴에서 오른쪽 머리까지 5회 두드린다. 다음 손을 바꾸어서 반대방향으로 5회 진행한다. 어깨의 나쁜 기운을 치료한다.

7. 앉아서 두 손을 뒤통수에 놓고 윗몸을 좌, 우로 최대한 흔들면서 5회 폐식한다. 머리의 악풍(惡風)을 치료한다.

8. 앉아서 두 손을 허리에 지르고 좌, 우로 어깨를 흔들면서 5회 폐식한다. 허리와 척추의 질병을 치료한다.

9. 앉아서 두 손을 허리에 지르고 몸을 좌, 우 번갈아 굽히는 동시에 5회 폐식한다. 가슴속의 병의 기운과 탁기를 치료한다.

10. 앉아서 두 손을 깍지 껴서 가슴에 가져다 대고 머리를 숙여 무릎에 가져다 대는 동시에 5회 폐식한다. 어깨의 여러 가지 질병을 치료한다.

11. 앉거나 서서 두 손을 위로 받쳐 들고 어깨를 최대한 펴면서 5회 폐식한다. 피부에 엉킨 답답한 기운을 몰아낸다.

12. 앉거나 서서 두 손을 좌, 우 교체하면서 활을 당기는 동작을 하는 동시에 5회씩 폐식한다. 어깨에 침입된 사기를 치료한다.

상기 각 절마다 숨을 들이쉬고 숨을 죽일 때 동작을 진행하고 숨을 내쉴 때는 전신을 느슨히 한다.

13. 서서 한 발은 높은 곳을 딛고 다른 발은 지면을 디디고 서서 두 발을 전, 후로 누른다. 이렇게 좌, 우 교체하면서 각각 14회 진행한다. 팔이 바람을 맞아서 시큰시큰 아픈 것을 치료한다.

현감도인법

현감도인법은 실행이 가능하고 많은 만성질병을 치료할 수 있는 도인공법으로서 간단하고 배우기 쉬워 보통사람들에게 아주 실용적이다.

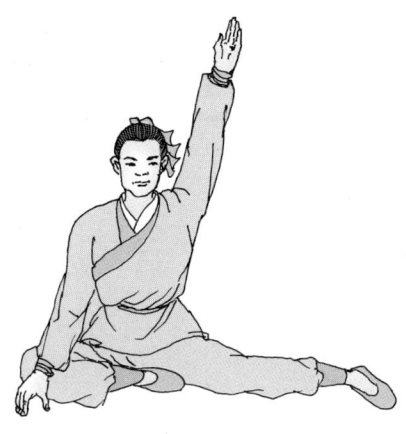

설사를 치료하는 공법
가부좌를 틀고 앉아서 왼손을 다섯 손가락이 하늘을 향하게 하고 오른손으로 땅을 짚고 왼다리를 최대한 밖으로 편다.

허리와 척추가 은근히 아픈 것을 치료
가부좌를 틀고 앉아서 두 손바닥을 서로 포개어서 왼쪽 무릎을 누르고 머리를 숙여서 얼굴이 오른쪽 무릎에 대이게 한다. 다음 머리와 윗몸을 밖으로 돌려 왼쪽 무릎에 놓았다가 다시 회전하여 오른쪽 무릎에 가져온다.

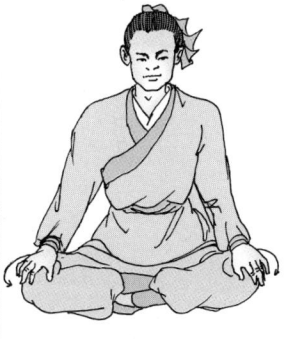

가슴 속의 병의 기운과 탁기를 치료
가부좌를 틀고 앉아서 두 손을 허리에 지르고 몸을 좌, 우 교체하면서 앞으로 굽힌다.

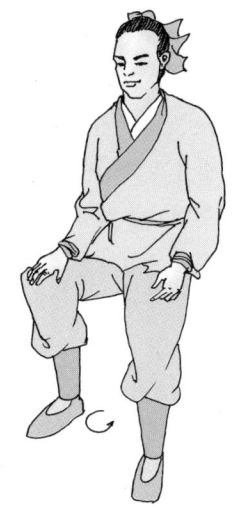

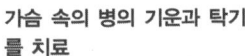

팔이 시큰시큰 아픈 것을 치료
한 발은 높은 곳을 딛고 다른 발은 지면을 디디고 서서 두 발을 앞뒤로 누른다.

4장 간단하면서도 효과적인 자가치료법

자주 발생하는 질병에 대한 도인술 치료법

도인은 중국에서 가장 오래된 질병 예방, 치료 방법이다. 이 오랜 역사를 지닌 효과적인 단련방법이 현대 사회에서 부활되고 널리 퍼지고 있으며 많은 사람들에게 각광을 받고 있다. 본 편집팀은 도인술 공법의 본의와 실용 효과를 감안하여 군더더기를 없애고 정수만을 골라서 정리하였다. 또한 도인술의 실용적인 가치를 높이기 위해 전체 도인술 중의 일부 술식術式을 따로 묶어서 자주 발생하는 질병들에 대한 도인처방을 만들었다.

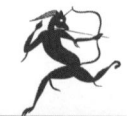

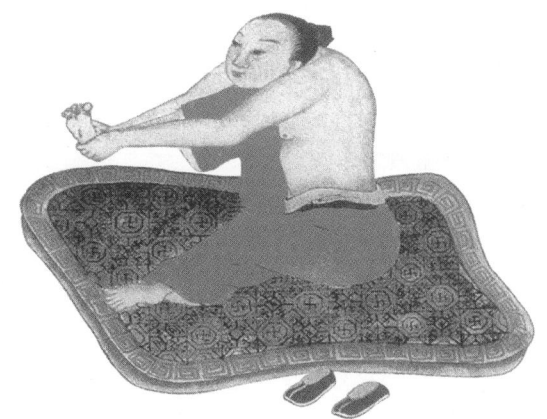

4장 그림 목록

사람에게 왜 질병이 생기는가? 331 | 기혈을 순화시키고 음허를 보양하는 도인법 : 허로 제거 도인법 335 | 간편하고 실행하기 쉬운 고치법 : 치통 치료 도인법 337 | 약물을 복용하지 않고 감기를 예방, 치료할 수 있는 열다섯 가지 방법 340 | 눈병 치료 도인법 345 | 근육 경련 치료 도인법 347 | 복부팽만 치료 도인법 351 | 요통을 초래하는 원인 353 | 풍습 치료 도인법 357 | 견통 치료 도인법 359 | 병냉 제거 도인법 363 | 코 막힘 치료 도인법 365

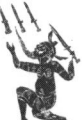

01 기본지식 개관
질병치료 도인

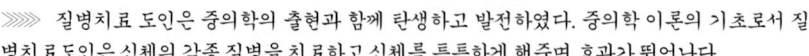

>>>> 질병치료 도인은 중의학의 출현과 함께 탄생하고 발전하였다. 중의학 이론의 기초로서 질병치료도인은 신체의 각종 질병을 치료하고 신체를 튼튼하게 해주며 효과가 뛰어나다.

    도인술에는 많은 종류들이 있으나 크게는 건신 도인과 질병치료 도인 두 가지로 분류할 수 있다. 그 중 질병치료 도인은 천 년간의 발전을 거쳐 점차 체계적인 치료방법을 형성하였다.
    질병치료 도인은 중의학과 함께 생겨나고 중의학과 발전과 더불어 발전하였으며 중의학의 한 가지 질병치료 수단이 된다. 호북성 강릉(湖北江陵) 장가산(張家山) 한묘에서 출토된 서한(西漢) 초기의 죽간 『인서(引書)』에는 45종류의 도인처방이 기록되어 있으며 수나라 소원방의 『제병원후론』에는 110종의 도인처방이 기록되어 있다. 이외에 명대(明代)의 조사형(曹士珩)은 『제병운동법(諸病運動法)』에서 또 72종의 질병치료 도인법을 추가 제공하였다. 이러한 사실로부터 도인법이 줄곧 의학자들의 높은 관심을 받아온 의료수단과 방법이었음을 알 수 있다.
    질병치료 도인은 중의학 치료수단의 하나로서 중의학 이론을 가르침으로 삼는다. 그리고 천인합일(天人合一)론, 인체 정체관(整體觀), 음양설, 오장육부학설, 경락학설, 기혈학설 등 여러 학설들을 포함하고 있으며 음양의 조화, 원기의 양성, 경락의 소통을 원칙으로 삼는다. 결론적으로 말하면 질병치료 도인은 이러한 이론들의 가르침을 수용하면서 발전되어 왔다.
    질병치료 도인은 여타의 도인공법과 비교하면 한 가지 분명한 다른 점이 있다. 그것은 바로 대응성이 강하다는 점이다. 각종 질병의 발병원인이 다르기 때

사람에게 왜 질병이 생기는가?

기후의 이상변화가 발생하고 육기六氣의 변화가 지나치거나 미치지 못할 때, 또는 날씨가 갑작스럽게 추워지거나 더워지는 변화가 일어날 때, 그리고 인체에 정기正氣가 부족하고 저항력이 저하되거나 할 때, 육기가 질병을 일으키는 요소가 되고 이것이 인체를 침범하여 질병을 일으키게 된다.

풍(風), 한(寒), 습(濕)의 세 가지 질병 요소

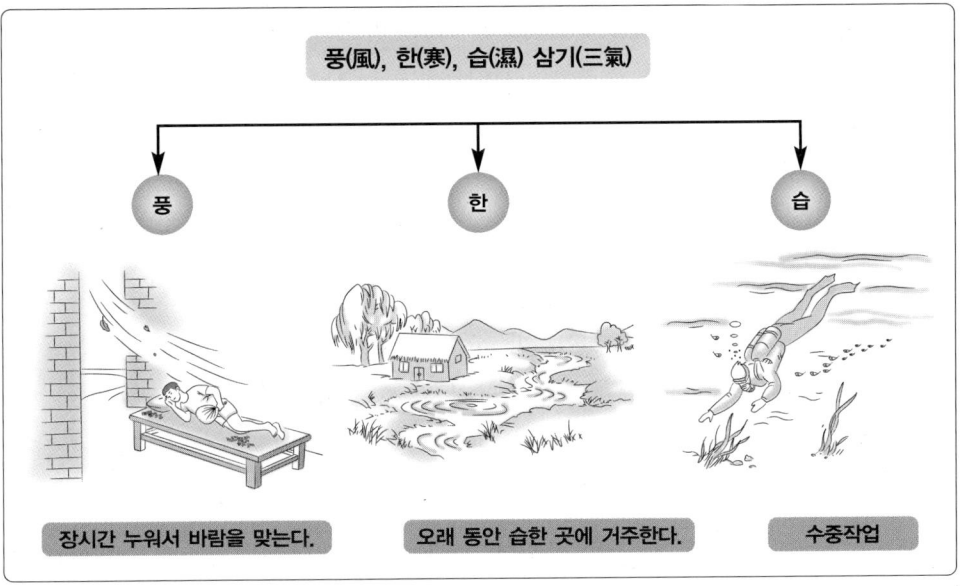

습한 사기(邪氣)가 일으키는 질병의 특징

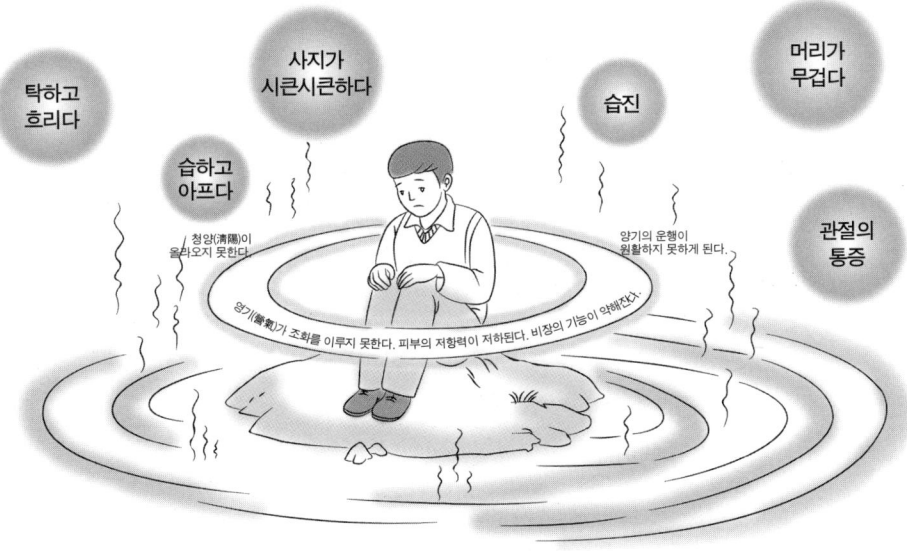

문에 그에 대응되는 도인공법도 자연스럽게 차이가 나며 도인마다 그에 대응되는 질병을 치료한다. 이런 도인공법은 기본적으로 내용이 나누어져 있다. 비록 일부 병증에 여러 가지 도인공법이 있기는 하지만 환자들이 선택 적용하도록 제공되었을 뿐 그 공법 사이에 필연적인 관계가 있는 것은 아니다. 또한 그 술식(術式)에서 인체 각 부위를 모두 고려한 도인과는 달리 체계를 이루지 못하였다.

    질병치료 도인공법을 수련하는 사람들은 공법을 융통성 있게 응용할 줄 알아야 한다. 도인공법이란 실은 구체적인 체조이고 이에는 신체의 운동, 행기(行氣), 안마, 고치(叩齒), 수연(漱咽) 등 구체적인 술식들의 독립적인 실행과 조합 실행의 절차, 수련 횟수 등이 포함된다. 환자는 공법을 자주 바꾸지 말고 상대적인 안정성을 기해야 한다. 도인법의 주요작용은 질병이 생긴 계통이나 기관의 기능을 개선하거나 강화하는 것이다. 이러한 목적에 도달하려면 일정한 시간과 강도를 가지고 단련해야 한다. 때문에 자주 바꾸지 말아야 한다.

    특히 강조하고 싶은 것은 질병치료 도인이 비록 일부 만성질병의 치료에 좋은 효과를 거두기는 하지만 도인법을 유일한 치료수단으로 여겨서는 안 되며 기타의 치료수단과 함께 운용해야 한다는 것이다.

02 내장의 허약함을 보양하는 도인법
허로 제거 도인법

>>>> 허로虛勞는 자주 보는 만성적인 허약성 질병으로서 구체적인 상황에 따라 도인법을 선택하여 치료할 수 있다.

허로를 또 허손(虛損)이라고도 하며, 오장육부, 기혈, 음양의 허쇠(虛衰)로 생기는 질병을 통틀어서 일컫는 말이다. 허로가 미치는 내용 범위는 매우 넓다. 중의학 내과에서 범위가 가장 넓은 병증이라고 할 수 있다. 여러 가지 만성 허약성 질병이 심하게 악화되어 오장육부, 기혈, 음양이 허약해지면서 나타나는 모든 병증은 다 이 범위에 속한다.

질병을 초래하는 대다수의 원인은 선천적으로 원기가 부족한 데다가 후천적으로 보양을 소홀히 한 데에 있다. 그 예로 과로 때문에 오장이 상한 것, 부적절한 식사로 인하여 비장과 위가 상한 것, 조혼(早婚), 큰 질병을 질질 끌면서 제때에 치료하지 않은 것, 잘못 치료하였거나 치료하지 않아서 정기(精氣)가 소모된 것 등을 들 수 있다. 그래서 "오래 앓으면 허(虛)가 되고 허한 것을 오랫동안 회복하지 못하면 손(損)이 되고 허와 손이 오래 가면 로(勞)가 된다"는 말이 있다.

허로증(虛勞症)은 기(氣), 혈(血), 음(陰), 양(陽)의 허로 상황에 근거하여 치료방법을 선택해야 한다.

아래에 허로증을 치료하는 몇 가지 도인법을 소개한다.

1. 매일 아침에 일어나 침대에 앉아서 우선 가볍게 고치를 36회 한 뒤, 혀를 치아의 내외로 휘둘러 침이 생기게 하고 침이 입에 가득 차면 세 번에 나누어서 천천히 삼킨다. 이 도인법은 치아의 노손(勞損)을 감소하고 신체가 튼튼해지게 한다.

2. 아침에 일어나 침대에 앉아서 우선 두 손으로 양쪽의 유방을 덮고 전, 후로 힘을 주어서 14회 진동시킨다. 다음 손바닥을 정지하고 팔꿈치를 아래위로 21회 운동시킨다. 이 도인법은 팔꿈치의 노손을 제거하고 심기(心氣)를 가라앉히고 혈맥이 막힌 것을 뚫어준다.

3. 침대 위에 꿇어앉아서 두 발뒤축을 마주 붙이고 두 발가락을 밖으로 벌린다. 두 무릎으로 몸을 지탱하되 최대한 밖으로 벌린다. 두 손은 가슴 앞에서 위로 들었다가 손바닥이 아래로 향하게 양 옆으로 펴서 최대한 벌린다. 이렇게 왕복 21회 진행한다. 이 도인법은 오로(五勞)와 허리, 무릎의 통증 등을 치료한다.

4. 한쪽 발로 꿇어앉되 엉덩이를 그 정강이나 발뒤축 위에 올려놓고 다른 한 발은 무릎을 굽힌다. 두 손을 허벅지 안쪽으로 가져다가 밑에 깔린 발을 잡아서 발바닥을 위로 뒤집고 발뒤축을 아래로 힘준다. 동시에 무릎 꿇은 맞은 쪽으로 윗몸을 기울여 잠깐 정지하였다가 몸을 다시 안쪽으로 진동시킨다. 이와 같이 좌, 우 각각 14회씩 한다. 이 도인법은 오로, 발과 팔의 통증, 무릎이 시린 증상을 치료한다.

5. 무릎을 그러안고 침대 위에 앉되 두 손으로 족삼리혈(足三里穴: 무릎에서 3촌 되는 거리, 경골 외측에서 한 손가락 너비만큼 떨어진 거리)에서 약 3촌 떨어진 곳을 안아서 무릎이 몸에 붙게 하고 힘을 주어서 두 발이 공중에 들리게 하여 잠깐 멈춘 후 원래의 자세를 회복한다. 이와 같이 14회 반복하여 진행한다. 이 도인법은 각통(脚痛), 팔의 통증, 방광의 냉증을 치료한다.

6. 의자에 앉아서 전신을 느슨히 하고 잡념을 없애고 한쪽 발로 땅을 디디고 다른 한쪽 무릎을 굽힌 후 두 손으로 무릎을 굽힌 측의 정강이 아래 부분을 안아서 빠른 속도로 몸쪽으로 당긴다. 이와 같이 좌, 우 교체하면서 28회 진행한다.

이 도인법은 오로와 족삼리 이하의 기혈소통 장애를 치료한다.

기혈을 순화시키고 음허를 보양하는 도인법 : 허로 제거 도인법

허로는 양허陽虛, 음허陰虛, 음양양허陰陽兩虛 등 세 가지 유형으로 분류된다. 그 중 양허란 외한外寒을 말하며 음허란 내열內熱을 말하는데 그 치료는 비장과 콩팥에 대한 온보溫補에 치중한다.

오장(五臟)과 오미(五味)

모든 음식 맛은 전부 다른 특징을 띠고 있다. 즉 매운맛은 발산(發散 : 맺힌 것을 헤쳐 줌)의 역할을 하고 신맛은 수렴(收斂 : 늘어진 것을 조여들게 함)의 역할을 하며 단맛은 완화(緩和 : 팽팽한 것을 늦추어 줌)의 역할을 하고 쓴맛은 견조(堅燥 : 습한 것을 마르게 함)의 역할을 하며 짠맛은 연견(軟堅 : 굳은 것을 풀어 줌)의 역할을 한다.

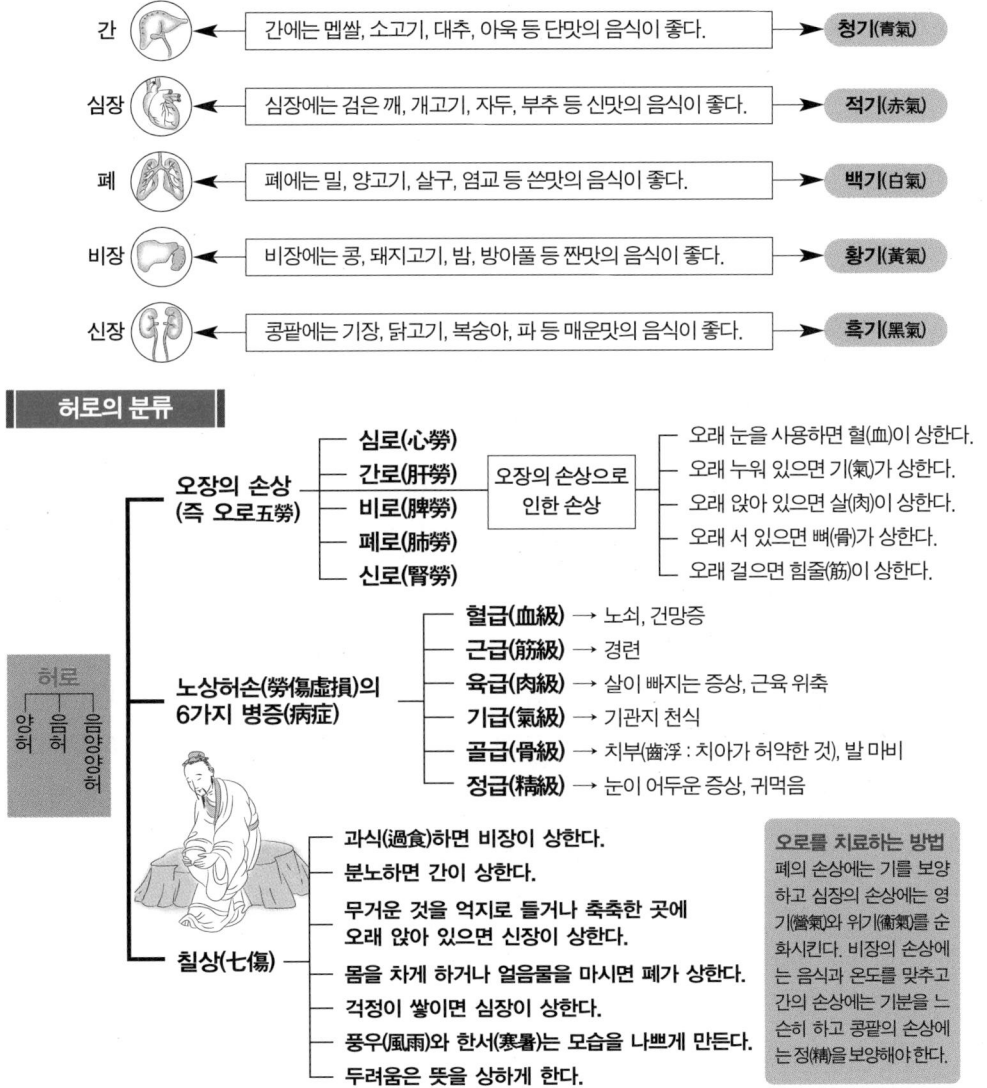

- 간 ← 간에는 멥쌀, 소고기, 대추, 아욱 등 단맛의 음식이 좋다. → 청기(靑氣)
- 심장 ← 심장에는 검은 깨, 개고기, 자두, 부추 등 신맛의 음식이 좋다. → 적기(赤氣)
- 폐 ← 폐에는 밀, 양고기, 살구, 염교 등 쓴맛의 음식이 좋다. → 백기(白氣)
- 비장 ← 비장에는 콩, 돼지고기, 밤, 방아풀 등 짠맛의 음식이 좋다. → 황기(黃氣)
- 신장 ← 콩팥에는 기장, 닭고기, 복숭아, 파 등 매운맛의 음식이 좋다. → 흑기(黑氣)

허로의 분류

허로 — 양허 / 음허 / 음양양허

오장의 손상 (즉 오로五勞)
- 심로(心勞)
- 간로(肝勞)
- 비로(脾勞)
- 폐로(肺勞)
- 신로(腎勞)

오장의 손상으로 인한 손상
- 오래 눈을 사용하면 혈(血)이 상한다.
- 오래 누워 있으면 기(氣)가 상한다.
- 오래 앉아 있으면 살(肉)이 상한다.
- 오래 서 있으면 뼈(骨)가 상한다.
- 오래 걸으면 힘줄(筋)이 상한다.

노상허손(勞傷虛損)의 6가지 병증(病症)
- 혈급(血級) → 노쇠, 건망증
- 근급(筋級) → 경련
- 육급(肉級) → 살이 빠지는 증상, 근육 위축
- 기급(氣級) → 기관지 천식
- 골급(骨級) → 치부(齒浮 : 치아가 허약한 것), 발 마비
- 정급(精級) → 눈이 어두운 증상, 귀먹음

칠상(七傷)
- 과식(過食)하면 비장이 상한다.
- 분노하면 간이 상한다.
- 무거운 것을 억지로 들거나 축축한 곳에 오래 앉아 있으면 신장이 상한다.
- 몸을 차게 하거나 얼음물을 마시면 폐가 상한다.
- 걱정이 쌓이면 심장이 상한다.
- 풍우(風雨)와 한서(寒暑)는 모습을 나쁘게 만든다.
- 두려움은 뜻을 상하게 한다.

오로를 치료하는 방법
폐의 손상에는 기를 보양하고 심장의 손상에는 영기(營氣)와 위기(衛氣)를 순화시킨다. 비장의 손상에는 음식과 온도를 맞추고 간의 손상에는 기분을 느슨히 하고 콩팥의 손상에는 정(精)을 보양해야 한다.

03 치통 치료 도인법
고치로 치통을 치료

≫≫ 치통이 큰 병은 아니지만 작은 병이라고도 할 수 없다. 치통은 아주 골치 아픈 병으로서 신체와 정신에 커다란 영향을 끼친다. 중국의 고대 고치법叩齒法은 치통을 치료하는 간단하고 행하기 쉬운 도인법으로서 장기간 수련하면 튼튼하고 보기 좋은 치아를 유지할 수 있다.

사람들이 늘 "치통은 병이라고는 할 수는 없지만 죽을 정도의 고통이 따른다"고 말한다. 이 말에서 치통이 사람의 신체와 정신에 얼마나 큰 영향을 끼치는지를 알 수 있다. 치통을 초래하는 원인은 매우 많은데, 대부분 환자 자신의 체질 상태, 영양대사(營養代謝), 음식습관, 구강위생 등과 관계된다. 만일 구강 내에 산성을 만들어내는 세균이 많아지면 치아가 쉽게 침식되어 충치가 생기고 치아에 구멍이 난다. 이것이 치통을 초래하는 하나의 중요한 원인이다. 이외에 치아가 냉기를 흡수하여도 치통이 생길 수 있으며, 너무 뜨거운 음식을 먹어도 치통이 생길 수 있다.

치통의 근원은 콩팥의 정기(精氣)가 부족한 데에 있으며 골수가 부족하여 치아가 관리되지 못하는 것이 치통의 근본 원인이다. 때문에 치통을 철저히 치료하려면 반드시 조식(調息), 고치(叩齒), 연진(咽津 : 침 삼키기)을 결합해야 한다. 이렇게 하면 콩팥, 위, 대장 등 경맥의 기혈을 순화시킬 수 있고, 정(精)을 보충할 수 있어서 치아가 튼튼해질 뿐만 아니라 풍한(風寒), 풍열(風熱) 등 여러 가지 사기(邪氣)를 제거할 수 있다. 자주 고치를 하면 콩팥을 튼튼하게 만들 수 있고, 음양의 평형을 이루고, 기혈과 경락을 소통시킬 수 있다. 따라서 전신이 건강해지고 구강, 치아 전체와 그 주위 조직이 건강해지며 치아의 저항력이 전면적으로 높아져 치아가

간편하고 실행하기 쉬운 고치법 : 치통 치료 도인법

고치법을 민간에서 '고천종叩天鐘'이라고도 하며 "아침에 고치를 36회씩 하면 70~80세가 되어도 치아가 빠지지 않는다."는 속설이 있다. 자주 고치를 하면 잇몸과 그 주위 조직이 튼튼해지고 충치를 예방할 수 있다. 이외에 중의학에서는 치아의 견고성이 콩팥과 관계가 있다고 본다. 때문에 자주 고치를 하면 콩팥이 튼튼해지고 허리 통증과 귀먹음, 눈의 부종 등도 일정하게 예방할 수 있다.

고치

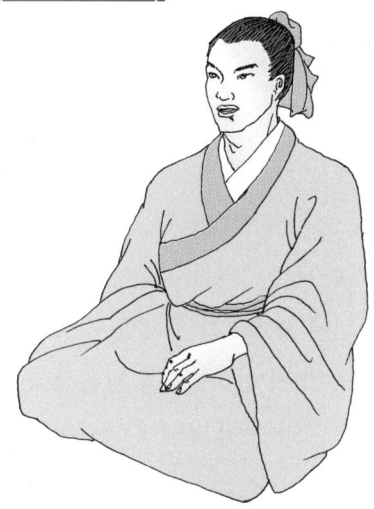

① 아침에 일어난 후 우선 말을 하지 않고 눈을 감은 후 고치를 하되 횟수는 보통 30회로 하는 것이 좋다.
② 혀를 상하 잇몸, 치아에 붙이고 몇 번 휘두른다. 이렇게 하여 침이 생기면 삼키지 말고 계속하여 혀를 휘저어 침이 점차 많아지면 양치질하고 약 3회에 나누어 삼킨다.
③ 아픈 치아 쪽을 더 많이 양치질하고 마지막에 3회에 나누어 삼킨다. 문제가 있는 치아 부위가 개운하지 않을 경우에 더 여러 번 양치질 할 수 있다.
④ 고치, 혀 휘두르기, 양치질, 침 삼키기의 순서로 반복하여 3회 진행한다.

> 정신을 느긋하게 하고 입을 약간 벌린다. 마음을 가다듬고 묵념하면서 고치를 한다.
> 먼저 어금니를 부딪치고 다음 앞니를 부딪친다. 무겁게 부딪치기와 가볍게 부딪치기를 교체하면서 리듬 있게 진행한다.

고치의 효능 계통도

중의학에서는 치아와 콩팥이 서로 밀접히 연결된다고 본다. 콩팥은 골격의 생장과 골수의 생장을 지원하며 치아는 인체 골격의 일부분이다. 때문에 치아가 흔들리는 것은 콩팥의 성쇠, 기혈의 부족과 관계된다. 자주 고치를 하면 콩팥이 튼튼해지고 음양이 평형되고 기혈이 소통되어 신체가 튼튼해진다.

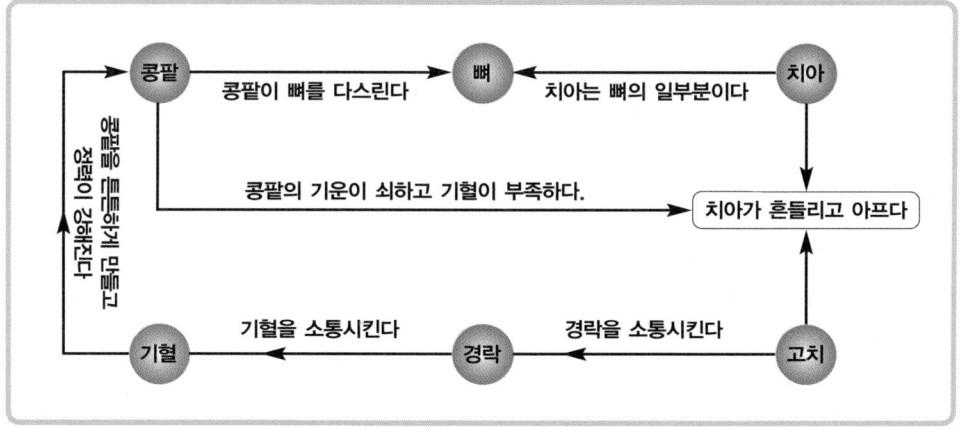

더욱 튼튼하고 정연하고 하얗게 된다.

고치, 탁치(啄齒)는 중국의 가장 오래되고 효과적인 치아 건강법으로서 일찍이 2천여 년 전 서한(西漢) 초기에 이미 도인법으로 『인서(引書)』에 수록되었으며 그 이후의 역대 의학서적들에 모두 이 방법이 수록되었다.

구체적인 공법

동쪽을 향하여 가부좌를 틀고 앉거나 자연스럽게 선다. 우선 마음을 가다듬고 잡념을 없앤 후 숨을 죽이고 의념으로 기의 운행을 인도한다. 이와 같이 4회 진행한 뒤 입을 크게 벌리고 아래위 치아를 가볍게 36회 부딪치되 좌, 우로 마찰하지는 말아야 한다. 혹은 숨을 죽이고 의념으로 기를 운행시키면서 고치를 함께 진행할 수 있다. 즉 숨을 죽이고 의념으로 기를 전신에 운행시킨 후 입을 벌리고 고치를 14회 하는 것을 한번으로 한다. 이렇게 연속 네 번 한 뒤, 혀를 입천장에 붙이고 침이 입에 가득 차면 꿀꺽꿀꺽 삼킨다. 침은 여러 번에 나누어 삼킬수록 좋다.

청대(淸代) 『현기구결(玄機口訣)』에는 고치수연의 좋은 점을 다음과 같이 기술하였다. "고치법은 간단하고 행하기 쉽고 치아를 튼튼하게 해준다. 고치법은 늙은 후에도 치아가 빠지지 않게 한다. 혀를 입천장에 붙이면 마음을 고요히 가라앉힐 수 있고 호흡을 조절할 수 있으며 침이 생기게 할 수 있어서 아주 효과적이다.(叩齒法, 簡而易行, 能令齒植堅固, 至老而不脫落. 至於舌抵上腭, 可以冥心, 可以調息, 可以生津, 最具妙諦. 고치법, 간이이행, 능령치식견고, 지로이불탈락. 지어설저상악, 가이명심, 가이조식, 가이생진, 최구묘체.)"

04 | 감기를 치료하는 도인법
감기 치료 도인법

≫≫≫ 감기는 가장 흔한 호흡기 질병이다. 그러나 현대의 의료체계에서도 아직 빠르면서도 효과적인 치료방법을 찾지 못하였다. 여기에서는 감기를 완화하고 점차 낫게 하는 도인법을 소개하려고 한다.

중의학에서는 감기를 상풍(傷風)이라고 한다. 감기는 여러 가지 바이러스에 의하여 생기는 흔히 보는 호흡기 질병으로서 코 막힘, 콧물, 기침, 목구멍 통증 등 코와 목에 일어나는 증상이 가장 쉽게 발생한다. 일반적으로 발열이나 전신의 증상은 일어나지 않으며 때론 미열(低熱), 두통의 증상만 나타기도 한다. 찬바람을 맞았거나, 영양부족, 과로, 과도한 흡연과 음주, 전신 질병, 코 자체의 만성질병 등이 호흡기관의 소통에 영향을 주어 신체의 저항력이 저하되면 감염을 일으킬 수 있다. 감기는 발병률이 높고 아무 때나 걸릴 수 있으나 일반적으로 겨울, 봄과 같은 추운 계절에 더 많이 걸린다. 감기는 또 보통의 감기와 유행성 감기로 나뉜다.

중의학에서는 풍사(風邪)가 체내에 침입되어 폐기(肺氣)의 소통 기능이 저하되면서 감기에 걸린다고 본다. 폐는 기를 주관하는데 코를 통하여 외부와 통하고 피부를 주관하기 때문에 풍사가 침습하면 반드시 폐가 먼저 침습을 받는다. 기후가 갑자기 변할 때 체외 방위능력이 적응하지 못하면 사기(邪氣)가 피부와 입, 코를 통하여 침입하여 폐부 질병을 일으킨다. 차가운 사기를 만나면 한사(寒邪)가 표면을 감싸고 폐기가 소통되지 못하여 양기(陽氣)가 소통되지 못하고 모공이 막힌다. 더운 사기를 만나면 열사(熱邪)가 폐를 태우고 피부가 이완되고 폐에 맑은 기운이 부족하게 된다. 감기가 비록 흔한 병이기는 하지만 계절에 따라 그 종류도 다르며 협습(夾濕), 협서(夾暑) 등 계절의 기(氣)가 침입하는 것과 그렇지 않은 것

약물을 복용하지 않고 감기를 예방, 치료할 수 있는 열다섯 가지 방법

1. 닭고기 국물을 마신다	닭고기에는 인체에 필수적인 여러 가지 아미노산이 들어 있으므로 닭고기 국물을 마시면 목구멍과 호흡기관의 염증을 억제할 수 있다.
2. 무를 많이 먹는다	무로 즙을 만들어서 생강즙, 설탕, 꿀을 넣고 골고루 저은 후 뜨거운 물로 풀어서 음료처럼 마신다. 이렇게 매일 3회씩 연속 이틀 정도 마시면 열을 내리고 해독하고 한기를 몰아내어 감기가 예방 치료된다.
3. 흑설탕, 생강, 찻잎의 혼합액을 마신다	흑설탕, 생강, 홍차를 각각 적당히 취하여 삶아서 매일 1~2회 마신다.
4. 식염을 적게 먹는다	나트륨이 함유된 식염을 적게 먹으면 타액 속의 용균(溶菌 : 항체가 세균과 반응하여 그 세균을 사멸·용해시키는 일) 효소 함량을 높일 수 있어서 구강, 인후점막 상피세포를 보호할 수 있다.
5. 꿀물을 풀어 마신다	꿀은 인체의 면역력을 활성화한다. 매일 아침, 저녁으로 꿀물을 풀어 마시면 감기 및 기타의 바이러스성 질병을 효과적으로 예방, 치료할 수 있다.
6. 효모를 먹는다	효모에는 감기 바이러스가 체내 세포에 확산, 번식하는 것을 방지하는 성분이 들어 있어서 일반적인 감기를 치료할 수 있다. 그러나 유행성 감기에는 효과를 보지 못한다.
7. 양념을 많이 먹는다	생강, 마른 고추, 생마늘은 인체의 감기 바이러스를 몰아내고 기침을 멎게 하고 가래를 가시게 해주는 작용을 한다.
8. 식초를 코에 떨어뜨리거나 식초를 가열하여 냄새를 맡는다	끓여서 식힌 물에 식초를 5~10%의 비율로 희석하여 매일 4~6회, 콧구멍마다 2~3방울씩 떨어뜨리면 감기와 유행성감기를 효과적으로 치료할 수 있다. 식초를 끓여서 김을 쐬도 감기를 치료할 수 있다. 즉 매일 100g의 식초를 1~2회씩 화로 위에 올려놓고 김을 쐰다.
9. 손을 비빈다	두 엄지손가락을 뜨거워질 때까지 비빈다.
10. 콧방울을 안마한다	두 손을 살며시 주먹 쥔 후 굽힌 엄지의 배면으로 콧방울 양측을 안마한다. 이와 같이 매일 오전과 오후에 각각 15~30회씩 안마하여 콧마루가 붉어지고 뜨거워지게 한다.
11. 혈을 안마한다	두 손의 엄지, 식지, 중지 중의 한 손가락 끝으로 비도(鼻道), 영향(迎香 : 콧방울의 정중앙에서 양쪽으로 0.5cm 나간 지점), 비류(鼻流) 등 혈을 누른 후 엄지 어제혈(魚際穴) 주위의 근육이 발달한 부위로 비강 양측의 영향혈에서 인당혈(印堂穴)까지 감기 걸리기 쉬운 부위를 쓰다듬는다.
12. 침구로 치료한다	중국의 침구는 감기에 아주 좋은 효과를 낸다. 감기를 효과적으로 치료할 수 있는 혈에는 상성(上星), 인당(印堂), 풍지(風池), 영향(迎香), 합곡(合谷), 외관(外關)이 있다. 이런 혈에 매일 1회씩 침을 꽂되 1회에 15분씩 꽂아 둔다. 일반적으로 침을 2~3회 놓으면 감기가 다 나을 수 있다.

13. 잠을 많이 잔다	사람이 잠 잘 때 체내의 세균이 '아세틸무라민산'이라는 물질을 생성하는데 이 물질은 인체의 면역력을 강화하는 작용을 하며 감기와 기타 바이러스성 질병의 호전속도를 높여준다.	
14. 증기호흡을 한다	큰 찻잔에 끓인 물 한 컵을 부은 후 얼굴을 그 위에 가저다 대고 물이 식을 때까지 김을 쏘이면서 심호흡을 한다. 이렇게 매일 여러 번 한다.	
15. 냉수로 얼굴을 씻는다	이런 방법은 일반적으로 여름부터 시작하여 겨울에도 거르지 말아야 한다. 이런 방법은 적응능력을 강화한다. 매일 아침, 저녁 꾸준하게 냉수 세수를 하면 얼굴의 혈액 순환을 촉진하고 질병에 대한 저항력, 추위에 견디는 능력을 제고시킬 수 있어서 감기가 예방된다.	

보충 해설

'감모(感冒 : 감기)'라는 단어가 생기게 된 유래

중의학에는 원래 '감모(感冒)'라는 단어가 없었다. 이 단어가 나오게 된 데는 아주 재미있는 고사가 있다. 이는 의사들로부터 나온 것이 아니라 관리들로부터 나왔다. 남송(南宋) 연간에 관리들이 번갈아 한림원(翰林院)에 가서 당직을 서는 제도를 실시하였다. 그런데 당번 관원들이 당직을 회피하는 바람이 불었다. 당번 관원들이 당직을 회피하기 위하여 휴가를 내는 사유는 모두 '속이 불편하다'는 것이었다. 한번은 진곡(陳鵠)이라는 태학생이 억지로 끌려가서 당직을 서게 되었는데, 그는 대담하게 휴가 신청서의 내용에 '감풍(感風)'이라고 썼다. 풍(風)은 '육음(六淫)' 중의 으뜸이고, 감(感)은 침입되었다는 뜻인데, 후에 다른 사람들도 그를 본 따서 휴가 신청서에 '감풍'이라고 썼다. 그러다가 청나라 때에 와서 휴가 신청서의 내용에 또 획기적인 변화가 일어나게 되어 관원들은 휴가 신청서에 모두 '감모가(感冒假)'라고 썼다. 여기서 '모(冒)'는 침투라는 뜻이고, '감모가'는 '본인은 공무에 지쳐 사기가 침입하였지만 지금까지 버티어 오다가 드디어 병이 되었습니다. 하여 부득불 휴가를 신청하여 치료하려고 합니다'라는 뜻이다. 이로부터 감모(감기)라는 단어가 퍼지게 되었다.

이 있다.

질병의 증상에 따라 감기는 풍한과 풍열로 구분된다.

1. 풍한 감기 : 머리가 아프고 열이 나며 땀이 없고 추위를 타며 사지가 시큰시큰 아프고 맥이 없고 코가 막히고 맑은 콧물이 흐른다.

2. 풍열 감기 : 열이 나고 머리가 터지는 듯이 아프고 땀이 조금 나고 입이 마르고 목구멍이 아프고 진한 콧물이 난다. 기침하면 누런 가래가 나오며 변비가 생기고 소변이 황적색을 띤다.

구체적인 공법

1. 가부좌를 틀고 앉아서 두 손바닥을 비벼 뜨거워지게 한 뒤, 풍부혈(風府穴 : 정수리 중간선의 머리칼이 난 언저리에서 1촌 되는 거리에 위치하여 있다)을 100여회 안마한다. 그 다음 마음을 가라앉히고 손바닥이 정수리로 향하게 두 손을 깍지 낀 후 풍부혈을 꼭 감싸고 몸을 앞으로 100회 굽혀 몸에 땀이 나게 한다. 마지막에 호흡을 조절하고 숨을 배꼽 아래 1.5촌 되는 기해혈(氣海穴)에 멈추고 반 시간 앉아 있는다. 이 도인법을 수련할 때 바람을 피해야 하며 다 수련하고 일정한 시간이 지난 후에야 밥을 먹을 수 있다.

2. 손가락으로 머리에서부터 두 귀를 향하여 귀뿌리까지 힘주어 안마하되 손톱이 아플 때까지 한다.

3. 두 손을 악고 하고 발가락을 굽힌 후 눈을 감고 호흡을 조절하고 침대에 반드시 누워서 들이쉰 숨을 명치에서 배꼽까지 내려 보낸다. 이렇게 하여 전신에 땀이 나면 풍사가 땀에 실려 산실되고 따라서 감기도 낫는다.

05 눈병 치료 도인법
혈기를 보양하고 눈이 침침한 증상을 치료하는 도인법

>>>> 최근에 눈병, 특히 근시의 발병률이 점점 높아지고 있는데 도인양생이론에 눈병을 치료하는 여러 가지 도인법이 있다.

인체에서 눈은 매우 중요한 부분이다. 중의학에서는 눈이 간의 구멍, 오장의 정화(精華)이며 눈병이 오장과 모두 관계된다고 본다. 『영추(靈樞)』 「대혹론(大惑論)」은 "오장육부의 정기가 모두 눈에 있다.(五臟六腑之精氣皆上注於目而爲之睛오장육부지정기개상주어목이위지정)"고 하였고 『중장경(中藏經)』은 "눈 안에 대락(大絡)이 5개 있는데 각각 심장, 간, 비장, 폐, 신장과 연결되며 중락(中絡)이 6개 있는데 각각 담낭, 위, 방광, 삼초, 대장, 소장과 연결되며 밖에는 가늘고 작은 경락이 부지기수로 많다.(目內有大絡者五, 心肝脾肺腎各主一絡, 中絡者有六, 膽胃膀胱三焦大小腸各主一絡也, 外有旁枝細絡, 莫知其數. 목내유대락자오, 심간비폐신각주일락, 중락자유육, 담위방광삼초대소장각주일락야, 외유방지세락, 막지기수)"고 하였다. 눈과 오장육부는 이런 대소경락들을 통하여 밀접히 연결되었으며 오장육부의 정기가 눈에 올라가서 눈과 전신의 활동을 통일, 조화시키는 동시에 각종 질병요소도 이런 경락을 통하여 눈에서부터 오장육부에 전해지거나 오장육부에서 눈에 전해져 눈 혹은 오장육부에서 질병이 생긴다.

오장육부에 혈기가 충족하면 눈과 마음이 밝고 혈기가 부족하면 풍사의 침습을 쉽게 받아 눈이 잘 보이지 않게 된다. 때문에 눈을 치료하려면 우선 체내의 정기를 보충해야 한다. 눈은 간의 창구로서 간은 눈을 통하여 외부와 통하며 간의 정기가 성한가 쇠한가는 눈의 시각상황을 통하여 반영된다. 때문에 간의 정기 보양에 특별히 신경을 써야 한다.

구체적인 공법

1. 아침에 일어나서 두 손을 손바닥이 따뜻해질 때까지 비빈 후 손바닥을 두 눈에 붙여서 눈을 덥혀준다. 이렇게 모두 3회 진행하고 식지로 두 눈을 가볍게 두드린다. 이 도인법은 두 눈을 밝게 하고 광채가 돌게 하며 눈에 질병이 생기지 않게 한다.

2. 일찍이 일어나서 동쪽을 향하여 앉거나 선 후, 비흡구호(鼻吸口呼)를 2회 진행하고 중지에 침을 발라서 두 눈을 가볍게 쓰다듬고 마지막에 타액으로 눈을 씻는다. 이와 같이 14회 진행한다. 이 도인법은 두 눈을 맑고 밝아지게 한다.

3. 반듯이 누워서 눈을 감고 정신을 가다듬은 후 아래턱에 힘주어 쳐들고 머리를 뒤로 힘껏 수축시킨다. 이와 같이 연속 3회 진행한 뒤, 두 손으로 목뒤의 근육을 3회 꼬집고 다시 원래의 자세대로 반듯이 눕는다. 이 도인법은 두 눈이 어두워지는 증상을 치료할 수 있을 뿐만 아니라 또 시야를 넓혀주어 밤에도 각종 색상을 분별할 수 있게 한다.

4. 아침에 깨어나서 먼저 눈을 뜨지 말고 두 손의 엄지 등쪽 혹은 손바닥을 마찰시켜 뜨거워지게 한 뒤, 눈을 문지른다. 이렇게 14회 진행한 뒤, 여전히 눈을 감은 채 눈알을 좌, 우 각각 7회씩 굴리고 잠깐 꼭 감고 있다가 눈을 갑자기 뜬다. 이 도인법은 눈을 단련시켜 눈에 질병이 생기지 않게 한다.

상기의 여러 도인법은 아주 효과적인 눈 보건체조로서 모두 혈맥의 소통, 영기와 위기의 순화, 간기(肝氣)의 보양, 풍사의 제거에 도움이 되며 모두 눈병을 치료할 수 있다. 또한 눈의 시각기능을 보양하고 강화한다.

눈병 치료 도인법

눈과 오장육부

사람의 눈은 몇 센티미터밖에 안되지만 부위마다 모두 내장과 연결된다. 눈알 동공 밖의 부분을 8개 구역으로 구분하는데 이를 안도팔구(眼圖八區)라고 한다. 안도팔구와 오장육부의 관계를 아래의 구결로 표현할 수 있다.

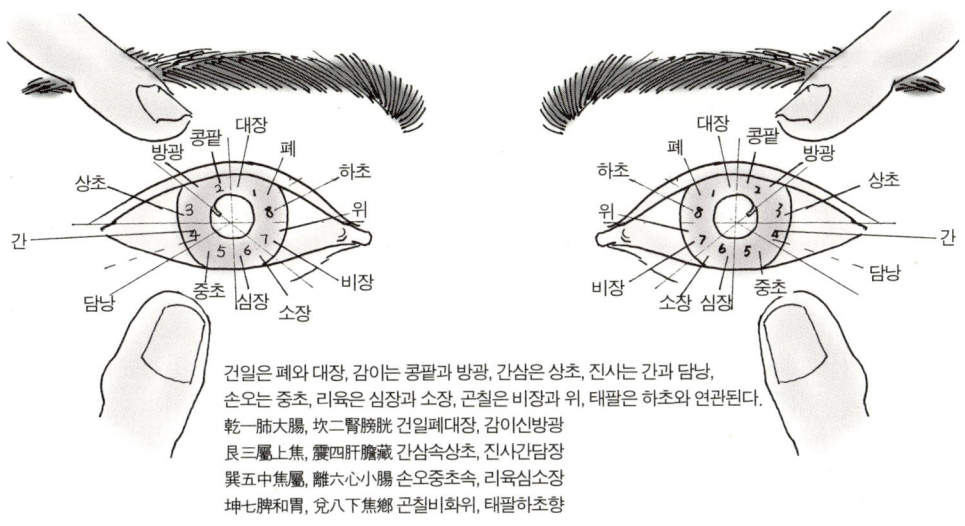

건일은 폐와 대장, 감이는 콩팥과 방광, 간삼은 상초, 진사는 간과 담낭,
손오는 중초, 리육은 심장과 소장, 곤칠은 비장과 위, 태팔은 하초와 연관된다.
乾一肺大腸, 坎二腎膀胱 건일폐대장, 감이신방광
艮三屬上焦, 震四肝膽藏 간삼속상초, 진사간담장
巽五中焦屬, 離六心小腸 손오중초속, 리육심소장
坤七脾和胃, 兌八下焦鄕 곤칠비화위, 태팔하초향

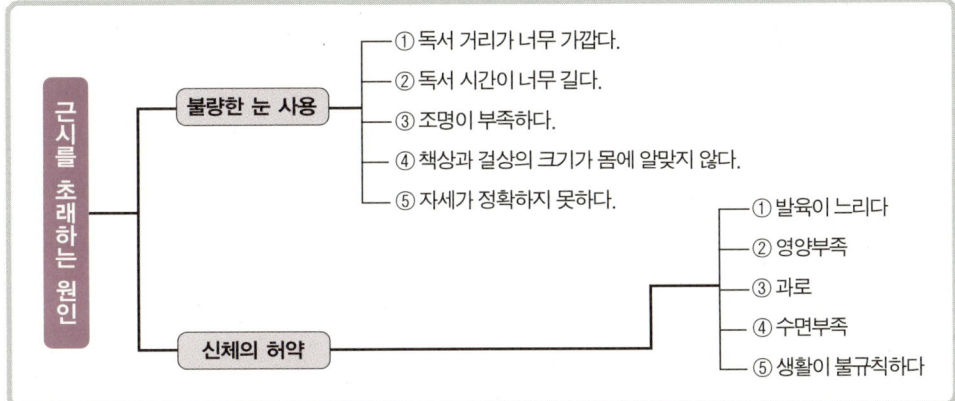

보충 해설

미량 원소와 눈의 질병

미량 원소와 인체의 건강, 질병간의 관계는 매우 밀접하다. 이는 최근에 많은 사람들의 관심이 집중되는 바이다. 눈에는 여러 가지 미량 원소가 있으나 그 중에서 주요 미량 원소로는 아연, 철, 칼슘, 인, 셀레늄을 들 수 있다. 눈은 인체에서 아연 함량이 가장 높은 조직기관 중의 하나이다. 아연은 눈 안의 각 조직기관의 신진대사에 참여하여 각 조직기관의 생장발육을 지원한다. 만일 철 원소가 부족하면 눈 조직 기능에 문란이 와서 눈병이 초래된다. 칼슘, 인, 셀레늄은 수정체와 밀접한 관계가 있으므로 그 함량은 수정체 자체의 탄성에 영향을 주며, 따라서 조절작용에 영향을 미친다.

06 근육 경련 치료 도인법
간과 혈을 보양하고 근육 경련을 치료하는 도인법

>>> 추근抽筋, 즉 근육 경련은 신체의 기혈 부족으로 근맥筋脈이 허약해지면서 다리, 발의 근육에 쥐가 나는 것을 말한다. 이런 경우에는 도인법을 수련하여 기혈을 순화시키고 기혈의 전신운행을 강화하여 추근을 제거할 수 있다.

추근(抽筋)을 옛날에는 전근(轉筋)이라고 불렀으며, 근육경련을 일컫는다. 추근은 근육의 자발적인 수축으로서 정강이와 발가락의 근육에서 많이 일어나며, 발작할 때 매우 아프다. 추근은 흔히 발생하는 증상으로서 남녀노소 누구에게나 일어날 수 있다. 그리고 사계절 어느 때나 다 발생할 수 있는데 밤에 가장 많이 발생한다. 그 임상적 특징을 보면 한 쪽 혹은 양쪽 장딴지에서 갑자기 발생한다. 경련이 일어날 때 가벼우면 몇 분이고 심하면 반시간 이상 지속되며, 안마를 해야 호전된다. 중의학에서는 경련이 간혈(肝血)이 부족한 원인으로 근맥이 허약해져서 발생하거나 풍냉한습(風冷寒濕)의 침습을 받아서 초래된다고 본다. 『제병원후론(諸病源候論)』「전근후(轉筋候)」에서는 "경련은 영·위기(營衛氣)가 허하여 찬바람이 근육에 침습하여 생긴다(轉筋者, 由營衛氣虛, 風冷氣搏於筋故也. 전근자, 유영위기허, 풍냉기박어근고야)"고 하였다.

다리와 발의 경련을 일으키는 원인에는 대체로 아래의 몇 가지가 있다. 1)외부 환경이 춥고 자극적인 탓으로 일어난다. 예를 들면 실온이 비교적 낮은 겨울의 밤이 그러하다. 2)피로, 수면과 휴식 부족 혹은 과도한 휴식으로 국부에 산성 대사 산물이 쌓이면 근육 경련을 일으킬 수 있다. 3)연로한 여성은 여성 호르몬이 저하되어 뼈의 밀도가 떨어지고, 피 속의 칼슘 함량이 낮아져 근육이 쉽게 놀라면서 자주 경련이 일어난다. 4)수면 자세가 나빠서 일어난다. 예를 들면 장시간

근육 경련 치료 도인법

종아리의 근육 경련을 현대 의학에서는 '비장근경련腓腸肌痙攣'이라고 한다. 이런 경련이 일어나면 '반대로 젖히기'를 원칙으로 삼아 근육 경련을 신속하게 없애야 한다. 즉 작용력의 반대방향으로 발가락을 젖히고 1~2분 지속하면 바로 효과를 볼 수 있다. 그러나 이는 응급대책일 뿐이며 철저히 치료하려면 그래도 장기간 단련하는 것이 바람직하다.

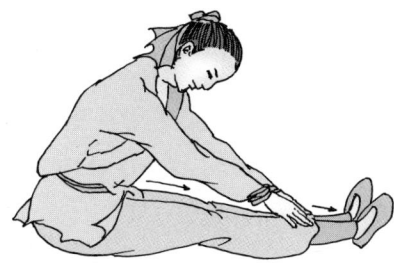

①앉아서 두 발을 옆으로 최대한 벌리고 손으로 엄지발가락을 잡아당긴다.
②만일 장딴지 근육에 경련에 일어나면 발을 잡아당겨 발바닥이 쳐들리게 하는 동시에 무릎을 최대한 펴면 치료할 수 있다.
③종아리 앞의 근육이 경련을 일으킬 때는 발바닥을 누르고 발가락을 힘주어 젖힌다.

다리 안마
열 손가락을 편 후 손가락, 손바닥을 허벅지 피부에 꼭 붙이고 허벅지 뿌리에서 발까지 쓰다듬는다. 쓰다듬을 때 한쪽 다리를 내, 외, 전, 후의 4개의 면으로 나누어 두 손을 동시에 사용하여 쓰다듬는다. 이렇게 각각 8회씩 진행한다. 쓰다듬을 때 힘을 주어 침착하고 세심하게 쓰다듬어야 하며 형식적으로 가볍게 쓰다듬어서는 안 된다.

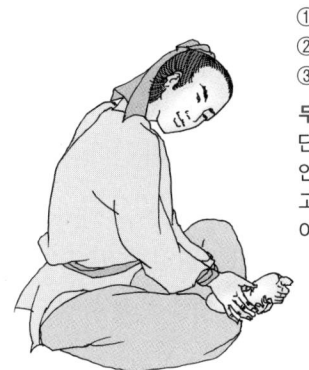 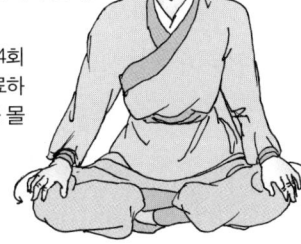

①한기를 몰아내고 따뜻한 온도를 유지한다.
②수면자세에 주의한다.
③너무 오래 동안 걷거나 장시간 운동을 하지 말아야 한다.

무릎 안마
단정히 앉아서 좌, 우 두 손으로 무릎을 8~24회 안마한다. 이 도인법은 경련을 효과적으로 치료하고 두 발의 풍기(風氣), 한기(寒氣), 습기(濕氣)를 몰아낼 수 있다.

①체육단련을 적당히 한다.
②필요할 경우 비타민E를 좀 보충한다.
③칼슘을 적당히 보충하고 우유제품, 살코기 등의 식품을 많이 먹는다.

발바닥 안마
발바닥, 즉 용천혈을 안마한다. 용천혈은 족소음신경(足少陰腎經)의 중요한 혈로서 발바닥에 위치하여 있다. 매일 저녁에 발을 씻은 뒤, 한 손으로 발가락을 잡아서 발바닥이 위로 향하게 하고 다른 한 손으로는 발바닥을 안마하여 발바닥에서 열이 나게 하는 것이 좋다. 이렇게 좌, 우 발을 교체하면서 진행하고 마지막에 두 손으로 발가락 관절을 8~12회 돌린다. 이 도인법은 경련을 치료할 수 있을 뿐만 아니라 습열(濕熱)도 제거할 수 있다.

경련을 치료하는 한약 처방
당귀(當歸) 15g, 숙지(熟地) 20g, 백작(白芍) 20g, 천궁(川芎) 10g, 모과(木瓜) 15g, 회우슬(懷牛膝) 10g, 상기생(桑寄生) 15g, 속단(續斷) 10g, 독활(獨活) 10g, 계지(桂枝) 10g, 구감초(灸甘草) 15g을 매일 물로 다려서 한 첩씩 마시되 한 첩을 두 번 달여서 아침, 저녁으로 복용한다. 이 약은 간과 혈을 보양하고 근맥을 소통시키고 경락을 따스하게 해주고 한기를 몰아낸다.

반듯이 누워 있거나 오래 엎드려 있으면 근육이 피동적인 수축을 일으킨다.

중의학의 관점에 따르면 간은 근육을 주관하고 피를 저장하여 근육에 공급한다. 저녁에 누워서 잠을 잘 때 피가 간에 돌아와서 저장되기 때문에 근육에 공급되는 피가 부족하게 된다. 때문에 밤에 경련이 잘 일어난다. 이것은 간혈이 부족하여 근맥이 피를 보충 받지 못하여 일어나는 현상이다. 이외에 수족삼음삼양 경락은 모두 손가락과 발가락에서 시작되어 전신에 소통되기 때문에 만일 혈기가 부족하면 음양이 허하여 풍사나 냉사(冷邪)의 침습을 쉽게 받아 경련이 일어난다. 이런 증상의 치료에서는 피와 간을 보양하는 것이 중요하다.

구체적인 공법

1. 반듯이 누워서 하체를 곧게 펴고 엄지발가락을 마주 붙이고 발뒤축을 밖으로 벌린다. 호흡을 조절한 뒤 코로 숨을 들이쉬고 입으로 내쉬기를 7회 반복한다. 이 도인법은 무릎의 한기, 종아리의 통증, 경련 등을 치료할 수 있다.

2. 앉아서 두 다리를 곧게 펴고 종아리와 발가락을 양측으로 최대한 벌린 후 힘주어 호흡한다. 숨을 내쉴 때 '하(哈)' 하고 소리를 낸다. 이와 같이 5회 한다. 이 도인법은 경련을 치료할 수 있다. 다음 두 손으로 두 엄지발가락을 당기면서 큰 소리로 후(呼) 한다. 이 도인법은 신체를 충분히 펴주고 근육의 경련을 없앨 수 있다.

3. 엎드려서 두 눈으로 옆을 본다. 발뒤축을 들고 발가락을 침대에 붙인 후 허리를 곧게 펴고 코로 천천히 가늘게 숨을 들이쉬었다가 입으로 천천히 가늘게 내쉰다. 이와 같이 7회 진행한다. 이 도인법은 발의 경련과 시큰시큰 아픈 증상을 치료한다.

07 중초를 따스하게 하고 한기를 몰아내고 비장과 위를 보양하는 도인법
복부팽만 치료 도인법

>>> 복창(腹脹: 복부팽만), 소화불량 등은 자주 발생하는 질병이다. 환자는 도인법으로 중초를 따스하게 하여 한기를 몰아내고, 기혈을 보충하여 비장과 위의 기능을 강화함으로써 소화불량증을 없앨 수 있다.

복창을 옛날에는 숙체(宿滯), 숙식불소(宿食不消), 숙식(宿食)이라고 불렀으며, 이는 음식이 창자나 위에 남아서 오랫동안 소화되지 않는 증상을 말한다. 『제병원후론(諸病源候論)』「숙식불소후(宿食不消候)」에서는 이런 증상이 장기가 허약한 탓으로 한기가 비장과 위에 머물러 음식이 소화되지 않아서 생긴다고 생각하였다. 먼저 먹은 음식이 아직 소화되지 않은 상황에서 또 음식을 먹으면 비기(脾氣)가 약해지는데, 이때 많은 음식을 미처 소화하지 못하여 위에 저장하므로 배가 붓고, 기가 가득 차게 되며, 아주 시고 구린 트림이 나온다. 이외에 또 신체 외부가 춥고 내부가 더운 증상이 나타난다. 통속적으로 말하면 이런 증상은 대부분 비장과 위가 허하거나 식사를 절제하지 않아 소화기능이 약해져서 생긴다. 또한 간기(肝氣)가 엉키거나 창자와 위에 열이 쌓이고 어혈이 뭉쳐 생기기도 한다. 이런 증상을 치료하려면 그 원인을 정확하게 파악하고 그에 대응하는 치료방법을 써야 한다.

구체적인 공법

1. 의자에 앉아서 두 손바닥으로 무릎을 끌어안고 몸을 왼쪽으로 기울이고 배를 앞으로 내밀어 의념으로 허리로 배를 누른 뒤, 몸을 왼쪽으로 21회 돌린 다음 다시 손으로 무릎을 끌어안은 자세를 회복한다. 이번에는 몸을 오른쪽으로 기

울이고 반대방향으로 21회 진행한 다음 단정히 앉은 자세를 회복한다. 두 손으로 등과 허리를 손이 닿지 않는 데까지 쓰다듬는다. 이 도인법은 배 안의 숙기불화(宿氣不化), 비비(脾痹), 장부불화(臟腑不和)를 치료하며, 또 복창을 점차 제거한다. 이 도인법은 식사 전이나 식사 후 모두 가능하다.

2. 의자에 단정히 앉아서 허리를 펴고 오른손을 머리 위에 들되 손바닥이 위로 향하게 하고 왼손으로 왼쪽 옆구리를 짚고 몸을 왼쪽으로 기울인다. 동시에 코로 숨을 최대한 들이쉬었다가 가볍게 내쉰다. 이와 같이 7회 진행하고 손을 바꾸어서 또 7회 진행한다. 이 도인법은 위한(胃寒)과 소화불량 등을 치료한다.

3. 의자에 단정히 앉아서 등을 등받이에 기대인 후 머리를 숙이고 윗몸을 곧게 펴고 목을 아래로 굽히고 코로 숨을 길게 최대한 들이쉰 후 다시 입으로 가늘게 뱉는다. 이와 같이 연속 12회 진행하는 동시에 의념으로 기로써 담과 숙식(宿食)을 밀어서 아래로 배출한다. 이 도인법은 소화불량 증상을 치료한다.

일상에서의 보양

- **보난호양**(保暖護養 : 따뜻한 온기 유지) : 위의 온기를 항상 유지하고 옷을 계절에 맞춰 따뜻하게 입는다. 밤에 잠 잘 때는 이불을 잘 덮어서 배에 바람을 맞지 않도록 조심해야 한다.

- **음식조양**(飮食調養 : 음식 보양) : 식사는 따뜻하고 부드럽고 담백하고 신선한 것을 위주로 하는 것이 좋다. 제때에 식사하고 식사량을 고르게 하고 한 번에 적게 먹고 여러 번 먹는 것이 좋다.

- **기취보양**(忌嘴保養 : 음식에서 기피할 점) : 지나치게 차갑거나, 뜨겁거나, 단단하거나, 맵거나, 끈끈한 음식은 먹지 말고 폭음이나 폭식을 삼가해야 한다.

- **평심정양**(平心靜養 : 평온한 마음 유지) : 심리 건강에 주의하여 유쾌한 마음과 안정된 정서를 유지해야 한다. 노동과 휴식의 결합에 주의하여 과로하지 않도록 해야 한다.

- **운동건양**(運動健養) : 적당히 단련을 강화하여 질병에 대한 신체의 저항력을 높여야 한다.

복부팽만 치료 도인법

		증상	병인	치료
복창	식체복창 (食滯腹脹)	배가 붓고 식욕이 없고 구토한다.	대부분 음식을 너무 과도하게 먹어서 음식물이 안에 쌓이고 기의 운행이 원활히 진행되지 못하여 초래된다.	음식을 소화시키고 체한 것을 통하게 해야 한다.
	위하수복창 (胃下垂腹脹)	위의 팽만감이 드는데, 특히 식후에는 더욱 그러하다. 배가 아래로 처지는 감이 나며 반듯이 누우면 좀 편안해진다. 또 몸이 쉽게 피곤해지는 것을 느낀다.	대부분 비장과 위가 허약하여(脾胃虛弱) 양기가 부족하고 중기(中氣)가 아래로 내려앉아서 생긴다.	기와 중초를 보양해야 한다.
	수술 후의 복창 (手術後腹脹)	배가 가득 찬 것 같고 식욕이 없고 음식 맛을 느끼지 못한다.	수술 후 비장과 위의 기능이 회복되지 않은 관계로 체내에 습사(濕邪)가 막혀서 청기(淸氣)가 올라가지 못하고 탁기(濁氣)가 내려가지 못하여 생긴다.	조습운비(燥濕運脾 : 기운을 북돋우어서 비장의 소화를 돕는 것)하거나 기를 운행시켜 복창을 제거한다.
	산후 복창 (産後腹脹)	산후의 여성은 복부가 가득 찬 것 같고 가슴과 옆구리가 답답하고 식욕이 없다.	경락이 잘 통하지 않아서 기혈이 한 곳에 엉키면서 생긴다.	기를 운행시켜 막힌 것을 터놓아 복창을 제거한다.
	행경복창 (行徑腹脹)	여성은 월경 전후에 배가 가득 찬 것 같고 가슴이 답답하고 트림이 난다.	간기(肝氣)가 뭉쳐서 위를 침범하고 비장의 기능에 장애를 일으켜서 생긴다.	간기를 순화시켜 뭉친 것을 풀어주어 복창을 제거한다.
	변비복창 (便秘腹脹)	대변이 굳고 잘 통하지 않으며 복부가 가득 찬 것 같은 느낌이 든다.	창자와 위에 열이 쌓여 체액이 부족하게 되는 탓으로 변비복창이 생긴다.	창자를 윤활시켜 대변이 통하게 해야 한다.

복창을 방지하기 위한 주의사항

1. 섬유질이 많은 음식, 기름에 튀긴 음식, 절인 음식, 찬 음식과 날 것, 자극적인 음식을 적게 먹어야 한다.	2. 불량한 음식습관을 고쳐야 한다.	3. 양호한 음식습관을 길러야 한다.	4. 물 마시는 시간을 잘 선택해야 한다.	5. 불량한 정서를 극복해야 한다.	6. 신체단련에 신경을 써야 한다.	7. 추위를 주의해야 한다.
이런 음식은 소화가 잘 안되고 소화기관의 부담을 가중시키기 때문에 많이 먹으면 소화불량이 올 수 있다.	음식을 게걸스레 먹거나 급하게 먹는 습관, 걸으면서 먹는 습관, 일상빨대로 음료를 마시는 습관 등 불량한 습관들을 고쳐야한다.	규칙적으로 식사해야 하고 제때에 정량을 먹어야 하며 음식의 온도가 뜨겁지도 차갑지도 않고 적당해야 하며 잘 씹어서 천천히 삼켜야한다.	물마시기가장좋은시간은매번식사 전 1시간과 식사 후 1시간으로 서매번적게마신다. 즉 한 번에 한 모금이나 두 모금 마시되 10분에 한 번씩마신다.	초조, 걱정, 슬픔, 우울 등 불량한 정서가 소화기능을 저하시키거나 위를 자극하여 복창을 더욱 악화시킨다.	매일 1시간 정도의 시간을 들여 각종 도인법을 수련하거나 이 아, 추나, 천천히 달리기 등 적당한 운동을 하는 것이 좋다.	비장과 위는 추위를 맞으면 기능이 손상을 입기 때문에 조심해야 한다. 특히 배를 항상 따뜻이 하고 바람을 맞지 말아야 한다.

복창의 식이 요법

청피(青皮)와 진피(陳皮)의 가루 원료 : 청피 30g, 진피 30g. (청피와 진피는 모두 귤껍질인데 청피는 익지 않은 귤의 푸른 껍질을 가공하여 만든 것이고 진피는 익은 귤의 껍질을 말려서 만든 것인데 진피는 묵은 것이 좋으므로 진피라고 하다.) 제조법 : 먼저 청피와 진피를 다듬어서 깨끗이 씻은 후 말려서 가루를 내어 병에 담고 습기를 먹지 않도록 한다. 먹는 방법 : 매일 3회, 매번 3g씩 따뜻하게 끓인 물에 풀어서 마신다. 치료 효과 : 간기를 풀어주고 소화를 돕고 체한 것을 내려가게 한다.

08 요통 치료 도인법
신장을 보양하고 요통을 치료하는 도인법

>>> 허리는 콩팥의 집이라고 할 수 있다. 일반적으로 요통은 콩팥이 허하여 초래된다. 신기가 허약하거나 외부 풍사의 침습을 받거나 하면 모두 요통을 초래할 수 있다. 요통을 치료하려면 주로 신기를 순화시키고 경락을 소통시키고 기혈의 운행을 강화해야 한다.

요통(腰痛)은 흔히 발생하는 병증인데 여러 가지 원인에 의하여 초래된다. 요통은 또 '요척통(腰脊痛)'이라고도 하며 외부 풍사의 침습, 내부 장기의 손상 혹은 좌상(挫傷 : 타박, 압박 또는 둔한 물건 등에 부딪혀서 생긴 연부 조직의 손상을 말한다.)으로 인하여 허리의 기혈 운행이 원활히 진행되지 못하거나 관리가 되지 않아서 생긴다.

요통은 고대 문헌에 일찍부터 기록된 바 있다. 『소문(素問)』「맥요정미론(脈要精微論)」에서는 "허리는 콩팥의 집으로서 허리를 움직이기 힘든 것은 콩팥이 고달프기 때문이다.(腰者, 腎之府, 轉搖不能, 腎將憊矣. 요자, 신지부, 전요불능, 신장비의)"고 콩팥과 허리 질병의 밀접한 관계를 먼저 제기하였다. 콩팥은 허리와 발을 주관한다. 콩팥이 허약하면 외부의 사기, 풍기, 냉기가 들어와서 족소음의 경맥과 독맥을 침습하여 경맥이 막히고 기가 소통되지 못하여 요통이 초래된다.

구체적인 공법

1. 두 발을 어깨너비만큼 벌리고 서서 한 손을 손바닥이 위로 향하게 받쳐 들면서 사방으로 회전시키고 몸을 아래로 굽혀서 다른 한 손으로 발가락을 잡는다. 머리를 위로 들어서 위에 있는 손바닥을 보는 동시에 의념으로 기를 아래로 내려 보내어 퍼지게 하였다가 돌아와서 정수리에 이르게 한다. 이와 같이 좌, 우 각각 28회 진행한다. 이 도인법은 허리, 척추, 겨드랑이의 통증을 제거한다.

요통을 초래하는 원인

요통은 흔히 발생하는 병증인데 여러 가지 원인에 의하여 초래된다. 요통은 외부 풍사의 침습, 내부 장기의 손상 혹은 좌상挫傷으로 인하여 허리의 기혈 운행이 원활하게 진행되지 못하거나 관리가 되지 않아서 생긴다.

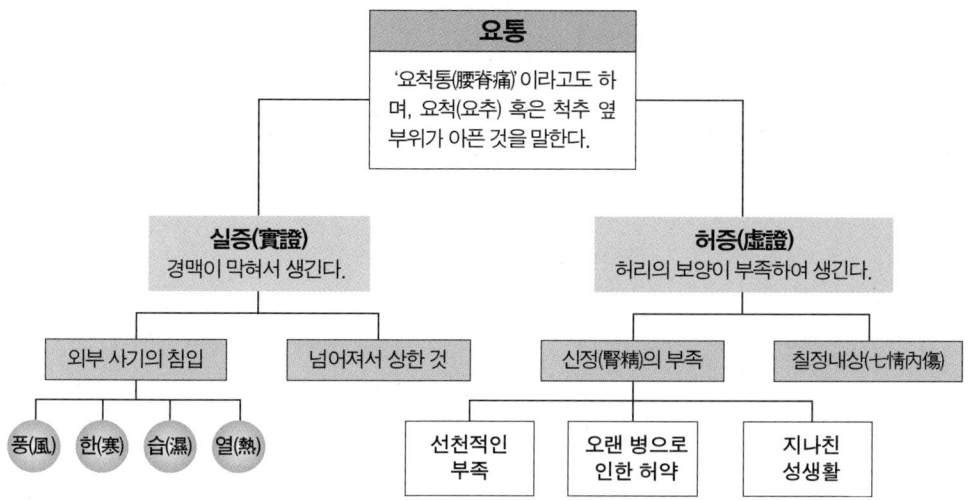

요통을 치료하는 도인술

요통은 사람을 시달리게 하는 흔한 질병이다. 요통이 초래되는 원인에 근거하여 일부 도인술로써 해소하고 만성요통을 치료할 수 있다. 아래에 가장 대표적인 두 가지 요통 치료 도인술을 소개한다.

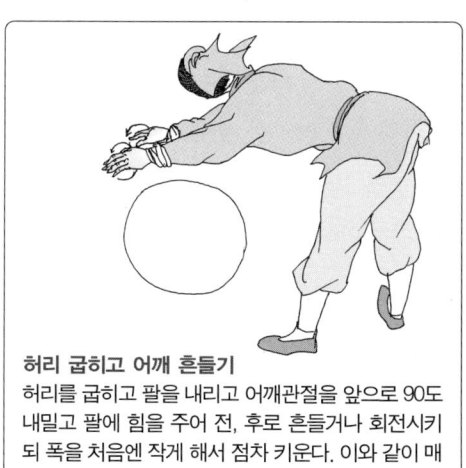

허리 굽히고 어깨 흔들기
허리를 굽히고 팔을 내리고 어깨관절을 앞으로 90도 내밀고 팔에 힘을 주어 전, 후로 흔들거나 회전시키되 폭을 처음엔 작게 해서 점차 키운다. 이와 같이 매일 반 시간씩 진행한다.

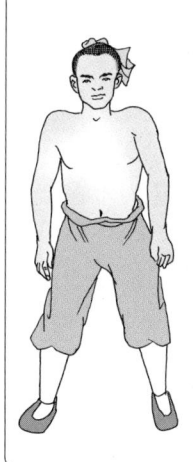

서서 어깨를 으쓱하기
두 발이 팔자형을 나타나게 서서 목을 움츠리고 어깨를 올리고 머리를 뒤로 젖힌 후 좌, 우로 21회 돌린다. 그런 다음 잠깐 멈췄다가 체내의 기혈이 안정된 후 다시 한다. 이 도인법은 먼저 천천히 하다가 점차 속도를 높인다. 매일 아침, 점심, 저녁에 각각 1회씩 할 수 있다. 이 도인법을 장기간 수련하면 한기를 몰아내고 요통을 제거할 수 있다.

2. 두 다리를 나란히 하고 침대에 꿇어앉아서 발뒤축을 위로 향하게 하고 발가락을 아래로 향하게 한다. 허리를 곧게 펴고 두 손을 앞에 가져다가 침대를 누르고 일정한 시간 멈추었다가 다시 원래의 꿇어앉은 자세로 돌아와 두 손을 머리 위에 쳐들고 윗몸과 머리를 최대한 뒤로 제친다. 이렇게 등에서 냉기가 빠져나오는 느낌이 나거나 땀이 날 때까지 하여 등과 팔의 통증이 민통(悶痛)으로 전환되면 원래의 꿇어앉은 자세를 회복한다. 이와 같이 반복하여 14회 진행한다. 이 도인법은 오장불화(五臟不和)와 등의 통증을 치료한다.

  3. 두 발이 팔자형을 나타내게 서서 목을 움츠리고 어깨를 올리고 머리를 뒤로 젖힌 후 좌, 우로 21회 회전한다. 그런 다음 잠깐 멈췄다가 체내의 기혈이 안정된 후 다시 한다. 이 도인법은 먼저 천천히 하다가 점차 속도를 높인다. 매일 아침, 점심, 저녁에 각각 1회씩 할 수 있다. 이 도인법을 장기간 수련하면 한기를 몰아내고 요통을 제거할 수 있다.

  4. 침대에 앉아서 두 발을 앞으로 편다. 발가락에 위로 힘주고 두 손을 펴서 손바닥이 마주 향하게 앞으로 편 후 머리를 뒤로 젖히고 등을 뒤로 최대한 젖혔다가 원래의 상태를 회복한다. 이와 같이 연속 3회 진행한 후 잠깐 멈췄다가 두 손의 손바닥을 밖으로 7회 뒤집는다. 다음 두 다리를 밖으로 옮겨 두 발 사이의 거리를 2자(尺) 띄운 후 두 손을 침대에 접근시킨다. 이와 같이 연속 3회 진행한다. 이 도인법은 전신의 근맥 허약증을 치료하고 골수의 통증을 치료한다.

  상기의 여러 가지 방법은 허리의 회전과 기의 운행을 위주로 한다. 허리는 콩팥이 위치한 부위이므로 요통은 대부분 콩팥의 경맥이 허약한 탓에 초래된다. 때문에 우선 신기(腎氣)를 보충하고 경락이 막힌 것을 뚫어야 한다. 기를 운행시키면 막혔던 기맥이 뚫리고 기의 운행이 원활이 진행되어 요통이 자연스럽게 없어진다.

09 풍습 치료 도인법
경락을 소통시키고 혈을 보충하고 풍습을 치료하는 도인법

≫≫ 풍습은 무서운 질병으로서 발작하면 아주 고통스러우며 또 철저히 치료되기 어려운 만성질병이다. 이 질병을 치료하려면 관건은 경락을 소통시키고 기혈을 순화시키는 것이다.

사람들은 일반적으로 '풍습병'이 관절염이라고 생각하는데 이는 착오이다. '풍습(風濕)'은 어느 한 가지 질병의 이름이 아니라 뼈, 관절, 근육, 인대, 활낭(滑囊), 근막(筋膜)의 통증으로 주로 표현으로 되는 질병들을 통틀어서 하는 말이다. 중국에서 많이 발생하면서도 위해성이 가장 큰 풍습으로는 급성풍습(풍습열 : 風濕熱), 유풍습성(類風濕性) 관절염, 강직성(强直性) 척추염, 골성(骨性) 관절염, 통풍(痛風)을 들 수 있다. 중의학의 의하면 인체의 기혈이 허약하면 풍한습기(風寒濕氣)의 침습을 막아내지 못하므로 풍한습기가 몸에 침습된 후 체내에 머물러 있으면서 혈기를 엉기게 하고 근육에 정상적인 영양공급을 저해한다. 또 경락이 막혀서 인체 기혈의 운행이 원활하게 진행되지 못하여 근육과 관절이 마비되고 아프고 부어서 자유로이 활동하지 못하게 된다.

풍습은 흔히 보는 질병으로서 남녀노소 모두에게 발생할 수 있으며 일반적으로 겨울, 봄의 추운 계절에 많이 발생하며 북방의 발병률이 남방보다 높다.

풍습의 주요 특징은 미열이 나고 관절이 아프고 붓고 붉어진다. 큰 관절은 일반적으로 번갈아가면서 발병한다. 즉 무릎관절이 나으면 팔꿈치나 어깨 관절이 아프다.

발병률이 비교적 높은 풍습은 유풍습성 관절염인데 인체에 끼치는 피해가 매우 크다. 그 발병 원인을 살펴보면 자체 면역기능이 비교적 낮은 상황에서 기혈, 체액의 대사가 문란하기 때문이다. 또한 외부 사기(바람, 습기, 추위)의 침습을 받아 기혈, 체액의 운행이 원활히 진행되지 못하고 경락이 막혀서 이런 정체(停滯) 상태가 근골, 관절에까지 미치어 조직을 파괴하기 때문에 습열성(濕熱性) 뼈 통증이 초래된다. 이런 병은 치료하기 매우 어렵기 때문에 사람들이 '죽지 않는 암'이라고 부르기도 한다.

구체적인 공법

1. 매일 아침에 일어나서 먼저 세수하지 않고 낮은 농도의 소금물로 양치질을 한다. 그리고 동쪽을 향하여 단정히 앉아서 숨을 죽이고 의념으로 기의 운행을 인도하여 기를 머리의 니환(泥丸)에서 두 발의 열 발가락과 발바닥의 용천혈에 내려 보냈다가 숨을 더 이상 멈출 수 없을 때까지 최대한 멈춘 후 입으로 천천히 가늘게 내쉰다. 이와 같이 반복하여 21회 진행한 뒤, 발바닥에 기가 있는 것을 느끼면 수련을 멈춘다. 이것이 하달용천법(下達湧泉法)이며 저산(疽疝), 풍비(風痺), 편고(偏枯) 등의 질병을 치료할 수 있다.

2. 단정히 앉거나 벽에 기대어 앉아서 두 발을 앞으로 펴고 열 발가락을 벌린 후 정신을 가다듬고 마음을 가라앉힌다. 그다음 숨을 죽이고 의념으로 기를 인도하여 발가락에서 출발시켜 몸을 지나 머리까지 올려 보내고 숨을 더 멈출 수 없을 때까지 최대한 멈췄다가 입으로 천천히 내쉰다. 이와 같이 반복하여 21회 진행한다. 이 도인법을 상인니환법(上引泥丸法)이라고 한다.

상기 두 가지 도인법은 함께 수련하는 것이 좋다. 즉 기를 용천까지 내려 보냈다가 다시 위로 니환까지 올려 보내면서 막혔던 기혈을 다시 운행시켜 피부가 기혈을 충분히 공급받게 하면 풍습이 호전되고 건강이 회복될 수 있다.

풍습 치료 도인법

중의학에서는 풍습성 관절염, 유풍습성 관절염 등 통증은 인체가 바람, 습기, 추위, 더위 등 사기의 침습을 받아서 생기는 질병이라고 본다.

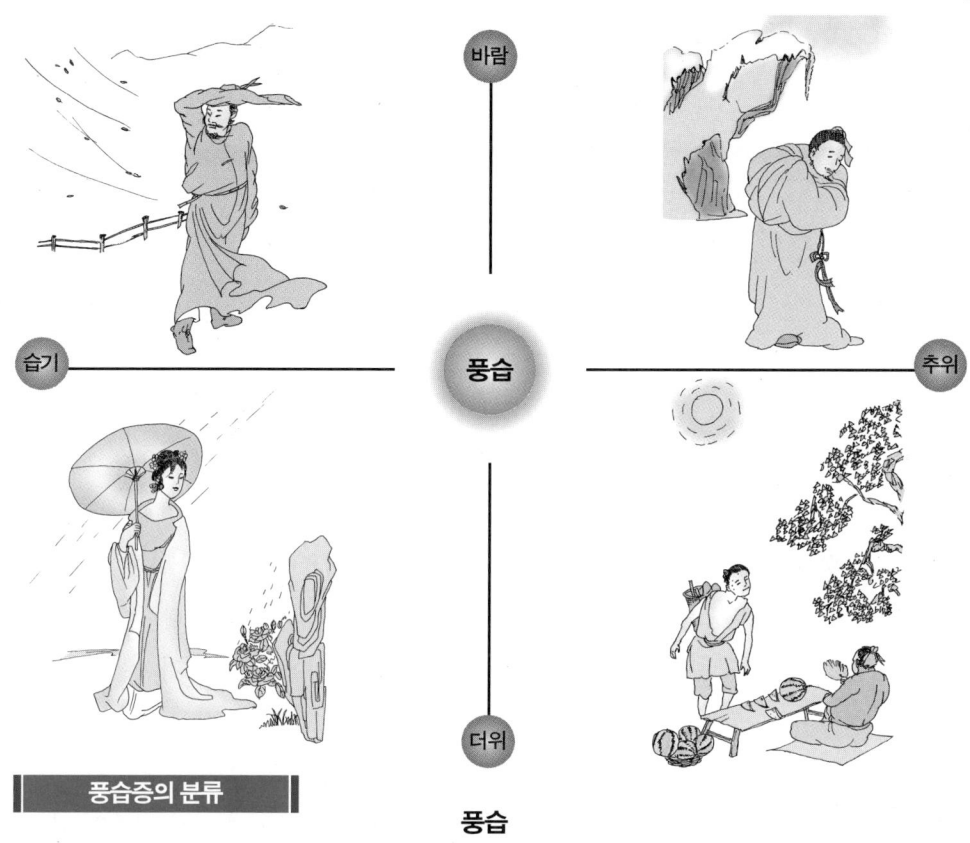

풍습증의 분류

풍습

풍한비
(風寒痺 : 풍한으로 인한 통증)

증상 열이 나지 않거나 미열이 나며 관절에 열도 나지 않고 붉어지지도 않으나 칼로 에이는 듯이 아프며 특히 추위를 만나면 더욱 아프다. 얼굴색이 하얗게 되고 피하결절(皮下結節)이 생긴다. 혀의 색깔이 옅고, 얇고 흰 설태가 낀다. 이런 증상은 일반적으로 만성 풍습성 관절염에서 나타난다.
치료방법 한기를 몰아내고 경락을 소통시켜 통증을 멎게 한다.

풍열비
(風熱痺 : 풍열로 인한 통증)

증상 고열이 나고 목이 아프고 자주 갈증이 나고 관절이 붉게 붓고 열이 난다. 불규칙적으로 아프고 피부에 고리형의 붉은 반점이 생긴다. 혀가 붉고 노란 설태가 낀다. 이런 증상은 일반적으로 급성 풍습열에서 나타난다.
치료방법 열을 내리고 경락을 소통시켜 통증을 멎게 한다.

풍습비
(風濕痺 : 풍습으로 인한 통증)

증상 관절이 붓고 저리고 아프거나 이런 증상 외에 관절이 시리고 아프다. 설태가 흰색을 띠고 끈적끈적하다. 혹은 신열이 나며 관절에서 열이 나고 아프며 입이 마르면서도 물을 마시고 싶지 않게 된다. 땀이 많고 설태가 끈적끈적하면서도 노랗다. 이런 증상은 일반적으로 만성 풍습성 관절염에서 나타난다.
치료방법 습기를 없애고 경락을 소통시켜 통증을 멎게 한다.

사비심맥(邪痺心脈)

증상 관절이 아프고 약간 붓거나 이런 증상 외에 목이 아프고 가슴이 답답하고 숨이 차고 땀이 저절로 나거나 가슴이 뛴다. 혀는 두텁고 붉은 색 혹은 어두운 붉은 색을 띤다. 이런 증상은 일반적으로 풍습병이 심장에 영향을 미쳐 심장 판막(心臟瓣膜)에 병변을 일으켰을 때 나타난다.
치료방법 음기(陰氣)를 보충하고 기(氣)를 북돋아 주고 사기를 몰아내어 맥을 소통시킨다.

10 견통 치료 도인법
어깨관절 경락을 소통시키는 도인법

>>> 견통은 다발적인 만성질병으로서 대부분 바람과 추위의 침습을 받아서 생긴다. 때문에 어깨 관절운동을 통하여 어깨의 경맥을 소통시키고 어깨관절의 기혈을 순화시켜 한기를 몰아내고 온기를 보충하고 막힌 것을 뚫어야 한다.

견통(肩痛)은 어깨 관절 및 어깨 주위 근육, 뼈의 통증에 대한 총칭으로서 누견풍(漏肩風), 동결견(凍結肩), 견주염(肩周炎)이라고도 하며 어깨 관절 주위 연조직(軟組織)의 무균성 염증이다. 중의학에서는 이런 질병이 어깨 부위에 바람, 추위, 습기가 침습되어 생기는 질병으로서 '비증(痹證)'에 해당된다고 본다. 『영추(靈樞)』「경맥(經脈)」에서는 "기(氣)가 성하면 어깨와 등이 아프고 …… 기가 허하면 어깨와 등이 아프고 시리다.(氣盛有余, 則肩背痛…… 氣虛則肩背痛寒 기성유여, 즉견배통…… 기허즉견배통한)"고 하였다.

일부 사람들은 어깨가 아프면 다 견주염이라고 생각하는데 실은 견주염 외에 풍습성관절염, 경추염 등 때문에 어깨가 아플 수도 있다.

구체적인 공법

• **협척견경(夾脊牽頸)**: 두 손을 주먹 쥔 후 팔꿈치를 굽혀 허리에 가져간다. 두 주먹과 팔꿈치 관절에 동시에 힘주어 몸 뒤로 당기면서 머리와 목을 앞으로 평행하게 최대한 내민다. 이렇게 목과 어깨가 시큰시큰 아픈 감이 나면 천천히 몸을 풀어서 자연스럽게 선다.

• **쌍수탁천(雙手托天)**: 열 손가락을 깍지 낀 후 아랫배에 가져갔다가 손바닥이 위로 향하게 하고 가슴까지 올려서 팔꿈치와 손바닥이 수평을 이루게 한다. 다음

견통 치료 도인법

견통은 주로 어깨와 팔의 통증, 행동 불편으로 나타나며 밤에 조용할 때 통증이 더욱 심해지는 것이 그 특징이다. 견통이라고 해서 다 견주염 때문인 것은 아니다. 경추염, 담낭염, 담결석, 협심증, 심근경색 등의 질병도 견통을 일으킬 수 있다. 환자는 우선 원인을 정확히 파악한 뒤 그에 맞게 치료를 해야 한다.

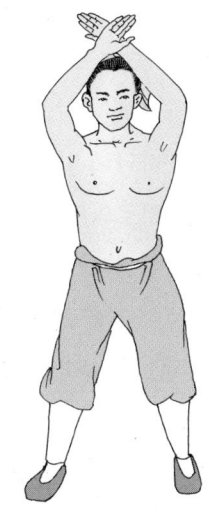

겨드랑이가 아플 때
팔을 편 후 어깨를 축으로 하여 몸 앞에서 원을 그리면서 회전시킨다. 이 원은 가슴과 평행하게 그리되 원이 클수록 좋다. 이 도인법에서 두 손이 원을 그리는 방향에 따라 다른 수련 방법이 있는데 서로 교체하면서 변화시킬 수 있다.

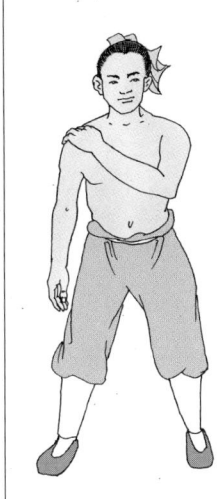

두 어깨 사이가 아플 때
한 손으로 다른 측의 어깨를 안마하되 힘주어 연속적으로 진행하며 힘은 균일하고 침착하게 주어야 한다. 안마하면서 회전하는 범위는 될수록 크게 하고 좌, 우 각각 24회씩 진행한다.

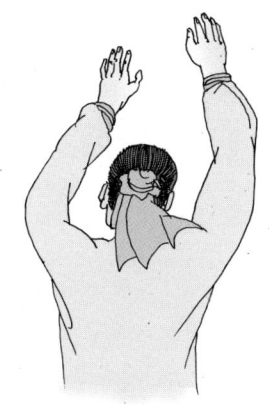

두 손으로 벽을 기어 오르기
벽을 향하여 두 손을 벽을 따라서 천천히 위로 이동시킨다. 더 이상 위로 올라갈 수 없을 때 손을 아래로 내리고 다시 반복하여 진행한다.

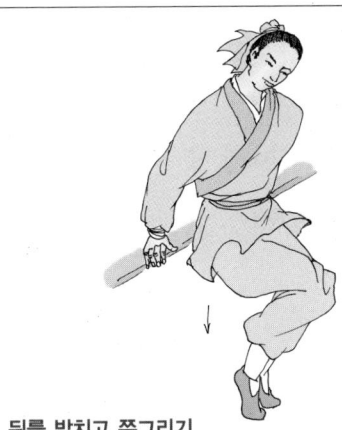

뒤를 받치고 쭈그리기
이 도인법을 통하여 어깨 관절을 뒤로 펼 수 있다. 등을 책상에 기대고 두 손을 뒤로 가져다가 책상을 짚고 몸을 자연스럽게 쭈그린다. 이렇게 최대한 아래로 쭈그렸다가 일으킨 후 다시 반복하여 진행한다.

손바닥이 밖을 향하게 뒤집은 후 손을 머리 위로 힘껏 올리고 머리와 목을 최대한 뒤로 젖힌다. 그렇게 잠깐 멈춘 후 두 손을 갈라서 양측으로 어깨높이만큼 드는 동시에 두 손바닥이 뒤로 향하게 하고 손가락이 아래를 향하게 하였다가 위로 추켜들고 머리와 목을 왼쪽으로 돌려 두 눈으로 왼쪽 손가락 끝을 본다. 이렇게 잠깐 멈추었다가 손과 머리, 목을 원래의 자세대로 회복하고 자연스럽게 선다. 이렇게 좌, 우 번갈아 가면서 중복하여 진행한다.

• **탑수전견(搭手轉肩)** : 오른손을 오른쪽 어깨 위를 지나 왼쪽 등 쪽으로 내밀고 왼손을 등에 가져다가 오른쪽 어깨를 향하여 위로 내민다. 이렇게 손바닥이 밖으로 향하게 양손의 손가락을 서로 잡는다. 만일 서로 잡지 못한다면 서로의 방향으로 최대한 내민다. 일정한 시간을 수련하면 두 손의 거리에 변화가 생기게 된다. 하지는 평행하게 하고 서서 천천히 허리, 어깨, 머리, 목을 왼쪽으로 최대한 돌리고 두 눈은 뒤를 본다. 이렇게 잠깐 멈추었다가 이번에는 오른쪽으로 최대한 돌린다.

• **어깨 위가 아플 경우** : 이때는 원숭이의 네 발로 땅을 짚고 기어가는 동작을 모방할 수 있다. 만일 어깨 뒤가 아플 경우에는 두 손을 앞으로 내밀어 땅을 300회 짚고 어깨 앞쪽이 아플 경우에는 두 손을 뒤로 가져다가 땅을 300회 짚는다. 겨드랑이가 아프면 한 손을 허리에 대고 몸을 같은 방향으로 기울이고 다른 측의 손과 발을 굽혔다 폈다 한다. 만일 두 어깨 사이가 아프면 꿇어앉아서 허벅지와 엉덩이를 최대한 양측으로 벌리고 두 손목을 허벅지에 붙인 후 어깨를 100회 힘주어 돌린다.

11 병냉 제거 도인법
기혈을 순환시키고 양기를 보충하는 도인법

>>>> 중의학에서는 체질이 허한(虛寒)한 까닭으로 외부 사기의 침습을 받아서 생기는 질병을 병냉(病冷 : 오한증)이라고 한다. 이런 질병을 치료하려면 기혈을 순환시키고 양기(陽氣)를 보충하고 풍한(風寒)을 피해야 한다.

소원방의 『제병원후론(諸病源候論)』「병냉후(病冷候)」에서는 "허사(虛邪)가 체내에서 위기(衛氣)와 다투어 음(陰)이 이기면 한(寒)이 된다. 진기(眞氣)가 소모되면 몸이 허(虛)하고 몸이 허하면 한(寒)이 생긴다. 오관을 관찰했을 때 흰색은 한(寒)이고 맥을 짚었을 때 지맥(遲脈), 긴맥(緊脈), 삽맥(澁脈), 지삽맥(遲澁脈 : 느리고 유창하지 못한 맥), 미맥(微脈), 완맥(緩脈), 미긴맥(微緊脈 : 가늘고 팽팽한 맥), 촌구(寸口)가 허한 것은 모두 한(寒)이다(夫虛邪在於內, 與衛氣相搏, 陰勝者則爲寒; 眞氣去, 去則虛, 虛則內生寒. 視其五官, 色白爲有寒. 論其脈, 遲則爲寒; 緊則爲寒; 澁則爲寒; 澁遲爲寒; 微者爲寒; 遲而緩爲寒; 微而緊爲寒; 寸口虛爲寒. 부허사재어내, 여위기상박, 음승자즉위한; 진기거, 거즉허, 허즉내생한. 시기오관, 색백위유한. 론기맥, 지즉위한; 긴즉위한; 삽즉위한; 삽지위한; 미자위한; 지이완위한; 미이긴위한; 촌구허위한)" 라고 하였다. 병냉이란 바로 양(陽)이 허한 것인데, 체질이 허약하고 양기가 부족하여 외부에 조금만 풍한(風寒)이 있어도 인체에 쉽게 침습되어 허사(虛邪)를 형성하여 체내에 체류되는 것을 말한다. 시간이 오래 되면 몸이 점점 더 허약해진다. 병냉은 장냉(腸冷 : 창자의 냉증), 하지허냉(下肢虛冷 : 하지의 허냉), 두제냉(肚臍冷 : 배꼽의 냉증), 제하냉(臍下冷 : 배꼽 아래의 냉증), 비냉(脾冷 : 비장의 냉증) 등이 있다.

구체적인 공법

1. 걸상에 단정히 앉아서 호흡을 고르게 한 뒤 한 발로 땅을 딛고 다른 한 발은 앞으로 최대한 편다. 두 손을 위로 쳐들고 사방으로 여러 번 돌린 후 발을 바꾸어서 같은 동작을 하되 연속 28회 진행한다. 이 도인법은 사지의 활동에 치중하며 기혈의 소통을 촉진시키고 창자의 냉증과 요척(腰脊)의 통증, 골관절의 통증 등을 치료한다.

2. 침대에 엎드려 두 발을 나란히 하고 종아리를 위로 굽혀 엉덩이에 붙인 후 두 손을 뒤로 가져다가 두 발을 잡고 위로 당기는 동시에 힘주어 21회 진동시킨다. 그 다음 잠깐 멈추었다가 두 손을 양측으로 어깨높이만큼 펴고 두 발을 나란히 위로 힘주어 든다. 이렇게 복부만 침대에 대이게 하고 머리와 발을 서로 마주 향하여 14회 진동시킨다. 이 도인법은 주로 머리와 발을 활동시켜 발의 기혈을 충분히 소통시킴으로써 체내의 여러 가지 질병과 하체의 허냉을 치료한다.

3. 단정히 앉거나 자연스럽게 서서 두 손을 뒤로 가져다가 엄지가 앞으로 향하게 허리에 대고 두 어깨는 앞으로 나란히 하고 허리를 좌, 우로 21회 돌린다. 이 도인법은 주로 허리를 움직여 배와 배꼽 부위의 냉증, 어깨와 팔의 구급(拘急 : 팔다리나 몸이 오그라들면서 활동에 지장을 주는 병증), 가슴과 겨드랑이의 위화(違和 : 조화가 안 되는 것) 등을 치료한다.

4. 침대에 두 무릎을 꿇고 앉은 후 두 손을 펴서 몸 뒤의 침대를 짚고 의념으로 기를 아래로 내려 보내는 동시에 윗몸을 천천히 뒤로 최대한 젖혔다가 다시 앞으로 일으킨다. 잠깐 멈췄다가 반복하여 한다. 이와 같이 14회 진행한다. 다음 윗몸을 곧게 펴고 의념으로 기를 좌우로 흩어뜨리는 동시에 허리를 21회 돌린다. 이 도인법에서는 의념으로 기를 운행시켜 주로 양기를 보충함으로써 양기를 충족하게 하고 오장육부가 조화를 이루게 하고 골관절이 원활하게 움직일 수 있게 하며 배꼽아래의 냉증도 없앤다.

병냉 제거 도인법

병냉은 비록 큰 병은 아니지만 환자를 시시각각 고통에 빠뜨리며 때론 환자로 하여금 심한 통증 때문에 죽고 싶다는 생각마저 들게 한다. 사실 이런 병의 근원은 음양이 조화를 잃고 양기와 기혈이 부족하여 각 기관이 정상적으로 운행되지 못하여 일부기관에 통증이 생기고 병변이 일어나는 데 있다. 그러나 지속적으로 양기를 보충하고 단련하면 건강을 회복할 수 있다.

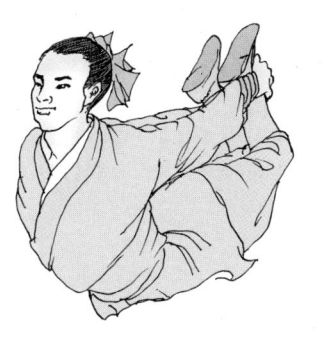

뒤로 두 발을 잡는다
엎드려서 두 발을 나란히 하고 종아리를 위로 굽혀 엉덩이에 붙인 후 두 손을 뒤로 가져다가 두 발을 잡고 위로 당기는 동시에 머리를 뒤로 진동시킨다.

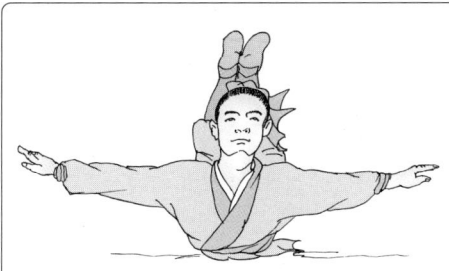

잠자리 나는 동작
엎드려서 두 손을 양측으로 어깨높이만큼 펴고 두 발을 나란히 위로 힘주어 든다. 이렇게 복부만 침대에 대이게 하고 머리와 발을 서로 마주 향하여 진동시켜 잠자리가 나는 듯이 혹은 비행기가 아래로 내리 나는 듯이 한다.

병냉이 생기는 원인

병냉이 생기는 한 가지 원인은 내허(內虛), 즉 체질이 허약하여 양기가 부족한 것이고 다른 한 가지 원인은 풍한 등 외사(外邪)가 인체를 침습하여 허사를 형성한 뒤 체내에 머물러 있으면서 흩어지지 않는 것이다. 이렇게 오래되면 내허가 더욱 심해진다. 병냉은 창자의 냉증(腸冷), 하지의 허냉(下肢虛冷), 배꼽의 냉증(肚臍冷), 배꼽아래 냉증(臍下冷), 비장의 냉증(脾冷) 등으로 표현된다.

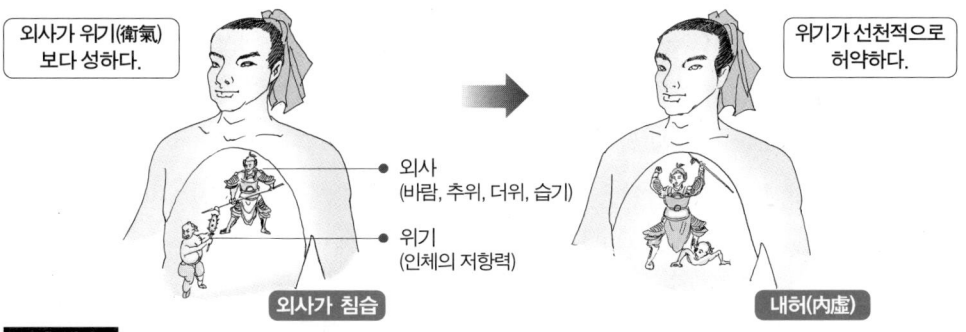

보충 해설

위기(衛氣) 위기는 오장육부를 조절하는 기(氣)로서 인체의 경맥 밖을 운행하면서 피부표면을 보호하고 외부의 사기가 침습하지 못하도록 막는다. 위기는 영기(營氣)에 상대하여 양에 해당되므로 위양(衛陽)이라고도 한다. 위기가 부족하면 인체의 방위능력이 저하되어 땀이 나고 바람을 두려워하고 쉽게 감기에 걸린다.

12. 코 막힘 치료 도인법
폐기를 소통시켜서 코 막힘을 치료하는 도인법

>>> 비색鼻塞은 또 '비질鼻窒', '비옹鼻齆', '비규불리鼻竅不利'라고도 하며, 대부분 풍한이나 풍열로 인하여 폐기가 소통되지 못하여 초래된다. 외사의 침습을 받아 코에 염증이 생기면 그 원인을 파악하고 인체의 기혈을 보충하여 기혈을 원활히 소통시켜 폐기가 소통되게 함으로써 비색을 제거해야 한다.

    비색, 즉 코 막힘을 현대 의학에서 만성비염이라고 하며, 그 주요 특징은 코가 막혀서 호흡이 곤란하고 콧물이 많아지고 발음이 똑똑하지 못하게 되는 것이다. 중의학에서는 코는 폐가 외부와의 기체 교환을 진행하는 문이며, 코의 통기와 후각 기능은 폐기의 순화를 전제로 한다고 본다. 외부의 풍, 한, 습기가 폐에 침입되어 시간이 오래 지나면 맥락이 막히어 폐기의 소통이 원활히 진행되지 못하고, 체액이 원활히 유동하지 못하여 한 곳에 엉키어 가래나 콧물을 형성하면서 비도(鼻道)를 막고 코의 통기와 후각기능에 장애가 생긴다. 이렇게 코가 막히면 후각이 무디어진다. 혹은 신체 자체의 비장과 폐가 허하여 폐가 기혈을 잃으며, 비장이 운화(運化) 능력을 상실하고 기혈이 콧구멍에 엉키어 질병을 형성한 후 외부 사기의 침습을 받아서 급성으로 발작할 수 있다.
    코 막힘이 생기는 원인을 파악한 후에는 그에 맞게 치료를 진행할 수 있다. 코 막힘을 치료하려면 우선 폐기를 소통시켜 가래와 콧물을 흩어 없애야 한다. 이렇게 되면 원래 막혔던 비도가 다시 통하게 된다. 이와 동시에 비장과 폐의 기혈을 보충하고 음양을 순화시켜 양기의 부족을 보충해야 한다.

코 막힘 치료 도인법

코 막힘이 비록 작은 병이기는 하지만 치료하지 않으면 큰 병으로 발전할 수 있다. 이런 병은 폐기가 소통되지 않음으로 하여 비도가 막히면서 초래된다. 때문에 이런 병을 치료하려면 폐기를 소통시켜 비도를 열어야 한다.

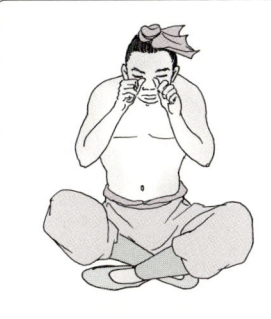

코를 안마한다

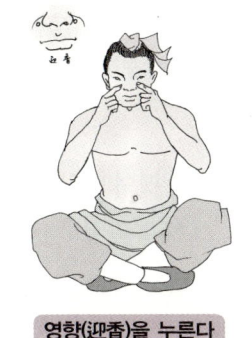

영향(迎香)을 누른다

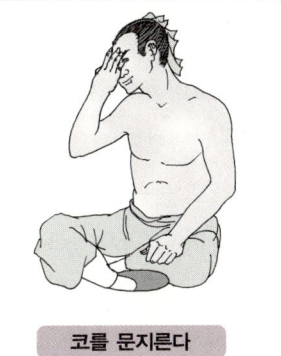

코를 문지른다

코 막힘

폐한형(肺寒型) 코 막힘

증상 코 막힘은 겨울에 많이 발생한다. 찬 공기가 침입되면 코가 막히고 맑은 콧물이 흐르고 비강점막이 담홍색을 띤다. 그러나 충혈은 되지 않으며 다만 추위를 타서 일반적인 사람들보다 옷을 더 많이 껴입는다. 또 손발이 비교적 차고 가래가 맑고 묽으며 설태가 얇고 흰색이며 습윤하다.
치료방법 온폐(溫肺)법으로 콧구멍이 통하게 한다.

폐열형(肺熱型) 코 막힘

증상 코막힘이 나았다 심해졌다 하는데 날씨가 무더울 때 심해지고 날씨가 좀 차가워지면 나아진다. 비강점막이 심홍색을 띠고 충혈이 되었으나 붓기가 그리 선명하지 않다. 콧물의 색깔은 누렇고 걸쭉하며 숨을 내쉴 때 뜨거운 감을 느낀다. 때론 두통이나 머리가 터지는 감을 느끼며 입과 목이 마르게 된다. 또한 대변이 굳거나 변비가 생기고 소변이 노랗고 양이 적으며 설태가 노란색을 띤다.
치료방법 폐열을 없애고 콧구멍을 통하게 한다.

어혈형(瘀血型) 코 막힘

증상 콧구멍이 장기간 막히면 비강점막이 두터워진다. 코 막힘이 심하면 머리가 아프고 혀가 붉고 혀 주변에 어혈이 생기고 설태가 노랗고 두텁게 된다.
치료방법 혈액 순환을 촉진하여 어혈을 없애고 코의 붓기를 가라앉힌다.

코 막힘을 치료하는 요령

전훈법(煎熏法) — 파 한 줌 혹은 양파 3~4개를 썰어서 달인 후 코로 증기를 들이쉰다.
전충법(塡充法) — 파를 다져서 즙을 만든 후 약솜으로 적셔서 콧구멍에 밀어 넣거나 생마늘 조각 1개를 원주형으로 깎아서 솜이나 가제로 싸서 콧구멍에 밀어 넣는다.
측와안마법(側臥按摩法) — 왼쪽의 코가 막히면 오른쪽으로 눕고 오른쪽의 코가 막히면 왼쪽으로 누워서 두 손가락으로 코를 집고 양측의 영향혈(迎香穴)을 1~2분 안마한다.
열오법(熱熬法) — 뜨거운 물수건을 코에 덮거나 전기 드라이어를 콧구멍에 대고 뜨거운 바람을 태양혈(太陽穴), 풍지혈(風池穴), 대추혈(大椎穴)에 불어 넣는다.
수과법(水果法) — 신선한 귤껍질을 콧구멍에 대고 갑자기 짜서 즙이 비강에 뿌려지게 한다.

구체적인 공법

1. 걸상에 단정히 앉아서 허리를 곧게 펴고 먼저 한 손으로 코를 안마하면서 머리를 뒤로 최대한 젖히고 다른 한 손으로는 심장과 복부를 안마하여 뱃속의 기를 위로 인도한다. 이렇게 연속 3회 진행하고 잠깐 멈췄다가 일어서서 두 발을 크게 벌리고 몸을 앞으로 굽혀 두 손으로 될수록 땅을 짚는다. 이와 같이 또 연속 3회 진행한다.

2. 동쪽을 향하여 단정히 앉아서 폐식을 3회 진행한다. 한 손의 엄지와 식지, 중지로 효과를 볼 때까지 콧방울의 양측을 문지른다.

3. 종이를 길게 말아서 비강에 밀어 넣고 가볍게 긁어서 재채기가 나게 한다. 이 도인법으로 체내의 한기를 몰아낼 수 있다.

상기의 여러 가지 방법은 모두 체내 기혈의 운행을 촉진하기 위한 것으로서 콧구멍을 막은 가래와 콧물을 없애고 폐기와 비도를 소통시킨다. 기가 통하면 체액이 통하고 가래와 콧물의 근원도 없어진다. "가래를 치료할 줄 아는 사람은 가래를 치료하지 않고 기를 치료한다. 기가 통하면 체액도 따라서 통한다."는 말이 있는데 이 말로 코 막힘을 치료하는 여러 도인법을 총괄할 수 있다.

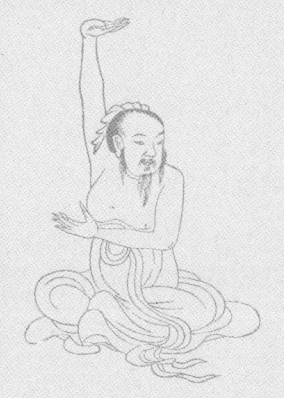

부록

1. 100종 도인양생법 도감(圖鑑)
2. 도인술의 상용 신체 부위 명칭
3. 도인술의 역대 주요 문헌

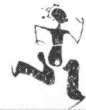

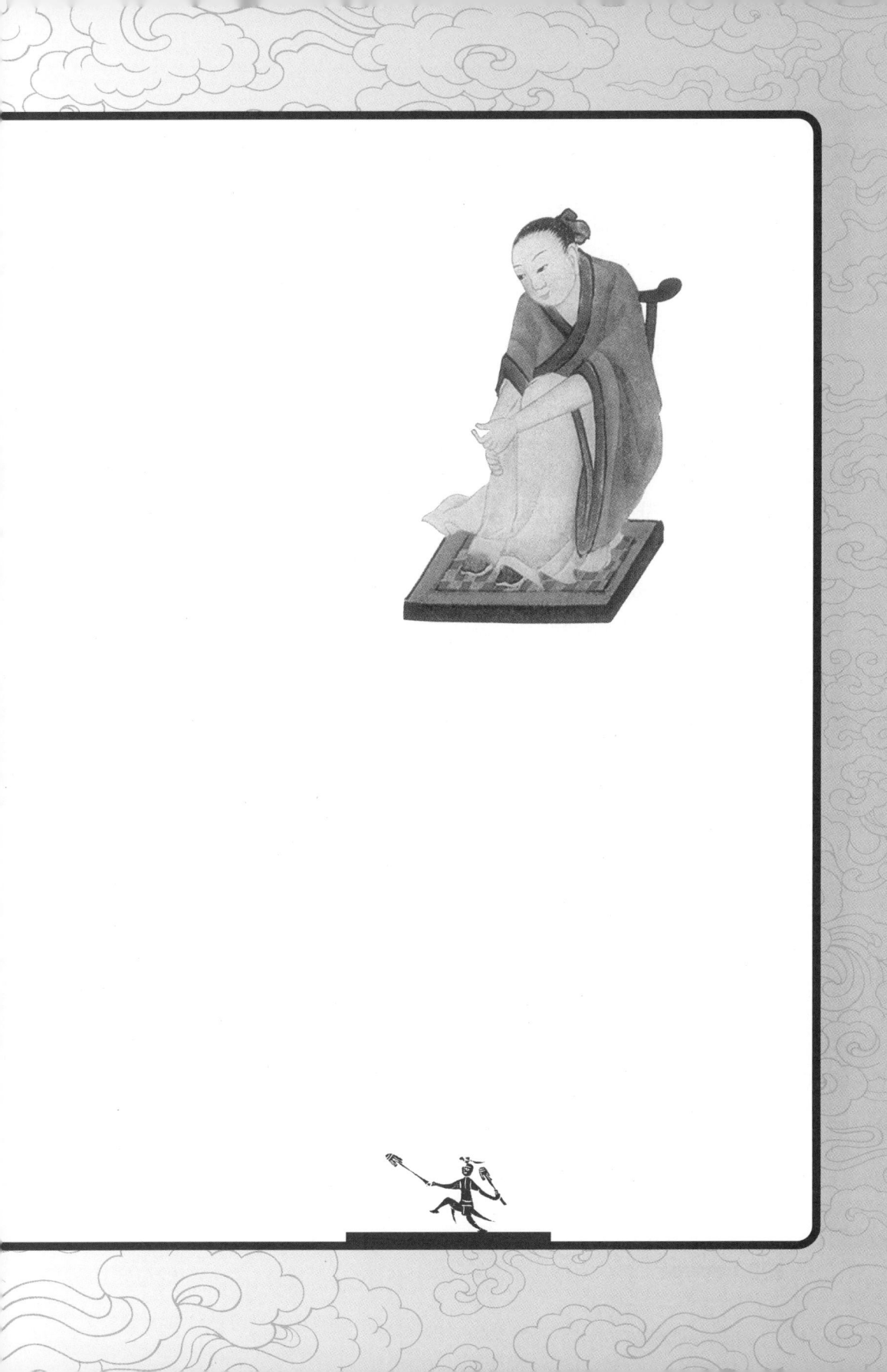

부록 1

100종 도인양생법 도감

▶▶▶ 역대의 민간 상용 도인행기(導引行氣)와 안마공법 도감 100 가지를 선정한 후 양생가들이 10년 동안 연마한 경험을 결합하여 아래와 같이 정리하였다.

一. 참장공(站樁功)

1. 참장기세(站樁起勢)

두 다리를 어깨너비만큼 벌리고 두 손을 배꼽의 높이만큼 들되 손바닥을 약간 안으로 마주 향하게 하여 두 손바닥의 기가 서로 통하는 듯이 한다. 두 무릎을 약간 굽히고 잠깐 심호흡을 한다.(그림 1)

2. 참장정세(站樁定勢) 1

위의 동작에 이어서 두 손을 양 옆구리에 거두어들이되 허리를 지날 때 손목을 돌려서 손을 평행하게 앞으로 밀어서 어깨와 같은 높이로 든다. 두 손바닥을 위로 세우되 손바닥이 약간 안으로 향하게 하고 서로의 거리를 1자(尺)로 띄워 손바닥이 밀리서 서로 마주 향하게 하여 두 손바닥의

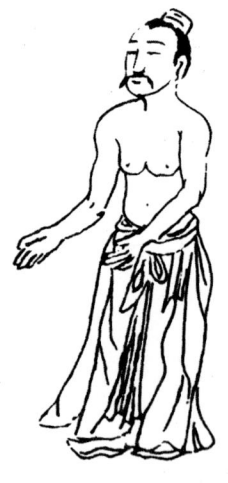

「그림 1」 참장기세

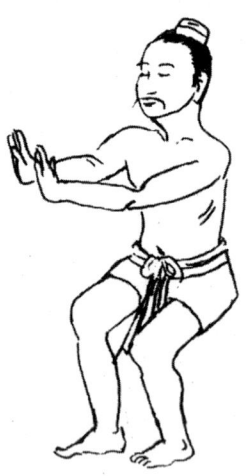

「그림 2」 참장정세 ①

기가 서로 통하는 듯이 한다. 무릎을 원래보다 약간 더 굽히고 자연호흡을 유지한다.(그림 2)

3. 참장정세(站椿定勢) 2

위의 동작에 이어서 두 손을 양 옆구리에 거두어들이되 허리를 지날 때 손목을 돌려서 손바닥이 아래로 향하게 하여 손을 가슴 앞에 가져가다 무엇을 안은 자세를 취한다. 이때 손바닥을 젖꼭지와 한 주먹 반의 거리를 띄우고 서로 마주 향하게 한다. 두 손목을 아래로 내려 두 손바닥의 기가 서로 통하는 듯이 한다. 두 팔꿈치는 손목보다 약간 낮고 두 무릎을 앞의 자세보다 더욱 낮춘다. 전신을 느슨히 하고 높은 산이 구름 속에서 끄떡 않고 서 있듯이 안정을 유지하고 자연호흡을 한다.(그림 3)

4. 참장수세(站椿收勢)

위의 동작에 이어서 두 손을 양 옆구리에 거두어들이되 허리를 지날 때 손목을 돌려서 손바닥이 위로 향하게 한다. 다음으로 손을 앞에 가져가되 손의 높이를 배꼽의 높이와 같게 하는 동시에 점차 두 다리를 편다.(그림 4) 자연호흡을 위주로 하며 점차 원래의 느린 호흡을 빠르게 조절하는 동시에 폐식현상을 없앤다. 참장공을 수련할 때는 일반적으로 3~5분만 수련하며 그 이상은 수련하지 않는다.

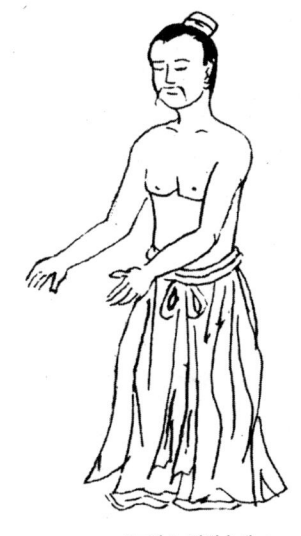

「그림 4」 참장수세

5. 좌세(坐勢)

좌세 공법은 참장공과 일치한다. 외형상 걸상이나 의자, 침대 가장자리에 단정히 앉되 허벅지를 붙이지 않고 엉덩이의 좌골만 의자에 붙여서 앉는다. 무릎을 굽혀 허

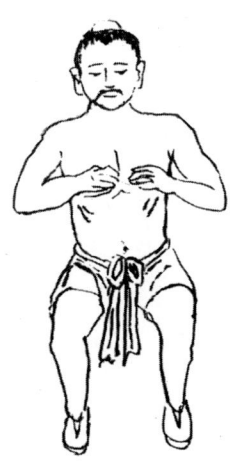

「그림 3」 참장정세 ②

벅지와 종아리가 직각을 나타내게 하고 두 발을 나란히 하고 발로 땅을 디딘 후 발바닥에 힘을 주며 발바닥 중심을 비우고 발끝이 앞을 향하게 한다. 두 발 사이는 어깨너비만큼 거리를 둔다.

자세를 시작할 때 두 손을 손바닥이 위로 향하게 하여 무릎 위의 허벅지 앞에 놓는다.(그림 5) 마무리할 때 두 손목을 축으로 팔을 밖으로 돌려서 열 손가락이 안으로 향하게 하고 두 팔을 둥그렇게 하고 열 손가락이 서로 마주 향하게 하며 윗몸도 동시에 앞으로 굽힌다. 동시에 잠에서 금방 깨어난 듯이 두 눈을 살며시 뜨고 앞을 내다보면서 자연호흡을 한다. 즉 호흡을 좀 빠르게 조절하여 평상시의 속도로 회복한다. 기타의 요령은 참장부분을 참조하면 된다. 좌공은 시간을 적당히 연장할 수 있으나 10~15분을 초과하지 말아야 한다.

二. 면공(面功)

수련할 때 얼굴에 미소를 지어야 하며 눈썹을 찌푸리거나 얼굴을 찡그리지 말아야 한다. 수련할 때 미소를 지으면 밖으로부터 안으로 가면서 대뇌에 좋은 피드백을 줌으로써 수련자로 하여금 수련할 때 좋은 심정을 유지할 수 있게 한다. 그러나 이와 반대로 얼굴을 찡그리면 수련효과에 영향을 미치게 된다.

6. 욕면(浴面)
(1) 차수직욕(搓手直浴)

천천히 숨을 들이쉬면서 두 손을 서로 마찰시켜(그림 6-①) 뜨거워지면 숨을 죽였다가 천천히 숨을 내쉬는 동시에 손으로 위에서 아래 방향으로 얼굴을 쓰다듬되(그

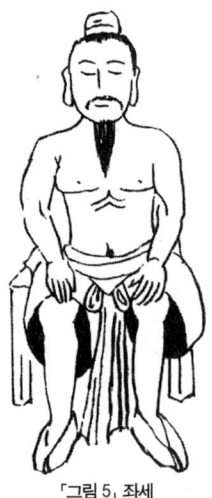

「그림 5」 좌세

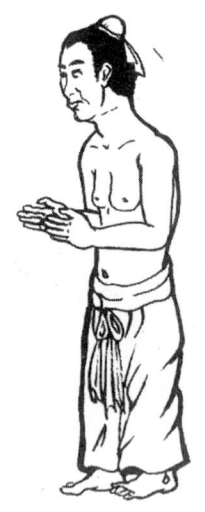

「그림 6-①」 욕면·차수(浴面·搓手)

림 6-②) 평상시에 수건으로 얼굴을 닦을 때처럼 아주 세심하게 쓰다듬는다.

(2) 질수선욕(迭手旋浴)

두 손을 서로 교차되게 포갠 후 먼저 왼손으로 시계바늘의 방향을 따라 원주형으로 회전하면서 얼굴을 쓰다듬고 오른손은 왼손의 손등에 붙여서 힘을 준다.(그림 6-③) 다음 두 손을 교체하여 오른손을 얼굴에 붙이고 왼손을 오른손의 손등에 붙인 후 시계바늘 반대방향을 따라 회전하면서 얼굴을 쓰다듬는다. 이렇게 시계바늘의 방향과 반대방향으로 각각 8회씩 진행한다.

이런 공법은 또 '마면(摩面)'이라고도 하며 『분행외공결(分行外功訣)』에서는 그 효과에 대하여 "쓰다듬으면 얼굴에 주름과 반점이 생기지 않고 얼굴에 광택이 돌고 윤기가 난다.(摩之能令皺斑不生, 顔色光潤마 지능령추반불생, 안색광윤)"고 하였다.

7. 말면(抹面)

(1) 단수횡말(單手橫抹)

이마에서 아래턱까지 내려가면서 먼저 왼손에 힘을 주어 왼쪽으로부터 오른쪽으로 가면서 얼굴을 한 번 가로 쓰다듬은 후 오른손으로 오른쪽으로부터 왼쪽으로 가면서 얼굴을 한 번 가로 쓰다듬는다.(그림 7-①) 이와 같이 천천히 위에서 아래로 내려가면서 두 손을 번갈아 진행한다. 힘은 적당하고 균일해야 하며 크기가 알맞아야 한다. 힘을 너무 적게 주면 효과를 보지 못하고 너무 세게 주면 피부가 상할 수 있다. 전체적으로 피부가 상하지 않으면서도 얼굴이 따뜻해지고 편안한 감을 느끼면 된다.

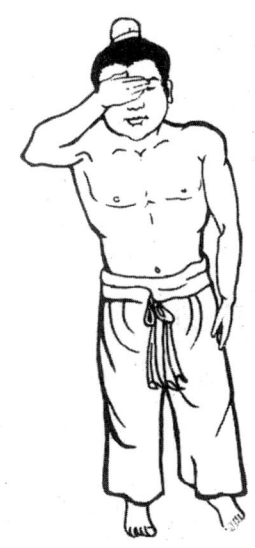

「그림 7-①」 말면·단수횡말(抹面·單手橫抹)

「그림 6-②」 욕면·상하직욕(浴面·上下直浴)

「그림 6-③」 욕면·질수선욕(浴面·迭手旋浴)

(2) 질수횡말(迭手橫抹)

두 손을 서로 교차되게 포갠 후 이마에서부터 아래로 내려가면서 얼굴을 가로 쓰다듬는다.(그림 7-②) 이렇게 오른손과 왼손을 번갈아 얼굴에 붙이면서 진행한다. 기타의 동작은 단수횡말과 같다.

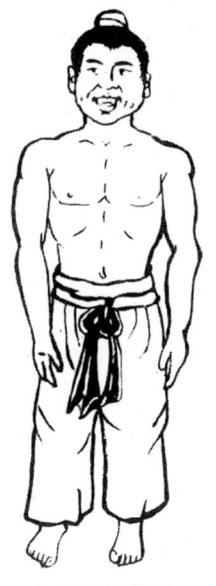

「그림 8」 작물(嚼物)

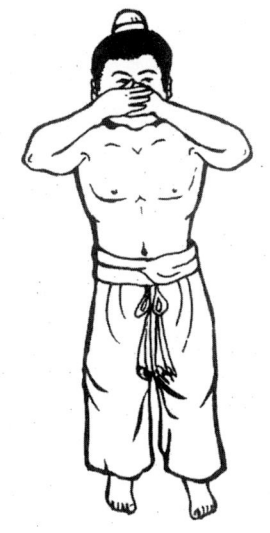

「그림 7-②」 말면·질수횡말(抹面·迭手橫抹)

8. 작물(嚼物 : 씹기)

입을 벌리고 단단한 물건을 씹듯이 힘을 주어 씹는 동작을 하되 상하 치아가 닿지 않게 한다.(그림 8)

이 도인법에서는 얼굴 등 부위의 근육과 관절을 격렬하게 운동시켜 얼굴이 약간 시큰시큰 한 감이 나게 한다. 이 도인법은 얼굴과 목의 근육을 발달시키고 얼굴이 일찍이 늙거나 허약하거나 주름지고 처지지 않도록 해준다.

三. 두공(頭功)

9. 침두(鍼頭)

침두를 '격고(擊鼓)', '척곤륜(擲崑崙)'이라고도 한다. 손가락을 구부려서 매화침(梅花鍼 : 피부침의 한 종류. 진찰망치처럼 생긴 망치머리에 침날을 5개 꽂아서 만든 피부침이다.)처럼 하고 열손가락의 지두(指肚 : 손가락마디의 손바닥 쪽 가운데에서 살이 약간 도드라져 올라온 부위를 말한다.)로 이마에서 뒤로 가면서 머리칼이 난 언저리까지 머리를 두드린다.(그림 9)

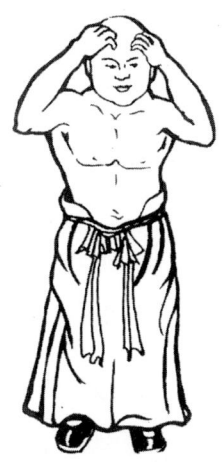

「그림 9」 침두(鍼頭)

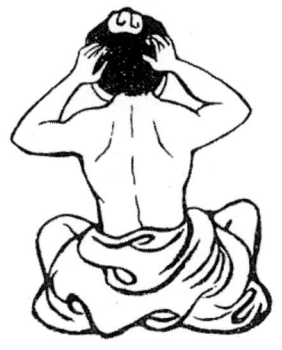

「그림 10」 명고(鳴鼓)

두드릴 때 중간에서 시작하여 양측으로 가면서 각각 네 번 두드리되 힘의 크기는 적당히 하여 뒤통수를 두드릴 때 정신이 나면 된다. 이 도인법은 두통, 두풍 등 병증을 예방할 수 있다.

10. 명고(鳴鼓)

명고를 '명천고(鳴天鼓)'라고도 한다. 두 손으로 귀를 막고 식지를 중지 위에 눌러서 힘을 주어 뒤통수의 고골(高骨)을 튕긴다.(그림 10)

『분행외공결』에서는 그 효과에 대하여 "풍지혈의 사풍을 몰아낸다."고 하였다. 이 도인법은 '격고'와 비슷한 점이 있으므로 수련할 때 임의로 한 가지를 선택하여 수련하여도 된다.

11. 차두(搓頭)

눈을 감고 한 손이나 두 손의 지두(指肚)로 두피 전체를 문지른다.(그림 11) 손 움직임은 침착해야 하며 머리를 흔들어서는 안 된다. 이 도인법은 머리의 기혈을 소통시키고 머리를 맑게 하여준다. 이 도인법을 꾸준하게 수련하면 머리가 일찍이 세지 않도록 방지할 수 있다.

12. 소두(梳頭)

두 손의 열 손가락을 빗처럼 벌려서 머리에 넣고 앞에서 뒤로 가면서 머리 전체를 빗질한다.(그림 12) 이 도인법을 원래는 '인빈발(引鬢髮)'이라고 불렀으며 또 '유통(流通)'이라고도 부른다. 수나라 소원방의 『제병원후론』에서는 그 효과에 대하여 머리가 희어지지 않게 하는 것이라고 기록하였다. 인(引)은 도인(導引)을 가리키며 '인빈발'이란 바로 '머리를 도인한다'는 뜻이다.

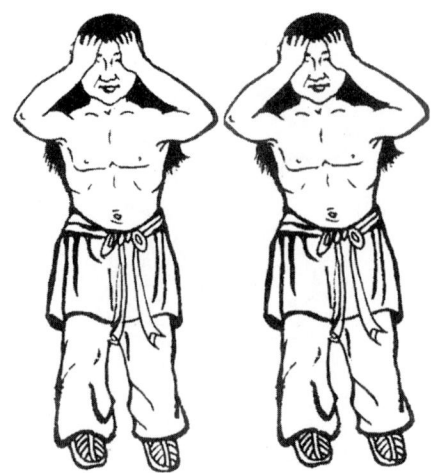

「그림 11」 차두(搓頭)   「그림12」 소두(梳頭)

13. 진두(振頭)

왼손 손바닥이 아래로 향하게 다섯 손가락을 벌린 후 머리 위에 가볍게 올려놓는다. 다음 오른손 손바닥으로 왼손의 손등을 가볍게 몇 번 두드린다.(그림 13) 두드릴 때 머리가 가볍게 진동한다.

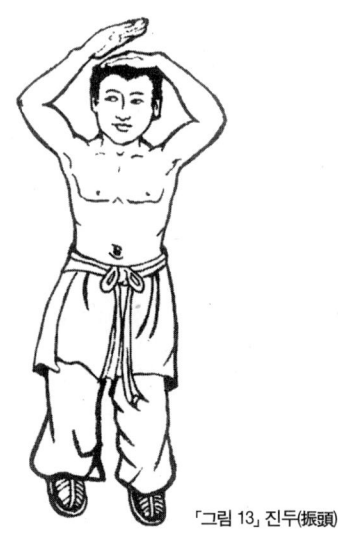

「그림 13」 진두(振頭)

14. 추두(推頭)

열 손가락이 뒤로 향하게 두 손으로 이마의 윗부분을 누른 후 앞의 머리 가장자리에서 뒤의 가장자리로 가면서 천천히 민다.(그림 14)

손 움직임은 침착하고 힘 있어야 하며 이와 같이 머리 양측의 관자놀이를 포함한 머리 전체를 민다.

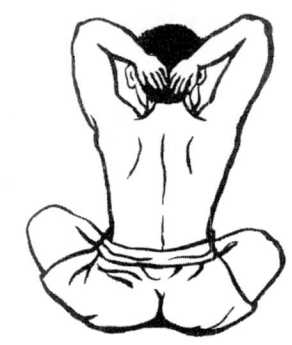

「그림 14」 추두(推頭)

15. 말액(抹額)

두 손의 엄지를 태양혈에 붙이고 나머지 손가락은 약간 굽혀서 두 손 식지의 제2절을 엄지 쪽으로 굽힌 후 이마의 정 중앙부터 양측으로 문지른다. 먼저 위에서 아래로 내려가면서 눈썹까지 문지른 후 다시 아래에서 위로 머리 가장자리까지 문지른다.(그림 15) 이와 같이 여러 번 반복한다. 중지나 중지와 식지의 두 손가락으로 문질러도 된다.

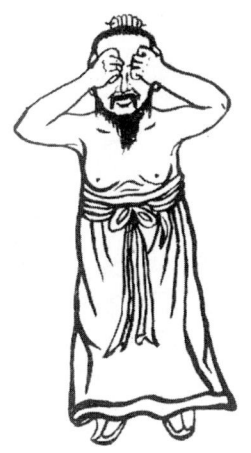

「그림 15」 말액(抹額)

16. 유태양(揉太陽)

두 손의 엄지 혹은 중지의 지두로 양측의 태양혈을 누르고 시계바늘의 방향과 반대방향으로 문지른다.(그림 16) 먼저 시계바늘의 방향으로 문지르고 후에 반대방향으로 문지르며 각각 8회씩 문지른다. 태양혈은 경외기혈(經外奇穴)에 해당되며 흔히 두통, 눈병의 예방, 치료에 사용되는 혈이다.

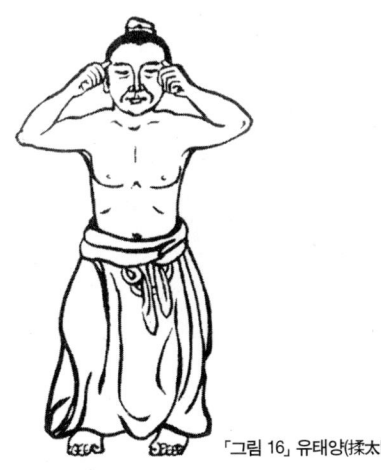

「그림 16」 유태양(揉太陽)

17. 점풍지(點風池)

한 손의 엄지와 중지를 마주 굽혀 집게 모양을 한 뒤 손가락 끝으로 풍지혈을 여러 번 누른다.(그림 17) 풍지혈은 소양담경(少陽膽經) 혈에 해당되며 뇌의 침골 아래 머리 가장자리 안, 사방근(斜方肌) 가장자리 꺼져 들어간 곳에 위치하여 있으며 고뿔, 감기, 오관 질병, 두통, 신경쇠약 등 질병의 치료에 늘 사용하는 혈이다.

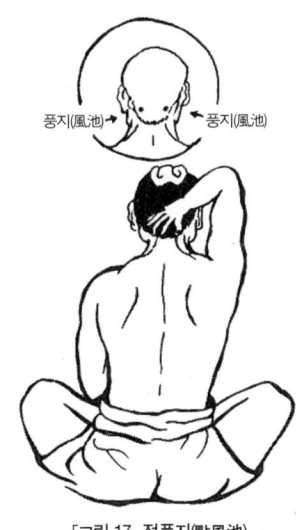

「그림 17」 점풍지(點風池)

18. 추솔곡(推率谷)

(1) 순추법(順推法)

두 손의 엄지손가락 끝이 뒤로 향하게 태양혈을 누른 후 목에 힘을 주면서 뒤통수 쪽으로 밀되 귀 위의 솔곡혈(그림 18-①)을 지나 침골 아래 가장자리의 풍지혈까지 민다. 하나의 혈(태양혈, 솔곡혈, 풍지혈 등 3개 요혈. 그림 18-②)을 지날 때마다 가볍게

부록 1 | 100종 도인양생법 도감 | 377

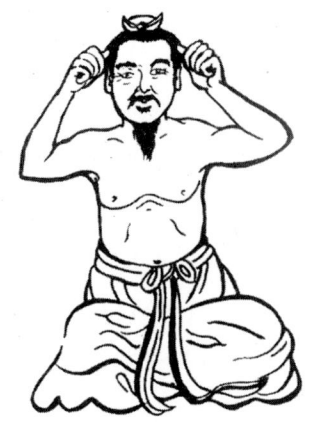

「그림 18-①」 추솔곡·순추법(推率谷·順推法)

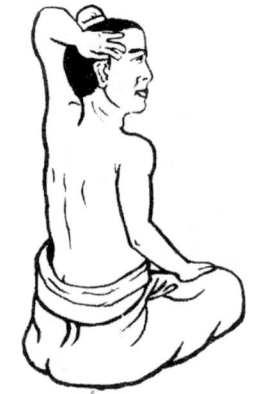

「그림 18-③」 추솔곡·요추법(推率谷·拗推法)

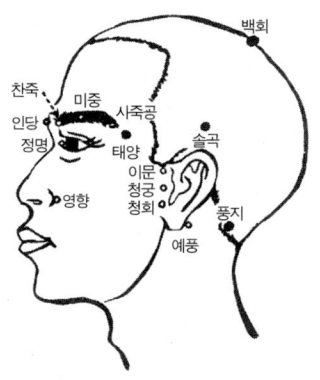

「그림 18-②」 태양, 솔곡, 풍지 등 3개 요혈(要穴)

한 번씩 문지른다. 이렇게 반복하여 여러 번 진행한다.

(2) 요추법(拗推法)

왼손의 중지로 뒤통수를 지나 우측의 태양혈를 누른 후(그림 18-③) 상기 3개 혈을 따라 쓰다듬기(捋랄), 문지르기(抹말), 찍기(點점), 누르기(按안)를 한다. 이어 오른손의 중지를 바꿔서 반대방향으로 같은 동작을 한다. 이와 같이 여러 번 반복하여 진행한

다. 순추법과 요추법은 같은 효과를 내기 때문에 둘 중의 한 가지를 임의로 선택하여 수련하여도 된다. 이 도인법은 편두통에 대하여 일정한 효과가 있다.

19. 정두(頂頭)

수련할 때 혹은 앉거나 걸을 때 머리를 똑바로 하고 표정을 자연스럽게 하는 습관

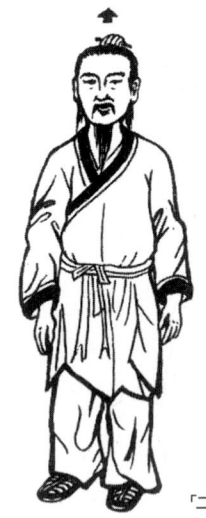

「그림 19」 정두(頂頭)

을 길러야 한다.(그림 19) 전문 도인법으로 수련할 때는 머리를 단정히 하고 표정을 자연스럽게 하고 머리를 위로 8~16회 치받으면 된다.

20. 점백회(點百會)

한 손의 중지 끝으로 정수리의 백회혈을 누른 후 지두로 회전하면서 문지른다.(그림 20) 이렇게 좌, 우 각각 50회씩 한다.

백회혈은 독맥에 해당되며 정수리 중간선의 십자교차점에 위치하여 있다.(그림 18②) 이 도인법은 두통, 어지럼증, 탈항, 고혈압 등 질병을 예방, 치료할 수 있다. 이 도인법을 수련할 때 손에 주는 힘이 적당해야 한다.

다.(그림 21)

이 도인법을 수련할 때 고막을 진동시키기 때문에 이 도인법을 '진이(振耳)'라고도 한다.

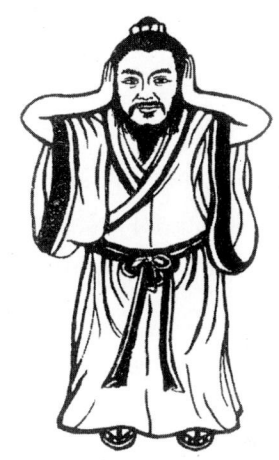
「그림 21」 문고(捫鼓)

22. 발이(拔耳)

위의 동작에 이어서 두 손으로 천천히 귀를 막은 후 다시 열어서 귀에서 소리가 나게 한다. 이와 같이 3~4회 진행한다. (그림 22) 이 도인법은 귀의 청각을 제고할 수

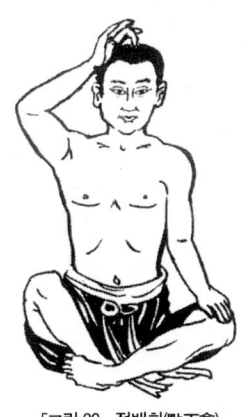
「그림 20」 점백회(點百會)

四. 이공(耳功)

21. 문고(捫鼓)

두 손으로 귀를 10회 막았다 열었다 한

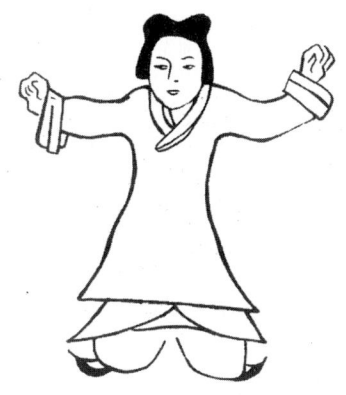
「그림 22」 발이(拔耳)

있고 고막이 안으로 꺼지는 것을 예방, 치료할 수 있다. 그러나 소리가 날 때 힘을 세게 주어서는 안 된다.

23. 마이(摩耳)

이 도인법은 또 '마이륜(摩耳輪)' 혹은 '치이곽(治耳廓)'이라고도 한다. 두 손의 엄지와 식지로 좌, 우 귓바퀴를 집고 위에서 아래로 내려가면서 비틀고 비빈다.(그림 23) 이와 같이 귓바퀴가 따뜻해날 때까지 한다.

이 도인법은 귀가 밝아지게 한다. 『분행외공결』에서는 "두 손으로 귓바퀴를 누르고 아래위로 이동하면서 비빈다."라고 기록하였다.

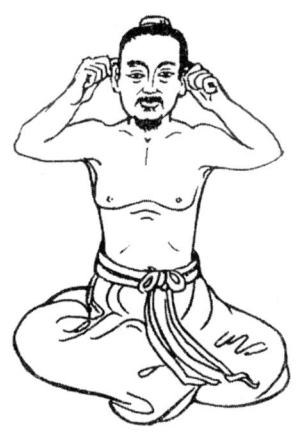

「그림 23」 마이(摩耳)

24. 찰이혈(擦耳穴)

두 손의 식지 혹은 중지로 이주(耳珠 : 귀구슬)와 접근한 측의 이문(耳門), 청궁(聽宮), 청회(聽會) 등 3개의 혈을 오르내리면서 16~24회 안마한다.(그림 24) 이 도인법은 귀의 질병을 예방, 치료할 수 있다.

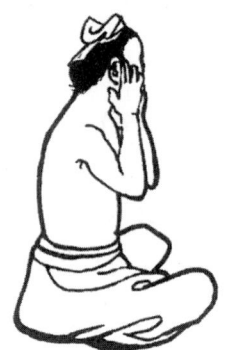

「그림 24」 찰이혈(擦耳穴)

25. 점예풍(點翳風)

예풍혈은 귀방울 뒤 오목하게 들어간 부위에 위치하여 있다. 입을 벌리고 두 손의 중지로 예풍혈을 누르고 손가락을 고정시켜 움직이지 않게 한 뒤, 좌우로 천천히 머리를 여러 번 돌린다.(그림 25) 이렇게 하여 국부적으로 시큰시큰한 감이 나면 혈을 누

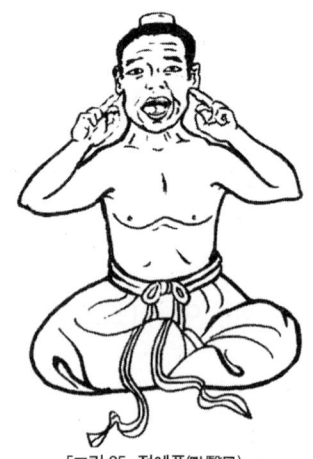

「그림 25」 점예풍(點翳風)

른 효과가 나타난 것이다.

예풍혈을 누르면 귀의 질병을 예방, 치료할 수 있을 뿐만 아니라 얼굴마비, 이하선염 등 질병도 일정하게 예방, 치료할 수 있다.

26. 청풍(聽風)

두 손 혹은 한 손의 손목관절을 놀려서 귓가에서 손부채질 하면서 바람소리를 듣는다.(그림 26) 이 도인법은 손목관절을 영활하게 하고 귀를 밝아지게 한다.

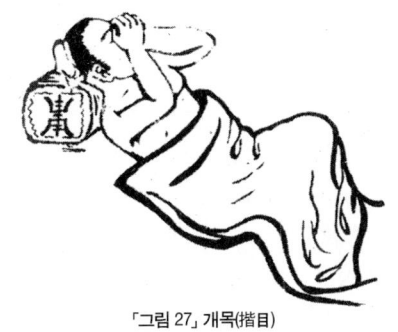

「그림 27」 개목(揩目)

28. 륜정(輪睛)

위의 동작에 이어서 눈을 여전히 살며시 감고 눈알을 시계바늘의 방향과 반대방향으로 각각 8회씩 돌린다.(그림 28)

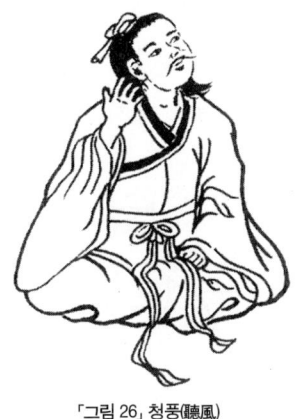

「그림 26」 청풍(聽風)

五. 목공(目功)

27. 개목(揩目)

아침에 깨어난 후 먼저 눈을 뜨지 말고 두 손의 엄지 제2절 뒷면을 서로 비벼 뜨거워지게 한 뒤, 바로 윗 눈꺼풀과 아래 눈꺼풀을 8~16회 비빈다.(그림 27)

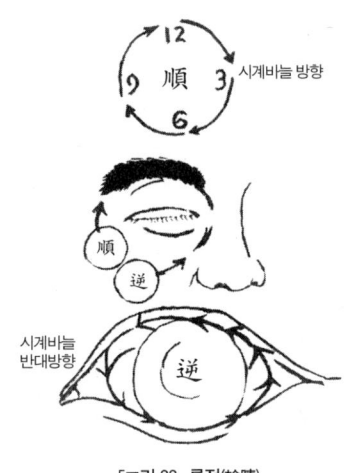

「그림 28」 륜정(輪睛)

29. 정목(睜目)

위의 동작에 이어 의식적으로 두 눈에 잠깐 힘주어 감았다가 갑자기 크게 뜨고 사전에 이미 생각해두었던 목표를 주시한다.(그림 29) 이와 같이 2~3회 반복한다.

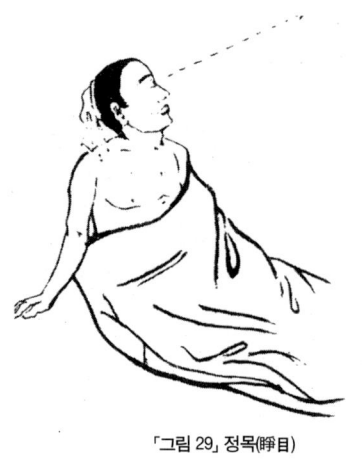

「그림 29」 정목(睜目)

『분행외공결』에 기록된 바에 의하며 상기 3가지 도인법은 눈에 정기가 돌게 하며 질병이 생기지 않도록 한다. 사실 이 도인법은 눈에 대하여 일정한 보건작용이 있다.

30. 말안광(抹眼眶)

두 손의 엄지로 태양혈의 아래 가장자리를 받치고 두 손의 식지 제2절 손아귀에 접근한 측의 골절로 눈가를 문지르되 눈구석에서 양측으로 가면서 문지른다.(그림 30) 이와 같이 아래위 눈꺼풀을 각각 8회씩 문지른다.

31. 점어미(點魚尾)

'어미'는 '사죽공(絲竹空)' 혈의 속칭으로서 '눈썹꼬리'라고도 한다. 눈썹이 물고기처럼 생겼고 또 어미혈이 바로 눈썹 외측의 미릉골 옆 옴폭하게 들어간 곳에 위치하여 있으므로 어미혈이라고 한다.(그림 18-②) 두 손의 엄지손가락을 굽힌 뒤 뒷면 관절로 어미혈을 좌, 우 각각 8~16회씩 누른다.(그림 31) 누를 때 시큰시큰 아픈 감이 나면 된다.

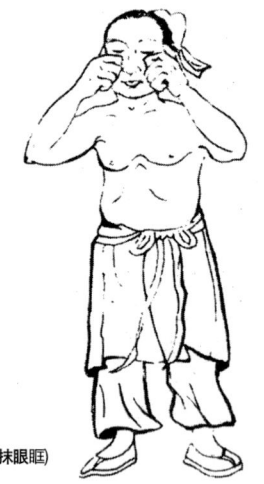

「그림 30」 말안광(抹眼眶)

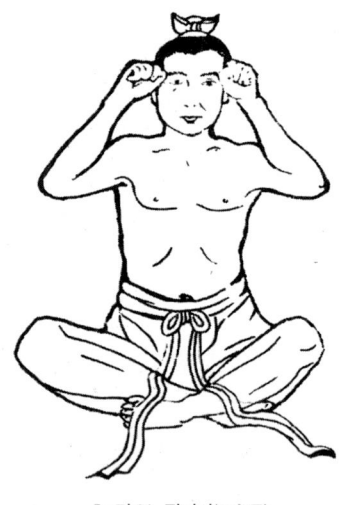

「그림 31」 점어미(點魚尾)

32. 점어두(點魚頭)

'어두'는 찬죽혈(攢竹穴)의 속명으로서 실은 눈살을 가리키며 눈구석 위 눈썹의 내측 끝에 있다. 누르는 방법과 횟수는 '점어미'와 같으나 식지로 누르며 중지를 식지 위에 포개어 올려놓고 힘을 준다.(그림 32)

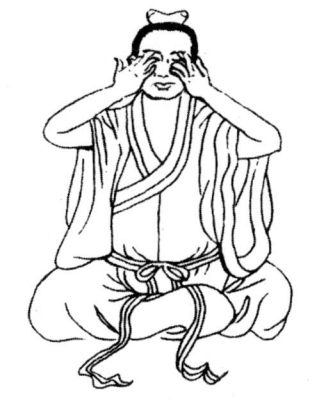

「그림 33」 점어요(點魚腰)

34. 겹정명(掐睛明)

이 도인법을 '겹제(掐眦)' 또는 '날제(捏眦)'라고도 한다. 정명혈은 두 내측 눈귀, 즉 코 뿌리와 이어진 눈귀에 있다. 한 손의 엄지와 중지의 끝을 집게처럼 하여 정명혈을 집는다.(그림 34) 눌러서 집을 때 숨을 죽이고 기가 가득 찬 것 같은 감이 날 때까지 집는다.

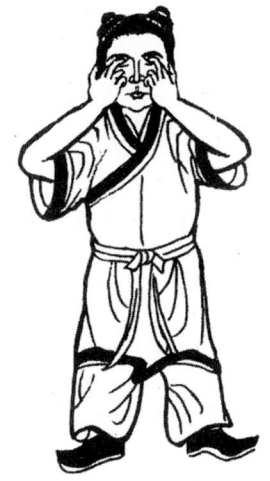

「그림 32」 점어두(點魚頭)

33. 점어요(點魚腰)

'어요'가 눈썹의 중간에 위치하여 있기 때문에 '미중(眉中)'이라고 부르기도 하며 '어요'는 속명이다. 누르는 방법과 횟수는 '점어미' 혹은 '점어두'와 같다.(그림 33) 상기 세 가지 도인법은 주로 눈의 질병, 두통, 미릉골의 통증을 예방, 치료하는 데 사용되며 그 외에 눈을 밝아지게 하고 간을 보호하는 작용도 한다.

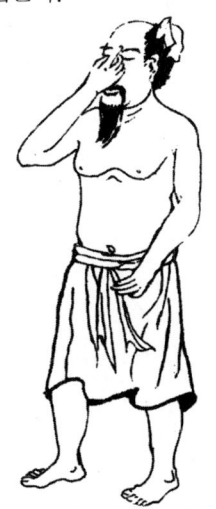

「그림 34」 겹정명(掐睛明)

부록 1 | 100종 도인양생법 도감 | 383

또 다른 한 가지 방법은 엄지와 중지로 정명혈을 집는 동시에 식지로 양미간의 인당혈을 누른다. 이런 도인법을 '일수점삼혈(一手點三穴)'이라고 한다. 인당혈은 두통, 어지럼증, 비염을 치료하며 정명혈은 주로 각종 눈의 질병을 치료한다.

35. 호시(虎視)

좌식 혹은 마보참장식을 취하고 두 손을 허벅지에 놓은 후 머리를 돌려 뒤를 노려본다. 이와 같이 좌, 우 각각 8회 진행한다.

옛날에는 이 도인법을 꿇어앉아서 두 손으로 땅을 짚고 수련하였으며 『회남자(淮南子)』에서는 이 도인법을 '호고(虎顧)'라고 하였고 『천축브라만안마법(天竺婆羅門按摩法)』에서는 이 도인법을 '호시'라고 하였다. 『분행외공결』에서는 이 도인법의 효과에 대하여 "가슴의 풍사를 제거하고 콩팥의 풍사도 제거한다."고 서술하였다. 그러나 머리를 돌려서 주시하는 목공(目功)으로 말하면 간을 보양하고 눈을 밝게 하는 역할 외에 또 경추를 단련시켜 경추의 골질증생(骨質增生)에 대해서도 일정한 효과가 있다.

36. 폐목(閉目)

단정히 앉거나 똑바로 서서 눈을 감고 잠깐 정신을 가다듬는다.(그림 36) 이 도인법은 두뇌노동에 종사하는 사람과 눈을 많이 사용하는 사람들이 매일 1~2회씩 하면 좋다. 수련할 때 잡념을 없애고 모든 것을 자연에 맡긴다.

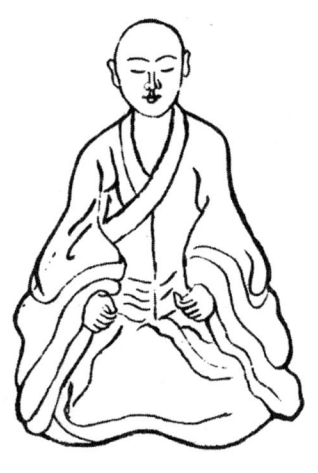

「그림 36」 폐목(閉目)

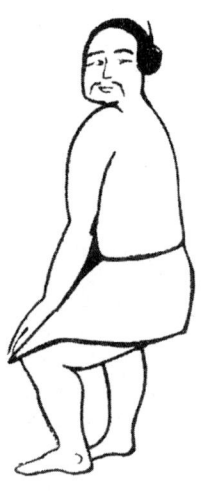

「그림 35」 호시(虎視)

六. 구공(口功)
(설공舌功, 치공齒功 포함)

37. 아기(呵氣)

이 도인법을 또 '아탁흡청(呵濁吸淸)'이라고도 한다. 매일 아침 침대에서 일어난 후 혹은 낮잠에서 깨어난 후 입을 약간 벌리고 탁기를 뱉고(그림 37) 바로 코로 청기를 들이쉬어 음식을 삼키듯이 배속에 삼킨다. 이와 같이 8~24회 진행한다. 이 도인법은 공기가 청신한 장소에서 해야 하며 숨을 내쉴 때 느리고 길게 내쉬며 들이쉴 때는 자연스럽게 들이쉰다. 숨을 삼킬 때 인후로 그 감각을 느끼는 동시에 의념으로 숨을 배꼽아래까지 내려 보낸다. 이 도인법은 뱉기, 넘기기, 삼키기를 다 해야 하며 어느 하나를 빠뜨려도 안 된다.

38. 연진(咽津)

수련할 때 구강 내에 타액이 생기게 하여 늘 점막을 적시어야 하며 타액이 좀 많아지면 수시로 삼켜야지 내뱉어서는 안 된다.(그림 38)

입이 쓰고 혀가 마르고 침이 없을 때 혹은 인후가 아프고 열이 날 때 입을 벌려서 숨을 10여회 내쉬면서 혀를 입 안에서 휘둘러 침이 가득 생기게 하여 수시로 넘긴다. 이와 같이 반복하여 숨을 내쉬고 혀를 휘두르고 넘기기를 여러 번 진행한다. 침 삼키기는 오장의 기를 길러준다. 식사 전에 침을 삼키면 식욕을 제고하고 소화를 도울 수 있다. 이외에 아기(呵氣)와 연진(咽津)은 간의 화기를 가라앉히는 작용도 한다. 화가 날 때 이 도인법으로 정서를 억제할 수 있으므로 고대에는 '인공(忍功)'이라고 불렀다.

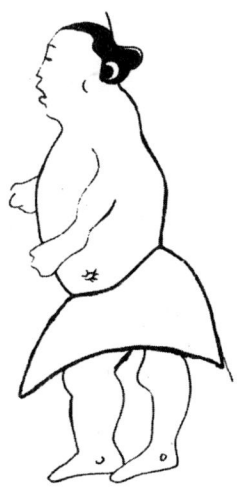

「그림 37」 아기(呵氣)

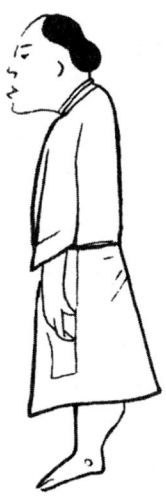

「그림 38」 연진(咽津)

39. 저악(抵顎)

이 도인법은 또 '주악(拄顎)'이라고도 한다. 도인이나 기공을 수련할 때 일반적으로 혀끝을 입천장에 붙이는데(그림 39) 이렇게 하면 침이 생겨서 입이 마르지 않게 된다.

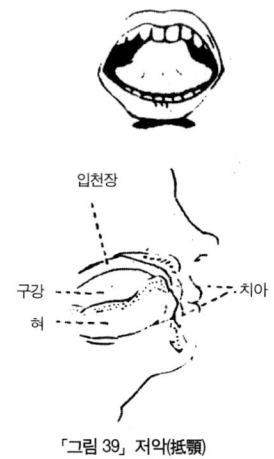

「그림 39」 저악(抵顎)

40. 교구(攪口)

이 도인법을 또 '교설(攪舌)'이라고도 하며 고대에는 '적룡교수(赤龍攪水)'라고 하였다. 혀로 치아, 잇몸 등 입안의 각 부위를 세심하게 쓰다듬는다.(그림 40) 이는 고대에 사람들의 구강을 깨끗이 하고 침이 생기게 하고 구강의 질병을 예방하는 방법이기도 하다.

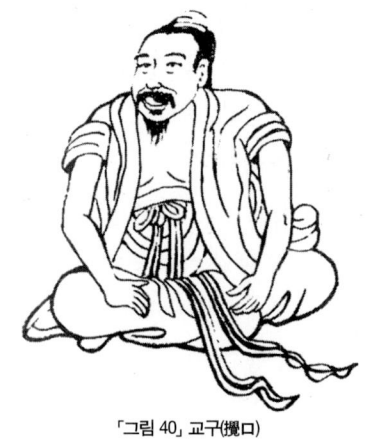

「그림 40」 교구(攪口)

41. 유은(揉齦)

한 손의 엄지와 중지로 잇몸을 문지른다. 그러나 손가락을 직접 잇몸에 접촉시키는 것이 아니라 얼굴을 사이 두고 진행한다.(그림 41) 이 도인을 할 때 힘이 잇몸에 닿게 하여 신진대사를 촉진하는 효과를 내게 한다. 이 도인은 횟수를 제한하지 않고 세심하게 골고루 다 문지른다.

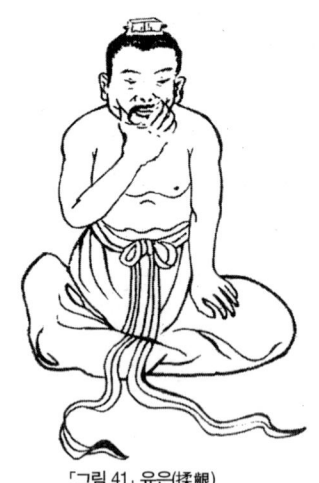

「그림 41」 유은(揉齦)

42. 고수(鼓漱)

혀를 휘둘러 입에 침이 가득 차면 이 도인을 하는데 36회 고수(양치질 동작)한다.(그림 42) 다음 침 삼키기를 하되 세 번에 나누어서 침으로 양치질 동작을 한 뒤 단단한 물건을 삼키듯이 삼킨다. 삼킬 때 목구멍에서 꿀꺽 소리가 나게 한다. 이와 동시에 타액이 아랫배의 단전에 내려간다고 상상한다. 고대에 상기의 양자를 결합하여 '수연(漱咽: 즉 양치질 동작을 한 뒤 삼키기)'이라고 하였다. 『분행외공결』에서는 "수연은 오장을 적셔 주니 자주 하면 좋다."고 하였다.

침이 생기게 하며 정신을 집중시킨다. 고대의 일부 전통적인 도인(導引) 방법에서는 매번 도인할 때 '고치, 토납, 수연'으로 마무리하였는데 예를 들면 『진희이 도인좌공도세』가 바로 그러하다.

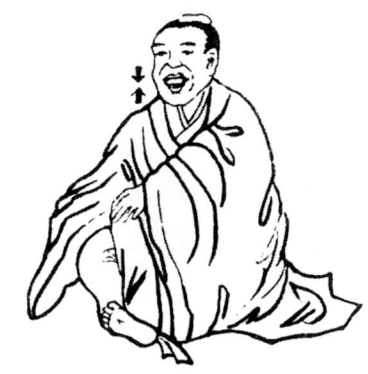

「그림 43」 고치(叩齒)

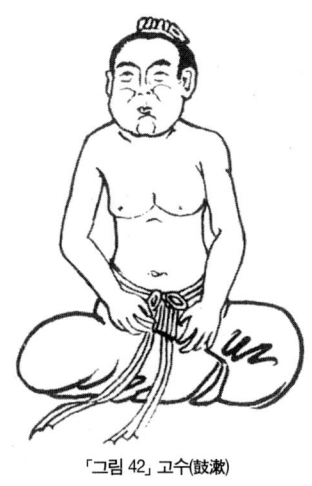

「그림 42」 고수(鼓漱)

43. 고치(叩齒)

고치를 또 '축치(築齒)', '건치(健齒)'라고도 하였다. 상하 치아를 가볍게 마주쳐 소리가 나게 하는데(그림 43) 매번 36회씩 한다.

치아를 튼튼하게 하고 콩팥을 보양하고

44. 교아(咬牙)

폐기법(閉氣法)을 수련할 때 치아를 꽉 깨물어(그림 44) 힘을 증가한다. 『분행외공결』에서는 교아에 대하여 "오줌을 눌 때마다 입을 다물고 치아를 꽉 깨물면 치통을 없앨 수 있다."고 하였다.

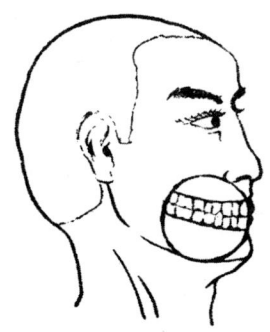

「그림 44」 교아(咬牙)

七. 비공(鼻功)

45. 마비(摩鼻)

이 도인법을 '개비(揩鼻)' 혹은 '통비(通鼻)'라고도 한다. 두 엄지의 손가락 뒷면을 서로 마찰시켜 뜨거워지게 한 뒤, 코를 36회 쓰다듬는다.(그림 45) 이 도인법은 코 막힘을 열어 주고 폐를 윤활시킨다.

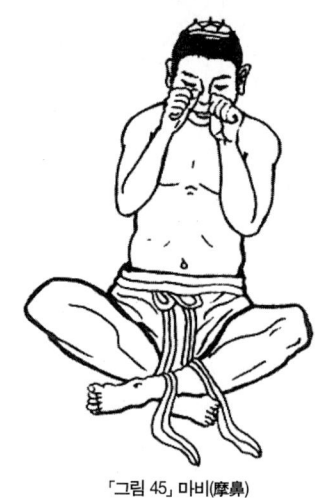

「그림 45」 마비(摩鼻)

46. 점영향(點迎香)

두 식지의 지두나 엄지의 뾰족하게 나온 부분으로 콧방울 양측의 영향혈을 16~24회 누른다.(그림 46) 영향혈은 콧방울 외측 중간과 코입술 사이 홈에 있다. 이 혈은 수양명대장경에 해당되며 비염, 비두염(鼻竇炎) 등 질병을 예방, 치료하며 얼굴신경의 마비, 천식, 고뿔, 감기 등을 치료할 때 늘 사용하는 혈이다. 영양혈을 누를 때 부드럽고 느리고 힘 있게 눌러야 하며 거친 동작을 삼가하여 피부가 상하지 않도록 해야 한다.

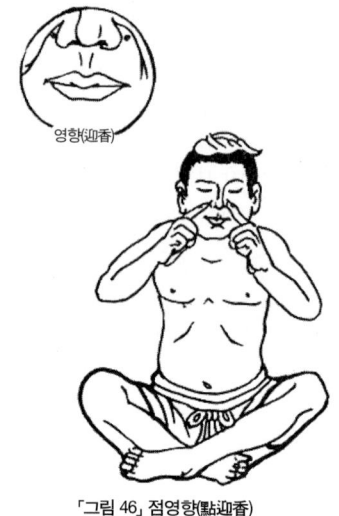

「그림 46」 점영향(點迎香)

47. 유비(揉鼻)

숨을 깊게 들이쉰 후 숨을 멈추고 두 손바닥을 비벼 뜨거워지게 한 뒤, 한 손바닥으로 코끝을 나선형 안마를 하는 동시에 천천히 숨을 최대한 내쉰다.(그림 47) 이와 같이 반복하여 3~5회 진행한다.

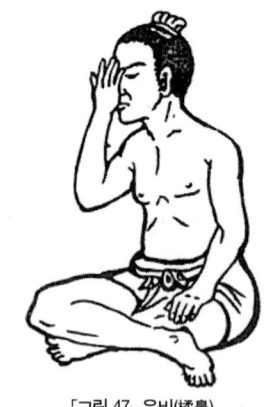

「그림 47」 유비(揉鼻)

가을, 겨울에 추위를 맞서서 재채기가 나거나 콧물이 흐를 때 즉시 이 도인법에 풍지혈과 영향혈을 누르기를 결합하면 감기, 비염을 예방하고 치료할 수 있다.

48. 진비(振鼻)

한손의 중지와 엄지로 코끝을 가볍게 주무르면서 식지 끝으로 양미간 중간의 인당혈을 누른 후 손가락으로 부드럽고 힘 있게 코끝을 16~24회(그림 48) 진동시킨다. 이와 같이 좌, 우 손을 바꿔서 한 번씩 진행한다.

이 도인법의 작용은 유비와 비슷하나 인당혈 누르기를 결합하여 비염 등 질병 때문에 이마가 아픈 것을 치료할 수 있다.

八. 수공(手功)
(지공指功, 완공腕功, 비공臂功 포함)

49. 응조(鷹抓)

이 도인법은 또 '조파(抓把)'라고도 한다. 두 손바닥을 펴서 어깨높이만큼 들고 팔꿈치를 약간 굽히고 손가락을 느슨히 한다. 다음 손가락에서 손바닥으로 가면서 각 관절을 차례로 굽힌다.(그림 49) 이렇게 하여 손이 주먹으로 된 후 치아를 깨물고 숨을 잠깐 멈추고 열 손가락에 계속하여 힘을 주어 주먹을 최대한 꽉 쥔다. 이와 같이 12~18회 힘을 주고 전체 동작을 2~3회 진행한다.

수련할 때 두 눈은 열 손가락의 동작을 주시해야 하고 수련 후에는 손이 시큰시큰한 감이 나거나 따뜻한 감이 나야 한다.

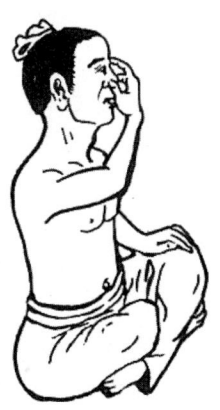

「그림 48」 진비(振鼻)

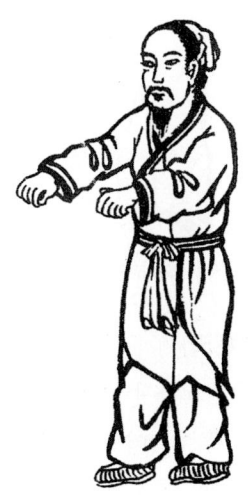

「그림 49」 응조(鷹抓)

50. 조공(抓空)

두 손바닥을 편 후 팔을 좌, 우 양측에 어깨높이만큼 들고 주먹을 가볍게 60~80회 쥔다.(그림 50) 이와 같이 반복하여 2~3회 진행한다. 이 동작은 고르고 연속적으로 한꺼번에 완성해야 한다. 조공은 주로 손가락 힘과 손가락의 영민성을 단련하며 동시에 두 팔을 어깨높이만큼 들면서 팔 힘도 단련한다. 이 도인법은 팔 혹은 손바닥, 손가락이 힘이 없는 증상과 타박상 수술 후 혹은 경한 반신불수에 모두 비교적 좋은 효과를 낸다.

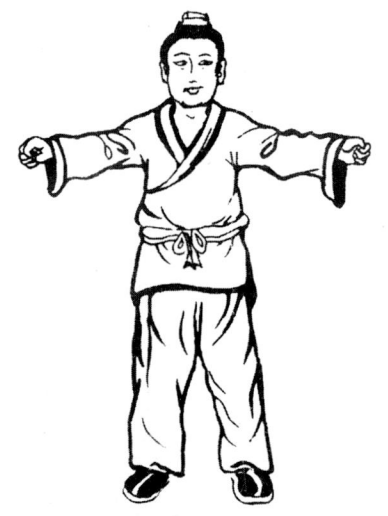

「그림 50」 조공(抓空)

51. 탁천(托天)

열 손가락을 교차시켜 머리 위를 좀 누른 후 손바닥을 뒤집어서 힘을 주어 하늘을 받쳐(그림 51) 척추를 위로 최대한 편다. 이와 같이 20~30회 진행한다. 이 도인법은 정신을 분발시키고 혈맥을 활성화하며 피로를 해소하고 늙어서 허리가 굽는 것을 방지하며 경추병에 대해서도 일정한 치료 효과가 있다.

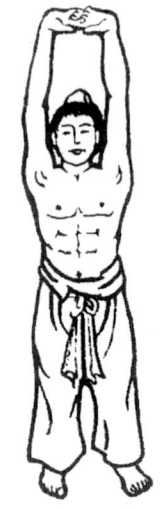

「그림 51」 탁천(托天)

52. 착공(鑿空)

'축권(築拳)'이라고도 하는데 실은 주먹 치기를 가리킨다. 두 손을 주먹 쥔 후 좌, 우 교체하면서 앞으로 내친다.(그림 52) 먼저 전방 정중앙 허공을 향하여 출격한다. 즉 한 개 목표를 향하여 두 손을 번갈아 내지른다. 그리고 두 어깨 전방의 두 개 목표를 번갈아 친다. 마지막으로 좌, 우 전측방의 두 개 목표를 번갈아 친다. 상기 3종의 동작을 빠르게와 느리게 각각 3회씩 진행한다. 이와 같이 8~24회 수련한다.

주로 팔의 힘을 단련하나 정서를 조절하는 방법이기도 한다. 이런 도인법은 노기

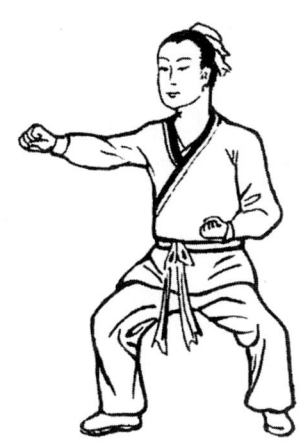

「그림 52」 착공(鑿空)

54. 격장(擊掌)

한 손을 주먹 쥐고 다른 한 손의 손바닥을 친다.(그림 54) 이와 같이 좌, 우 각각 12~36회 진행한다. 타격은 가벼운 데로부터 점차 세게 하며 자신의 힘에 맞게 한다. 주먹을 쥘 때 평평하게 쥔다. 이 도인법의 효과는 수궐음심포경(手厥陰心包經)의 노궁혈(勞宮穴) 위치에 침을 놓는 것과 비슷하며 짜증을 가라앉히는 작용을 한다.

를 가라앉힐 수 있어서 타인에게 화를 내는 것을 피할 수 있게 해준다.

53. 평완(抨腕)

'팽완(砰腕)'이라고도 한다. 두 손목 관절부위를 탄성 있게 서로 부딪치되(그림 53) 힘을 약한 데로부터 점차 세게 주며 정면과 반면을 각각 8~16회 진행한다. 가슴의 근육이 얇기 때문에 충격할 때 힘을 너무 크게 주지 말아야 한다.

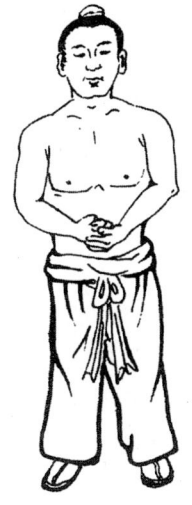

「그림 54」 격장(擊掌)

55. 완비(彎臂)

두 팔을 아래로 내리고 빈주먹을 쥔 후 팔꿈치를 점차 굽혀서 팔을 최대한 위로 굽힌다. 이때 상박과 하박이 서로 붙고 두 주먹을 꽉 쥐고 두 손목을 안으로 굽혔다가(그림 55) 다시 느슨히 풀어서 팔을 아래로 드리운다. 이와 같이 12~24차례 굽혔다 폈다 하고 이 전체 동작을 2~3회 진행한

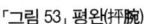

「그림 53」 평완(抨腕)

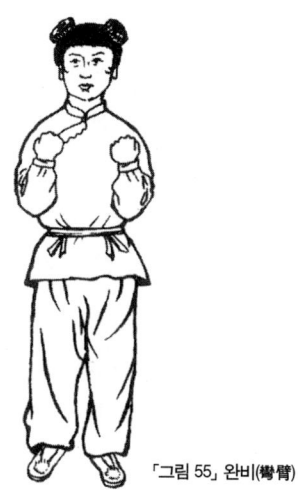

「그림 55」 완비(緩臂)

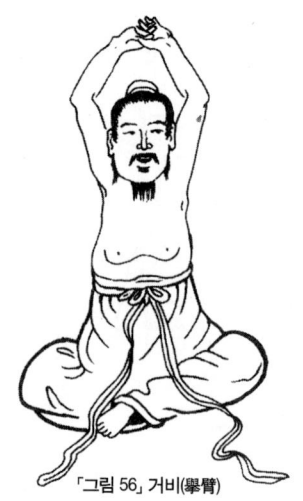

「그림 56」 거비(擧臂)

다. 수련할 때 팔에 힘을 줬다 느슨히 푸는 정도를 점차 세게 한다. 수련 후 팔뚝이 시큰시큰 아픈 감이 난다.

56. 거비(擧臂)

두 손의 열 손가락을 한데 모아서 서로 깍지 낀 후 팔꿈치를 굽혀서 두 손을 머리 뒤에 가져갔다가 점차 팔을 위로 최대한 펴는 동시에 힘을 준다.(그림 56) 마지막에 팔꿈치를 굽혀서 두 손을 머리 뒤에 가져간다. 이와 같이 12~24차례 폈다 굽혔다 한다. 전체 동작을 2~3회 반복한다. 수련할 때 팔꿈치를 굽히기와 펴기를 충분히 하고 팔을 펴면서 힘을 줄 때 최대한 힘을 주며 몸과 팔을 펴는 동작이 서로 맞아야 한다. 즉 팔을 펼 때 몸도 최대한 위로 편다. 이 도인법은 어깨와 팔을 단련할 뿐만 아니라 가슴, 배, 등, 척추도 단련한다.

57. 파비(擺臂)

한 손의 손바닥은 아래로 향하게 하고 다른 한 손의 손바닥은 위로 향하게 하여 허리를 돌리면서 사면팔방으로 원을 이루면서 휘두른다.(그림 57) 이 동작은 상, 중, 하 3개 부분으로 나뉜다. 하부 : 팔을 펴고 좌, 우로 흔들되 팔과 몸이 시종 45도를 유지하게 한다. 중부 : 두 팔을 굽히고 흔들 때 두 손을 어깨높이만큼 올린다. 상부 : 두 손의 높이를 눈썹과 같게 하고 두 팔꿈치를 아래로 드리우고 중부보다 더 크게 굽힌다. 상기 3가지를 좌, 우 교체하면서 각각 8~16회 진행한다. 수련할 때 동작이 가볍고 자연스러워야 하며 편안하고 원활해야 한다. 허리를 축으로 하여 팔을 회전시키나 편안하고 침착해야지 가벼워서는 안된다.

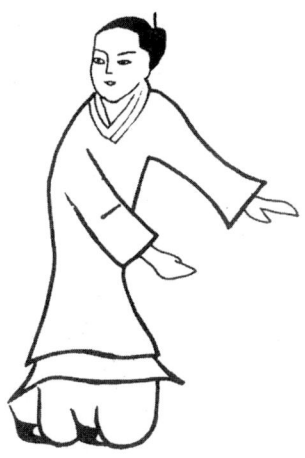

「그림 57」 파비(擺臂)

58. 세수(洗手)

두 손을 굽혀 서로 느슨히 맞잡고 비누로 손의 때를 씻듯이 침착하고 세심하게 마찰시킨다.(그림 58) 이 동작을 손에 열이 날 때까지 하며 손 부위의 수삼음, 수삼양 경혈이 골고루 안마되게 세심하게 해야 한다.

59. 차수(搓手)

허리를 축으로 하여 왼쪽으로 최대한 몸을 돌렸다가 오른쪽으로 몸을 돌린다. 허리를 돌리는 동시에 끊임없이 손바닥을 마주 비빈다.(그림 59) 이와 같이 좌, 우 교체하면서 느린 데로부터 점차 속도를 빨리하면서 각각 8~24회 진행한다. 수련할 때 관건은 손을 비벼서 아주 뜨겁게 한 뒤 손이 뜨거울 때를 이용하여 얼굴 문지르기, 눈을 덮히기, 가슴을 쓰다듬기, 배를 쓰다듬기 등 기타의 동작을 하는 것이다. 그러나 이런 동작을 할 때 두 손을 살에 직접 대고 해야 한다. 만일 옷을 입고 진행하면 뜨거운 손의 자연 기능을 이용할 수 없게 된다.

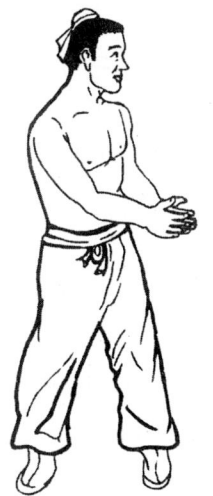

「그림 59」 차수(搓手)

60. 벽장(劈掌)

말 타는 자세처럼 쭈그리고 두 손으로 공중에서 큰 원을 그린 후 나무를 패듯이

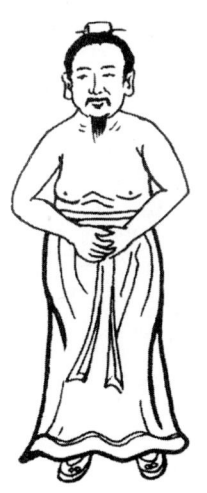

「그림 58」 세수(洗手)

아래로 내리친다. 이와 같이 좌, 우 각각 8~16회 진행하고 한 손으로 내리친다.(그림 60) 즉 한 손바닥으로 연속 8~16회 진행한 뒤 다른 손을 바꿔서 진행한다. 이 동작에서 회전축은 어깨이지만 힘을 쓰는 부위는 손바닥 가장자리이므로 팔 전체가 운동하며 비공(臂功)에 해당된다. 또 힘이 사방에 도달하기 때문에 전신의 기혈을 활성화하는 작용도 한다.

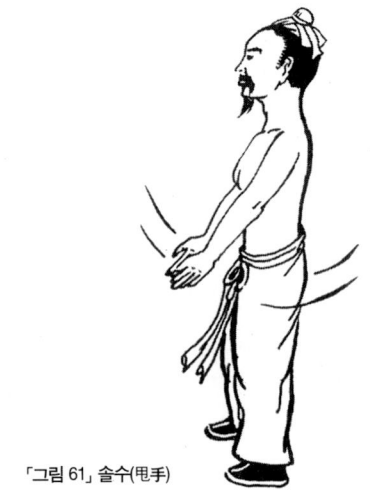

「그림 61」 솔수(甩手)

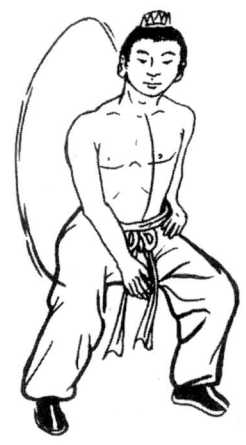

「그림 60」 벽장(劈掌)

62. 만궁(挽弓)

한 손의 손아귀를 벌리고 네 손가락을 서로 붙이고 팔을 앞으로 편다. 다른 한 손을 팔꿈치를 굽혀서 뒤로 당기면서 주먹을 쥔다. 이와 같이 활을 당기는 동작을 한다.(그림 62) 이 동작을 좌, 우 교체하면서 각각 8~16회 진행한다.『분행외공결』에서는 이 동작이 팔과 겨드랑이의 사기를 몰아낸다고 기록하였다.

61. 솔수(甩手)

두 발을 벌리고 선 후 두 손을 동시에 양측의 전, 후로 36회 턴다.(그림 61) 이어 한쪽 손을 전, 후로 흔들면서 턴다. 이 동작은 좌, 우 교체하면서 각각 8~24회 진행한다.

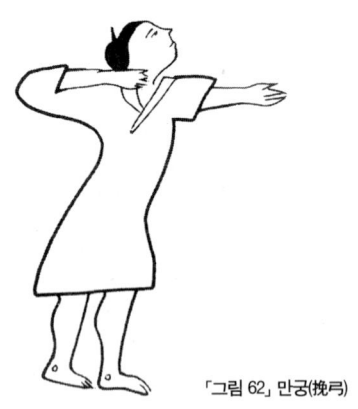

「그림 62」 만궁(挽弓)

63. 정주(頂肘)

이 도인법을 '충주(衝肘)' 또는 '돈체(頓擊)'이라고도 한다. 두 손으로 빈주먹을 쥔 후 팔꿈치를 굽혀서 뾰족하게 한 후 팔꿈치로 몸 뒤를 향하여 친다.(그림 63) 칠 때 한 쪽에 치중하여 치며 머리와 목도 동일한 측으로 돌리고 눈길도 그에 따라간다. 이와 같이 좌, 우 교체하면서 각각 8~16회 진행한다.

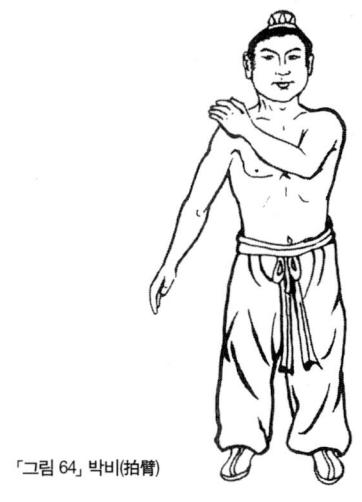

「그림 64」 박비(拍臂)

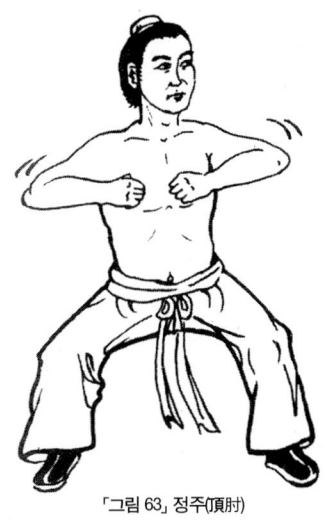

「그림 63」 정주(頂肘)

64. 박비(拍臂)

손바닥으로 어깨, 팔을 두드리면서 이어 손등으로도 두드린다.(그림 64) 두드릴 때 각 부위를 세심하게 두드리며 다 두드린 후 아래로 드리운 팔을 여러 번 휘둘러 기혈을 순환시킨다.

九. 족공(足功)

65. 선지(旋趾)

한 쪽 발뒤축을 들고 엄지발가락을 땅에 붙이고 엄지발가락을 축으로 발을 회전시킨다.(그림 65) 이와 같이 발뒤축을 내렸다 올렸다 하여 발가락과 복사뼈를 단련시킨다. 좌, 우 교체하면서 각각 8~16회 진행한다.

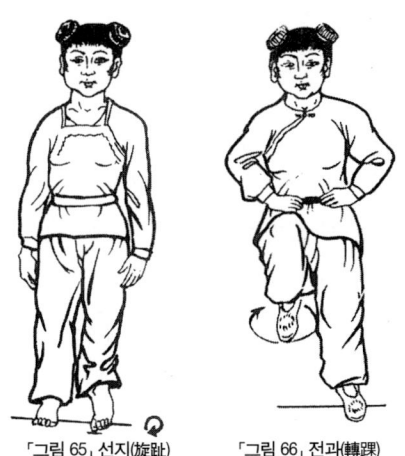

「그림 65」 선지(旋趾)   「그림 66」 전과(轉踝)

66. 전과(轉踝)

한 쪽 발로 서서 다른 한 쪽 발을 높이 들고 발끝을 아래로 드리운 후 복사뼈를 축으로 발끝으로 원을 그린다.(그림 66) 먼저 시계바늘의 방향으로 그리고 다음 반대방향으로 그리며 각각 8~16회 진행한다. 다음 좌, 우 발을 바꿔서 진행한다.

67. 원각(猿躍)

한 다리를 들고 발가락으로 물건을 잡은 자세를 한다. 이렇게 발가락을 8~24회 굽혔다 폈다 한 뒤, 발을 바꿔서 진행한다.(그림 67)

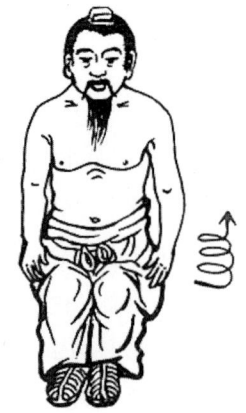

「그림 68」 사굴(蛇屈)

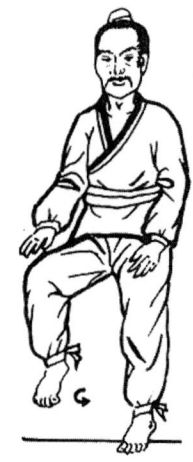

「그림 67」 원각(猿躍)

68. 사굴(蛇屈)

두 발을 붙이고 똑바로 서서 두 팔을 자연스럽게 내리고 두 손을 몸에 붙인다. 이어 원주형운동을 하여 관골(골반), 무릎, 복사뼈의 관절을 함께 놀린다. 이때 전신을 다 비트는 동시에 무릎을 굽혀서 점차 아래로 쭈그리고 앉았다가 다시 몸을 비틀면서 일어선다.(그림 68) 이와 같이 일어났다 앉았다 하면서 관골, 무릎, 복사뼈의 관절을 끊임없이 회전시키되 동작을 고르고 부드럽고 천천히 진행하며 동작이 자연스럽고 호흡이 원활해야 한다. 이 동작은 8~16회 진행한다. 이 동작은 난이도가 크고 강도가 크기 때문에 초학자는 능력에 알맞게 해야 한다.

69. 기각(起脚)

실내 혹은 실외 공중에 끈을 늘인 후 끈의 아래에 돌이나 모자 등 물건을 달아매고 그 높이를 자신의 발이 겨우 닿을 수 있게 조절한다. 그 다음 발차기, 발 돌리기 등 여러 가지 발 운동을 한다.(그림 69) 이와 같이 매 발동작을 모두 도인술로 삼고 연습한다. 구체적으로 어떤 동작을 수련할지는 영활하게 안배할 수 있다. 이와 같이 매일 여러 가지를 다 수련할 필요가 없이 1~2종의 기각 동작을 진행하며 수련 횟수도 사람마다 달리 할 수 있다.

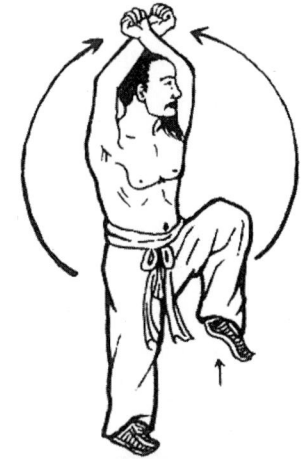

「그림 70」 제슬(提膝)

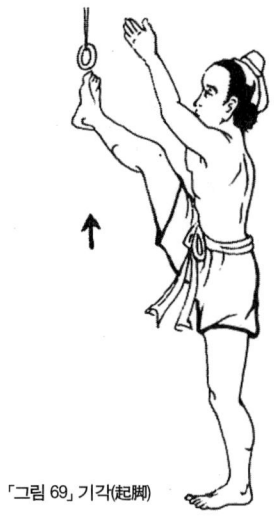

「그림 69」 기각(起脚)

70. 제슬(提膝)

이 도인법을 '금계독립(金鷄獨立)'이라고도 한다. 한 발로 서서 다른 한 발은 무릎을 굽혀 최대한 위로 들고 발끝을 아래로 드리운다. 이와 동시에 두 손은 주먹을 쥐고 머리 위에 처들어 교차시킨다.(그림 70) 이어 올렸던 발을 내려놓고 두 주먹도 흉, 복부 중간선을 따라 내려 원래의 자세를 회복한다. 다음 발을 바꿔서 좌우 각각 16~24회씩 진행한다. 이 동작을 할 때 무릎을 올릴 수 있는 높이까지 최대한 올려야 한다.

71. 찰각심(擦脚心)

이 도인법을 '찰용천(擦湧泉)'이라고도 한다. 용천혈은 족소음신경 요혈로서 발바닥에 위치하여 있다. 발가락을 굽힐 때 발바닥에 옴폭 꺼져 들어가는 그 곳이 바로 용천혈이다. 매일 저녁 발을 씻은 후 한 손으로 발가락을 잡아 발바닥이 위로 향하게 한 뒤, 다른 한 손으로 열이 날 때까지 마찰한다.(그림 71) 마지막에 손으로 발가락 관절을 8~12회 돌린다.

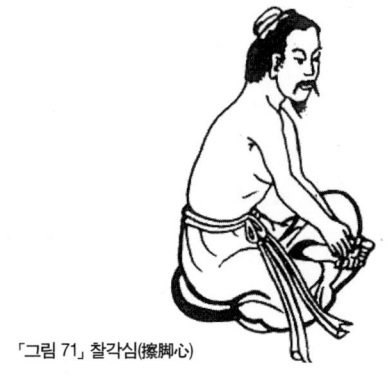

「그림 71」 찰각심(擦脚心)

72. 박각(拍脚)

맨발로 손벽 치듯이 발바닥을 서로 8~24회 마주친다.(그림 72)

이 도인법은 두 발의 풍, 한, 습기를 몰아낸다. 너무 가벼우면 효과를 보지 못하고 힘을 너무 크게 주면 뼈를 상할 수 있기 때문에 칠 때 힘을 잘 통제해야 한다. 초학자는 경중을 잘 가늠하여 효과를 보는 것을 목표로 해야 한다.

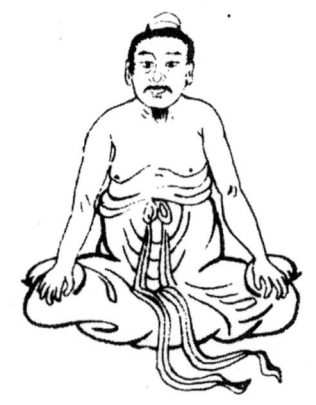

「그림 73」 유슬(揉膝)

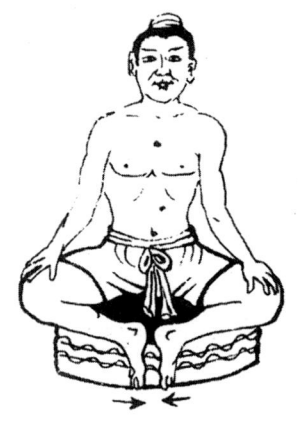

「그림 72」 박각(拍脚)

73. 유슬(揉膝)

의자에 앉거나 가부좌를 하거나 쭈그리고 앉거나 다 된다. 두 손을 무릎에 붙이고 시계바늘의 방향과 반대방향으로 각각 32~36회 원주형으로 마찰한다.(그림 73) 이 도인법은 무릎 보건에서 늘 사용하는 방법으로서 무릎의 통증을 예방, 치료할 수 있고 씩씩한 걸음걸이를 가지게 한다.

74. 구위중(求委中)

구(求)는 구치(求治 : 치료를 청하다)의 뜻이고 위중은 혈의 명칭으로서 족태양방광경(足太陽膀胱經)에 속하며 무릎 안 중앙에 위치하여 있다. 이 부위를 식지나 중지의 지두로 8~12차례 누른다. 이와 같이 매 번 1~2회 진행한다.(그림 74) 누를 때 쨍- 하고 저린 감이 나면 된다. 이 혈은 무릎 관절염을 주로 치료하나 기타 병증에 대해서도 예방, 치료의 작용이 있다. 『사총혈가(四總穴歌)』에서는 '요척위중구(腰脊委中求)'라고 하였는데, 뜻인즉 위중혈이 허리와 등의 질병도 치료한다는 것이다. 이외에 또 감기, 치질 출혈, 코피, 구토설사, 더위 등 병증에 대해서도 보조치료 작용이 있다.

펴야 허리, 복부, 등을 동시에 단련할 수 있기 때문이다. 관상동맥경화증, 고혈압이 있는 환자는 일반적으로 앉아서 수련한다.

76. 날퇴(捏腿)

먼저 두 손의 손가락으로 허벅지 근육을 꼬집되 위에서 아래로 내려가면서 꼬집는다. 이와 같이 좌, 우 각각 여러 번씩 한 뒤, 한 손의 손가락으로 종아리 비장근(腓腸肌)을 위에서 아래로 가면서 발뒤축까지 꼬집는다.(그림 76) 허벅지에서 종아리와 발뒤축까지 한번에 내려가며 꼬집어도 같은 효과를 본다. 이와 같이 좌, 우 각각 여러 번 진행한다.

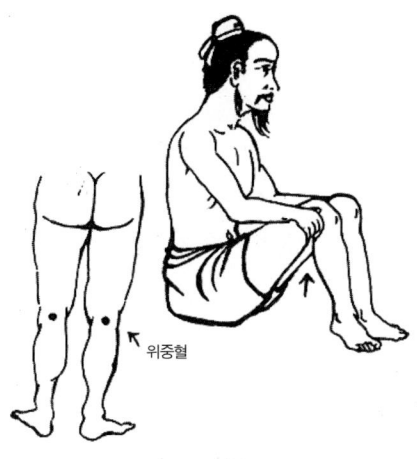

「그림 74」 구위중(求委中)

75. 말퇴(抹腿)

두 손의 열 손가락을 벌리고 손가락과 손바닥을 허벅지 피부에 붙여서 허벅지 뿌리에서부터 발까지 민다.(그림 75) 밀 때 한 다리를 내, 외, 전, 후 4개 면으로 구분하여 두 손을 동시에 사용하여 각각 8회씩 민다.

밀 때 침착하게 힘주어 밀어야지 그냥 스쳐서는 안 된다. 자세는 앉거나 서거나 다 되며 무릎은 펴야 한다. 그것은 무릎을

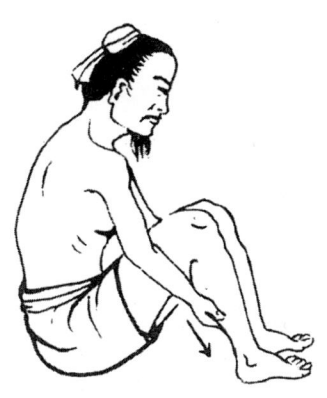

「그림 76」 날퇴(捏腿)

77. 고족삼리(叩足三里)

족삼리 두드리기는 다리 굽히기와 유사하다. 한 다리를 굽히고 다른 한 다리를 편 후 한 손으로 편 다리의 족삼리혈을 두드리고 다른 한 손의 팔꿈치를 굽혀서 굽힌

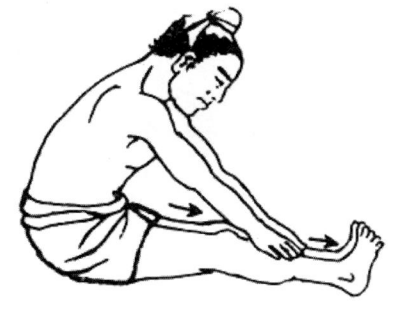

「그림 75」 말퇴(抹腿)

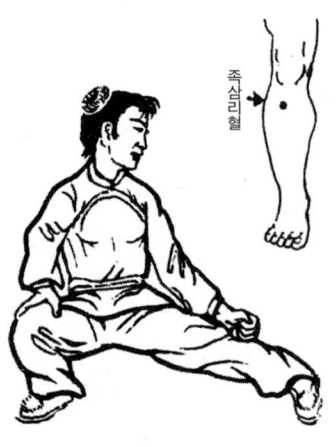
「그림 77」 고족삼리(叩足三里)

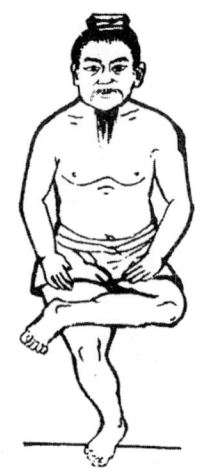
「그림 78」 각각좌퇴(擱脚坐腿)

다리의 무릎 가까이 허벅지에 올려놓는다.(그림 77) 두드릴 때 힘의 세기는 임의로 하며 좌, 우 각각 32~40회 두드린다.

족삼리혈은 몸을 튼튼하게 하는 혈위로서 족양명위경(足陽明胃經)에 해당되며 종아리 상부 슬개골 아래 3촌 되는 거리에 위치하여 있다. 이 혈의 치료범위는 아주 넓다. 고대의 사람들은 족삼리혈에 자주 침을 놓으면 신체보양에 좋다고 생각하였다.

78. 각각좌퇴(擱脚坐腿)

한 발을 다른 다리의 무릎 위에 올려놓고 점차 무릎을 굽혀서 한 쪽 다리로 받치고 평평하게 앉는다.(그림 78) 다음 잠깐 멈췄다가 다른 다리를 바꿔서 한다. 이와 같이 좌, 우 각각 8~12회 한다.

79. 구각좌퇴(勾脚坐腿)

한 발로 다른 한발의 무릎 안쪽을 걸고 점차 무릎을 굽혀서 쭈그리고 앉는다.(그림 79) 이렇게 잠깐 머물렀다가 발을 바꾸어서 진행한다. 이와 같이 좌, 우 각각 8~12회 진행한다.

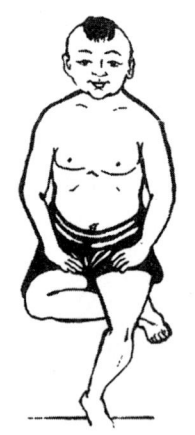
「그림 79」 구각좌퇴(勾脚坐腿)

80. 단퇴심준(單腿深蹲)

두 손을 앞으로 어깨높이만큼 들고 한 다리를 앞으로 펴고 다른 한 다리의 무릎을 점차 굽혀서 완전히 쭈그리고 앉는다.(그림 80) 이어 일어났다가 다시 앉는다. 이와 같이 좌, 우 각각 8회씩 진행한다.

이 동작은 실행이 어렵기 때문에 초학자들은 두 손으로 걸상을 짚고 해도 되며 횟수도 적게 할 수 있다. 즉 실력을 점차 천천히 높이는 것이 좋다. 앉을 때 발뒤축을 점차 들고 발바닥만 땅에 붙이며 일어설 때 원래대로 발뒤축을 내려놓는다.

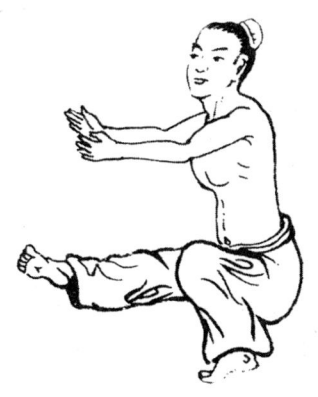

「그림 80」 단퇴심준(單腿深蹲)

十. 견공(肩功)

81. 용견(聳肩)

(1)두 어깨를 동시에 위로 올리되 높이 올릴수록 좋다.(그림 81)

(2)두 어깨를 교체하면서 위로 올린다.

(3)두 발을 벌리고 서서 두 팔을 아래로 드리운 후 두 손을 몸 뒤에 가져다가 서로 맞잡고 두 어깨를 바꿔가면서 위로 올리는 동시에 어깨를 올리는 측의 발뒤축을 될수록 위로 들고 발끝으로만 선다.(그림 81)

상기(1)(2)는 좌식, 입식, 와식이 다 가능하며 (3)식은 입식만 가능하다. 각 동작을 각각 8~16회씩 한다. 그중 (2)(3)은 하나를 선택해서 수련해도 된다.

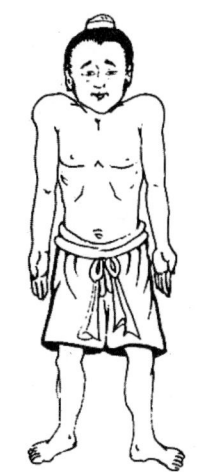

「그림 81」 용견(聳肩)

82. 마견(摩肩)

한 손으로 다른 쪽의 어깨를 쓰다듬는다.(그림 82) 쓰다듬을 때 힘을 연속적이고 균일하고 침착하게 주어야 하며 나선형으로 회전하는 범위를 될수록 크게 한다. 일반적으로 좌, 우 각각 24회 진행한다. 만일 누견풍(漏肩風) 등 질병이 있으면 더욱 반복적으로 여러 번 안마해야 한다. 예를 들면 매번 24회씩 적어도 5~6번 안마하고 많이는 열 번까지도 할 수 있다.

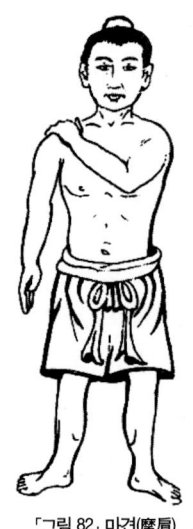

「그림 82」 마견(摩肩)

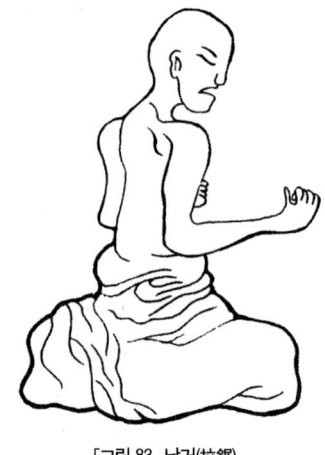

「그림 83」 납거(拉鋸)

83. 납거(拉鋸)

두 팔을 어깨, 팔꿈치를 축으로 하여 폈다 굽혔다 하면서 톱으로 켜는 동작을 양손으로 동시에 12~24회씩 한다.

이 도인법은 옛날에 '쌍전녹로(雙轉轆轤)'라고 하였다. 그러나 만일 먼저 왼손으로 톱질하는 동작을 하였다면 이어서 오른손으로 하였다. 이렇게 좌, 우 교체하면서 각각 12~24회 진행하였는데 이 도인은 '단전녹로(單轉轆轤)'이다.(그림 83) '납거'와 '전녹로'는 모두 생활 중에서 흔히 하는 동작을 모방한 것인데 양자의 다른 점은 납거는 직선운동이고 전녹로는 원주형으로서 회전성질을 띤 것이다. 이 동작에서는 두 손을 모두 빈주먹 쥐고 굽히거나 젖힌다.

84. 비조(飛鳥)

두 손으로 주먹을 쥔 후 팔을 곧게 펴고 앞, 위로 들어서 머리 위로 최대한 들었다가(그림 84) 원자세를 회복한다. 그 구체적인 방법은 두 팔을 동시에 들기와 좌, 우 교체하면서 들기의 두 종류로 나뉘며 매 종류는 3개 동작으로 구성된다.

(1) 두 손을 동시에(혹은 좌, 우 교체하면서) 곧게 펴고 앞으로 들어서 머리 위까지 최대한 들었다가 내린다.

(2) 두 손을 동시에(혹은 좌, 우 교체하면서) 앞으로 경사지게 머리 위까지 들어서 뒤로 최대한 젖혔다가 내린다.

(3) 두 손을 동시에(혹은 좌, 우 교체하면서) 양측으로 어깨높이만큼 들었다가 팔을 편 채로 머리 위에 들어서 두 손목을 교차시켰다가 내린다.

상기 6종의 동작은 다 해도 되고 더러 선택해서 수련해도 되며 동작마다 8~24회씩 한다.

상기 몇 가지 수련방법은 임의로 선택하여 적용할 수 있으며 동작마다 8~24회 진행한다. 원은 클 수도 작을 수도 있고 또 정방향이나 경사지게 할 수도 있고 서로 중첩되거나 교체되게 할 수도 있는 등 변화가 다양해서 재미를 자아낸다.

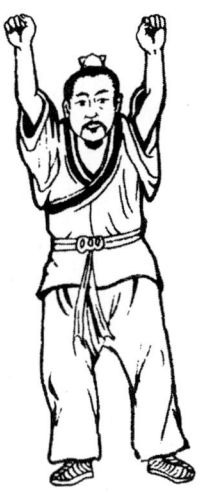

「그림 84」 비조(飛鳥)

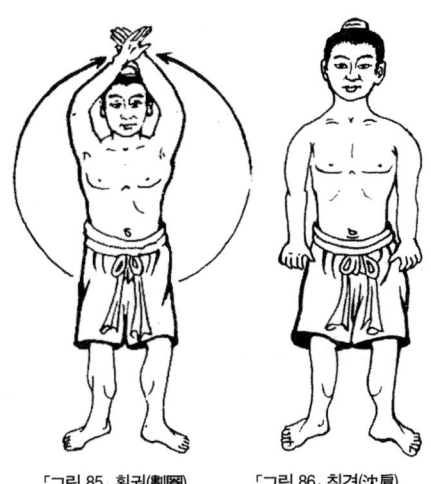

「그림 85」 획권(劃圈)   「그림 86」 침견(沈肩)

85. 획권(劃圈)

팔을 곧게 펴고 어깨를 축으로 하여 앞에서 원을 그린다.(그림 85)

원은 가슴과 평행되어야 하고 원이 클수록 좋다. 이 도인법은 두 손으로 원을 그리는 방향에 따라 아래의 몇 가지 방식으로 수련한다.

(1) 두 손을 왼쪽 혹은 오른쪽 같은 방향으로 원을 그린다.

(2) 두 손을 마주 하였다가 동시에 밖을 향하여 혹은 안을 향하여 원을 그린다.

(3) 두 손을 번갈아 교체하면서 밖으로 혹은 안으로 원을 그린다.

86. 침견(沈肩)

똑바로 서서 두 팔을 자연스럽게 내린다. 두 손바닥이 아래로 향하게 하고 손가락을 위로 쳐들고 손목이 삐어져 나오게 한다. 이어 손목에 힘을 주어 두 어깨가 자연스럽게 내리 드리우게 한다.(그림 86) 어깨를 드리울 때 숨을 죽이거나 내쉬며 잠깐 자세를 유지하였다가 전신을 느슨히 푼다. 다음 호흡을 조절하고 다시 한다. 이와 같이 모두 8회 진행한다. 힘을 쓸 때 밖에 드러내지 않는다. 이 도인법을 장기간 수련하면 어깨의 내력을 기를 수 있을 뿐만 아니라 어깨를 으쓱이는 습관, 어깨를 흔드는 습관을 고칠 수 있다.

十一. 흉공(胸功)
(늑공肋功 포함)

87. 추흉(捶胸)

빈주먹을 쥐고 한 손으로 가슴을 두드린다.(그림87) 그 두드리는 순서는 다음과 같다.
(1) 정중앙의 흉골 부위
(2) 쇄골 아래, 유방 위의 가슴 부위
(3) 유방이 위치한 가슴 부위

가슴을 두드릴 때 힘을 너무 크게 주지 말고 편안하고 시원한 감이 나면 된다. 한 손으로 두드린 후 다른 손을 바꿔서 두드리되 가슴 전체를 골고루 다 두드리는 것을 원칙으로 하다. 두드릴 때 호흡을 결합해서 한다. 또 주먹이 아니라 손바닥으로 두드려도 된다.

88. 추흉(推胸)

위의 동작에 이어서 가슴을 두드린 후 일반적으로 가슴 밀기를 하여 기혈을 더욱 원활히 소통시키고 가슴 두드리기에서 생기는 일부 반응을 해소한다. 가슴 밀기의 순서, 횟수 등은 모두 가슴 두드리기와 같다. 손바닥 전체를 가슴에 붙이고 주로 밀기, 쓰다듬기를 하며 동작이 힘 있고 침착해야 한다.(그림 88)

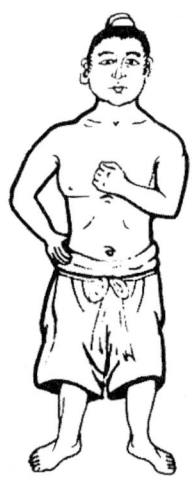

「그림 87」 추흉(捶胸)

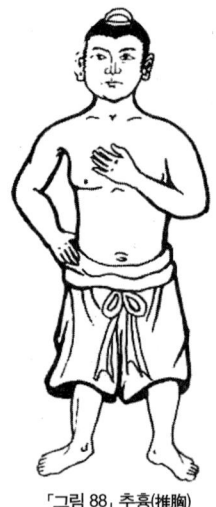

「그림 88」 추흉(推胸)

89. 서흉(舒胸)

두 팔을 곧게 펴서 뒤로 최대한 뻗고 발 뒤축을 들고 발끝으로 서서 가슴을 최대한 앞으로 내민다.(그림 89) 이런 자세를 약간 유지하였다가 전신을 느슨히 풀고 두 팔을 아래로 내리 드리워서 원래의 자세를 회복한다. 이 도인법은 8~16회 진행한다.

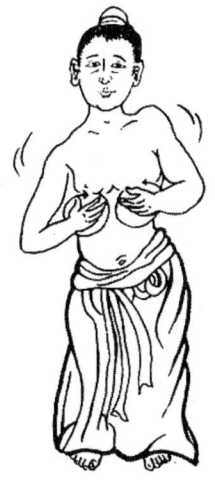

「그림 90」 유협(揉脅)

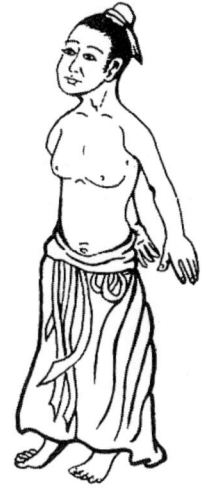

「그림 89」 서흉(舒胸)

十二. 배공(背功)

91. 추배(捶背)

손을 뒤로 가져다가 주먹을 쥔 후 위에서 아래로 가면서 독맥과 족태양방광경(즉 등의 중앙선과 제1, 제2선 등 모두 다섯 줄)을 따라 미골횡선(尾骨橫線)까지 등을 5~6회 반복하여 두드린다.(그림 91)

90. 유협(揉脅)

두 손바닥에 힘을 주어 두 옆구리를 16~24회 주무른다. 이어 옆구리를 주무를 때 좌, 우 어깨를 교체하면서 16~24회 으쓱거린다.(그림 90) 수련할 때 옆구리 문지르는 동작과 어깨를 으쓱이는 동작의 리듬이 일치해야 한다. 이 도인법은 간을 보양하여 눈이 밝아지게 하며 가슴, 옆구리, 어깨, 등의 답답증을 풀어준다. 책상에 오래 앉아 있어서 피로할 때 이 도인법을 수련하면 피로를 크게 해소할 수 있다.

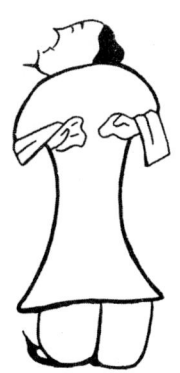

「그림 91」 추배(捶背)

92. 박배(拍背)

(1) 두 손을 양측의 허리를 지나 등 쪽으로 가져다가 위에서 아래로 가면서 등에서 허벅지까지 3~5회 두드린다.

(2) 한 손의 팔꿈치를 굽혀서 몸 앞으로 에돌아서 다른 측의 등 위에 가져가고 다른 한 손은 안으로 등을 두드리는 측의 팔꿈치에 접근시켜 등을 두드린다. 이런 동작으로 등의 척추와 견갑골의 위 부위를 두드릴 수 있다. 이와 같이 좌, 우 교체하면서 각각 8회씩 진행한다.

(3) 한 손을 머리 위까지 내밀고 팔꿈치를 굽혀서 같은 측의 어깨 상부를 지나 등의 상부를 두드린다.(그림 92) 이와 같이 좌, 우 교체하면서 각각 8회씩 진행한다.

93. 공척(拱脊)

고양이가 등을 굽히는 자세를 모방한다. 두 손으로 침대 가장자리(혹은 기타 같은 높이의 물건)를 누르고 팔꿈치를 굽혀서 가슴을 침대 가장자리에 접근시킨 후 점차 팔을 펴는 동시에 등을 최대한 위로 올린다.(그림 93) 이와 같이 8~16회 진행한다.

이 도인법을 수련할 때 침대에서 가까운 곳에 서야 한다. 그렇지 않으면 등을 높게 올릴 수 없다.

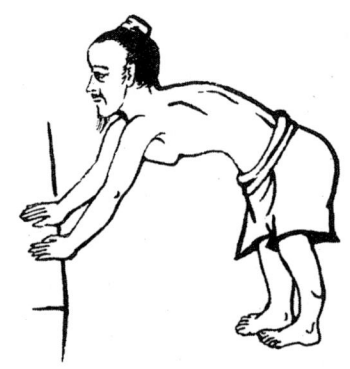

「그림 93」 공척(拱脊)

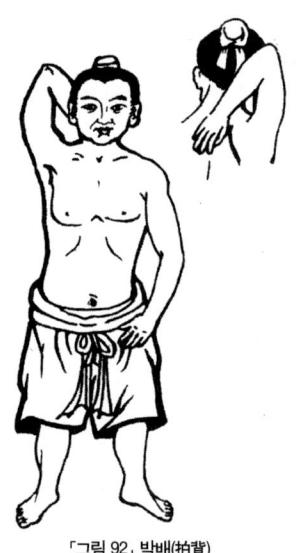

「그림 92」 박배(拍背)

94. 부신획선(俯身劃船)

두 발을 벌리고 선 후 허리를 90도 되게 굽히고 두 팔을 아래로 내리고 몸의 자세를 고정시킨다. 팔꿈치를 점차 굽히면서 손을 위로 올려 배를 젓는 동작을 한다. 이런 자세는 또 무거운 물건을 위로 들어 올리는 것 같기도 하다. 마지막에 두 손을 주먹 쥐고 허리 좀 뒤로 가져간다.(그림 94) 수련할 때 몸은 줄곧 90도로 굽히고 있어야 하며 이와 같이 8~16차례 진행한 뒤, 마지막에 몸을 펴서 원래의 자세를 회복한다. 이렇게 전체 동작을 2~3회 진행한다.

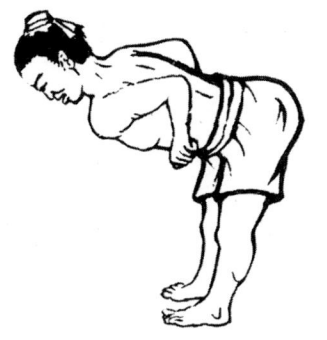

「그림 94」 부신획선(俯身劃船)

十三. 복공(腹功)

95. 유완(揉脘)

(1)한 손으로 위의 정중간선을 명치에서 배꼽까지 문지른다.(그림 95) 이와 같이 좌, 우 손을 교체하면서 각각 8회씩 진행한다.

(2)두 손을 서로 포갠 후 위가 있는 부위와 두 겨드랑이를 시계바늘의 방향과 반대방향으로 각각 16~24회씩 손을 회전하면서 문지른다.

96. 마복(摩腹)

(1)두 손을 서로 포갠 후 원주형으로 아랫배를 안마한다. 안마할 때 배꼽 아래 1.3촌 떨어진 곳의 단전을 중심으로 하여 전체 아랫배를 다 안마한다.(그림 96) 이와 같이 시계바늘의 방향과 반대방향으로 각각 16~24회씩 안마한다. 먼저 반대방향으로 하며 손에 힘을 가볍게 준다. 이어 손을 바꾸어서 포갠 후 시계바늘의 방향으로 손에 힘을 좀 더 주어서 안마한다. 이 도인법을 할 때 좌식, 입식, 와식, 행주식이 모두 가능하다. 음식에 체했을 경우에는 걸으면서 배를 안마한다. 그러나 이런 경우에는 손

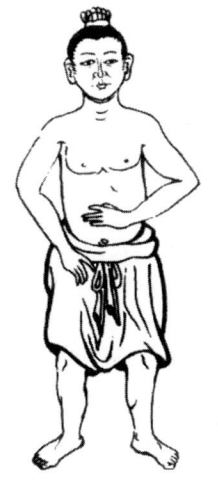

「그림 95」 유완(揉脘)

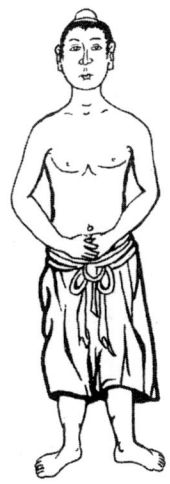

「그림 96」 마복(摩腹)

에 힘을 가볍게 주고 횟수를 늘여야 한다.

(2) 한손으로 신낭(腎囊 : 즉 남자의 고환)을 감싸고 다른 한손으로 하단전을 문지른다. 이와 같이 좌, 우 교체하면서 각각 81회씩 진행한다.

옛 사람들은 "한손은 감싸고 한손은 문지르되 좌, 우 손을 바꾸면서 구구 팔십일 회씩 하면 양기를 잃지 않는다."고 하였다. 이는 오래된 공법으로서 창자와 위의 소화기능을 강화하는 외에 유정 등 병증도 보조적으로 치료한다. 이 도인법의 원래 이름은 '찰단전(擦丹田)'이었다. 수련할 때 상기의 두 가지 공법 중에서 임의로 선택하여 수련할 수 있다.

十四. 요공(腰功)

97. 찰요(擦腰)

두 손을 서로 마찰시켜 뜨거워지게 하면서 숨을 최대한 들이쉰 후 숨을 죽인다. 다음 숨을 천천히 내쉬면서 뜨거워진 손을 허리에 붙이고 문지른다. 이와 같이 120회 진행한다.(그림 97) 이 도인법을 원래 '찰금문(擦金門)' 또는 '마후금문(摩後金門)'이라고 불렀으며 '마신당(摩腎堂)'이라고도 부른다. 혈위로 보면 주로 신유혈(腎俞穴)을 마찰하는데 이 혈은 족태양방광경에 해당되며 중의에서 일반적으로 신염, 장염, 신

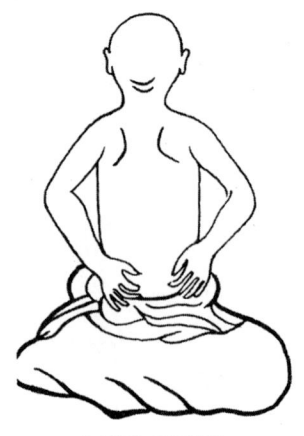

「그림 97」 찰요(擦腰)

경쇠약 등 병증을 치료하는 데 사용되며 콩팥을 튼튼히 할 때 가장 많이 사용하는 혈 중의 하나이다.

이 도인법을 수련할 때 옷을 사이 두고 마찰하면 좋은 효과를 볼 수 없다. 좋기는 자기 전과 잠에서 일어날 때 수련하는 것이 좋으며 추운 겨울에는 이불 속에서 수련하여도 된다.

98. 솔요(甩腰)

두 발을 벌리고 서서 두 손을 주먹 쥔 후 팔을 펴고 머리 위로 높이 든다. 다음 윗몸을 뒤로 젖히고 얼굴도 그에 따라 하늘로 향하며 허리는 될수록 느슨히 한다. 이어 두 주먹을 뒤로 가져다가 팔을 휘두르면서 허리를 4~8회 턴다.(그림 98) 이와 같이 여러 번 진행한다.

한다.(그림 99) 이 도인법은 허리를 편안히 하여준다. 허리 굽히기는 연속 8회 한다.

100. 반족(攀足)

팔을 머리 위로 펴고 침대에 반듯이 누워서 전신을 기지개 켠다. 이어 일어나 앉아서 허리 굽혀 팔을 앞으로 내밀어 발가락이나 발바닥을 잡는다.(그림 100) 이와 같이 8~16회 진행한다. 상기의 몇 가지 요공은 모두 콩팥을 튼튼하게 만드는 작용을 하며 동시에 가슴, 등, 배 등도 단련한다.

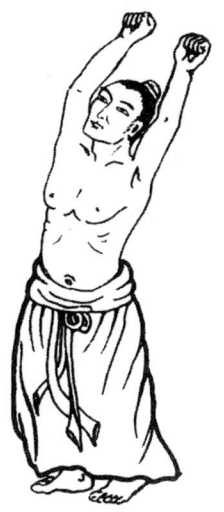

「그림 98」 솔요(甩腰)

99. 완요욕신(彎腰浴身)

두 발을 벌리고 선 후 두 손으로 위에서 아래로 발등까지 내려오면서 전신을 쓰다듬되 쓰다듬는 한편 허리를 굽힌다. 두 손이 발등까지 내려왔을 때 주먹 쥐고 앞의 지면을 짚고 몸을 여러 번 올렸다 눌렀다

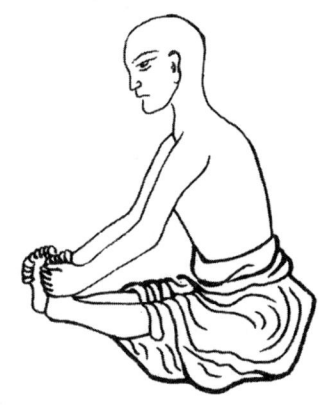

「그림 100」 반족(攀足)

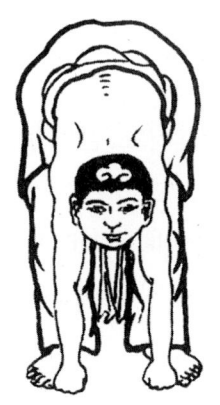

「그림 99」 완요욕신(彎腰浴身)

부록 1 | 100종 도인양생법 도감 | 409

부록 2

도인술의 상용 신체 부위 명칭

- 수(首) : 두(頭)라고도 하며 목 위의 부위를 가리킨다. 수족삼양경 경맥, 수소음심경, 족궐음간경, 임맥, 독맥, 충맥, 양유맥, 음력맥, 양력맥 등이 모두 머리까지 통한다.

- 전(顚) : 전(巓), 전정(顚頁)이라고도 부르며 속명은 두정(頭頁)이다. 정수리 중앙의 가장 높은 부위를 말한다.

- 파(顖) : 즉 신(囟)으로서 전정의 앞에 위치하였으며 현대 해부학에서 말하는 전신(前囟)이다. 아기에게 있어서 이마뼈와 좌, 우 두정골(頭頂骨)이 닫히지 않았을 때는 신문(囟門)이라고 하며 이 부위에서 동맥의 박동을 느낄 수 있다. 닫힌 후에는 신골(囟骨)이라고 부른다.

- 발제(發際) : 머리의 가장자리이다. 앞이마의 머리 가장자리를 전발제(前發際)라 하고 목뒤의 머리 가장자리를 후발제(後發際)라고 한다. 이는 머리에 있는 수혈(腧穴)의 중요한 표징이 된다.

- 액(額) : 명칭이 현대 해부학의 명칭과 같다. 액로(額顱)라고도 하며 머리카락 아래, 눈썹 위에 위치하여 있다.(이마)

- 액각(額角) : 두각(頭角)이라고도 하며 그저 각(角)이라고 약칭하기도 한다. 앞머리 가장자리 좌, 우 양측의 휘어져서 각을 이룬 부분을 가리킨다.

- 안(顔) : 정(庭), 천정(天庭)이라고도 하며 이마의 중앙을 가리킨다. 그러나 어떤 사람들은 두 눈썹 사이를 顔이라고 하며 또 어떤 사람들은 얼굴 중앙을 顔이라고 한다.

- 궐(闕) : 궐중(闕中), 인당(印堂)이라고도 하며 미심(眉心)이라고 속칭하기도 한다. 양미간에 위치하여 있으며 그 위를 궐상(闕上)이라고 한다.

- 미릉골(眉棱骨) : 현재는 미궁(眉弓)이라고 하며 이마 뼈에서 눈언저리를 구성하는 부분이다.

- 미본(眉本) : 눈썹 꼬리와 서로 반대되며 미두(眉頭)라고 속칭한다. 즉 눈썹 내측 끝을 말한다.

- 목포(目胞 : 눈꺼풀) : 목과(目窠) 또는 과(窠)라고도 하며 속명은 안포(眼胞)이며 지금은 안검(眼瞼)이라고 한다. 위의 것을 상안검(上眼瞼)이라고 하며 아래의 것을 하안검(下眼瞼)이라고 한다.

- 목강(目綱) : 강(綱) 혹은 작망(作網), 안현(眼弦)이라고도 하며 지금은 검연(瞼緣)이라고 한다. 즉 눈꺼풀의 기슭을 가리킨다. 위의 것은 목상강(目上綱) 혹은 상현(上弦), 즉 상검연(上瞼緣)이라 하고 아래의 것을 목하강(目下綱) 혹은 하현(下弦), 즉 하검연(下瞼緣)이라 한다.

- 목내제(目內眥) : 대제(大眥)라고도 하며 내측의 눈구석을 말한다.

- 목예제(目銳眥) : 소제(小眥), 외제(外眥)라고도 하며 외측의 눈구석을 말한다.

- 퇴(頹) : 하극(下極)이라고도 하며 속명은 비량(鼻梁), 산근(山根)이며 지금은 비근(鼻根)이라고 한다. 두 눈 사이, 콧대의 뼈 위 옴폭 들어간 곳을 말한다.

- 왕궁(王宮) : 명당골(明堂骨)이라고도 하며 속명은 비주(鼻柱)이다. 비근의 아래, 코끝의 위를 말한다. 비근을 가리키는 경우도 있다.

- 명당(明堂) : 즉 코를 가리키며 코끝을 가리키는 경우도 있다. 코 아래의 두 구멍은 비공(鼻孔)이라고 하며 비공의 위를 방상(方上)이라고 하며 지금은 비익(鼻翼)이라고 한다.

- 순(順) : 즉 눈언저리 아래 가장자리의 뼈를 가리키며 현대 해부학에서 상악골(上顎骨)과 광대뼈의 눈언저리를 구성하는 부분에 해당된다.

- 반(頒) : 관(觀)이라고도 하는데 광대뼈를 가리킨다. 눈언저리 바깥 아래 측의 고골(高骨) 혹은 코 옆의 부위를 가리킨다.

- 협(頰) : 귀 앞, 광대뼈의 아래를 가리킨다.

- 파(頗) : 속명은 시(腮)이며 입 옆, 뺨 앞의 꺼져 들어간 곳을 가리킨다. 구강점막의 외벽에 해당된다.

- 거분(巨分) : 지금은 비순구(鼻唇溝)라고 한다. 콧방울 외측 가장자리에서 입귀 외측으로 뻗은 피부 주름진 곳을 가리킨다. 영향혈이 바로 비순구에 위치하여 있다.

- 항상(頏顙) : 상악과 코가 서로 통한 부위를 가리키는데 비연(鼻咽) 부위에 해당된다.

- 수구(水溝) : 인중(人中)이라고도 한다. 코 아래, 입술 위 중앙 옴폭 들어간 곳에 위치하여 있다.

- 승장(承漿) : 입술 아래, 턱 중앙의 옴폭 들어간 곳에 위치하여 있다.

- 해(頦) : 지각(地閣)이라고도 하며 속명은 하파(下巴)이며 현재는 하악골체(下顎骨體)라고 한다.

- 문(吻) : 입술이다. 입귀를 가리키는 경우도 있다.

- 이(頤) : 입귀 외측 아래, 뺨 앞이다.

- 섭유(顳顬) : 속명은 태양(太陽)이고 현재는 익점(翼點)이라고 부른다. 미궁의 외측, 광대뼈의 위에

있다.

- 곡우(曲隅) : 곡각(曲角), 곡주(曲周)라고도 하며 속명은 빈각(鬢角)이다. 관자놀이 외측 아래, 귀 앞의 머리 가장자리 아래로 휘어진 부분이다.

- 폐(蔽) : 속명은 이문(耳門)이며 현재는 이병(耳屛)이라고 한다.

- 이결(耳缺) : 이병의 위에 있다.

- 함(頷) : 보차(輔車)라고도 하며 하악골을 말한다. 하악골의 귀 아래 부분을 말한다.

- 곡아(曲牙) : 잇몸을 말한다. 앞으로 굽었기 때문에 이런 이름을 갖게 되었다.

- 곡협(曲頰) : 아래턱을 가리킨다.

- 협차(頰車) : 하악골을 가리킨다.

- 설본(舌本) : 혀뿌리를 가리킨다.

- 회염(會厭) : 후두개 연골을 가리키며 목구멍의 상부를 덮고 있다.

- 익(嗌) : 식도 상부를 가리킨다. 실은 목구멍이다.

- 함(頷) : 턱 아래, 결후(結喉) 위의 양측 들어간 곳, 즉 아래턱 밑과 갑상연골 사이이다.

- 결후(結喉) : 후결(喉結)이라고도 하며 현대 해부학에서 사용하는 명칭과 같다. 즉 갑상연골의 앞, 위에 솟아 나온 곳이다.

- 경(頸 : 목) : 머리 아래, 어깨 위 부위에 대한 총칭 혹은 설골(舌骨)에서 흉골(胸骨) 위 가장자리까지의 부위를 가리킨다.

- 항(項) : 어깨 위, 머리 아래의 뒤 부분, 즉 침골에서 대추(大椎)까지 사이이다.

- 침골(枕骨) : 현대 해부학에서 사용하는 명칭과 같다. 뒤통수 중앙의 튀어나온 뼈를 가리킨다. 속명은 후산골(後山骨)이다.

- 옥침골(玉枕骨) : 침외륭철(枕外隆凸) 양측의 튀어져 나온 뼈로서 현재는 침골상항선(枕骨上項線)라고 한다.

- 이곽(耳廓) : 이곽(耳郭)라고도 하며 속명은 이타(耳朶)이다.

- 완골(完骨) : 수대골(壽臺骨)이라고도 하며 귀 뒤에 튀어져 나온 뼈를 가리킨다. 현재는 유돌(乳突)이라고 부른다.

- 주골(柱骨) : 경추의 통칭이며 천주골(天柱骨)이라고도 한다.

- 결분(缺盆) : 쇄골 위의 옴폭한 부분을 가리킨다.

- 거골(巨骨) : 결분골(缺盆骨)이라고도 하며 현재는 쇄골이라고도 한다.

- 양차골(兩叉骨) : 견갑골과 쇄골이 서로 이어진 곳을 가리키며 어깨 관절에 해당된다. 고대의 책에서는 거골혈(巨骨穴)이 양차골 사이에 있다고 하였다.

- 라골(髆骨) : 라(髆)로 약칭한다. 견라(肩髆), 견단골(肩端骨)이라고도 하며 견갑신(肩胛囟)의 견봉돌(肩峰突)에 해당된다.

- 견해(肩解) : 어깨 끝(肩端)의 골절이 이어진 곳을 가리키며 현재는 견관절(肩關節)이라고 한다.

- 견(肩) : 현대 해부학에서 사용하는 명칭과 같다. 목의 아래에 위치하였으며 좌, 우측을 다 견(肩)이라고 하며 팔과 몸이 이어지는 곳이다.

- 흉(胸) : 결분 아래, 배 위의 부위이다.

- 응(膺) : 가슴 앞 양측의 근육이 튀어나온 부분으로서 흉대근(胸大肌)에 해당된다.

- 단중(膻中) : 두 젖가슴 사이를 말한다.

- 촉정(髑骺) : 촉후(髑骺), 구미(鳩尾), 폐골(蔽骨)이라고도 한다. 흉골 아래 심장을 가리는 뼈로서 현재는 흉골검돌(胸骨劍突)이라고 한다.

- 액(腋) : 어깨 아래, 갈빗대 위의 옴폭 꺼져 들어간 부분으로서 속명은 각지와(胳肢窩)이다.

- 협(脅) : 겨드랑이 아래에서 갈비뼈가 끝나는 곳까지의 통칭이다.

- 부(膚) : 겨드랑이 아래, 협(脅)의 위로서 협륵(脅肋)의 총칭이다.

- 계협(季脅) : 계륵(季肋), 연륵(軟肋), 궐륵(橛肋)이라고도 한다. 즉 협(脅)의 아래 늑연골의 부분을 말한다.

- 곡갑(曲甲) : 견갑골 위 1/3의 휘고 튀어나온 부분으로서 현재는 견갑신(肩胛囟)이라고 한다.

- 견갑(肩胛) : 어깨 아래의 등 쪽에 위치한 뼈를 말하며 현재는 견갑골(肩胛骨)이라고 한다.

- 견박(肩髆) : 투(骰)라고도 하며 두 어깨와 어깨 뒷부분을 말한다. 견갑골의 별칭으로 쓰이는 경우도 있다.

- 복(腹) : 현대 해부학에서 사용하는 명칭과 같다. 가슴 아래, 배꼽 위를 말한다. 배꼽 아래는 소복(少腹) 혹은 소복(小腹)이라고 한다. 배꼽 아래를 소복(小腹)라고 하고 배꼽 아래의 양측을 소복(少腹)

이라고 하는 경우도 있다.

- 초(炒) : 계협(季脅) 아래의 늑골이 없는 들어간 부분을 말한다. 복부구분법(腹部九分法)의 허리부분에 해당된다.

- 신궐(神闕) : 배꼽을 말한다.

- 단전(丹田) : 배꼽 아래 3촌 정도 되는 부위로서 남자에게는 정실(精室)이며 여자에게는 자궁이 있는 곳이다.

- 횡골(橫骨) : 두 허벅지 사이에 가로 놓인 뼈를 말한다. 현대 해부학에서 말하는 치골(恥骨)에 해당된다.

- 곡골(曲骨) : 횡골의 중앙 부분을 말한다. 현재는 치골연합(恥骨聯合)이라고 한다.

- 서혜(鼠蹊) : 복고구(腹股溝) 부분을 가리킨다.

- 기가(氣街) : 복고구 고동맥(股動脈) 부분을 가리킨다.

- 모제(毛際) : 아랫배 음모의 가장자리를 가리킨다.

- 정공(廷孔) : 정공(庭孔)이라고도 하며 음도(陰道)를 가리킨다.

- 찬(篡) : 하극(下極), 병예(屛翳)라고도 하며 전, 후 이음(二陰) 사이, 즉 회음부를 가리킨다.

- 이음(二陰) : 즉 전음(前陰)과 후음(後陰)의 통칭이다. 전음은 또 하음(下陰)이라고 하며 남, 여 외생식기 및 요도의 총칭이다. 후음이란 곧 항문을 말한다.

- 하극(下極) : 이음(二陰) 사이, 즉 회음부를 가리킨다. 비근(鼻根)과 항문도 때로는 하극이라고 한다.

- 배(背) : 몸의 뒷부분을 통틀어서 등(背)이라고 한다.

- 척골(脊骨) : 척추골(脊椎骨), 즉 척주(脊柱)를 가리킨다. 려골(膂骨), 중려골(中膂骨)이라고도 하며 속명은 척량골(脊梁骨)이다. 중의학에서 말하는 척(脊)은 대부분 제1흉추극돌(第一胸椎棘突)에서 시작하여 아래로 제4저추극돌(第四骶椎棘突)까지의 21마디를 가리킨다.

- 려(膂) : 려근(膂筋)이라고도 하며 척주 양측의 근육을 가리킨다. 저극근(骶棘肌) 부분에 해당된다.

- 요(腰) : 등의 12늑(肋) 아래, 각척(骼脊) 위의 연조직 부분을 가리킨다.

- 종(腫) : 척주 양측의 근육 혹은 각척 아래의 근육부분을 가리킨다.

- 요과(腰髁) : 허리 양측의 튀어나온 뼈를 가리킨다. 현재 말하는 각후상극(骼後上棘)과 비슷하다. 미저골(尾骶骨) 부분의 통칭이다.

- 저단(骶端) : 저(骶), 미려(尾閭), 궁창(窮闆), 궐골(撅骨)이라고도 한다. 고골(尻骨)의 마지막 마디, 즉 미골(尾骨)을 가리킨다. 고대의 저서에서는 장강혈(長強穴)이 저단(骶端)에 위치하여 있다고 하였다.

- 둔(臀) : 저골 양옆에 튀어나온 둔대근(臀大肌) 부분을 가리킨다.

- 박(膊) : 각박(胳膊)이라고도 하며 어깨 아래, 손목 위의 부분을 가리킨다. 상비(臂)의 외측을 가리키는 경우도 있다.

- 포(脯) : 어깨에서 팔꿈치 내측의 겨드랑이에 접근하여 튀어나온 근육, 즉 굉이두근(肱二頭肌)부분을 가리킨다. 상비(臂)의 통칭으로 쓰이는 경우도 있다. 굽힌 쪽은 유내(臑內)라고 하며 외측은 격외(膈外)라고 한다.

- 주(肘) : 주관절(肘關節)을 가리킨다. 상비과 전비(前臂)을 이은 부분으로서 내측은 주와(肘窩)라 하고 외측은 주첨(肘尖)이라 한다.

- 비(臂) : 팔꿈치 아래, 손목 위의 부분을 가리킨다. 현재는 전비(前臂)라 하며 때론 상비를 포함하기도 한다.

- 보골(輔骨) : 상지에서는 요골(橈骨)을 가리키며 상골(上骨)이라고도 한다. 하지에서는 무릎 양측의 뼈를 가리킨다. 내측의 것을 내보(內輔)라고 하며 고골(股骨) 하단의 내측 과골(髁骨)과 경골(脛骨) 상단의 내측 과골로 구성된 골돌(骨突)을 말한다. 외측의 것을 외보(外輔)라고 하며 고골외측 과골과 경골외측 과골로 구성된 골돌을 말하며 이를 비골(腓骨) 또는 외보골(外輔骨)이라고도 한다.

- 완(腕) : 전비 하단과 손바닥이 이어진 활동할 수 있는 부위를 가리킨다.

- 수표(手表) : 손등을 말한다.

- 태골(兌骨) : 예골(銳骨)이라고도 하며 새끼손가락 측의 팔뼈 하단에서 삐어져 나온 뼈를 가리킨다. 자골경돌(尺骨莖突)에 해당되며 일반적으로 두골(豆骨)을 가리킨다.

- 고골(高骨) : 체표면의 높게 삐어져 나온 뼈들을 통틀어서 말한다. 혹은 엄지손가락 측의 팔뼈 하단에서 높이 삐어져 나온 뼈를 가리키며 요골경돌(橈骨莖突)에 해당된다.

- 촌구(寸口) : 두 손 요골(橈骨) 측의 손바닥 가로무늬 뒤, 요동맥(橈動脈)이 박동하는 곳을 말한다.

- 장(掌) : 속명은 수심(手心)이며 손가락, 손목 사이의 내측을 가리킨다.

- 어(魚) : 엄지손가락 뒤의 튀어나온 살을 가리킨다. 외측의 적백육(赤白肉)의 경계를 어제(魚際)라고 한다. 또는 엄지손가락을 대어(大魚)라 하고 새끼손가락을 소어(小魚)라고 한다.

- 대지(大指) 혹은 대지(大趾) : 손가락, 발가락의 통칭, 즉 엄지손가락(혹은 엄지발가락)을 가리킨다.

100. 차지(次指) 혹은 차지(次趾) : 즉 두번째 손가락(발가락)을 가리킨다. 오른손의 차지는 식지(食指)라고도 한다.

• 장지(將指) : 즉 세번째 손가락을 가리키며 속명은 중지(中指)이다.

• 소지(小指) 혹은 소지(小趾), 차지(次指) 혹은 차지(次趾) : 즉 네번째 손가락(발가락)을 가리킨다.

• 조갑(爪甲) : 즉 손톱(발톱)을 가리킨다.

• 건골(楗骨) : 즉 고골(股骨)을 가리킨다. 비골(髀骨)이라고도 부르며 속명은 대퇴골(大腿骨)이다. 가골(骼骨) 혹은 좌골(坐骨)을 가리키는 경우도 있다.

• 비(髀) : 허벅지 상단을 가리키는 경우도 있고 하지의 무릎 위 부분 통틀어서 가리키는 경우도 있다.

• 비골(髀骨) : 무릎 위의 대골(大骨)을 가리키며 현재는 고골(股骨)이라고 한다.

• 비추(髀樞) : 관관절(髖關節)을 가리킨다. 또 비염(髀厭), 기(機)라고도 하며 허벅지 외측 제일 위 부분의 고골 외측 위에 튀어나온 고골대전자(股骨大轉子)를 가리키기도 한다.

• 비관(髀關) : 허벅지 앞 상단의 주름진 부분, 고사두근(股四頭肌)의 상단을 가리킨다.

• 비양(髀陽) : 허벅지 외측을 가리킨다.

• 고음(股陰) : 허벅지 내측을 가리킨다.

• 고(股) : 무릎 위를 통틀어서 말하며 속명은 대퇴(大腿)이다.

• 어복고(魚腹股) : 허벅지 내측의 물고기배처럼 생긴 곳을 가리킨다. 즉 내수근(內收肌)을 가리킨다.

• 복토(伏兔) : 허벅지 앞에 삐어져 나온 고사두근(股四頭肌)을 가리킨다. 토끼가 엎드려 있는 것 같다고 해서 복토라고 한다.

• 연(腘) : 무릎 뒷면, 즉 다리를 굽힐 때 옴폭하게 들어가는 부분을 가리킨다. 이 부분에 가로 주름이 나 있으며 각각 연와(腘窩), 동와(胴窩)라고 한다.

• 슬(膝) : 허벅지와 종아리를 연결하는 관절 부분(무릎)을 가리킨다. 그 관절을 슬해(膝解) 혹은 해관(骸關)이라고도 하며 지금은 슬관절(膝關節)이라 한다.

• 빈(臏) : 무릎 앞의 원형 뼈를 가리킨다. 슬개골(膝蓋骨)이라고도 하며 현재는 빈골(臏骨)이라고 한다.

• 후(骺) : 정강이뼈를 가리킨다. 때론 정강이뼈의 하단을 말하기도 한다.

• 단(踹) : 비장(腓腸)이라고도 하며 속명은 소퇴두(小腿肚)이다. 현재는 비장근(腓腸肌)이라고 한다.

- 원(踠) : 정강이 아래 끝의 마디를 말한다. 현재는 과관절(踝關節)이라고 한다.
- 과(踝) : 발 위, 정강이 아래에 튀어나온 뼈를 가리킨다. 내측은 내과(內踝)라 하는데 정강이뼈의 하단이며 외측은 외과(外踝)라 하는데 비골(腓骨)의 하단이다.
- 연골(然骨) : 내과(內踝) 하전방(下前方)에 튀어나온 큰 뼈를 가리키며 현재는 주골(舟骨)이라고 한다.
- 절골(絶骨) : 외과(外踝) 위에서 3촌 떨어진 거리에 있는 비골의 옴폭하게 꺼진 부위를 가리킨다.
- 부(跗) : 부(跌) 혹은 족부(足跌)라고도 한다. 실은 발등을 가리킨다.
- 섭골(聶骨) : 핵골(核骨)이라고도 하며 발의 제1척지관절(第一跖趾關節) 내측의 원형 돌기를 말한다.
- 경골(京骨) : 새끼발가락 본 마디 뒤의 외측에 튀어나온 반원형의 뼈를 가리킨다. 즉 제5척지관절(第五跖趾關節) 외측의 원형돌기를 말한다.
- 삼모(三毛) : 엄지발가락 발톱 후방의 솜털이 난 부분을 가리킨다. 총모(叢毛), 취모(聚毛)라고도 한다.
- 종(踵) : 발뒤축을 말한다.
- 적백육제(赤白肉際) : 손바닥(발바닥)과 손등(발등)의 피부색이 선명하게 다른 분계를 가리킨다. 손바닥(발바닥) 피부는 좀 옅으므로 백육(白肉)라 부르며 손등(발등)은 피부색이 좀 짙으므로 적육(赤肉)이라고 부르는데 이 양자가 이어지는 부분을 적백육제라고 한다.
- 기골(岐骨) : 두 뼈가 이어져서 각을 이루는 곳을 다 기골이라 한다. 예를 들면 쇄골 어깨 끝과 견갑신 어깨 끝이 이어지는 곳, 제1장골(掌骨)과 제2장골이 이어지는 곳, 흉골 하단과 좌우 늑연골이 이어지는 곳 등이 그러하다.

부록 3

도인술의 역대 주요 문헌

『주역(周易)』 위(魏) 왕필(王弼) 주해
『도덕경(道德經)』 주(周) 이이(李耳), 한(漢) 하상공(河上公) 주해
『장자(莊子)』 주(周) 장주(莊周)
『열자(列子)』 주(周) 열어구(列禦寇)
『관자(管子)』 주(周) 관중(管仲)
『원유(遠遊)』 주(周) 굴원(屈原)
『행기옥패명(行氣玉佩銘)』 무명
『여씨춘추(呂氏春秋)』 진(秦) 여불위(呂不韋)
『회남자(淮南子)』 한(漢) 류안(劉安)
『태평경(太平經)』 동한(東漢) 우길(于吉) 전함
『주역참동계(周易參同契)』 동한(東漢) 위백양(魏伯陽)
『예기(禮記)』 서한(西漢) 대성(戴聖)
『상서(尙書)』 한(漢) 복승(伏勝)
『중장경(中藏經)』 동한(東漢) 화타(華陀)
『신감(申鑒)』 동한(東漢) 순열(荀悅)
『안반수의경(安般守意經)』 동한(東漢) 안세고(安世高) 역(譯)
『금궤요략(金匱要略)』 동한(東漢) 장중경(張仲景)
『황제팔십일난경(黃帝八十一難經)』 동한(東漢) 진월인(秦越人) (이름을 빌림)
『마왕퇴죽간·양생방(馬王堆竹簡·養生方)』
『마왕퇴죽간·각곡식기편(馬王堆竹簡·却穀食氣篇)』
『마왕퇴백화·도인도(馬王堆帛畫·導引圖)』
『황제내경소문·상고천진론(黃帝內經素問·上古天眞論)』
『황제내경소문·사기조신대론(黃帝內經素問·四氣調神大論)』
『황제내경소문·음양응상대론(黃帝內經素問·陰陽應象大論)』

『황제내경소문・영란비전론(黃帝內經素問・靈蘭秘典論)』

『황제내경소문유편・척법론(黃帝內經素問遺篇・刺法論)』

『황제내경령추・경맥(黃帝內經靈樞・經脈)』

『계강집(稽康集)』 위(魏) 계강(稽康)

『역근경(易筋經)』 북위(北魏) 보리달마(菩提達摩)가 전함

『상청황정내경경(上淸黃庭內景經)』 진(晉) 위화존(魏華存) 전함, 당(唐) 무성자(務成子) 주해

『태상황정외경경(太上黃庭外景經)』 진(晉) 위화존(魏華存) 전함, 당(唐) 무성자(務成子) 주해

『현감도인법(玄鑒導引法)』 진(晉) 갈홍(葛洪) 전함

『포박자(抱朴子)』 진(晉) 갈홍(葛洪)

『원검자(隕劍子)』 진(晉) 허손(許遜)

『원검자도인자오기(隕劍子引導子午記)』 진(晉) 허손(許遜)

『진고(眞誥)』 남북조(南北朝) 도홍경(陶弘景)

『양성연명록(養性延命錄)』 남북조(南北朝) 도홍경(陶弘景)

『육묘법문(六妙法門)』 수(隋) 지전(智顗)

『지관좌선을 수련하는 비결(修習止觀坐禪法要)』 수(隋) 지전(智顗)

『제병원후론(諸病源候論)』 수(隋) 소원방(巢元方)

『신선식기금궤묘록(神仙食氣金櫃妙錄)』 수(隋) 경흑선생(京黑先生)

『천금요방(千金要方)』 당(唐) 손사막(孫思邈)

『부신연기명(俯神煉氣銘)』 당(唐) 손사막(孫思邈)

『사언시(四言詩)』 당(唐) 손사막(孫思邈)

『노자안마법(老子按摩法)』 당(唐) 손사막(孫思邈) 전함

『음부경(陰符經)』 당(唐) 이전집(李荃集) 주해

『태청도인양생경(太淸導引養生經)』 무명

『천은자양생서(天隱子養生書)』 당(唐) 사마승정(司馬承禎)

『좌망론(坐忘論)』 당(唐) 사마승정(司馬承禎)

『기정의론환(氣精義論丸)』 당(唐) 사마승정(司馬承禎)

『중산옥궤복기정(中山玉櫃服氣精)』 당(唐) 벽암선생(碧巖先生)

『연릉선생집신구복기경(延陵先生集新舊服氣經)』 당(唐) 연릉선생(延陵先生)

『태청왕로구전법(太淸王老口傳法)』 당(唐) 탈공왕로(脫空王老) 전함

『미정도가(迷正道歌)』 당(唐) 종리전(鐘離全)

『종리팔단금(鐘離八段錦)』 당(唐) 종리권(鐘離權)

『영보필법(靈寶畢法)』 당(唐) 종리권(鐘離權)

『환진선생복내원기결(幻眞先生服內元氣訣)』 당(唐) 환진선생(幻眞先生)

『인약경(人藥鏡)』 당(唐) 최희범(崔希範)

『필원춘단사(泌園春丹詞)』 당(唐) 여암(呂巖)

『서산군선회진기(西山群仙會眞記)』 당(唐) 시견오(施肩吾)

『양생변의결(養生辯疑訣)』 당(唐) 시견오(施肩吾)

『종려전도집(鐘呂傳道集)』 당(唐) 시견오(施肩吾)

『태식경(胎息經)』 당(唐) 무명씨

『태청복기구결(太淸服氣口訣)』 당(唐) 무명씨

『환단구결가(還丹口訣歌)』 당(唐) 마상(馬湘)

『황정내경·오장육부보설도(黃庭內景·五臟六腑補泄圖)』 당(唐) 호음(胡愔)

『지언총양생편(至言總養生篇)』 당(唐) 범연(範然)

『법요묘지결(法要妙至訣)』 무명씨

『지현편(指玄篇)』 오대(五代) 진단(陳搏)

『환단부(還丹賦)』 오대(五代) 류조(劉操)

『지진결(至眞訣)』 오대(五代) 류조(劉操)

『신경기거법(神經起居法)』 오대(五代) 양응식(楊凝式)

『환단내상금약시(還丹內象金鑰匙)』 후촉(後蜀) 팽효(彭曉)

『태극도설(太極圖說)』 송(宋) 주돈이(周敦頤) 편찬, 송(宋) 주희(朱熹) 주해

『도추(道樞)』 송(宋) 증조(曾慥)

『주자전서(朱子全書)』 송(宋) 주희(朱熹)

『검벽고문용호상경(儉碧古文龍虎上經)』 송(宋) 왕도(王道) 주해

『검단가(儉丹歌)』 송(宋) 고선(高先)

『오진편(悟眞篇)』 송(宋) 장백단(張伯端)

『금단사백자(金丹四百字)』 송(宋) 장백단(張伯端)

『옥청금사청화비문금보내련단결(玉淸金笥靑華秘文金寶內煉丹訣)』 송(宋) 장백단(張伯端)

『환원편(還源篇)』 송(宋) 석태(石泰)

『환단복명편(還丹復命篇)』 송(宋) 설식(薛式)

『취허편(翠虛篇)』 송(宋) 진남(陳楠)

『자청지현집(紫淸指玄集)』 송(宋) 백옥섬(白玉蟾)

『동원자내단결(洞元子內丹訣)』 송(宋) 진박(陳朴)

『태현랑연자진도발(肽玄朗然子進道渤)』 송(宋) 류희악(劉希岳)

『부신고기론(腑神固氣論)』 무명씨

『곡신부(穀神賦)』 송(宋) 조대신(趙大信) 주해

『제진성태신용결(諸眞聖胎神用訣)』 무명씨

『태상옥축육자기결(太上玉軸六字氣訣)』 송(宋) 류박암(鄒朴庵)

『성제총록(聖濟總錄)』 송(宋) 조길(趙佶) 등

『감단부(淦丹賦)』 송(宋) 고선(高先)

『태상황정중경경(太上黃庭中景經)』 금(金) 이천승(李千乘) 주해

『중양전진집(重陽全眞集)』 금(金) 왕가(王嘉)

『리양진인수단양이십사결(俚陽眞人授丹陽二十四訣)』 금(金) 마옥(馬鈺)

『불이원군법어(不二元君法語)』 금(金) 손불이(孫不二)

『수진태극혼원도(修眞太極混元圖)』 금(金) 소도존(蕭道存)

『회진집(會眞集)』 금(金) 왕길창(王吉昌)

『금단대성집(金丹大成集)』 원(元) 소정지(蕭廷芝)

『오현편(悟玄篇)』 원(元) 여동진(余洞眞)

『서계집(硒溪集)』 원(元) 구처기(丘處機)

『대단직지(大丹直指)』 원(元) 구처기(丘處機)

『수친양로신서(壽親養老新書)』 원(元) 추현(鄒鉉)

『경재선생고금의(敬齋先生古今懿)』 원(元) 이치(李治)

『중화집(中和集)』 원(元) 이도순(李道純)

『현기직강(玄機直講)』 원(元) 장삼풍(張三豐)

『현요편(玄要篇)』 원(元) 장삼풍(張三豐)

『도언천근설(道言淺近說)』 원(元) 장삼풍(張三豐)

『무근수(無根樹)』 원(元) 장삼풍(張三豐)

『곡신편(穀神篇)』 원(元) 임원(林轅)

『명도편(明道篇)』 원(元) 왕유일(王惟一)

『포일자삼봉노인단결(抱一子三峰老人丹訣)』 원(元) 김월암(金月巖)

『강생팔전(僵生八箋)』 명(明) 고렴(高濂)

『활인심법(活人心法)』 명(明) 주권(朱權)

『양생부어(養生膚語)』 명(明) 진계유(陳繼儒)

『양생사요(養生四要)』 명(明) 만전(萬全)

『섭생요의(攝生要義)』 명(明) 왕정상(王廷相)

『만수선서(萬壽仙書)』 명(明) 나홍선(羅洪先)

『수령지요(修齡指要)』 명(明) 냉겸(冷謙)

『유수요결(類修要訣)』 명(明) 호문환(胡文煥)

『양생도인법(養生導引法)』 명(明) 호문환(胡文煥)

『천선정리직론(天仙正理直論)』 명(明) 오수양(伍守陽)

『선불합종어록(仙佛合宗語錄)』 명(明) 오수양(伍守陽)

『브라만도인십이법(婆羅門導引十二法)』 명(明) 고렴(高濂)

『진희이이십사기도인좌공도세(陳希夷二十四氣導引坐功圖勢)』 명(明) 고렴(高濂)

『고금의통대전(古今醫統大全)』 명(明) 서춘포(徐春圃)

『기경팔맥고(奇經八脈考)』 명(明) 이시진(李時珍)

『침구대성(針灸大成)』 명(明) 양계주(楊繼洲)

『현부론(玄膚論)』 명(明) 육서성(陸西星)

『맥망(脈望)』 명(明) 조대정(趙臺鼎)

『혜명경(慧命經)』 청(淸) 류화양(柳華陽)

『금선증론(金仙證論)』 청(淸) 류화양(柳華陽)

『수진구요(修眞九要)』 청(淸) 유일명(劉一明)

『신실팔법(神室八法)』 청(淸) 유일명(劉一明)

『수세청편(壽世青編)』 청(淸) 우승(尤乘)

『수인경(壽人經)』 청(淸) 왕릉(汪稜)

『연년구전법(延年九轉法)』 청(淸) 방개(方開)

『내공도설(內功圖說)』 청(淸) 번작(潘霨)

『물요원전(勿要元銓)』 청(淸) 왕앙(汪昂)

『장씨의통(張氏醫通)』 청(淸) 장로(張璐)

『노노항언(老老恒言)』 청(淸) 조정동(曹庭棟)

『수진비지(修眞秘旨)』 청(淸) 양서산(楊西山)

『도관진원(道貫眞源)』 청(淸) 동덕녕(董德寧)

『여단합편(女丹合編)』 청(淸) 하룡량(賀龍驤)

『정통도장(正統道藏)』 명(明), 장우(張宇) 초고, 장우청(張宇淸) 편집, 소이정(邵以正) 교정

『속도장(續道藏)』 명(明) 장국상(張國祥)

『저장집요(儲藏輯要)』 청(淸) 팽정구(彭定求)

『중간도장집요(重刊道藏輯要)』 청(淸) 이선암도원(二仙庵道院)

『도장속편(道藏續編)』 청(淸) 민일득(閔一得)

『고서은루장서(古書隱樓藏書)』 청(淸) 민일득(閔一得)

『인시자정좌법(因是子靜坐法)』 근대(近代) 장유교(蔣維喬)

『인시자정좌법속편(因是子靜坐法續編)』 근대(近代) 장유교(蔣維喬)

『단경지남(丹經指南)』 근대(近代) 장송곡(張松穀)

『보천수(補天髓)』 근대(近代) 장백도(張百燾)

『내외공도설집요(內外功圖說輯要)』 근대(近代) 석유강(席裕康)

『정좌법정의(靜坐法精義)』 근대(近代) 정복보(丁福保)

『도향집(道鄕集)』 근대(近代) 사종룡(史從龍)

『수진불사방(修眞不死方)』 근대(近代) 인권(印權)

옮긴이의 글

21세기에 들어서면서 몸과 마음 모두 건강한 삶을 중시한다는 '웰빙(well-being)'이 우리 시대의 거대 화두가 되었다. 실로 '웰빙' 열풍이 온 사회를 휩쓸어 웰빙 담론에 빠지지 않은 사람이 없다. 누구든 잘 먹고 잘 살아야 한다고 떠든다. 그리고 잘 먹고 잘 살아야 하는 주체는 바로 나임을 강조한다. 그런데 세상에서 가장 소중한 나, 이 나의 몸을 건강하고 아름답게 가꾸는 주체인 나는 왜 껍데기의 몸만 가꾸고 있는가? 애완동물도 관상식물도 아닌 우리가 누구에게 얼마만큼 잘 보이려고 잘 먹으며 몸만 가꾸는가? 전문가라고 자처하는 어떤 이들은 이에 대한 우려를 표명하며 웰빙이 정신적인 것임을 강조한다. 그래서 그런지 화를 삭이고 고대 종교의 발상지로 여행을 떠나는 명상 서적이나 기(단전) 수련서 같은 웰빙 관련 서적이 쏟아져 나온다. 그러나 그것은 여전히 '나'를 위한 삶이다. 아로마 테라피와 명상에 빠져들고 어설프게 기공(氣功)체조나 단전호흡을 하며, 같은 수준의 사람들과 만나 유기농 점심을 들면서 고상한 한담을 즐기고, 세상을 가득 채운 더럽고 비극적인 광경에 마음이 산란해지지 않도록 눈을 가리고 조심하며 '나'의 존재만을 윤기 나게 가꾸는 웰빙이 범람하고 있다.

모두가 더욱 건강한 삶을 추구하기 위해 열심히 노력하는 것은 좋은 일이고, 우리가 웰빙에 관심을 가질 수 있는 생활수준에 이르게 된 것은 무엇보다 반가운 일이다. 그러나 그 속을 들여다보면 안타까움을 떨쳐버릴 수가 없다. 그 가운데 신비를 앞세운 상술은 모두 신비적인 효과를 앞세워 우리의 이성을 마비시키고, 재산과 건강을 빼앗아 가려는 속임수들이 있다. 우리가 살고 있는 세상에는 진시황이 찾던 무병장수의 영약이 존재하지 않는다는 상식이 무엇보다 중요하다. 그리고 더욱 중요한 문제는 정신과 물질의 조화를 통해서만 진정한 웰빙 라이프의 실현이 가능한 것이기에 노력을 하되 반드시 몸과 마음의 요구에 부합할 수 있는 것이어야 한다는 것이다. 따라서 역자는 오늘날의 참된 웰빙 라이프에 부응할 수 있는 것의 하나로 동양의 전통적인 웰빙 방법인 도인술을 제안하고 싶다.

도인술은 일반인들에게는 생소한 개념이다. 그런데 앞서 언급한 기공체조니 단전호흡이니 하는 용어들과 맥을 같이 하는 개념이라고 보면 비교적 이해가 쉬울 것이다. 중국에서도 일찍이 1980년대부터, 그리고 우리나라의 경우 2000년을 전후하여 본격적으로 기공 열풍이 불어와 기공수련 단체들과 수련 인구가 급속도로 늘어났고 현재는 여러 요인으로 성장속도가 둔화되긴 했으나 지금까지도 이어지고 있다. 중국에서는 이른 아침마다 공원이나 광장 등의 장소에서 태극권을 비롯한 다양한 종류의 기공 수련을 하는 사람들을 쉽게 만날 수 있으며, 우리나라에서도 여러 수련도장에서 각종의 기체조나 단전호흡을 연마하는 사람들을 찾을 수 있다.

우리나라에서 이전의 군국주의 유산인 군대식 체조나 정형적인 동원형 체조인 국민체조를 폐기하고 새롭게 보급한 새천년체조는 사지운동과 호흡운동을 결합하고 있어 기공 수련과 차이점을 구별하기 어려운 듯 보인다. 그러나 기 수련과 일반 체육단련과의 큰 차이점은 기 수련이 주로 의식에 대한 훈련이며 의식과 신체(몸)간의 상호 작용을 돕는다는 데 있다. 현대과학은 일찍이 생명체의 피드백 현상을 발견하였는데 바로 인간 자신의 의식이 자신의 생리를 변화시킬 수 있다는 점을 찾아낸 것이다. 의식은 생명현상 중의 최고 등급으로서 낮은 등급에 반작용을 일으키며, 의식이 생리적 변화에 영향을 준다는 것은 이미 의학적인 상식이 되었다. 의식의 물질에 대한 능동적 작용에 대해 과거에는 일반적인 인식 차원에서 물질운동에 대한 능동적 반영이라는 정도로 여겼다. 그러나 실제로 의식은 물질의 운동에 직접적으로 영향을 줄 수도 있다는 것이다. 새로운 의학 연구의 주요한 과제의 하나라고 할 수 있는 이러한 생명원리를 이미 도인술에서 고대로부터 기본 바탕으로 삼고 있었다는 점은 주지할 만한 것이다. 물론 물질에 대한 의식의 작용이 여전히 물질이라는 매개물을 필요로 한다는 것을 확인할 필요가 있다. 도인 양생에서 보면 이러한 매개물의 역할을 하는 것이 바로 '기氣'이며 기는 물질과 정신 사이에서 이 둘을 연결시켜주는 교량 역할을 하는 것이기도 하다.

'도인술'은 간단히 말해서 '기를 운용하는 방법' 또는 '신체(몸)를 자연 상태로 유지하기 위한 방법'이라고 말할 수 있다. 그러면 여기서 말하는 '자연 상태'란 무엇인가? 그것은 몸의 각 기관이 유기적 평형 상태를 이루며 정상적으로 작용하고 있는 상태를 말하는 것이다. 이러한 자연 상태를 유지하거나 회복하기 위한 도인술은 경락과 경혈에 자극을 주기 위한 체조법과 호흡법을 결합하여 기와 혈의 순환을 활발하게 하고 사기의 배설을 촉진시키므로 몸의 내장기관뿐만 아니라 근육과 관절, 피부 등의 탄력성과 활력성을 증강하고 관절의 활액 분비와 관절 주위의 순환을 촉진하고 경락을 통해 전신을 조정해 준다.

도인술은 새로운 문명의 발달로 인해 자연적이며 본원적인 생명력이 약화되어 가는 현대에 사는 우리들에게 새롭게 받아들여질 수 있을 것이다. 인간의 의술이 나날이 개발되고 발전함과 동시에 새로운 질병 또한 그만큼 증가된다. 그리하여 현대인은 새로운 병마에 끝없이 시달린다. 스스로 진단하지 못하고 지나치면 어느 날 갑자기 환자가 되어 있는 자신을 발견하게 되는 것이다. 그러나 인체가 지닌 자연치유력 또한 만만치가 않아서 우리가 알지 못하는 병세의 침입을 막아준다. 자신의 몸의 능력을 증강시킨다는 차원에서 동양의 3천년 비전의 다양한 도인 건강법은 익혀볼 만한 가치가 있다. 서양 약물 등의 외재적 강제 치료법보다는 이러한 자연치유력을 극대화시킴으로써 만성적 질병에서 탈출을 시도해 보는 것은 어떨까?

이 역서는 도인술의 기초 핵심 이론에서부터 구체적 수련법까지 다양한 그림과 도표로 체계적으로 설명하고 있어 초학자들도 쉽게 읽을 수 있다. 뿐만 아니라 전문가들에게도 새로운 정보와 도움을 줄 수 있는 심도 있는 다양한 내용들도 담고 있다. 여기에는 한국의 전문가들에게조차 비교적 생소한 몇 가지 도인술들을 포함하여 서른 가지 이상의 다양한 중국의 도인술이 모두 망라되어 있다.

가령 화타의 오금희를 포함하여 팔단금, 역근경, 태극권, 옥섬흡진공, 현감도인법 등 역사적으로 변화·발전되어온 도인술의 다양한 공법들 모두를 실질적인 그림 설명을 통해 어렵지 않게 따라해 볼 수 있도록 하였다. 그리고 몇 가지 흔히 걸리기 쉬운 각종 질병들에 대한 구체적이고 실질적이며 시행하기 쉬운 도인 치료 양생법들을 소개하고 있다. 이 역서에 소개된 몇 가지 자가 치료 행법들은 각종 질병에 대한 예방을 우선의 목적으로 하며 건강증진, 통증치료, 근 이완, 피로회복, 미용효과도 달성할 수 있게 해준다. 아픈 곳을 스스로 고치고 낫게 하는 것뿐 아니라 예방도 되고, 게다가 몸을 아름답게 만들 수도 있다니 일석삼조가 아니겠는가.

2010년 겨울 신진식

찾아보기

| ㄱ |

가결(歌訣) 32
객기(客氣) 276
거병도인(祛病導引) 25
건신도인(健身導引) 25, 30
견라(肩臑) 191
경(經) 172
경락(經絡) 64, 68
경맥(經脈) 255
고좌식(靠坐式) 88
고치(叩齒) 24, 278, 332, 336
곡기(穀氣) 36
공리(功理) 34
공법(功法) 34
관상(觀想) 96
괘사(卦辭) 56
구규(九竅) 306
군화(君火) 266
궁전보(弓箭步) 176
궐음(厥陰) 70, 255, 277
극천(極泉) 191
근반벽(近半辟) 108
근전벽(近全辟) 108
기(氣) 35, 128, 138, 215
기경팔맥(奇經八脈) 139
기공(氣功) 20
기충병조관(氣衝病竈關) 222

기항지부(奇恒之腑) 62
기해(氣海) 191
기혈(氣血) 24, 62
기화(氣化) 46

| ㄴ |

낙맥(絡脈) 255
내경(內勁) 215
내공(內功) 44
내단(內丹) 40
내단술(內丹術) 58
내시(內視) 96
내호흡(內呼吸) 136
노궁(勞宮) 191
노형(勞形) 44
니환(泥丸) 140, 280

| ㄷ |

단반슬식(單盤膝式) 88
단식(斷食) 107
단전(丹田) 106
단중(膻中) 191
당랑(螳螂) 116
대릉(大陵) 191
대맥(帶脈) 70
대조수(大調手) 180
대주천(大周天) 40

대주천법(大周天法) 144
대추(大椎) 191
도기(導氣) 24
도어(導語) 32
도인(導引) 11, 22, 188, 278
도홍경(陶弘景) 124
독맥(督脈) 70
동공(動功) 27, 44

| ㅁ |
마보(馬步) 178
명(命) 324
명문(命門) 66, 96, 191
모공호흡법(毛孔呼吸法) 94
무위(無爲) 229
물성(物性) 111
미려(尾閭) 140

| ㅂ |
반관(返觀) 95
반로환동(返老還童) 229
반벽(半辟) 108
반본환원(返本還原) 229
반슬식(盤膝式) 88
방송(放松) 93
방송관(放松關) 222
백(魄) 284
벽곡(辟穀) 107
별락(別絡) 70
보법(步法) 34
복기벽곡(服氣辟穀) 107
복식호흡(腹式呼吸) 134
복약벽곡(服藥辟穀) 107
봉로(封爐) 142
부락(浮絡) 70

불성(佛性) 188

| ㅅ |
사기(邪氣) 36, 336
산약(産藥) 142
삼관(三關) 139
삼단전(三丹田) 31
삼보(三寶) 74
삼조(三調) 233
삼화취정(三花聚頂) 139
상화(相火) 262
선(禪) 216
선도법(宣導法) 26
선정(禪定) 40
선종(禪宗) 215
선천팔괘도(先天八卦圖) 60
성(性) 324
성령(性靈) 11
성명쌍수(性命雙修) 71
소설(疏泄) 128
소양(少陽) 68, 255, 277
소음(少陰) 68, 255, 277
소주천 공법(小周天功法) 140
소주천(小周天) 40
소해(少海) 191
손락(孫絡) 70
수곡정미(水穀精微) 74, 128
수법(手法) 34
수식(數息) 94, 96
수식(隨息) 94, 96
수연(漱咽) 24, 332
수외(守外) 96
순복식호흡(順腹式呼吸) 94
순역전사(順逆纏絲) 195
습토(濕土) 267

시배(時配) 277
신(神) 128, 138, 215, 284
신명(神明) 128
신선가(神仙家) 27
실증(實證) 287
심신일체(心身一體) 72
심재(心齋) 95
십육단금(十六段錦) 32, 164
십이정경(十二正經) 139
12시진(時辰) 101
쌍반슬식(雙盤膝式) 88

| ㅇ |

안마(按摩) 20, 24, 278
앙와식(仰臥式) 90
앙호(仰呼) 116
양교맥(陽蹻脈) 70
양궐(兩厥) 116
양기(陽氣) 50, 66
양기(養氣) 46
양맥(陽脈) 70
양명(陽明) 68, 255, 277
양생(養生) 82
양생조섭(養生調攝) 82
양유맥(陽維脈) 70
양효(陽爻) 56
엄이(掩耳) 278
역(易) 48, 54, 172
역근 174
『역근경(易筋經)』 12, 25, 34
역복식호흡(逆腹式呼吸) 94
연기(煉己) 140
연기(練氣) 46, 92
연기(咽氣) 278
연기화신(煉氣化神) 61, 139

연신(練神) 95
연신화허(煉神化虛) 139
연약(煉藥) 142
연정화기(煉精化氣) 69, 139
연진(咽津) 278, 336
영기(營氣) 76
영자(靈子) 223
영향(迎香) 191
오금(五禽) 124
오금희(五禽戲) 12, 25, 31, 123
오성(五聲) 242
오장(五臟) 62
오행(五行) 53, 124, 242
옥침(玉枕) 140, 280
와공(臥功) 44
와식(臥式) 86, 229
외공(外功) 44
외단(外丹) 40
외호흡(外呼吸) 136
욕면(浴面) 165
용등(龍登) 116
용천(湧泉) 96
용천혈(湧泉穴) 280
운목(運目) 278
웅경조신(熊經鳥伸) 34
원기(元氣) 45, 72, 76
원신(元神) 111
원정(元精) 72
위기(衛氣) 66, 76
위타(韋馱) 188
유위(有爲) 229
육기(六氣) 242, 255
육부(六腑) 62
6양시(六陽時) 101
6음시(六陰時) 101

음교맥(陰蹻脈) 70
음기(陰氣) 50
음맥(陰脈) 70
음양오행(陰陽五行) 48
음유맥(陰維脈) 70
음효(陰爻) 56
응신(凝神) 95, 96
의(意) 284
의기상수(意氣相隨) 139
의념(意念) 24
의수(意守) 38, 84, 91, 96, 278
인경(引頸) 122
인체(引體) 24, 42
일지(一指) 216
임맥(任脈) 70
입식(立式) 229
입정(入靜) 38, 66, 84

|ㅈ|
자연반슬식(自然盤膝式) 88
전벽(全辟) 108
정(精) 132, 215, 286
정공(靜功) 27, 44
정기(正氣) 36
정기(精氣) 333
정좌(靜坐) 38
조금(燥金) 262
조기(調氣) 92
조식(調息) 84, 86, 136, 234, 336
조신(調身) 84, 86, 234
조심(調心) 84, 86, 234
조약(調藥) 140
족삼리(足三里) 96
족삼리혈(足三里穴) 334
존사(存思) 95

존상(存想) 24, 96, 188, 278
존상법(存想法) 70
존신(存神) 95
종기(宗氣) 76
좌공(坐功) 44, 277
좌식(坐式) 32, 86, 229
좌인팔유(坐引八維) 122
좌토납(坐吐納) 208
주객가림(主客加臨) 276
주기(主氣) 276
주운(主運) 277
주천(周天) 139
중완(中脘) 191
중충(中衝) 96
지관(止觀) 95
지기(地氣) 276
지체(肢體) 22
지체운동(肢體運動) 20
진기(眞氣) 36, 45, 144
진액(津液) 62
진원지기(眞元之氣) 66

|ㅊ|
참공(站功) 44
참식(站式) 32, 88
참장(站樁) 90
참장공(站樁功) 301
참토납(站吐納) 208
채약(採藥) 142
천기(天氣) 36
천돌(天突) 191
천인상응(天人相應) 139
천인합일(天人合一) 254
천지인(天地人) 56
청경(聽勁) 198

청식(聽息) 94, 96
체호흡법(體呼吸法) 94
충맥(衝脈) 70
취기(聚氣) 46
측와식(側臥式) 90
치료(治病) 277

| ㅌ |

태극(太極) 34, 48
태극권(太極拳) 12, 25, 34
태식(胎息) 96, 136
태양(太陽) 68, 255, 277
태음(太陰) 70, 255, 277
토고납신(吐故納新) 34
토납(吐納) 93, 188

| ㅍ |

팔단금(八段錦) 12, 25, 147
평좌식(平坐式) 88
평형기(平衡氣) 46
폐기(閉氣) 292
폐식(閉息) 136
풍목(風木) 263
풍습(風濕) 355

풍열(風熱) 336
풍한(風寒) 336
피로관(疲勞關) 222

| ㅎ |

한수(寒水) 263
한심(閑心) 44
행기(行氣) 42, 332
행식(行式) 91, 229
허로(虛勞) 333
허증(虛證) 287
혈(血) 35
협척(夾脊) 140, 280
형신통일(形神統一) 72
호기(呼氣) 146
혼(魂) 284
화생지도(化生之道) 35
화타(華陀) 123
황정궁(黃庭宮) 31
회음(會陰) 191
효사(爻辭) 56
후천팔괘도(後天八卦圖) 60
흡기(吸氣) 133, 146
흡토납(呼吸吐納) 20